심리학총서

현대인의 정신건강

[제 2 판]

조 은 숙 저

法 文 社

개정판을 내면서

현대인과 정신건강이라는 제목으로 책이 엮어져 출간된지도 벌써 6년이란 세월이 흘렀다. 사회가 급속도로 변화되고 현대인들은 심신의 건강문제에 관심이 짙어가면서 대학의 전공과목이나 교양 강좌로 정신건강이라는 강좌가 개설되면서 이 책은 더 많이 교재로 사용되었는데 일반 대학뿐만 아니라 신학대학, 전문대학 등에서도 꽤 많이 교재로 쓰여졌다.

이 책은 출생부터 노년에 이르기까지 인생의 한평생을 대상으로 다루었으며, 가정문제나 학교문제, 그리고 사회문제 등 제반에 걸쳐서 인간과의 직접·간접적인 관계로 다루어졌기 때문에 사회의 변화에 비해 6년 전에 제시된 자료는 벌써 묵은 것이 되고 있었다. 그리하여 자료를 최신것으로 바꾸면서 삽화도 새 것으로 대치하거나 불필요한 그림을 많이 삭제하였다. 또한 사례 제시도 새로운 것으로 바꾸었으며 내용도 정리하고 보완·수정하였다.

어려운 상황에서 개정에 손대면서 충분한 시간적 여유가 없었음이 아쉬웠다. 그러나 미비한 점은 다음 기회에 다시 계획해 보기로 하고 동학 여러분과 학생들의 친절한 비판과 조언을 기대하면서 이 개정판을 세상에 내놓는다.

이 책이 완성되기까지 수고해 주신 법문사 사장님과 편집진 여러분에게 감사드린다. 또한 직접·간접으로 여러 가지 어려운 여건 속에서도 많은 수고를 해 주신 고진영 선생에게 특별히 감사하며 정미경 선생, 김정원 선생의 노고에도 고마움을 표하는 바이다.

2000년 2월

저 자

책 머리에

현대인들은 신체건강에 대한 관심 못지않게 정신건강에 관해서도 많은 관심을 기울이고 있다. 그러나 "정신건강"이란 과연 무엇인가? 라는 물음에 대해 바른 해답을 제시하기란 그리 쉽지 않은 것 같다.

현대사회는 첨단과학화, 산업화, 고도의 물질문명화 그리고 국제화 등의 특성적 현상으로 급변하고 있다. 눈부신 사회적 변화 속에서 인간들은 신체적, 정신적 적응과 욕구충족을 위해 자기역량 이상의 힘을 쏟아가며 일하고 경쟁하고 있다. 외부 세계의 가속적 변화현상은 개인들에게는 많은 자극이 되어 인간적 안정과 여유를 상실하게 만들고 사회환경적 변화속도에 따라서 자신도 발전하여 변화해야 된다는 강박증에 매이게 한다. 그러므로 보다 인간다운 삶을 위해 풍요로운 마음으로 따뜻한 상호관계를 이루어 마음의 건강을 유지하기는 어려운 것 같다.

이 책은 이러한 시대적, 사회적 현상 속에서 현대인들이 인간다운 삶에 보다 많은 관심을 가지고 건강한 가정과 학교와 사회를 이룸으로써 더욱 바람직한 인간관계와 사회적 적응을 하여 올바른 인간행동을 이해하는데 도움이 되었으면 한다. 그러므로 대학에서 심리학이나 교육학을 다루는 전공학도에게는 물론이려니와 그외의 영역의 학생들에게도 그리고 일반인을 위해서도 도움되는 교양서가 되리라고 기대된다.

필자는 20여년 전 〈정신위생〉이란 책을 대학 강의교재로 엮은 바 있고 다시 개정하여 출판했으며, 이번 이 〈현대인과 정신건강〉이란 졸서도 정신위생에서의 자료에 근거하고 있으나 그 동안 안고 있던 문제를 수정 보완하여 새로운 자료를 제시하는데 힘을 기울였다. 항상 그러하듯이 두려움이 앞서는 심정을 솔직히 금치 못하면서 감히 세상에 내 놓는다. 미숙한 점, 불충분한 점 등을 스스로 시인하면서 다음 과제로 삼겠다는 심정으로 위안해 본다.

이제 동학 여러분의 아낌없는 충고와 지적을 바라면서 출판을 위해 책이 되기까지 특히 제한된 일정 동안에 편집과 제작을 위해 수고해 주신 법문사 사장님과 관계직원 여러분에게 감사드린다. 또한 자료수집과 원고정리로부터 그리고 교정 색인에 이르기까지 많은 시간을 할애해 수고를 아끼지 않은 이경화 박사와 김정원 박사에게 감사를 드리며 박사과정에 있는 고진영 선생, 박선환 선생, 신은영 선생, 정미경 선생 그리고 석사과정의 유근유, 김난희, 김희준, 박주영, 신정혜 양 들에게도 깊은 고마움을 표한다.

1994. 2.

청파골 연구실에서

저 자

차 례

제 1 장 정신건강의 성격

1. 정신건강의 본질 ········· 3
   1) 정신건강의 개념 3
   2) 정신건강의 역사 16
   3) 정신과 신체 21
2. 행동의 생리적 기초 ········· 29
   1) 신경계의 기본단위 29
   2) 신경계의 구조 31
   3) 대뇌반구의 기능 38
3. 행동의 심리적 기초 ········· 42
   1) 동기와 정서 42
   2) 적응과 부적응 64

제 2 장 인간발달과 정신건강

1. 태아기 ········· 83
   1) 태아기의 발달특성 83
   2) 태아기의 정신건강 85
2. 영아기 ········· 89
   1) 영아기의 발달특성 89
   2) 영아기의 환경 95
   3) 영아기의 정신건강 99
3. 유아기 ········· 111
   1) 유아기의 발달특성 111
   2) 유아기의 문제행동 112
   3) 유아기의 정신건강 114
4. 아동기 ········· 116
   1) 아동기의 발달특성 116
   2) 아동기의 학교생활 118
   3) 아동기의 정신건강 126

5. 청년기 …… 137

1) 청년기의 발달특성 138
2) 청년기의 정신건강 149

6. 성인기 …… 155

1) 성인기의 발달특성 155
2) 성인기의 정신건강 168

7. 노인기 …… 172

1) 노인기의 발달특성 174
2) 노인기의 정신건강 177

제 3 장 가정생활과 정신건강

1. 현대가정의 특징 …… 183

1) 가정의 기능 183
2) 가정에서의 인간관계 192

2. 현대가정의 문제 …… 207

1) 부부간의 문제 207
2) 가정 폭력 214

제 4 장 현대사회와 정신건강

1. 현대사회의 특징 …… 227

1) 도시화 227
2) 가족구조의 변화 230
3) 가치관의 변화 232
4) 대중문화의 영향 235

2. 현대사회의 문제 …… 238

1) 정신건강 문제 238
2) 청소년 문제 248
3) 노인 문제 256
4) 성 문제 262

제 5 장 현대인과 스트레스

1. 스트레스의 개념 …… 281

1) 스트레스의 개념 281
2) 스트레스의 의미 284

2. 스트레스의 원인 및 평가 …… 286

1) 심리사회적 원인 287
2) 생물생태학적 원인 295
3) 성격적 원인 299

3. 스트레스에 대한 반응 ………………………… 306

1) 생리적 반응 306
2) 심리적 반응 307

4. 스트레스 대처방법 ………………………… 308

1) 문제중심적 대처 309
2) 정서중심적 대처 309
3) 생리중심적 대처 310
4) 기타 스트레스 대처방법 311

제 6 장 행동장애

1. 행동장애의 의의 ………………………… 319

2. 행동장애의 원인 ………………………… 319

1) 행동장애의 설명모델 320

3. 행동장애의 분류 ………………………… 324

1) 정신분열증과 기타 정신증적 장애 327
2) 기분장애 334
3) 불안장애 338
4) 신체형 장애 343
5) 성격장애 345
6) 물질관련장애 350

4. 행동장애의 치료 ………………………… 352

1) 의학적 치료 353
2) 정신분석적 치료 354
3) 행동치료 356
4) 인지적 행동치료 358
5) 집단치료 360
6) 음악치료 362
7) 무용치료 363

■ 참고문헌 ………………………… 367

■ 찾아보기 ………………………… 377

제 1 장

정신건강의 성격

1. 정신건강의 본질

1) 정신건강의 개념
2) 정신건강의 역사
3) 정신과 신체

2. 행동의 생리적 기초

1) 신경계의 기본단위
2) 신경계의 구조
3) 대뇌반구의 기능

3. 행동의 심리적 기초

1) 동기와 정서
2) 적응과 부적응

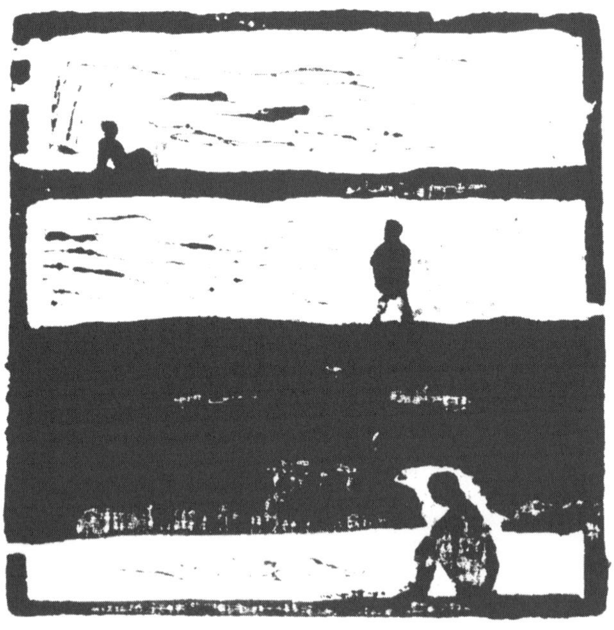

1. 정신건강의 본질

1) 정신건강의 개념

현대사회에서는 신체건강에 기울이는 관심과 노력 못지 않게 정신건강 문제에 대한 관심 또한 지대하다. 여러 가지 질병이 신체의 어떤 결함에 의한 것이기도 하나 정신의 불합리한 상태 때문에 발생할 수 있다는 사실이 점차 밝혀지고 있다. 인간에게 있어서 정신적 질병에 걸릴 확률이 신체적 질병에 걸릴 확률보다 낮으리라는 보장은 없다. 이에 따라 현대인들은 정신건강을 이해하여 개인생활이나 사회생활을 보다 행복하고 윤택하게 영위하고자 하는 욕망이 높아져 가고 있다.

오늘날 의학의 발달로 인해 여러 가지 신체적 질병을 치료하고 예방할 뿐 아니라 인류를 질병으로부터 보호하려는 적극적 노력이 이루어지고 있다. 한편 각종 정신적 질병에 대한 연구가 활발해지면서 질병의 원인이 밝혀져 정신질환의 선천성이 부정됨으로써 예방의 가능성과 더불어 정신건강을 위한 적극적 대책이 요청되고 있다. 그러나 현대사회는 우리의 건강을 위협하는 요소가 너무 많다. 각종 신체적 질병을 야기하는 병원균은 말할 것도 없으며, 산업화·기계화는 비인간화 현상을 부채질하여, 일상생활에서는 과잉자극에 신경이 시달리고 피로해지고 있다. 또한 사회의 물리적·심리적 상황은 무력감, 고립감, 불안감을 불러일으킨다. 현대라는 사회여건 속에 사는 현대인들은 어쩔 수 없이 이러한 인간의 정신병리적 현상을 자아내는 풍토를 외면할 수 없다.

이러한 사회적 상황에서 현대인들이 바라는 것은 신체적 건강과 더불어 정신적 건강이다. 정신건강을 유지하기 위해서는 정신질환을 극복하기 위한 스스로의 노력과 일상생활에서 최선의 적응과 원만한 인간관계를 유지해 나갈 수 있는 적극적 태세가 필요하다. 그러므로 정신건강의 목적은 치료와 예방의 소극적인 면에서부터 정신건강의 유지 · 증진이라는 넓은 분야에까지 확대되었으며 연구의 대상도 정신질환자만이 아니라 부적응자나 정신적으로 건강한 자까지 포함되었다. 흔히 사용되는 정신위생과 정신건강이란 용어는 동의어로 사용된다. 정신건강은 정신위생적 수단을 통하여 지향하는 목적상태이다. 적극적인 정신건강만이 최선의 기능을 발휘하여 최대한의 자아실현을 이룩하는 이상상태이다.

인간은 신체적 존재인 동시에 정신적 존재이며, 또한 사회적 존재이다. 정신질환자나 이상행동자에 대한 의학적 조치도 중요한 일이지만 정상인들의 환경에의 적응문제는 정신건강을 위해 중요하게 다루어야 할 문제이다.

(1) 정신건강의 개념

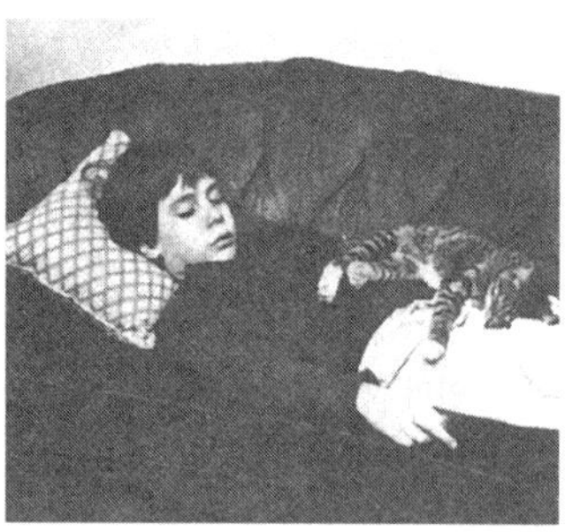

편안한 잠은 정신건강에 아주 유익하다.

우리는 '정신'이란 말을 흔히 사용하지만 막상 정신이 무엇인지 명확히 정의하기란 쉽지않다. 하지만 정신이란 말을 포괄적으로 정의한다면 "사고작용과 정서작용과 지각과정 및 대인관계에서 나타난 자질의 총칭"(임승권, 1990)이라고 할 수 있겠다. 이에 따라 정신건강, 즉 건전한 정신이란 이러한 정신의 건강과 보전 · 증진을 의미한다.

건강의 개념에 대한 WHO(세계보건기구)의 정의는 "건강이란 단지 질병에 걸리거나 허약하지 않은 상태만이 아니라 신체적 · 정신적 · 사회적으로 양호한 상태(well-being)"라고 되어 있다. 이 개념에서는 병적 상태가 아닌 것과 양호한 상태, 즉 기능이 충분히 발휘될 수 있는 상태를 중요시하고 있다.

신체적인 면에서 건강이란 질병에 걸려있지 않고 일상생활을 충분히 유지해 나가는 상태이며 신체적 · 생산적 노동에도 충분히 이겨낼 수 있는 체력을 의미한다. 이는 활동능력이며 병이나 결함이 없는 상태에 만족하지 않고 병이나 결함이 생겼다 해도 그 장해를 극복할 수 있는 상태이다. 따라서 외계의 장해에도 능히 이겨나갈 수 있는 신체적 적응력이다.

정신건강의 경우도 마찬가지일 것이다. 일상생활에서 언제나 독립적 · 자주적으로 처리해 나갈 수 있고, 질병에 대해 저항력이 있으며, 원만한 가정생활과 사회생활을 할 수 있는 상태 그리고 정신적 성숙상태를 건강하다고 할 수 있다. 정상·이상의 개념에서 볼 때 정신적으로 병적 증세가 없을 때를 정상이라고 하나 정상자가 반드시 정신적으로 건강하다고 할 수만은 없다. 실의와 불만과 불행감에 차 있더라도 세상에 해가 되지 않고 정상인들 속에서 잘 어울릴 수도 있다. 실의와 소외감에 차있고 무능력하여 사회적으로 적응이 힘든 사람이라도 이상자라고 단정할 수는 없으나 정신적으로 건강한 사람은 아니다. 그러므로 정신건강도 신체의 경우와 마찬가지로 적응력의 강도나 적응방식의 좋고 나쁨에 따라서 차이가 날 수 있다.

미국의 제3회 '아동건강 및 보호'를 위한 백악관회의 보고(1929)에 의하면 "건강한 정신이란 정신장애가 없는 상태 그 이상의 것이다. 그것은 최대한 능률적으로 일하고, 만족감과 현실을 용납하고, 사회적으로 행동이 신중하고, 자기자신이나 환경에 잘 적응하는 것"으로 되어있다. 미국 정신위생위원회(National Committee for Mental Hygiene)의 보고에서는 "정신건강이란 다만 정신적 질병에 걸려 있지 않은 상태만이 아니고 만족스러운 인간관계와 그것을 유지해 나갈 수 있는 능력을 의미한다. 이것은 모든 종류의 개인적·사회적 적응을 포함하며 어떠한 환경에도 대처해 나갈 수 있는 건전하고(wholesome), 균형있고(balanced), 통일된(integrated) 성격(personality)의 발달을 의미한다"고 하였으며 Wallin(1952)도 "건전한 정신이란 환경에 대한 개인의 적응과 만족스러운 인생철학을 가진 건전하고 균형과 통합을 이룬 성격" 등으로 표현하고 있다. 또한 Johoda(1950)는 "정신건강이란 개인이 자신의 환경을 적극적으로 극복하고 성격의 통일성과 일관성을 나타내 보이며 자기자신뿐 아니라 주위 세계를 현실적으로 지각할 수 있는 것을 지칭한다. 그러므로 정신이 건강한 사람은 타인에게 과중한 요구를 하지 않고 효율적으로 기능할 수 있는 사람이다"라고 설명하고 있다.

Kilander(1962)는 "정신건강이란 사람이 환경을 바람직하게 조성하고 잘 적응하며 만족과 성공과 능률과 행복을 누릴 수 있는 능력"이라고 하였고, Bower(1961)는 "정신건강이란 개인의 물리적·사회적·심리적 환경을 처리함에 있어서 개인 성격의 탄력성과 원상으로 회복할 수 있는 능력"이라고 보고 있다. 그러나 Atwater(1979)는 "정신건강은 환경에 대한 적응-소극적·적극적 적응-으로만 끝나는 것이 아니다. 우리는 바깥 환경과 타인들에게만 적응할 뿐 아니라 우리의 몸과 마음의 환경과 한계들에도 적응해야 한다"고 했으며, 홍숙기 외(1992)는 하루에 10시간 이상씩 오랜 기간 동안 쉬지 않고 정신을 집중하는 노동을 할 수 없으며, 오랜 기간 잠을 자지 않으면서 정상적인 활동을 할 수는 없다고 하였다.

그러므로 정신건강은 자기능력을 최대한으로 발휘하고 환경에 대해 적응하고 자기생활을 독립적, 건설적, 자주적으로 처리해 나갈 수 있는 건전한 성격체를 의미한다.

그러나 정신건강을 개체적 성격의 건전성이라는 차원에서만 접근한다면 사회적 환경 속의 개인이라는 시각과는 거리가 멀어진다. 인간은 신체적·정신적 존재인 동시에 사회적 존재이므로 개인의 정신건강 상태는 개인과 환경과의 상호작용의 함수로 파악되어야 한다.

(2) 정상의 의미와 건강개념

현대인이 각자 개인적 입장에서 가장 갈망하는 대표적 문제는 자신의 건강이라고 말해도 과언이 아니다. 그런데 건강이 무엇인가라고 할 때 그 의미는 그렇게 간단하지 않다. 흔히 병들지 않았을 때 우리는 건강하다고 한다. 의사들은 신체적으로 고장이 없어 모든 기관이 정상적으로 잘 기능하고 있을 때 건강하다고 하며 이런 경우 동의어로써 정상이라는 말을 사용한다. 인간의 신체적·정신적 두 기능을 구분하여 볼 때, 신체적으로나 정신적으로 진정 건강하다는 것은 무엇이며 과연 어떤 상태인가? 왠지 몸이 무겁고 두통도 나고 허리도 아프지만 겉으로는 건강인으로 취급되고 일상생활에 지장 없이 일에 종사하며 생활한다. 정신적 건강에 있어서도 마찬가지일 것이다. 정신적으로 건강하다는 상태에서도 그 정도의 차이에 따라 다양한 상태를 예측할 수 있다. 정신적으로 원활하여 잘 조화되어 있고 그 기능 수준이 높고 또한 변함 없이 지속적이고 항상성이 있을 때는 건강한 상태로 간주되나 그렇지 못할 때는 불건강하거나 병이 든 상태이다. 그러므로 신체면에서나 정신면에서 그 기능이 조화롭게 활동하여 평형을 이루고 그 상태가 지속적이고 항상적일 때 건강하다고 말할 수 있다.

우리는 누구에게나 빈번히 일어나는 행동은 정상(正常)이라고 하고, 흔하지 않고 눈에 거슬리는 행동은 이상(異常)이라고 한다. 그러면 건강한 상태는 정상이라 할 수 있고 불건강한 상태는 이상이라 할 수 있는지 정상·이상의 개념과 건강·불건강의 개념을 비교해 보자.

정상·이상의 개념을 분류하는 규준(規準)은 첫째, 통계적 규준(統計的 規準)이다. 예를 들어 사람들의 키나 체중을 재어 분포를 내어보면 정상분포곡선이 된다. 이 때 어디서부터가 정상이고 어느 정도가 이상인지에 대한 일정기준은 없다. 단지 그 곡선에서 중앙에 가까우면 정상이고 양단은 이상이라고 하게 된다. 지능의 경우도 마찬가지로 지능지수를 정상분포곡선 상에서 보면 지능지수 100을 중심으로 가장 많이 모여 있고 70 이하나 140 이상은 아주 적다. 이 때 지능지수 70에서 140 이하까지의 집단은 정상에 속한다. 이와 같이 평균 개념을 내포한 통계학적 의미에서 볼 때 이상은 통상적인 상태가 아닌 것을 뜻하며 극단적으로 우수한 자는 극단적으로 우둔한 자와 마찬가지로 이상에 속한다.

둘째, 사회적 규준(社會的 規準)이다. 대부분의 사람들이 오른손으로 수저를 사용하거나 글씨를 쓰는데 왼손을 사용하는 경우는 이상이며, 모두가 짧은 머리를 하고 있는데 극소수만이 장발이라면 후자의 경우는 역시 이상이다. 이는 숫자로 표현할 수 있는 통계적 개념이라기보다는 상대적 비교 개념이다. 즉 머리 모양이나 인사법 등과 같이 생활양식이나 사고방식 등의 문화에 따라 차이가 나타나는 경우로서, 한 문화환경에서는 온당한 행동이지만 다른 문화환경에서는 잘 순응되지 못하는 경우가 있다.

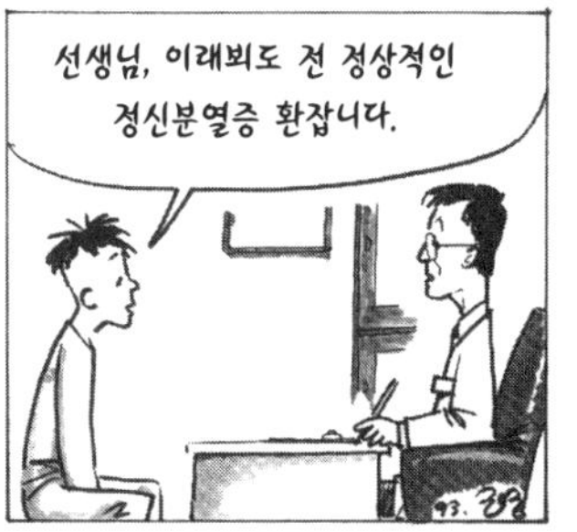
선생님, 이래뵈도 전 정상적인
정신분열증 환잡니다.

정상과 비정상을 구분하는데에는 첫째로 그 소속된 사회에서 보편적으로 통용되는 규범을 벗어나는가의 여부가 중요한 판단기준이 된다.

셋째, 이상적 규준(理想的 規準)이다. 일정한 규준에 이르지 못하면 이상으로 간주된다. 이런 규준은 사회·문화에 따라 다르다. 우수한 사람에 대한 기대규준이 높은 사회에서는 완전한 적응상태나 성숙한 성격특성을 정상이라고 보고 이에서 벗어나면 이상으로 본다. 이는 아주 이상적(理想的)으로 바람직한 적응상태를 기대하는 것으로 대부분의 사람들이 이상으로 평가될 수 있다는 단점도 있다.

넷째, 기능적 규준(機能的 規準)이다. 예를 들어 정신의학에서 기능장애를 이상으로 간주하는 경우이다. 이것은 후천적 병적 결함으로 대뇌의 기능장애가 심리적 장애를 초래한 것이다. 즉 지적 잠재능력을 지배하는 유전인자의 정상적 분배 과정에 지장이 일어나 정상보다 하위에 속하는 것으로 병적 요인 때문에 우둔해지는 경우이다.

위와 같은 이상에 대한 규준들은 어떤 것이든 이상을 지적한 것에는 틀림없으나 서로 혼돈하기 쉬우며, 절대적 규준은 아니다. 어떤 규준이든 완전한 규준은 될 수 없으므로 정상·이상은 어떤 경우든지 상호 비교되는 것으로 흑·백을 정확히 구분할 수는 없다. 한 개인에게도 양자는 서로 혼합되고 연결되어 있는 경우가 있으므로 완전한 정상, 완전한 이상은 존재할 수 없으며 정상 속에서도 어느 정도의 이상은 포함되어 있다.

그러나 건강·불건강의 개념도 정상·이상의 분류기준에 따라 분류될 수 있는가? 예를 들어 어떤 집단에서 대부분의 사람들이 동일한 유행병에 걸려 있다면 걸려 있지 않은 소수의 사람은 이상이지만 이들이 불건강하지는 않다. 또한 대부분의 사람이 충치를 가지고 있다면 이들이 다수라도 건강하다고는 할 수 없다. 간혹 100세 이상 장수하는 경우가 있다면 이것은 극히 드문 일이어서 이상에 속하며, 천재도 또한 이상이라고 할 수 있겠으나 이들을 건강하지 못하다고 할 수는 없다.

그러므로 건강·불건강의 개념은 정상이라든가 이상에서의 비교개념만으로는 설명될 수 없다. 이는 보다 본질적인 것으로 이를테면 있어야 할 것이 빠지지 않고 있는가, 어떤 목적에 부합되는 상태인가 등의 가치적 성질을 띠고 있다. 건강한 정신과

병적인 정신과는 정상·이상에서의 통계적 규준에서와 같이 연속적 관계를 가지고 있지 않다. 어떤 질병에 걸려있는 사람과 걸려있지 않은 사람은 전혀 다른 상태이므로 거기에 연속적 관계는 없으며, 키가 아주 작다든가 아주 큰 경우는 단지 양적인 문제라고 할 수 있다. 그러므로 건강은 가치적 성질이며 기능수준의 문제이다. 건강할 때는 기능이 충분히 발휘되어 그 수준은 높으며 병에 걸려 있을 때는 기능이 저하된다. 따라서 스스로의 기능이 활발하여 충분히 작용하고 있을 때 그 가치는 높은 상태라고 할 수 있기 때문에 기능수준이 높은 것은 가치가 높은 상태이며 바람직한 상태이므로 이를 건강이라고 할 수 있다.

(3) 건전한 성격의 특성

한 개인이 살아나가는 과정에서 정신질환이나 심리적 기능장애가 없다고 정신적으로 건강하고 성공적인 삶을 영위했다고 말할 수는 없다. 직무에서의 성공뿐만 아니라 정신적으로도 적응상에 실패가 없을 때 정신적으로 건강하다고 본다.

Reisman은 이와 같은 관점에서 적응 문제와 사회적 가치에의 대응성을 매우 중시하고 있다. 정신건강에 대한 다양한 견해로 말미암아 정신건강이란 말과 적응을 같은 뜻으로 사용하기도 하고 건전한 성격(healthy personality)이라는 말을 사용하는 입장도 있다.

성격이란 환경에 대해 독특한 방법으로 적응하려는 개인의 정신물리적 체계의 역동적 조직으로 정의할 수 있다(Allport, 1937). 이 정의 속에서 성격은 신체와 정신의 통합으로서 항상 동적인 발전을 하며 개인의 적응행동을 결정할 수 있음을 알 수 있다. 또한 성격은 환경에 대한 적응행동이기 때문에 성격의 요소에는 개체의 기능과 가치수준이 포함되므로 정신적으로 건강하다는 것은 인격체의 기능수준이 높고 가치수준이 높은 상태를 의미한다. 따라서 정신건강이란 건전한 성격을 의미하는 말이라고 하겠다.

Mckinney는 정신건강을 내적 안정성이라고 보고 행복감·활동성·사회성·통일성·조화성·현실세계에서의 지향적응성

(指向適應性)·자기 책임성 등 7가지 특성을 제시하였다. Carroll은 정신건강을 다음과 같은 네 가지 관점에서 이해해야 한다고 하였는데 첫째, 자기존중과 타인존중 둘째, 자신의 한계와 타인의 한계에 대한 이해와 수용 셋째, 모든 행동에는 원인이 있다는 것의 이해 넷째, 자기 실현에 대한 동기의 이해 등이다.

성격심리학자들은 건전한 성격특성 및 정신건강에 대해 명확한 규준을 발견하고자 노력하여 왔고, 여기에서는 대표적인 몇몇 학자들의 견해를 살펴본다.

① Freud의 견해

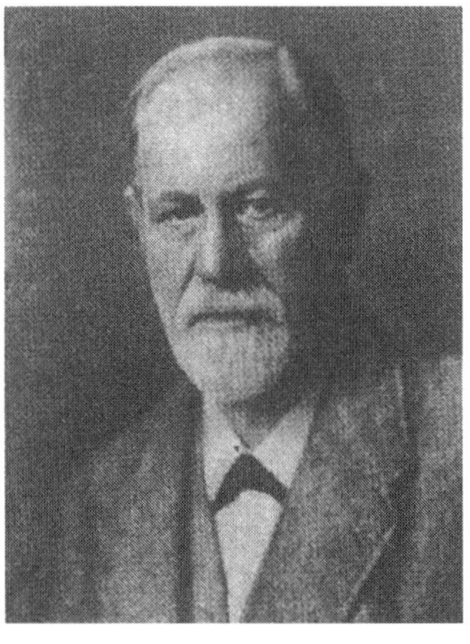

S. Freud(1856~1939)

Freud는 정상적인 사람들은 사랑할 수 있고 일할 수 있는 능력을 가지고 있어서 신경증적인 사람들이 해낼 수 없는 것을 하는 사람이라고 생각했다. 이는 균형잡힌 건전한 성격의 증거가 된다. 또한 건전하고 성숙된 성격을 정신성욕발달과 관련시켜 각 발달단계에서의 욕구가 만족되었을 때 건전한 성격의 사람으로 발달한다고 보았다.

그는 성격구조를 원초아(id), 자아(ego), 초자아(super ego)의 세 영역으로 구성되었다고 보았는데, 원초아는 출생과 더불어 타고난 기본적인 본능으로서 쾌락원리에 따라 본능적인 쾌락만을 추구하는 원시적인 에너지 저장체계이다. 자아는 현실원리에 따르므로 원시적인 충동을 통제하는 힘이 있다. 따라서 현실과 유기체의 욕구와의 관계에서 인격을 통제하고 지각과 학습을 가능케 하는 기능을 한다. 그러나 건전한 자아는 쾌락뿐 아니라 고통까지도 경험할 수 있는 능력을 지니며, 억압적 욕구나 감정을 적절히 제어하고 표현하는 융통성이 있다. 또한 자아는 원초아의 욕구만족을 위해 객관적 현실세계의 적절한 처리를 담당하여 환경의 성질을 선택하여 사회적으로 용납될 수 있는 방법으로 본능을 만족시키며 조화와 적응을 이루도록 한다. 초자아는 자아로 하여금 원초아의 충동에 대해 여러 가지 방어기제를 쓰게 하는 양심이므로 쾌락이나 현실적인 것보다는 사회적 원리에 따라 이상적이고 완전한 것을 지향한다.

성격이 건전하게 발달된 인격체는 자아가 충분히 강해져서 여러 가지 욕구와 현실적 도덕규범과의 갈등을 적절히 해결하여 잘 적응할 수 있다. 그러므로 무리하게 감정을 억압하거나 도피하지 않고 현실을 수용하여 자신을 있는 그대로 자유롭게 표현할 줄 안다. 그러나 건강하지 못한 성격의 소유자는 자아가 건강하지 못하며, 객관적 외적 현실을 정확하게 이해하고 용납하여 내적 충동이나 욕구를 만족시킬 힘이 없으므로 자아는 방어기제와 같은 병적인 방법으로 도피하게 된다. 이러한 견해에서 Freud는 정신적으로 건강한 사람이란 원초아, 자아, 초자아가 잘 통합되어 있어 어느 한편에 치우치지 않으며 본능과 현실을 교섭하고 조화와 적응을 이룰 수 있을만큼 강해져서 욕구간의 갈등을 적절히 해결할 수 있는 자라고 하였다.

② Jung의 견해

Jung은 Freud 정신분석이론의 추종자였으나 결국 Freud의 견해에 반대하였다. 즉 Freud는 무의식을 인정하고 무의식에 의해서 성격이 지배되고 통제된다고 본 반면, Jung은 무의식에 바탕을 둔 목적성과 창조성을 강조하였다. 따라서 건전한 성격은 무의식의 세력에 대한 의식의 감독과 지시를 통해 이루어진다고 보았다. 이는 의식의 세계와 무의식의 세계가 통합되고 양쪽이 모두 자유롭게 발달되도록 허용되어야만 함을 의미한다. 즉 성격은 과거의 무의식적 경험에 의해 결정될 뿐만 아니라 미래에 대한 목적의식에 의해서도 결정되는데, 전자에 대한 집착은 절망을 일으킬 수 있지만 후자는 희망감과 살고자 하는 그 무엇을 준다. 그리고 그는 성장과 치료의 목표를 자아의 성취에 두어, 인간이 자기 실존의 목적과 의미를 발견할 책임 있고 독자적인 인간이 될 때 비로소 건전한 성격의 소유자가 된다고 했다.

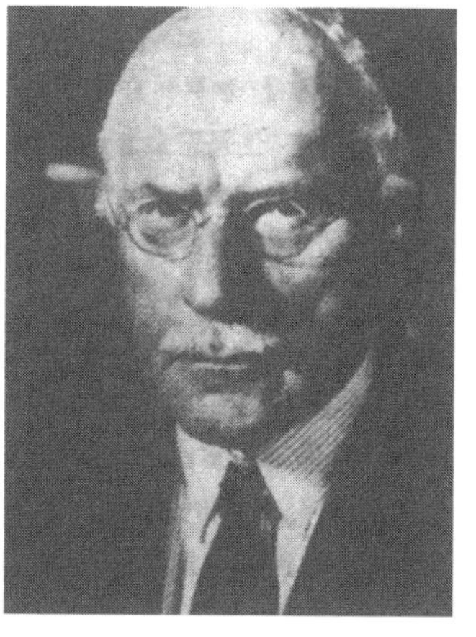

C. Jung(1875~1961)

③ Adler의 견해

Adler는 신(新)Freud 학파로서 Freud의 영향을 많이 받았으나 후에는 Freud학파를 떠났다. 그는 인간의 자기신장, 성

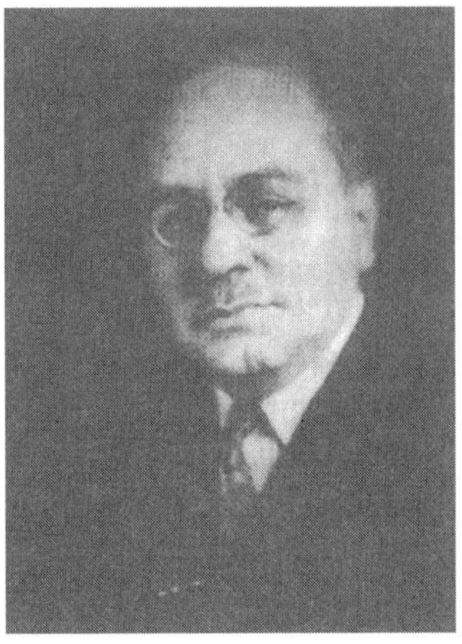

A. Adler(1870~1937)

장, 능력을 위한 모든 노력의 근원이 열등감이며 이런 열등감에 대한 보상적 노력이 결국 건강한 성격이라고 보았다. 또한 그는 인간을 사회적 존재로 보아 사회적 관계에서 집단에의 동일시, 형제애, 공감 등과 같은 문제를 통한 건전한 인간관계를 중요시하였다.

인간은 사회의 일원으로 사회공동체감을 가짐으로써 사람을 사랑하고 일할 줄 아는 능력을 발휘할 수 있는데 이것이 바로 열등감의 보상이요 그가 주장하는 창조적 자기(creative self)이다. 즉 인간생활의 궁극적인 목적은 '우월에 대한 추구'로 이는 전 생을 통해 개인의 환경에 대한 적응능력을 좌우한다고 보았다. 이 우월에의 추구는 파괴적(부정적) 경향과 건설적(긍정적) 경향을 취하는데, 전자는 신경증 환자에게서 나타나며 후자는 심리적으로 건강한 사람에게서 나타난다.

④ Sullivan의 견해

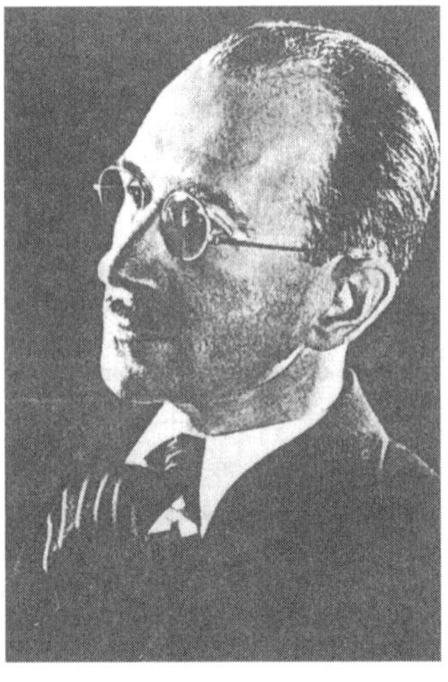

H. S. Sullivan(1892~1949)

Sullivan은 '정신의학의 대인이론(interpersonal theory of psychiatry)'의 창시자로서 성격을 "인간생활을 특징지어주는 주기적인 인간관계의 비교적 지속적인 유형"이라고 정의하였다. 그는 성격의 지배적인 주체를 대인관계로 보았으며, 개인생활에 의미를 부여하고 타인에 대한 지각과 태도에 강조점을 두었다.

사람은 출생과 더불어 인간관계 상황의 일부가 되며 일생을 사회적 장(社會的 場)의 구성원으로 살아간다. 그러므로 사회적인 관계 속에서 인간은 인간답게 되어간다. 정상인은 대인적 상호관계에서 행동이 성립되며 행동장애는 상호관계의 부조화에서 발생한다. 따라서 치료관계는 인간의 상호관계를 중심으로 이루어져야 한다.

Sullivan은 성격이란 불안을 감소시키는 활동을 그 주요역할로 하는 에너지 체계이며 성숙되고 건전한 성격을 가진 사람은 통합적 사고를 하여 현실적으로 적합한 행동을 한다고 생각했다. 한 예로 불안의 첫반응은 대체로 도피이지만 정신적으로 건강한 사람은 대인관계에서 원만한 의사소통을 통해 만족과 이해가 형성되어 불안이 없어진다. 그러기 위해서는 개인이 타인과의 관계에서 신뢰와 만족과 안정을 이룰 수 있어야 한다. 따라서 궁극적인 만족과 안정은 정확한 지각과 자기자신 및 타인에 대한 신념을 가질 때에만 이루어질 수 있다.

⑤ Allport의 견해

Allport는 성격이란 각 개인의 정신 신체적 체계(psychophysical) 안에서 그의 특징적 사고와 행동을 결정해 주는 역동적 조직이라고 정의했다. 그리고 일관성 있게 또 특정한 방식으로 개인의 행동을 이끄는 추론된 성향들이 특질이며, 이 특질들은 한 개인의 성격구조를 형성하며 그의 행동을 규정짓는다고 본 대표적인 특질론자이다. 따라서 그는 건강한 사람은 그들이 볼 수 없고 영향을 미칠 수도 없는 무의식적 힘(unconscious force)에 의한 통제나 지배를 받지 않으며 무의식적 갈등에 의해 조정되지 않는다고 보았다. 무의식적 힘은 신경증 환자의 행동에 중요한 영향을 미친다고 믿었기 때문에 건강한 사람은 이상적이고 의식적인 상태에서 기능을 수행하며 자기를 지배하는 힘들을 잘 알고 통제할 수 있다고 보았다.

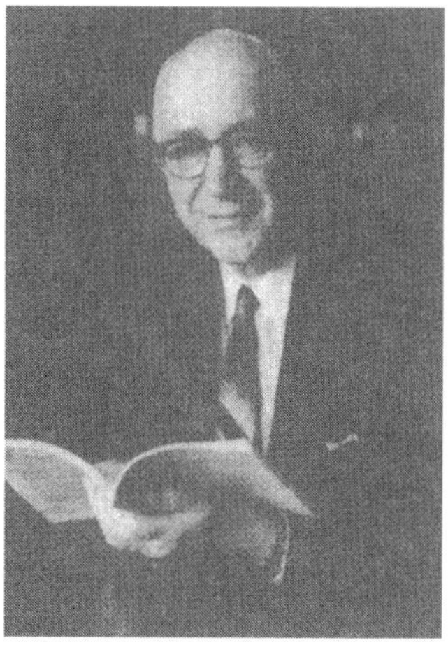

G. Allport(1897~1967)

신경증 환자와 건강한 사람은 기능적으로 전혀 다르다. 신경증에 걸린 사람은 유아기의 갈등이나 경험에 속박되지만 건강한 사람은 과거에 속박받지 않으며 현재와 미래를 의도하고 추구한다.

이와 같은 관점에서 Allport는 건강한 성격의 몇 가지 지표로써 다음과 같은 여섯 가지 기준을 제시했다(김영숙, 1998).

가. 자아확장(自我擴張): 자신의 신체나 물질적인 소유물이외의 것에도 폭넓은 관심을 가질 수 있는 능력을 자아확장이라 하며, 이는 약 4세에서 시작된다. 이 때 '내집' '내것'이란 말을 하며 주위사물들과 사람들을 인식한다.

나. 자기객관화(自己客觀化): 자신을 알고 이해하며, 자기의 현재 행동과 반응이 과거에 있었던 유사한 경험에 의해서 어떤 영향을 받고 있으며, 그들 간에 어떤 관련이 있는가를 깨달을 수 있는 능력을 말한다. 여기에는 자기가 생각하는 자신과 남이 생각하는 자기와의 관계에 대한 통찰을 필요로 하며, 건강한 사

람은 자신을 객관화시키는데 타인의 의견을 기꺼이 받아들인다.

다. **통정(統整)된 생활철학**: 사람은 종교적이든 아니든 간에 적어도 그의 중요한 활동들에 알맞은 의미와 책임을 부여하는 준거를 가지고 있어야 한다. 건강한 사람은 미래를 내다보며 원대한 목적과 계획에 의해 동기가 유발된다.

라. **타인에 대한 친밀감(intimacy)과 동정(compassion)**: 따뜻하고 깊게 자기를 타인과 관계 지을 수 있는 능력

마. **현실주의적 지각**: 생의 실제적인 문제들에 대처할 수 있는 현실적인 기술, 능력 및 지각으로 건강한 사람은 세상을 객관적으로 보아, 실재를 있는 그대로 받아들인다.

바. **생명체에 대한 온정**: 개인적인 인간에 대한 존경심과 인간의 운명을 향상시킬 수 있는 여러 가지 활동에 기꺼이 참여하는 경향

⑥ Maslow의 견해

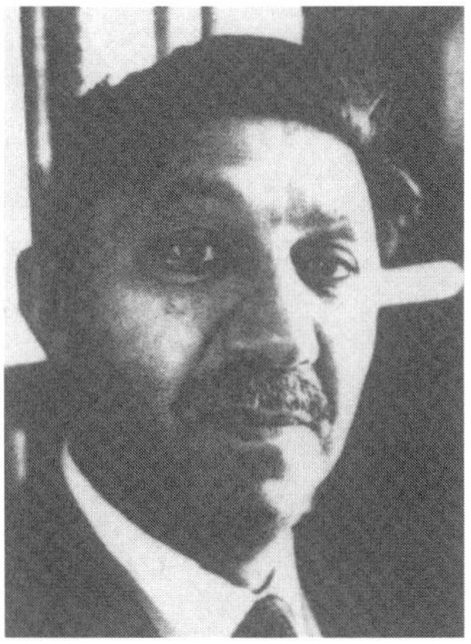

A. H. Maslow(1908~1970)

Maslow는 인간이 그의 인간적 능력을 최고로 발전시키는 조건이 무엇인가를 규명하는 데 많은 공헌을 한 심리학자이다. 그는 인간의 능력을 향상·발전시키는 조건은 개인의 기본적인 욕구와 관련된 것이며, 이와 같은 욕구는 계층적이라고 보았다. 그러므로 하위의 욕구가 충족되면 한 차원 더 높은 욕구가 생기며 최상위의 자아실현에의 욕구는 선천적이라고 생각했다. 그는 인간 동기위계설을 제시하여 자아실현을 성취하기 위한 선행조건으로 생리적 욕구, 소속과 애정의 욕구, 자기존중의 욕구를 들고 이것들이 단계적으로 최소한 만족되어야만 자아실현의 욕구가 발현되고 실현이 가능하다고 했다.

그는 이러한 자아실현을 할 수 있는 사람들은 건전한 성격을 가진 자로 보고 자아실현이 잘 성취된 많은 사람들을 연구하여 정신건강의 준거로서 아래와 같은 그들의 공통적 성격 특성을 제시했다.

- 보다 효율적인 현실지각
- 본성, 타인 및 자기자신에 대한 일반적 수용
- 자발성, 솔직성 및 자연스러움

- 자기 밖의 문제에 몰두, 즉 문제중심적
- 프라이버시와 독립에의 욕구
- 고도의 자율적 기능
- 계속적인 감상의 신선함
- 신비로운 혹은 '절정' 경험
- 사회적 관심과 사회 공동감
- 건전한 대인 관계
- 민주적 성격 구조
- 수단과 목적, 선과 악의 구별
- 적개심이 없는 유머감각
- 독창성, 창조성
- 문화의 모순이나 사회의 부당성에 대한 비판적 태도

또한 Maslow는 건전한 성격을 가진 사람들이 죄의식(혹은 수치심, 근심, 비애, 후회)을 느끼는 것은 첫째로 개선 가능한 단점, 예컨대 나태, 무분별함, 이성의 상실, 타인에게 상처를 주는 것, 둘째로 심리적으로 건강하지 않은 데서 오는 고치기 힘든 편견, 시기, 질투, 셋째로 성격구조와는 비교적 관계 없지만 고질적인 습성, 넷째로 그들이 자신들과 동일시해온 사회집단, 문화전체의 결함 등이다.

결국 우리가 건전한 성격을 갖는다는 것은 자기실현의 길을 탐색하고 추구하는 것이라 하겠다.

⑦ Rogers의 견해

Rogers는 현대심리학에서 인본주의적 관점을 취하여 인간에 대한 희망적이고 낙관적인 태도를 가졌다. 인본주의 심리학에서는 모든 인간이 각자 내부에 건전하고 창조적인 성장을 위한 가능성을 가지고 있다고 믿는다. 그는 인간 본질을 긍정적으로 보아 건강한 성격의 모형으로 완전히 기능하는 인간을 제시하였다. 이를 위해 자아실현 경향이라는 한 가지 고유한 동기로써 행동이 활력화되고 방향지워진다고 가정하였다. 자아실현으로 이끄는 중요한 초점은 첫째, 하나의 상태가 아닌 과정(process)이다. 즉 "목적지가 아닌 하나의 방향"으로서 자아실현은 계속 진행되며 결코 완성되었거나 정적인 상태가 아니다.

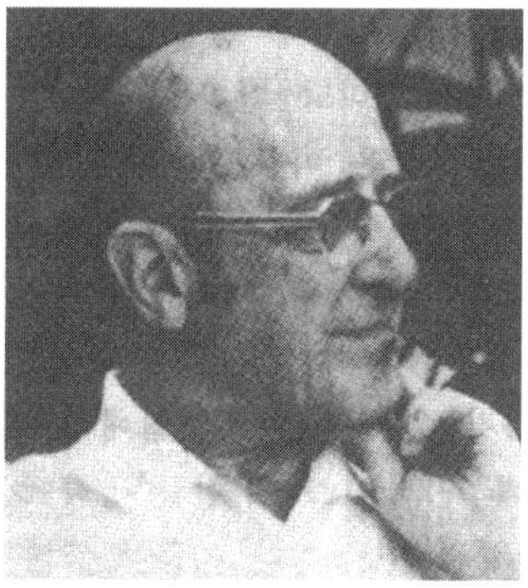

C. Rogers(1902~1987)

둘째, 자아실현은 때로는 어렵고 고통스러운 과정이다. 또한 사람의 모든 능력을 계속적으로 시험하고 왜곡하고 추구하는 것을 수반한다. 건강한 사람은 모든 범위의 인간정서와 경험에 몰두하고 개방되어 있으며, 건강할수록 이러한 정서와 경험을 더 깊이 느낀다. 셋째, 자아실현은 진정한 자기자신이 되고자 하는 노력이다. 가면이나 외형을 혐오하고 진정한 자기가 아닌 모습으로는 존재하려고 하지 않는다. 그리고 사회나 부모로부터 부여된 기대나 억압에 구속받지 않고 반항적이지도 않으며, 방향선택과 행동표출은 오로지 자기 자신에 의해서 결정된다. 그들은 사회의 광범위한 규약과 지침의 테두리 안에서 개체로서 기능할 수 있다

이와 같은 관점에서 Rogers는 건전한 성격을 가진 사람들은 자기를 수용할 줄 알고 있을 뿐만 아니라 자기지도가 가능한 사람들이라고 지적했다. 이렇게 자기를 수용하고 받아들일 때 사물을 객관화하여 볼 수 있으며, 타인을 수용할 수도 있으므로 자기지도가 이루어지며 자기신뢰가 확실해진다.

이러한 견해에 의해 Rogers는 완전히 기능하는 인간의 다섯 가지 특징을 제시하였다.

- 경험에 대한 개방성(an openness to experience)
- 실존적인 삶(existential living)
- 유기체 자신에 대한 신뢰(a trust in one own organism)
- 자유의식(a sense of freedom)
- 창조성(creativity)

2) 정신건강의 역사

정신건강의 역사를 이해하기 위해서 우선 정신건강과 밀접한 관계가 있는 정신의학의 발달과정을 살펴볼 필요가 있다. 현대 정신의학은 19세기 말부터 반세기 동안에 확립되었다고 볼 수 있는데, 정신의학이 근대의학의 구실을 하게 되기에는 Kraepelin의 공헌이 크다. 그러나 그는 정신병의 기술과 분류에는 기여하였으나 정신의학에서 유전이나 소질을 중시하고 정

신장애에 대해 우생학적 방법을 취하였기 때문에 정신질환의 예방에 관해서는 극히 비관적이고 소극적이었다. 한편 Freud와 그의 제자들에 의한 히스테리와 신경증에 관한 연구는 무의식에 관한 지식에 관건을 마련해 주었으며, 정신분석을 통한 새로운 치료의 가능성을 가져왔다. 또한 Freud의 정신분석학이나 Meyer의 역동정신의학(dynamic psychiatry)에서는 정신기능의 시간적·공간적 역동을 중요시하고 질환 발생 메커니즘을 역동적으로 다루고 있다. 이에 따라 환경을 중시하고 어린 시절부터의 양육과정에 많은 의미를 부여하여 정신장애의 예방 가능성을 주장하게 되었다.

종래의 정신의학이 인간의 이상행동을 기술·분류하고 이것이 정신이나 뇌의 단순한 기능 이상의 결과라고 보는 견해에 반해서 역동정신의학에서는 인간을 항상 환경 안에서 전체로서 반응하는 하나의 개체로 보고 인간행동을 단순한 정신이나 뇌의 기능에서가 아니라 개인 전체의 기능으로 생각했다. 그러므로 개인 행동은 개체의 모든 요인과 환경적 제 요인 등의 복합적 상호작용 결과이며, 성격발달 이상에 대해서도 개인 자체의 이상이라기보다는 개인의 환경에 대한 적응 이상의 결과로 보았다. 이러한 역동적 정신의학의 견해가 오늘날 정신건강의 이론적 기초를 이루고 있으며 정신질환에 대한 선천성을 부정하고 예방의 가능성을 주장하게 되었다.

그러나 정신질환을 비롯한 이상행동의 문제는 원시사회인 석기시대부터 있었음을 짐작할 수 있다. 원시시대의 정신의학적 지식은 고고학적 발굴로 나타난 두개골에 의한 추상적 고찰에 의한 것이었으나 고대사회에서는 정신질환에 대해 상당히 합리적인 이해와 처치 노력이 있었다.

동양의 경우에는 중국에서 이미 기원전 2600년경에 정신질환자에 대한 처치 방안을 모색하였고 기원전 1140년경에 정신질환자 수용소가 설립되었다는 기록이 남아 있다. 희랍시대에는 Pytagoras에 의해 정신질환자를 위한 식이요법, 물리요법 등이 제시되었으며, Hippocrates는 두뇌의 장애가 정신질환의 원인이라 여겨 식이요법과 약물요법을 강조하며 유전적 소인에 관

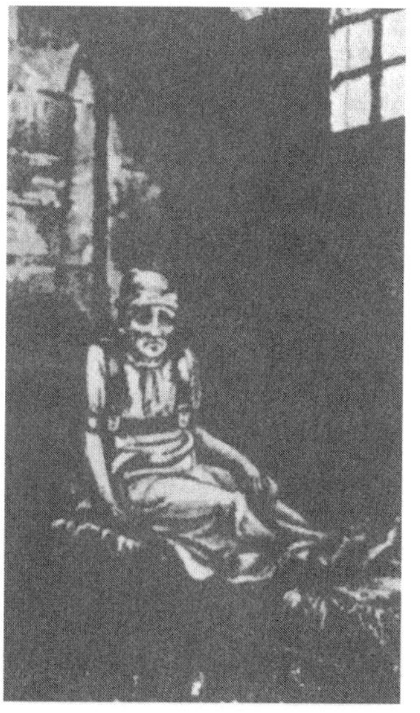

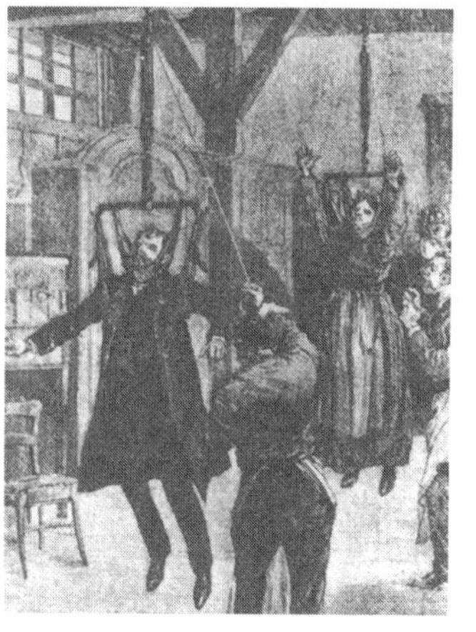

근세 이전의 정신병자에게 가해졌던 비인간적인 처우
• 위 : 병실에 묶여있는 환자
• 아래 : 흔들리는 장치

해 제시했다(임승권, 1990). 몇몇 기록들을 통해 희랍시대에 정신질환에 대한 상당한 수준의 관심이 있었음을 알 수 있다. 로마시대에도 정신건강을 구체적으로 이해하려고 노력하였다. 그러나 중세에 와서는 논리적 사고가 마비되고 정신질환의 문제에도 미신에 의한 마술적인 방법들이 의학적 처치의 방편으로 사용되었다. 15세기 말까지만 해도 이상행동자나 정신질환자를 악령을 가진 자라고 보고 고문하고 처형하기도 했다. 르네상스 시대에 와서야 비로소 정신질환에 대한 연구가 인간성을 존중하는 입장에서 이루어지기 시작했다. 정신질환에 대한 미신적인 이해에서 벗어나 과학적인 태도로 이해하려는 노력은 18세기 이후의 일이다.

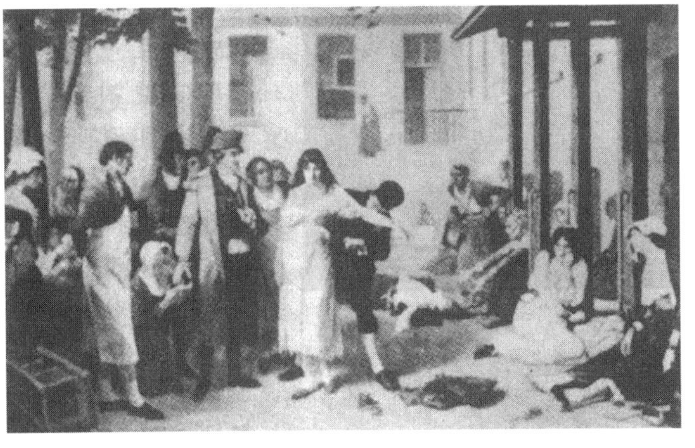

현대정신의학의 시조라고 할 수 있는 프랑스의 Pinel이 Salpêtrière에서 정신병환자들을 쇠사슬에서 해방시켜 주고 있다.

근세에 이르러 16세기 초에는 독일에서 정신병자에 대한 인도주의적인 따뜻한 이해가 싹트기 시작하였고 18세기, 19세기에 걸쳐 정신병자에 대한 태도에도 많은 변화가 일어나 프랑스, 영국, 이탈리아 및 미국 등지에서는 이들에 대한 대우를 개선코자 노력하게 되었다. 정신병자에 대한 대우가 이와 같이 개선되게 된 대표적인 사건은 프랑스 Bicetre 병원의 의사였던 Pinel이 1793년 정신병자를 쇠사슬에서 해방시켜 준 일이었다.

여기서 처음으로 정신병자에 대한 근대적 대우가 시작되었다. 그리하여 그 당시 이탈리아의 의사인 Vincento Chiarugil이 정신병자 수용소장으로서 정신병자들에게 인도적 치료를 베풀었고, 독일에서도 정신병원에 주택식 병동과 정원이나 밭을 마련해 주는 등 적극적인 대우가 실시되었다. 영국에서는 1932년 Tuke가 York 구호소(York retreat)를 만들어 환자로 하여금 인간적 대우를 받게 하였고, Caroll은 무구속제를 주장하여 정신병원을 개선토록 시도하였다. 또한 미국에서도 Rush가 정신질환자에 대한 인도적 치료와 보호에 앞장서기도 하였었다. 이러한 추세 속에서 19세기 말경에 이르러서는 정신의학, 생리학, 심리학 분야에서의 과학적 발전으로 인해 정신장애에 대한 접근에 새로운 전망을 가져왔다(조대경 외, 1984).

이러한 정신건강·정신의학 발달의 역사적 과정은 20세기에 이르러 정신위생 운동의 모체가 되었으며 이러한 운동에 직접 공헌한 나라는 미국이었다. 그 당시 이 운동의 이론적 지지자는 하버드대학의 심리학과 교수였던 James와 정신과 의사인 Meyer였다. 한편 정신위생운동에 실제적으로 공헌한 사람은 미국의 실업가인 Clifford Whittingham Beers이다. 그는 1897년 예일대학을 졸업한 후 사업에 종사하던 중 불안과 실의에 빠져 자살을 기도한 끝에 정신병원에 입원하였고, 병원에서의 가혹한 체험을 엮은 자서전인 <A mind that found itself>(1908)라는 저서를 내면서 그 당시 인도주의자들의 환영을 받게 되어 정신위생운동이 시작되었다. 그의 투병기인 이 책은 James와 Meyer에게 많은 영향을 주었고, Meyer교수는 Beers에게 정신위생이란 용어를 시사해 주기도 하였다. 이 저서가 출판된 해인 1908년에는 Beers의 고향인 Connecticut주에 'Connecticut Society for Mental Hygiene'이라는 정신위생협회가 조직되었으며 다음 해인 1909년에는 전국정신위생위원회(National Committee for Mental Hygiene)가 조직되어 정신위생운동을 전개하였으니 이것이 오늘날 정신위생운동의 기원이다.

Beers가 시작한 이 정신위생운동의 초기 사업은 정신병원에서 정신병자의 보호상태를 조사하고 그 수준을 향상시키는 것이었다. 그러다가 미국이 제1차 세계대전에 참전하게 되자 정신위생위원회는 군대나 귀환병을 위한 정신위생운동에 노력을 쏟았다. 종전 후부터는 그 활동영역에 정신장애의 치료와 예방이 포

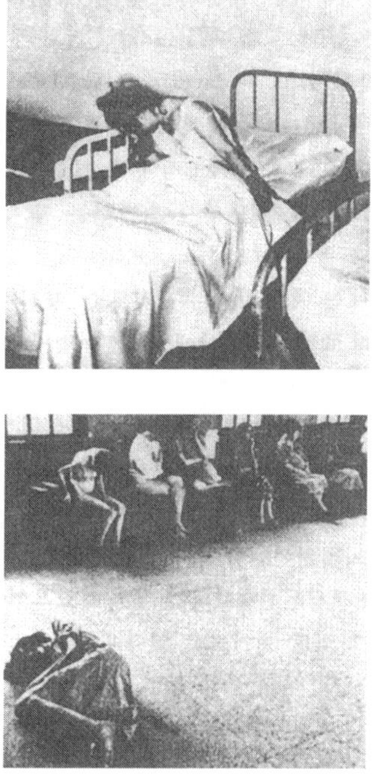

⬆ 1950년대 미국 오하이오주 정신병원

함되었으며, 그 후 점차 환경에 적절히 적응하지 못하는 자는 물론 건강한 자에 이르기까지 대상이 확대되었다. 한편 건전한 성격형성을 위해 유아기의 생활경험과 아동문제가 중시되어 1922년에는 미국 여러 곳에 아동지도상담소(Child Guidance Clinic)가 설치되었다. 그 외에도 영화나 유인물을 통해 홍보활동이 전개되었고, 1950년에 정신의학재단(Psychiatric Foundation)과 전국정신건강재단(National Mental Health Foundation)이 합병되어 이 위원회는 전국정신건강협회(National Association for Mental Health)로서 재조직되었다. 그리고 1946년 7월 3일에는 국립정신건강법(National Mental Health Act)이 발표되었으며, 이 법을 근거로 1949년에 국립정신보건원(National Institute for Mental Health)이 연방정부기관으로 설립되었다. 이 보건원에서는 정신위생에 관한 각종 연구, 정신위생위원의 훈련 양성에 대한 보조 등을 관할하였다.

이와 같은 정신위생운동이 차차 세계 각국에 전파됨에 따라 국제정신위생위원회(International Committee for Mental Hygiene)가 결성되었으며, 1930년에는 이 위원회의 주최로 제1회 국제정신위생회의(International Conference on Mental Hygiene)가 워싱턴에서 개최되어 53개국 대표 4,000명이 참석하였다. 제2회 국제회의는 UNESCO, WHO 및 UN기관의 협력으로 세계정신보건연합(World Federation for Mental Health)으로 개조되어 정신건강에 관해 세계 모든 기관의 적극적 협력을 얻었다. 그 후 1951년 멕시코시에서 열린 제4회 국제회의에는 36개국에서 약 70개 단체가 참가하는 등 현저하게 발전하였다.

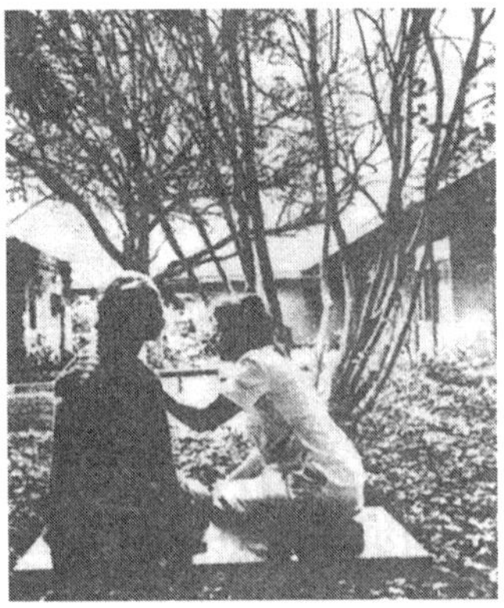
1978년의 현대식 정신병원

그러나 우리 나라의 경우에는 20세기에 들어와서야 비로소 정신병 환자를 위한 시설이 마련됨으로써 이 분야에 관심을 기울이기 시작했다. 1913년 조선총독부 의원에 위생과 병실이 마련되었고, 1919년에는 종로구 당주동에 최초의 사립 정신위생시설이 설치되었는데 불과 10여 개의 병상을 갖춘 소규모의 것이었다. 1935년에는 원뇌병원이 위생과병원으로 설치되었는데 그것이 바로 청량리 뇌병원이었다. 그 후 해방되면서 본격적인 활동이 있었다. 조선정신신경학회가 발족되었으며, 이는 오늘의 대한신경정신의학회로 이어지고 있다.

오늘날 정신건강에 관한 일반 대중들의 관심은 매우 증가되어 정신병에 대한 선입견도 차차 해소되어 가고 있으며, 여러 가지 시설면에서도 많은 발전이 이루어졌다. 그러나 아직까지도 사회 일반에게 정신위생 혹은 정신건강 문제에 대한 홍보가 미흡한 실정이므로 앞으로 더욱 개선과 발전이 요구된다.

3) 정신과 신체

(1) 물질과 마음

인간의 신체는 다른 모든 생명체와 마찬가지로 물리적·화학적·자연법칙에 따라 죽으면 무생물로 돌아간다. 또한 모든 생물과 같이 세포로 분할될 수 있으며 다른 동물이나 식물과도 공통적 특징을 가지고 있어 영양·호흡·배설·성장·생식·노쇠·죽음 등의 생명현상을 나타낸다.

이와 같은 생명현상은 어떤 기제에 의한 것인가? 생명이란 무엇이며, 생명이 있는 신체에 정신현상이 나타나는 것은 어떠한 이치에 의한 것인가? 물질과 마음의 관계는 어떠한 것인가? 등의 물음은 인간이 자기반성을 할 줄 알게 된 이래 근본적인 의문이었다.

고대인들은 마음(혹은 정신)에 대해 심장 안에 존재하는 하나의 실체로 이해하였다. 이는 슬플 때나 기쁠 때 심장의 고동을 느끼는 것과 같이 마음의 움직임은 곧 심장활동에 영향을 주기 때문이다. 한편 마음을 어떤 실체로 이해하기보다는 그 자체를 어떤 정신작용이라고 여기는 많은 철인(哲人)들의 논의가 있었다. 이 정신작용은 인간이나 동물이 개체 전체로서 환경에 잘 적응해 나가기 위한 작용이라고 할 수 있다. 즉 인간의 내면적 깊은 본성에서부터 감정·지각·의지·사고·판단의 모든 작용을 포함하는 인격의 주체가 마음이다. 이 정신기능의 중심은 뇌며, 뇌는 정신과 신체와의 관계에서 가장 직접적으로 관련 있는 생물적 기능이다. 따라서 뇌는 마음의 작용 또는 마음의 병에 가장 중요한 관계를 갖는다. 뇌의 어떤 물질이 정신기능을 하며, 그것이 어떻게 해서 정신의 활동으로 작용하느냐에 대해 정확한 정보는 없다. 다만 뇌의 활동을 정신적 활동과 비정신적 활동으로 나누어 볼 때, 비정신적 활동으로는 손이나 발을 움직이는 극히 반사적 작용에서부터 몸 전체를 움직이는 고등 신경작용까지 포함되는데 이것 역시 뇌작용의 일부이다. 그러나 뇌를 전기로 자극하면 손발이 움직이지만 이것을 정신작용이라고는 볼 수 없다. 정신작용이란 개체 전체로서의 무의식적이거나 의식적인 적응작용에 의한 것이다. 무의식적이라는 것은 정신분석에서 말하는 인간의 억압된 무의식적 작용 이외에 동물적인 하등작용도 포함시켜서 생각할 수 있다.

(2) 정신과 신체와의 관계

정신과 신체는 양분될 수 있는 것으로 생각하였으나 최근 생리심리학이나 신경생리학의 발전을 통해 정신활동이 이루어지는 경우에는 항상 신경계, 특히 뇌에서의 생리적 현상이 수반된다는 사실이 밝혀졌다. 그럼에도 불구하고 인간의 정신과 신체와의 관계성에 대한 추구는 지금까지 논의의 대상이 되고 있다.

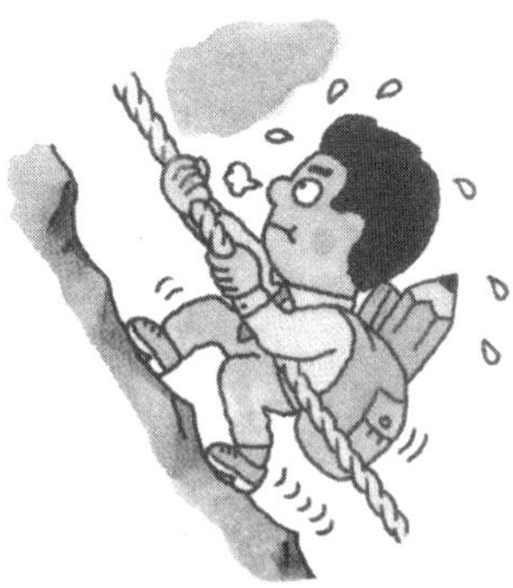

건강한 신체에 건강한 정신이 …

형이상학적으로 인간의 정신을 다룰 때는 신체에서 분리된 하나의 독립된 존재로 취급하는 경향이 있다. 그러나 자연과학의 입장에서는 신체를 토대로 하여 정신의 문제를 생각하지 않을 수 없다. 감정, 의지, 지각, 사고 등을 포함한 정신은 인간의 전체 신경계통, 즉 대뇌, 척수, 말초신경 등의 작용으로부터 규정되기 때문이다. 예를 들어 의식현상이라든가 판단력 등은 항상 대뇌에 의존되어 있으며, 감정은 간뇌의 작용에 의존해 있음을 볼 때, 정신은 신체를 통해서만이 그 기능을 발휘할 수 있다. 그러나 한편으로는 정신의 작용 역시 신체를 규정하고 있음을 지적하지 않을 수 없다. 예를 들어 대뇌 피질에서 무엇인가 생각하게 되면 그것이 정서적으로 작용하게 되고 이 정서작용이 자율신경에 작용하여 신체상태에 깊은 영향을 주게 된다. 그러므로 정신과 신체 사이에는 상호의존적인 작용이 있음을 알 수 있으며, 양자는 서로 병행해 있는 것이 아니라 서로가 인간 유기체의 기능으로서 상호 매개적으로 작용하고 있다.

인간 유기체의 이러한 상호기능적 성질에 대해서 고대 철학자들은 여러 가지 논의를 하고 있다.

첫째, 심신일원론(心身一元論)을 들 수 있다. Aristoteles는 그의 형이상학적 입장을 통하여 실재란 정신적 혹은 형식적인 것(form)과 물질적인 것(matter)의 두 요소로 되어 있다고 보았으며, 실체(entity)라는 개념을 사용하여 사물이나 인간의 본질을 규명코자 하였다. 그는 사물의 실체와 영혼의 실체가 생명현상 속에 통합되어진다고 보았다. 그리하여 심신은 별개의 존재가 아니라 동일한 존재의 양면이라고 하여 심신일원론을 주장하였다. 그는 영혼이라는 실체를 인정하여, 영혼이란 모든 생명체의 생명현상을 말하며 영혼실체는 생명현상을 떠나서 존재할 수 없으므로 생명현상을 규명하는 것이 곧 영혼실체를 찾는 것이라고 하면서 결국 정신적 우위성으로 발전시켰다.

둘째, 심신이원론(心身二元論)이다. Plato는 영혼의 실체와 사물의 실체는 분리된 것으로 인간은 영혼과 육체의 능력을 아울러 갖추고 있다고 본 심신이원론을 주장하였다. 그는 영혼의 작용은 순수한 이성으로서의 지(知)이고 육체적 능력은 정(情)과 의욕(意慾)이라 하였다.

그 후 자연과학의 발전과 더불어 영혼실체와 사물실체를 구별하는 사상이 대두되었다. 그 대표적인 인물인 Descartes는 동물은 자동적이고 기계와 같이 움직이는데 사람도 이성이 아닌 행동에서는 마찬가지라고 보았다. 그는 정신과 신체는 완전히 분리되어 있으며 양자 간에는 상호 접촉이 없이 그 자체의 기능과 작용을 하면서 상호영향을 준다고 하였다. 따라서 이를 심신이원론 혹은 상호작용론(相互作用論)이라고도 한다. 심신관계의 논쟁은 계속되어 17세기와 18세기 철학자들에게 중요한 문제로 사색되었다. 그리하여 Spinoza는 정신과 신체는 동일한 본체의 양면이라고 하여 심신양면설(心身兩面說)을 주장하였고 Geulinex는 신이 필요한 기회에 정신과 신체를 조정한다는 기회론(機會論)을 주장하였다. 또한 Leibnitz도 이원론자로서 정신과 신체는 별개의 실체이지만 상호작용하지 않고 동일한 원인이 양자에 영향을 주어 그 작용이 병행한다는 심신병행론(心身竝行論)을 주장하였다. 이 밖에도 심신관계의 다원론(多元論) 등 여러 가지 설이 있었으나 이 의문을 완전히 해결하지는 못했다. 그러나 인간의 정신현상에 대한 연구를 자극하였고 동시에 정신현상과 연관되는 신체작용도 연구하게 되어 인간을 심신상관적인 통합적 개체로서의 접근을 시사해 주고 있다.

① 신체조건에 의한 정신현상

정신발달이나 기능에 가장 큰 영향을 주는 신체기관이 뇌라는 것은 이미 지적한 바이다. 그런데 뇌 그 자체의 병이나 외상만이 아니라 뇌의 기능에 영향을 주는 모든 신체적 조건이 정신현상에 영향을 미친다. 예를 들어 혈액순환이나 신진대사 등에 이상이 있으면 그 정도에 따라서 정신 기능에도 여러 가지 영향이 미치는 수가 있다. 또 내분비의 이상은 신체발육이나 신체기능과 더불어 정신기능에도 중대한 장애를 가져오게 된다. 예를 들어 어렸을 때 갑상선 호르몬에 결함이 생기면 키가 크지 않을 뿐만 아니라 지능발달에도 지장을 가져오는 크레친 병(cretinism)에 걸리게 된다. 뇌하수체 기능장애의 경우에도 심신의 발달이 불완전해진다.

그 밖에도 신체적 질병·불구·음주·피로·아편·공복 등의 상태에 놓여 있을 때 우울·쾌·불쾌 등의 기분의 변화와 아울러 정신작업의 능률 저하 등은 일상생활에서 경험되는 일이다. 여성의 경우에는 월경시에 작업능률의 저하라든가 정신상태의 불안정 그리고 임신중의 감정상태 등은 신체적 조건과 정신과의 밀접한 관계를 나타낸다. 또한 사람에 따라서는 온도나 기압 등의 외기의 조건, 명암이나 소음 등의 주위의 조건 등이 예민하게 영향을 주는 수도 있다.

이와 같이 인간의 신체적 상태나 조건은 정신에 좋게 혹은 나쁘게 깊이 영향을 주므로 적절한 신체적 직업에 종사하여 몸을 단련함과 동시에 강건한 정신을 유지시키기 위한 노력을 통해서만이 건강한 정신을 소유할 수 있다. "건전한 마음은 건전한 신체에서"라는 말은 이미 우리에게 잘 알려져 있는 사실이지만 신체건강이나 위생과 정신건강이나 위생은 서로 뗄 수 없는 관계에 있음을 인정하고 있는 이유도 여기에 있다.

② 정신상태에 의한 신체현상

정신적 조건이 신체현상에 미치는 영향은 일반적으로 생각하는 것보다 그 정도가 훨씬 심하다. 예를 들면 희노애락이라든가 공포·수치·불안·고민 등의 감정은 안면뿐만 아니라 전신에 자극되어서 눈물이나 땀의 분비 혹은 혈압, 맥박, 호흡 등에 변화를 일으키며 특히 이른바 자율신경계통에 강하게 영향을 준다. 그 밖에도 불쾌한 일이나 근심이 생기면 식욕이 없다든가 안색이 나쁘다든가 하며 심하면 머리가 무거워지기도 한다.

대체로 표정이란 안면에 나타나는 현상에만 국한시켜 말하지만 실제로는 내장기관을 비롯한 전신에 여러 가지 현상이 생기는 것으로서 단지 눈에 띄지 않을 뿐이다. 심장이나 위장의 변화같은 것도 눈에는 보이지 않으나 심한 심장의 고동이나 호흡은 누구나 경험하게 되는 일들이다. 옛부터 아주 불행한 일이 생기거나 모욕을 당했거나 하는 경우에 흔히 가슴이 찢어질 것 같다든가, 가슴이 터진다든가, 속이 상한다는 등의 말로 표현하고 있으며, 질투를 배가 아프다는 식으로 표현하고 있는 것은 우리의 정신작용이 내장 제 기관에 상당한 영향이 있음을 의미한다.

또한 극히 감정적인 사람은 불쾌한 일이나 근심이 있으면 곧 불면, 두통, 식욕장애, 구토증, 설사 등의 신체변화를 일으키는 경우도 있다. 더욱이 히스테리와 같은 과민현상이 생겨 바늘로 찔러도 통증을 느끼지 못한다든지 앞이 안 보인다든지 소리가 안들린다든지 혹은 반대로 소리나 빛이 강하게 느껴져서 못견뎌한다든지 하는 경우도 있다.

이러한 병적 반응을 일으키는 감정적 원인은 반드시 강하고 급격한 감동에 의해서만은 아니다. 일상생활에서 오랫동안 쌓여온 심적 갈등, 불행감, 불만, 가정불화, 경제적 불안 등에 의한 것이기도 한데, 이것들은 대단치 않은 듯한 가벼운 사건에도 곧 자극을 주게 되어 과거를 연상케 해서 강한 반응이 일어날 수도 있다. 이와 같이 우리의 감정생활에 이상이 생기면 유기체에 정서적 변화나 혼란이 일어나고 이에 따라 신체기능에 화학적 변화를 일으키게 된다.

사람들의 기질이나 성품 그리고 일상생활에서의 감정상태는 평소 얼굴표정이나 행동에서 나타나는데, 이들은 개인의 신체적 기능과 밀접한 관계가 있다. 눈초리 · 온화한 표정 · 웃음 · 겸손 등의 특징 그리고 직업적 습관 등은 평소의 교양으로써 반영되며 습관적 적응양식으로 형성되므로 원만한 성격형성을 위해서는 항상 개인적 노력이 요망된다.

③ 정신신체장애

정신과 신체는 상호영향을 주고 받는 밀접한 관계에 있는 하나의 구성체라는 관점에서 Wallin(1951)은 정신과 신체에 대한 다음과 같은 세 가지 조건을 들고 있다.

첫째, 신체적 상태나 조건은 정신에 유익하게 혹은 파괴적으로 깊이 영향을 줄 수 있다.

둘째, 정신과정이나 경험은 좋은 또는 좋지 않은 생리학적 과정, 특히 신경이나 성선 그리고 혈액순환적인 기능에 깊이 영향을 준다.

셋째, 하나의 정신과정은 다른 하나의 정신과정에 좋게 또는 좋지 않게 영향을 준다.

이 세 가지 조건은 심신의 상호관련성과 아울러 정신건강의 조건이라고 볼 수 있는데, 이러한 정신과 신체는 마치 손바닥과 손등의 경우와 마찬가지로 엄연히 다른 작용을 하고 있는 두 면이며 서로 뗄 수 없는 하나의 구성체이다. 이 둘 사이에는 어느 것이 먼저이고 어느 것이 나중이냐 하는 주종관계라든지 비중의 차등을 둘 수 없는 엄연한 하나의 존재이다. 그러나 서로 떨어져 있으면서도 다른 면을 가지고 있고 그러면서 서로 분리할 수도 없고 서로 의존하고, 서로 작용하고, 서로 활동하고 있는 심신통일체(psychosomatic unity)이다.

신체기능과 정신기능과의 상호관련, 특히 감정이 신체기능에 미치는 영향을 강조하는 것으로서 정신신체의학(psychosomatic medicine) 분야를 들 수 있다. 개체를 하나의 심신통일체로 보는 최근의 연구방법은 정신의학과 일반의학과의 관계를 보다 밀접하게 만들었다. 신체적 증후(psychosomatic symptom)는 기질적 기반에서 오는 것과 심리적 감정상태에서 오는 것이 있다는 사실이 공인되었으며, 특히 소화성궤양(peptic ulcer), 심장장애(cardiac disorders), 비뇨생식장애(genitourinary disorders), 엘러지(allergy), 호흡장애(respiratory disorders) 및 편두통(migraine) 등은 정신신체적 요인이 크게 작용한다(이현수, 1982).

또한 심리적·정서적 요인이 원인인 신체적 질환을 정신신체장애(psychosomatic disorders)라고 한다. 어느 범위까지를 정신신체장애라고 하느냐에 대해서는 분명하지 않으나 대체로 협의의 의미에는 순전히 심인성(心因性) 신체장애의 전부를 포함시키고 있지는 않다. 예를 들어 히스테리는 상징적 표현인 기제에 의한 것인데 비해 정신신체장애는 자율기관의 심인성 기능장애이다. 또한 기질적 신체장애, 예를 들어 결핵이나 매독, 암 등에 의한 감정적 반응에서 오는 소위 2차적인 것들은 협의의 정신신체장애에서 제외된다. 다만 정신적 원인이 주된 것만도 아니고 심인이 단지 부분적 역할을 하는 것으로 해석되는 경우거나 심인성이 아직 확실히 증명되지 않은 신체장애까지가 여기에 포함되어 있다.

일반적으로 정신신체증후라고 불리워지는 것의 중핵을 이루는 것은 기능장애(functional disorders)이다. 그러나 기질적 신체장애(organic somatic disorders)도 포함되는데, 그것은 기능적인 것과 기질적인 것과의 관계에서 때로는 순환적 인과관계로 직결된다고 보는 견해에서이다. 다시 말해서 기능적인가 기질적인가의 문제보다는 어느 정도까지를 감정적 조건으로, 어느 정도까지를 신체적 조건으로 돌리느냐를 문제로 삼는다.

예를 들어 위궤양은 분명히 기질적 신체장애이지만 그 기질적 변화가 일어나게 되는 원인이 되는 많은 조건 중의 하나로서 감정적인 것을 중요시한다. 불쾌·공포·고민 등의 정신적 긴장이 장기간 지속되고 반복되면 위벽의 근긴장 내지 혈관긴장에 변화를 일으켜 위점막의 일부에 혈행장애를 가져와 이것이 위액을 해치기 쉬운 조건이 되며 한편 감정상태는 위벽의 충혈이나 위액에 화학적 변화를 가져오는 수가 있어 이러한 여러 조건들 사이에 인과순환이 궤양을 일으키게 된다. 물론 체질적 요인도 무시할 수는 없을 것이다.

또한 기관지 천식의 경우도 유전적 체질이나 혹은 순전히 식물의 단백질이나 동물의 방산물들에 대한 엘러지 반응에 기인하는 것 같이 보이는 것도 있으나 여기에도 전부 또는 일부가 감각적 요인과 관계가 있다고 본다. 소위 본능성 고혈압(essential hypertension)이라고 하는 것도 원인이 분명치는 않으나 감정긴장이 오래 지속되면 고혈압이 계속되고, 이것이 2차적으로 혈관벽에 불가피한 변화를 초래한다고 생각하고 있는 것이다. 그 밖에도 편두통·흉내통·부정맥·호흡곤란·식욕부진·소화불량·구토·위통·변비·월경곤란·성적(性的) 기능장애·설사 등의 신체적 제 질환이 감정적 원인의 작용에 인한 경우가 있음이 강조되고 있다.

이상에서 정신신체장애란 무엇이고 어떤 질환들인가를 알아보았는데, 실제 사람의 심리적 요인과 관련된 신체적 질병이란 이것들만으로 한정지을 수는 없다. 광의(廣義)의 정신신체적 장애는 보다 많은 것이므로 그 범주를 새로 설정할 필요를 느끼게 되었다.

DSM-IV(Diagnostic and Statistical Manual of Mental Disorder, 제6장의 행동장애의 분류 참조)는 심리적 요인에 의한 신체장애의 범주를 새로 설정하였는데, 여기서는 종전에 정신신체적 장애로 불리던 모든 장애의 범주와 그 밖의 심리적 요인에 의한 모든 신체적 문제들을 포함한다. 그러나 여기서 신체적 문제라고 할 때 전환장애(轉換障碍)는 포함시키지 않는다. 전환장애는 신체적 병리현상이 실제로는 없고 주로 심리적 성질만을 지니고 있는 것으로 해석되기 때문이다. 그 밖에 이 범주에 포함되는 거의 모든 장애는 실제적인 조직의 파괴(손상)나 생리적인 이상기능(천식·편두통)을 지닌다.

DSM-IV에서 제시된 정신신체장애는 신체적 장애에 심리적 요인을 인정한 것으로 인간은 정신적 · 신체적 · 사회적 존재로서 환경에서의 스트레스 처리와 신체질환에 잇따른 심리적 · 현실적 갈등에 의한 악순환을 합리적으로 처리할 수 있음이 중요한 과제이다. “건전한 정신은 건전한 신체에서, 건전한 정신과 신체는 건전한 사회에서”라는 교훈에서 나와 타인의 건강을 위해서 그리고 사회 전체의 안녕을 위해 노력해야 할 것이다.

2. 행동의 생리적 기초

1) 신경계의 기본단위

인간행동의 많은 부분과 정신기능의 국면은 그 기저에 있는 생물학적 과정에 대한 지식 없이는 완전히 이해할 수 없다. 신경계통, 감각기관, 근육 및 선은 인간으로 하여금 환경을 인식하고 그에 적응할 수 있게 해준다. 또한 사상의 지각은 감각기관이 어떻게 자극을 탐지해내고, 뇌가 감각에서 오는 정보를 어떻게 해석하는가에 달려 있다. 따라서 언어를 사용하고 생각하고 문제를 푸는 능력은 하등동물에 비해서 엄청나게 복잡한 뇌구조에 의존한다. 그리고 이런 독특한 능력들은 몇 개의 생리적 변화에 의해서 쉽게 영향을 받을 수 있다.

인간의 뇌는 약 100~120억 개의 신경계의 기본단위인 뉴런(neuron)이라는 전문화된 뇌세포로 구성되어 있다. 뉴런은 세포핵과 생명유지에 필요한 대사기관의 기능을 가지고 있으며 정보를 통합하고 전달하는 기능도 가지고 있기 때문에 그것을 이해하는 것은 중요한 일이다.

(1) 뉴런과 신경

신경세포는 그들이 수행하는 전문화된 일에 따라서 크기와 모양이 현저히 다르지만, 어떤 공통특징을 가지고 있다([그림 1-1] 참조). 세포체에서 뻗어나간 것은 수상돌기(dentrites)라

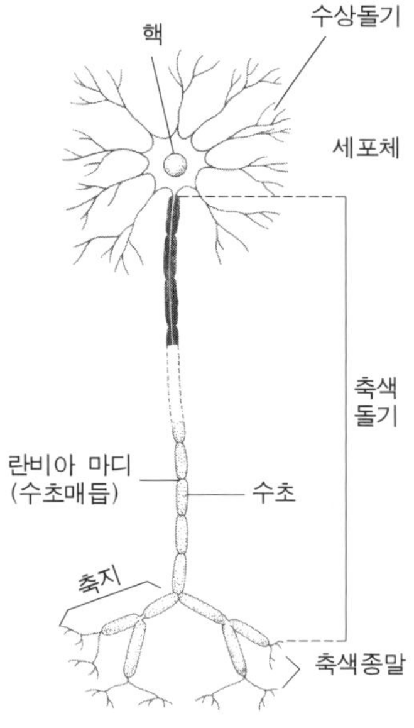

[그림 1-1] 뉴런의 세포체에서 여러 개의 수상돌기와 한 개의 축색이 뻗어 나온다. 축색의 끝 부분은 종말단추이다.

고 하는 여러 개의 짧은 섬유들이다. 수상돌기와 세포체를 둘러싸고 있는 세포막은 인접한 뉴런들로부터 메시지를 받는다. 이들 메시지는 축색(axon)이라고 하는 길고 가느다란 튜브에 의해서 다른 뉴런들로 전달된다. 만일 하나의 축색이 자극되면, 그것은 충격을 양쪽방향으로 전달할 것이다. 그러나 신경충격은 시냅스(synapse)라고 하는 뉴런간의 접합점을 한 방향으로만 통과할 수 있다.

시냅스는 직접 연결되어 있지 않다. 그곳에는 약간의 물리적인 간격이 있어서, 충격은 축생의 끝에 있는 종말(終末)단추들에 들어 있는 화학물질들에 의해서 전달되어 그곳을 통과한다. 수많은 뉴런에서 나온 축색들은 한 뉴런의 수상돌기들과 세포체와 시냅스연결을 하고 있다. 하나의 뉴런이 그 다음 뉴런이나 근육에 정보를 전달하는 곳이 바로 이 시냅스이다. 이와 같은 일반적인 특징은 모든 뉴런이 다 가지고 있지만 그것들은 크기와 모양이 매우 다르다. 척수에 있는 한 뉴런은 엄지발가락으로 가는데 그 길이가 1m가 넘을 수 있지만 뇌에 있는 뉴런은 보통 길이가 대단히 짧아 몇 백 마이크론 정도에 지나지 않는다.

뉴런은 주로 어디로 가느냐에 따라 세 가지 유형(구심성뉴런, 원심성뉴런, 신경)으로 나눌 수 있다(김정희 외, 1993). 구심성뉴런, 즉 감각뉴런(sensory neuron)은 감각수용기에서 받은 정보를 뇌나 척수로 된 중추신경계로 보낸다. 수용기는 감각기관, 근육, 피부 및 관절에 있는 전문화된 세포로 물리적이거나 화학적인 변화를 탐지하고 이러한 사상들은 충격으로 전환시켜서 구심성 뉴런을 따라 뇌나 척수로 가게 한다. 따라서 구심성 뉴런들은 감각기관에서 메시지를 전달해 주는 일과, 근육과 관절의 위치에 대한 정보를 뇌에 전해준다. 원심성뉴런, 즉 운동뉴런(motor neuron)은 뇌나 척수로부터 근육이나 분비선으로 신경충동을 전달한다. 감각뉴런과 운동뉴런 사이에는 두 뉴런을 이어주는 뉴런인 개재뉴런이 많이 있다. 뇌는 많은 개재뉴런으로 인해 구조적으로나 기능적으로 매우 복잡하다. 신경(nerve)은 수백이나 수천 개의 뉴런에 속하는 한 다발의 길게 늘어진 축색들이다. 단일 신경은 구심성과 원심성의 두 뉴런을 가질 수 있다. 뉴런들 사이에 밀접하게 서로 겹쳐져 있는 것은 수많은 아교질 세포이다. 최근까지 연구자들은 이들의 주기능이 뉴런을 제자리에 있게 해주고 뉴런에 영양소를 제공해 주는 것이라고 생각했다. 그러나 새로운 증거는 아교질 세포가 인접신경세포와 복잡한 화학적 상호작용을 하고 신경전도에서 중요한 역할을 함을 제시했다.

2) 신경계의 구조

다발을 이룬 축색의 집단의 신경들은 감각 수용기, 피부, 근육, 내장기관과 같은 신체의 모든 부분으로 퍼져나간다. 뉴런의 세포체들은 긴 신경들의 일부는 아니며 함께 모여 핵(核)과 신경절(神經節)이 된다. 신경계의 모든 부분은 상호관련되어 있으나 해부학적인 논의를 위해 다음과 같이 구분하여 분리시킬 수 있다.

(1) 중추신경계

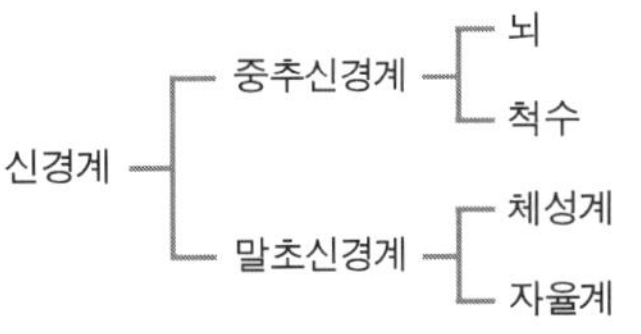

신경계의 구조

중추신경계는 뇌와 척수에 있는 모든 신경들을 포함하고 있으며 신체의 뉴런의 대다수를 차지하고 있다. 말초신경계는 뇌와 척수에서 신체의 다른 부분에 이르는 신경들로 구성되어 있다. 말초신경계는 체성계(體性系)와 자율계(自律系)로 다시 구분된다. 체성계의 신경들은 피부, 근육 및 관절에서부터 중추신경계로 외부의 자극에 관한 정보를 전달한다. 또한 체성계의 신경들은 중추신경계로부터 신체의 각 부분으로 충격을 전달해 주며, 바로 그 곳에서 운동이 일어난다. 수의적 운동과 아울러 자세와 몸의 균형의 불수의적 조정을 하는 데 사용되는 모든 근육은 이 신경들의 통제를 받는다. 자율신경계의 신경들은 내장기관을 오가면서 호흡, 맥박, 소화와 같은 과정을 조절한다.

신체의 여러 부분에서 뇌로 오가는 신경 섬유들은 척수에서 모여 있으며 이곳에서 뼈로 된 척추의 보호를 받는다. 몇 가지 가장 간단한 자극－반응 반사는 척수 내에서 이루어진다. 그 한 예가 무릎반사로서 무릎의 둥근뼈 앞에 있는 건(腱)을 치면 다리를 뻗게 된다. 흔히 의사들은 이 검사를 이용해서 척수반사의 효율성을 알아본다. 이 반사의 자연적 기능은 무릎이 중력의 힘에 의해서 구부러지게 될 때 다리가 뻗어져서 생체가 그대로 서 있게 되는 것을 보장해 주는 데 있다. 무릎의 건을 쳤을 때 붙어 있는 근육은 팽팽히 당겨지며 근육 속에 있는 감각세포들에서 나오는 메시지는 구심성뉴런을 통해 척수로 전달된다. 비록 이러한 반응이 대뇌의 도움 없이 척수수준에서만 일어날 수 있지만. 이 반응은 보통 고등신경중추에서 오는 메시지에 의해 조절된다. 만일 무릎을 치기 전에 두 손을 꼭 잡으면 뻗는 운동은 더 커지며, 무릎을 치기 전에 의식적으로 반사를 억제시켜 보려고 하면 억제시킬 수가 있다. 가장 간단한 반사는 구심성 및 원심성 뉴런으로만 이루어질 수 있지만 대부분의 반사에는 척수에 있는 간재(間在)뉴런이 포함되며 이 뉴런은 들어오는 뉴런과 나가는 뉴런을 중재한다. 간재뉴런들은 더 복잡한 반사활동의 가능성을 증진시킨다

① 뇌

이미 지적한 바와 같이 정신발달이나 기능에 가장 큰 영향을 주는 신체기관이 뇌이다. 다시 말하면 뇌는 인체의 모든 기능을 총괄하는 총지휘관으로서 외부의 모든 자극을 조절해 내는 감각중추이며 정보의 처리와 종족보존, 생체보존은 물론 과거의 경험을 기억하고 감정의 변화를 지령하며 지능과 창조력을 기르는 등의 신비의 기관이다. 인간의 뇌는 겉으로 보기에는 똑같은 모양의 두 개의 반구가 복잡한 신경다발에 매어져 있는데 사람이 행동하고, 느끼고, 생각하고, 기억하는 일까지를 모두 통제한다. 뇌의 겉표면 즉 피질은 수십 억의 뉴런(신경세포)과 뉴런 상호간을 연결하는 돌기로 구성되어 있다. 피질의 표면은 뚜렷하지 않지만 전두엽, 두정엽, 측두엽과 후두엽 등 네 개의 엽으로 나누어지며 이들 각각은 다소 다른 기능을 가진다. 피질 밑에는 피질하 뇌조직이 있는데 이들은 전뇌, 중뇌, 뇌간, 그리고 척수 등으로 구성되어 있다.

위치에 따라 대뇌(cerebrum)와 능뇌(rhombencephalon)로

구성된다. 대뇌는 전뇌, 간뇌, 중추로 구성되며 능뇌는 소뇌와 연수로 이루어진다.

가. 대 뇌

인간의 대뇌는 1.5Kg 미만이고 모습은 마치 호두를 까 놓은 것 같이 잔주름 투성이며 물렁물렁하다. 대뇌의 표면은 전두엽, 두정엽, 측두엽, 후두엽 및 도엽이라는 5개의 구역으로 구분되어 있다([그림 1-2]참조). 이런 대뇌를 구성하는 신경세포와 신경세포를 지지하는 보조세포들 사이에는 통로 구실을 하는 시냅스란 매듭들이 있는데 시냅스의 연결매듭의 틈 사이에 신호가 오면 그 때마다 이 사이에서 화학물질이 나와서 신호를 전달한다. 신호전달에는 흥분성 전달과 억압성 전달이란 것이 조화를 이루어 순간순간 의식의 집중과 분산이 이루어진다. 이처럼 다양하고 복잡한 신경세포들은 뇌 속에서 어떤 일정한 양식에 의해 질서정연하게 배열되어 있다. 즉 비슷한 생김새를 가진 세포들은 비슷한 기능을 하며, 또 이것들은 일정한 장소에 무리지어 존재하게 된다.

대뇌는 좌우 대뇌반구로 나누어지며, 이를 이루는 하위구조들은 주로 생명현상과 직결되는 기능을 담당하는 곳이고 중간부위를 이루는 구조들은 정서나 동기, 섭식이나 성 행동을 담당

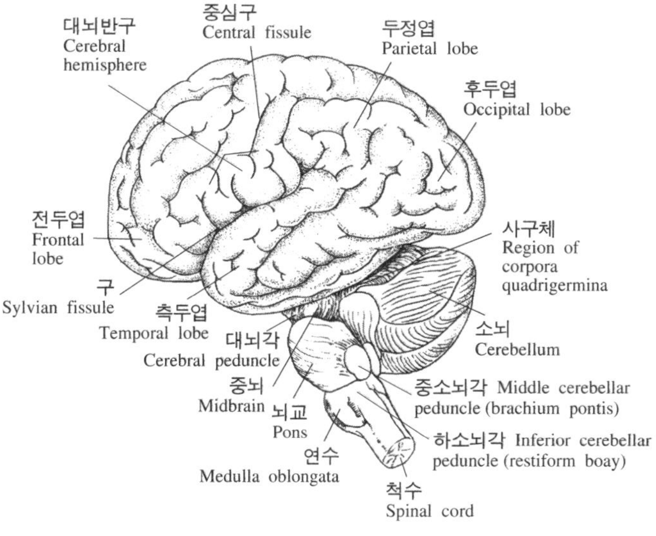

[그림 1-2] 대 뇌

하는 세포들로 구성되어 있고, 최하위 부분은 생명유지와 직결되는 호흡·맥박·각성 등과 관련되어 있다. 가장 상부에 있는 구조는 신피질이라 하며, 학습·기억·인지 등의 고등정신 현상들을 담당하는 세포들로 구성되어 있다. 특히 인간의 경우는 다른 어떤 뇌부위보다도 신피질이 특징적으로 발달되어 있으며 그 중에서도 특히 사고, 판단, 추리, 창조, 의지, 욕망 등과 관련있는 전두엽이 두드러지게 발달되어 있다.

나. 간 뇌

중뇌와 대뇌 사이에 놓여있는 부분을 간뇌(diencephalon)라고 부르는데 여기에는 시상(thalamus)과 시상하부(hypothalamus)라는 회백질의 큰 덩어리가 있다. 기능적인 견지에서 시상은 두 계통으로 나뉘어진다. 하나는 중추신경계 기능의 일반적 수준을 조절하는 데 관여하는 것이고 다른 하나는 신경흥분 처리와 같은 특수한 국면에 관여하는 것이다. 예를 들어 시상에 손상을 입으면 통각에 대하여 예민성이 아주 커지거나 의식을 상실하든지 한다. 시상은 감각에 대한 정보를 대뇌에 전달하는 중계 구조이므로 신체 각 부위에서 올라오는 감각에 대한 정보를 강화하거나 감소시킬 수 있기 때문에 아주 심한 통각을 느끼거나 또는 기분이 좋은 자극으로 느끼게 전환할 수 있다.

시상하부에는 여러 개의 신경핵이 무리를 지어 있고 맨 아래쪽에는 뇌하수체가 달려 있다. 시상하부에서 뇌하수체에 원심섬유를 보내어 뇌하수체의 내분비 기능을 조절한다. 만일 시상하부가 손상을 입으면 소화관 기능, 체액 조절, 혈관운동조절, 체액량 조절, 신진대사 조절 및 수면과 정서반응 등에 지장이 일어난다.

다. 중 뇌

중뇌(midbrain)는 간뇌의 하부와 연수의 상부에 있으며 신체운동 및 자세를 조절하는 반사중추가 있는 곳이다. 즉 소리 또는 관선자극에 대하여 머리나 눈을 돌리는 반사활동을 주관하는 중추가 있는 곳이다.

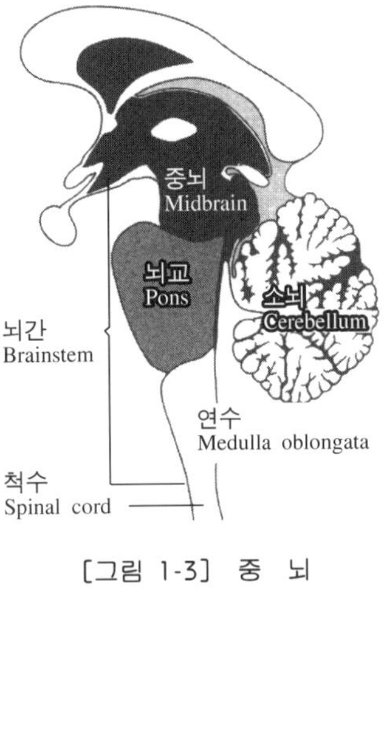

[그림 1-3] 중 뇌

라. 연 수

연수(medulia)는 척수와 명확한 경계는 없지만 뇌간의 가장 아랫부분이며 척수와 같이 회백질이 중앙에 있으면서 백질로 둘러쌓여 있다. 연수의 회백질 부분에는 생명에 직접 관여하는 많은 중추들이 있다. 즉 연수에는 생명의 유지에 관련된 호흡, 혈액순환 등을 비롯하여 발성, 구토, 타액, 눈물, 분비 등의 중추가 있다.

마. 소 뇌

소뇌(cerebellum)는 연수의 윗부분에 있고 뇌교(pons)의 배측에 있으면서 뇌교와 많은 신경섬유를 교환하고 있다. 상부로부터 오는 원심성 신경섬유와 하부에서 올라오는 구심성 신경섬유로 연결되어 있다. 대뇌피질로부터 내려오는 원심성 운동신경 섬유는 일단 소뇌를 거쳐 말초로 내려가며, 또 말초로부터 피부의 촉각수용기, 청각수용기, 시각수용기와 심지어는 내장수용기로부터 구심성 신경섬유를 받아 상부 중추로 연락을 하고 있다. 따라서 소뇌는 근육의 긴장과 몸의 평형을 유지하도록 하며 근육의 수축을 조절한다.

② 척 수

척수는 척수골(vertebral bone)에 의해 형성된 척수관에 들어 있는 가늘고 긴 기관이다. 척수를 횡절단하면 H자 모양의 회백질 부분과 이를 둘러싸고 있는 백질을 볼 수 있다. 회백질 부분에는 주로 신경세포체가 모여 있는데, H자 형의 날개 부분을 구성하고 있는 전각(날개의 앞부분)과 후각(날개의 뒷부분)의 두 각에서 각각 한 개의 신경섬유가 연결된다. 전각에서 나가는 신경섬유인 운동신경 섬유가 전근(前根)을 이루고 후각으로 들어가는 신경섬유로는 감각신경인 구심신경 섬유가 후근(後根)을 이루고 있다. 백질은 신경섬유가 모여 있는 곳이다. 백질도 각에 의하여 전주(anterior colum), 측주(lateral colum) 및 후주(posterior colum)로 구분된다. 이들 신경섬유는 대뇌와 척수 사이의 어느 곳에서든 신경섬유를 교차하게 되어 있다. 예를 들면 대뇌에서 골격근을 지배하는 뉴런은 연수에서 교차되며 어떤 것은 척수 아랫부분에서 교차하는 것도 있다. 따라서 모든 신경섬유는 어느 부위에서든지 한 번 교차하게 되어 있으므로 좌반구는 신체의 우반구를 지배하고 우반구는 신체의 좌반구를 지배하게 된다.

척수는 신체의 여러 부위에서 뇌로 오가는 신경섬유의 통로 구실을 한다. 또한 간단한 척수반사가 척수 수준에서 이루어진다. 예를 들면 무릎반사에서 무릎의 건을 쳤을 때 건이나 근육에서 나오는 정보는 감각뉴런을 통해서 척수로 전달된다. 감각뉴런은 척수에서 운동뉴런과 시냅스로 연결되어 다시 동일한 근육으로 신경충동이 전달되어 근육을 수축시키고 다리를 펴게 한다. 이러한 반사가 뇌와는 관계없이 척수 수준에서 일어날 수 있지만 보통은 뇌로부터 조절된다.

(2) 말초신경계

말초신경계(pheripheral nervous system : PNS)는 뇌와 척수를 신체의 다른 부위와 연결시켜 주는 신경으로 구성되어 있다. 말초신경계는 체신경계(somatic nervous system)와 자율신경계(automatic nervous system)로 나누어진다(김정희 외, 1993).

① 체신경계

체신경계(本神經系)는 다시 감각신경과 운동신경으로 나누어 생각해 볼 수 있다. 체신경계의 감각신경은 피부, 근육, 관절로부터 외부자극에 대한 정보를 중추신경계로 전달한다. 그리하여 우리는 통각, 촉각, 압각 및 온도감각을 느끼게 된다. 체신경계의 운동신경은 중추신경계로부터 신체의 근육으로 정보를 전달하여 운동을 일으키고 또한 자세와 몸의 균형을 바로 잡는다.

② 자율신경계

자율신경계의 주된 기능은 내적 신체환경을 적절히 유지시키는 데 있다. 자율신경계는 일반적으로 불수의적으로 작용하여 위장관의 평활근, 심근 및 분비선에 작용한다[그림 1-4]. 자율신경계는 다시 교감신경계와 부교감신경계로 나누어진다.

교감신경계의 신경섬유는 척수의 중간부분에 있는 세포체에

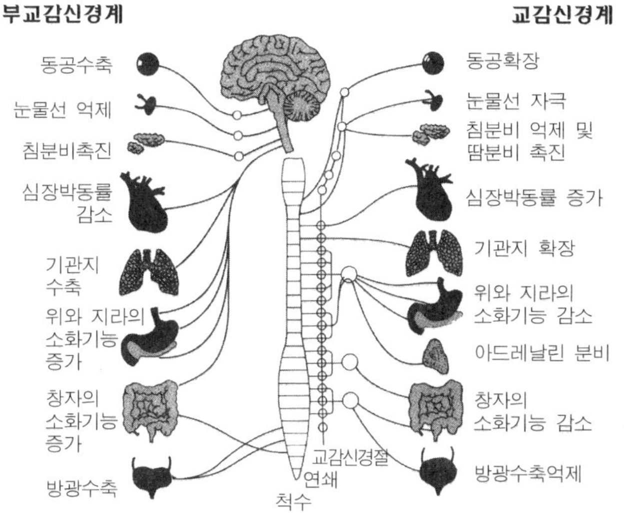

[그림 1-4] 교감신경계와 부교감신경계

서 시작한다. 척수 밖으로 나오면 교감신경절에서 시냅스한다. 교감신경절에서 시냅스한 뒤 시냅스 후축색은 심장, 위장 및 기타 기관으로 뻗어간다. 교감신경계는 유기체가 어떤 위기사태에 직면하고 있을 때 주로 작용하여 에너지를 소모하는 작용을 한다.

이 신경계의 지배하에 있는 신체부위들은 전체적으로 동시에 작용하는 경향이 있다. 정서적으로 흥분하고 있을 때 교감신경계에 의해서 심장박동이 빨라지고 골격근과 신장의 동맥은 확장되고 피부와 소화기관의 동맥은 수축되고 발한이 일어난다. 동시에 교감신경계의 작용을 보강하는 홀몬을 분비하게 된다.

부교감신경계의 신경섬유는 뇌에서 뻗어나오거나 척수의 제일 아랫부분에서 뻗어나와 표적기관 근처에 있는 신경절에서 시냅스한다.

이 신경계는 에너지를 생산, 유지하는 방향으로 작용하고 신체기관에 개별적으로 작용하는 경향이 있다. 격렬하고 흥분된 활동을 하는 동안에는 교감신경계가 활발하게 작용하며 유기체가 가만히 안정되어 있을 때에는 부교감신경계가 활발하게 작용한다. 그리하여 부교감신경계는 소화활동, 노폐물제거 등과 같은 주로 신체유지작용을 조정한다. 교감신경계와 부교감신경계는 보통 서로 길항적으로 작용한다.

3) 대뇌반구의 기능

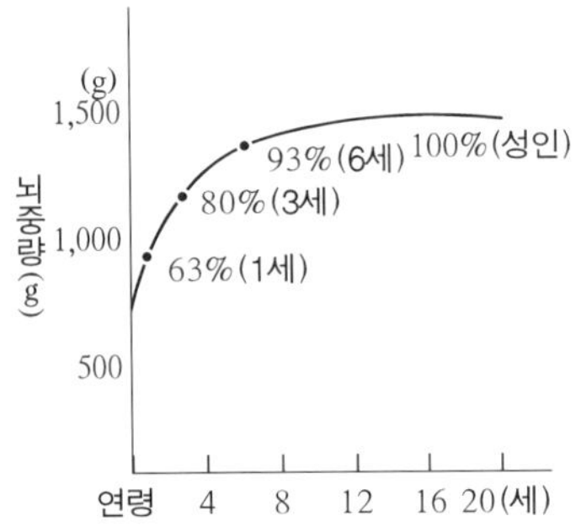

[그림 1-5] 뇌의 뇌중량의 변화

인간의 뇌는 약 140억 개의 세포로 구성되어 있고 출생에서 사망에 이르기까지 이 수는 변하지 않는다. 그러나 뇌의 무게는 출생시에 약 370~400g이며 20세에 이르면 1450g으로 더 이상 무거워지지는 않는다. [그림 1-5]는 뇌중량의 발달경향을 나타낸 것이다(정인석, 1987).

흔히 뇌의 기능에 관해 말하기를 뇌가 무거운 사람일수록 두뇌가 우수하다거나, 주름이 많을수록 지능이 우수하다고들 말하는 사람이 많다. 그러나 이는 잘못된 생각으로 지적되고 있다. 예를 들어 돌고래는 인간의 뇌무게의 약 5배이며, 뇌의 주름도 인간보다 더 많지만 돌고래가 인간보다 더 발달된 두뇌를 가지고 있다고 보지는 않기 때문에 이 같은 논리는 현실과 일치하지 않는다는 것을 알 수 있다. 결국 뇌의 기능이나 지능의 정도를 규정하고 있는 것은 무게나 주름에 있지 않고 뇌세포의 수, 뇌세포 간의 연결의 정도, 대뇌피질 및 좌우반구의 기능분담의 체제에 있다. 이 중에서도 특히 대뇌피질 및 좌우반구의 기능분담이 중요시되고 있다.

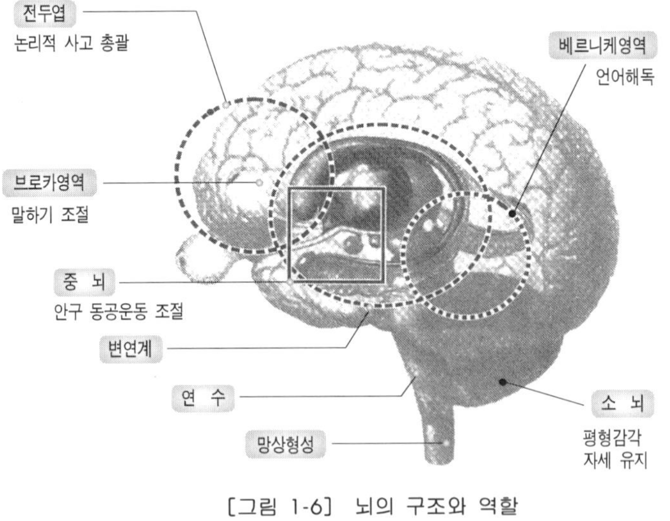

[그림 1-6] 뇌의 구조와 역할

(1) 좌반구의 기능

좌반구는 신체의 우반신의 행동과 연결되어 있으며 분석적, 논리적 사고방식, 특히 언어적·수학적 기능면에 주로 관련되어 있다. 좌반구의 작동방식은 주로 선형적이며, 정보를 계열적으로 처리한다.

논리는 계열과 순서에 의존하기 때문에 이러한 작동방식은 반드시 논리적 사고의 기초를 이루고 있다. 언어와 수학은 모두 좌반구의 활동인데, 이들 또한 계열에 크게 의존한다. 좌반구의 주된 기능은 언어이다. 언어가 좌반구와 관련이 있다는 증거는 신생아 때부터 나타나는데, 육성으로 조사한 결과 신생아의 뇌파는 좌반구에 강하게 반응하고 언어 이외의 소리는 우반구에 강하게 반응하였다. 다른 임상연구에 의하면 우반구에 손상을 입었을 때보다 좌반구에 손상을 입었을 때 언어상실이 나타났다.

난독증도 좌반구와 밀접하게 관련되어 있다. 난독증이 있는 사람은 왼쪽 귀의 기능이 뛰어나 있으며, 순간적으로 비치된 단어를 읽는 능력에서도 오른쪽 시야가 뛰어날수록 독서능력이 높다. Orton(1937), Zurif와 Carson(1970), 그리고 Critchley(1970) 등도 난독증과 좌반구의 미성숙이 관련되어 있다고 주장하였다. 즉 뇌신경세포가 성숙되지 못했기 때문에 난독증의 증상을 나타낸다는 것이다. 말더듬이 또한 좌반구의 기능과 관련되어 있다. Wingate(1976)에 의하면 어린이 말더듬이의 대다수는 뇌의 기능분화가 계속 진행되기 때문에 보통 1년 이내에 낫는다고 하였다. 말더듬이의 약 절반은 왼손잡이를 오른손으로 교정하도록 강요받은 사람이다. 말더듬이의 뇌반구의 기능분담을 조사하기 위해서 말더듬이 집단과 정상집단의 두 집단을 비교한 Moore(1976)의 연구결과를 보면, 말더듬이는 왼쪽 시야(우반구)에 들어온 낱말을 정확히 읽으며 정상집단은 오른쪽 시야(좌반구)에 들어온 낱말을 더 잘 읽는 것으로 나타났다(고영희 외, 1990).

(2) 우반구의 기능

좌반구가 분석하는 일을 전문적으로 한다면, 신체의 좌반신을 통제하고 있는 우반구는 종합을 전담한다. 우반구의 언어적 능력은 아주 제한되어 있다. 우반구는 주로 공간에서의 방향감각, 예술적 노력, 수공예, 심상, 얼굴재인을 담당하고 있다. 우반구는 좌반구보다 정보를 확산적으로 처리하며, 이를 위해서 많은 입력 정보들을 동시에 즉각적으로 통합할 것이 요구된다. 우반구는 그 작동방식에서 보다 총체적이고 관계적이며 보다 동시적이다. 우반구의 이러한 특성들을 종합하여 우뇌의 기능 중의 하나로 들 수 있는 것이 창의성이다. 창의성은 일반적인 문제해결과는 달리 전에 생각하지 않았던 새로운 것을 해결하는 것이다. 예를 들어 직관, 무의식, 심상은 서로 관련이 있으며, 이들은 모두 우반구의 기능으로서 창의성을 높이는 데 직접적으로 관련되어 있다. 사람에 따라서는 주로 좌·우반구 중의 한쪽에 의지하는 경향이 있다. 대개의 작업의 경우 좌뇌 또는

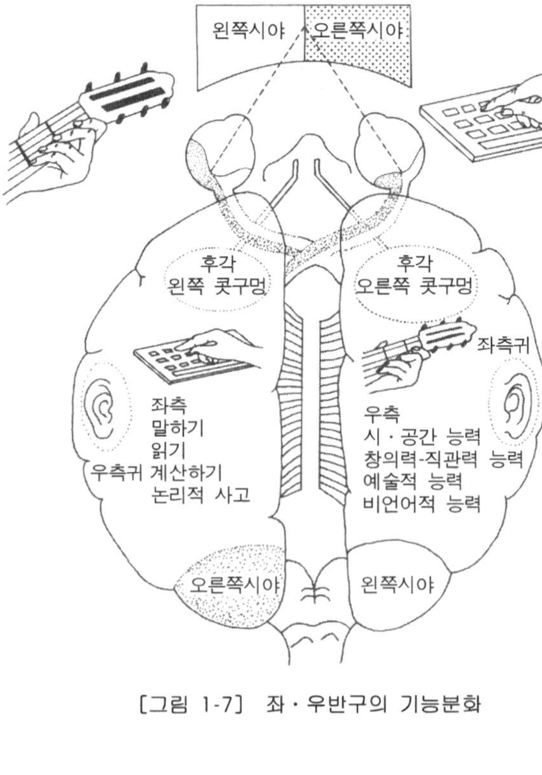

[그림 1-7] 좌·우반구의 기능분화

우뇌를 함께 사용하지만 한쪽의 뇌만을 사용하는 직업도 있다. 운동선수나 예술가를 보면 이들 중에는 전혀 지적인 대화를 할 수 없지만 일에는 조금도 지장을 받지 않는 사람들이 있다. 예컨대 록, 블루스, 재즈 음악가들은 소울이라는 말을 쓰는데, 이것은 감정을 좋아하고 지성을 부정하는 표현이다. 요리를 만드는 요리사는 시각적인 심상으로 사고하고, 섬유 디자이너는 촉각적인 심상을 이용하고, 음악가는 청각적인 심상으로 생각하고, 운동선수나 무용가는 근육감각적인 심상으로 연결시켜 생각한다. 따라서 이들은 우뇌에 의한 감각적 사고능력이 뛰어나 있다(고영희 외, 1990).

우반구의 또 다른 기능은 정서에 대한 통제이다. 좌반구가 언어의 의미를 이해하는 기능을 담당하지만 그것이 주는 억양은 이해하지 못하거나 의식하지 못한다. 즉 언어의 강약, 얼굴표정, 몸짓 등은 우반구가 통제한다. 때때로 생각과 느낌을 말로 표현하기에 곤란할 때가 있는데, 이는 말로 표현하려는 의식과 이를 어떻게 받아들일 것인가 하는 심상이 충돌하기 때문이다. 이러한 좌·우반구 사이에서의 상반된 정보는 감정이나 행동에 이상을 가져올 수 있다.

Heilman(1975)과 그의 동료들은 우반구를 손상당한 환자가 좌반구를 손상당한 환자보다 말의 억양을 전달하는 정서적 메시지의 이해에 더 많은 어려움이 있었다고 보고함으로써 정서와 우반구의 관련성을 제시하였다. 이와 같은 연구결과 이들은 우반구는 정서적 정보처리과정을 포함하고, 좌반구보다 더 큰 정도로 정서적 표현을 생산하고 있다고 보고하였다. Springer와 Deutsch(1981)의 연구에 의하면 정신분열증과 좌반구의 관계보다는 우울증과 우반구의 관계가 더 밀접한 것으로 나타났다. 연구결과들에서 나타난 바와 같이 정서의 통제는 우반구에서 비롯된다는 것을 알 수 있다.

3. 행동의 심리적 기초

1) 동기와 정서

(1) 동 기

① 동기의 개념

인간의 모든 행동은 어떤 원인에 의해 일어나며, 인간행동은 이성적인 지적 판단에만 그 원인이 있는 것이 아니라 그 행동을 하게 하는 원인적 조건이 있다. 이 중 내적·외적 조건을 동기(動機, motive)라고 한다. 다시 말하면, 동기과정은 인간행동의 원인이 되는 심리과정으로서 정력을 촉발시켜 행동을 활성화하고 특정목표에 노력을 지향시킨다. 따라서 동기가 유발된 유기체는 그렇지 않은 유기체에 비해 더욱 강하고 더욱 효율적으로 어떤 활동을 해낸다.

동기라는 개념을 몇 가지 구분되는 입장에서 볼 때 성격과 유사한 개념인 행동변수 및 행동 배후의 내적 심리상태라 할 수 있다. 즉 동기는 무의식적이며, 행동의 내적 지향성, 행위의 의도, 그리고 신체 생리적 과정의 성질상 행동의 원인 등으로 파악할 수 있다. 동기에는 배고픈 현상과 같이 아주 단순한 차원의 동기가 있는가 하면 결혼문제나 진로결정 등과 같은 매우 복잡한 동기도 있다. 동기는 내적·외적 자극에 의해서 유발될 수도 있지만 하나의 동기가 다른 동기를 강화하거나 양자가 상충되기도 하며, 동일한 동기에서 출발하여 결과적으로는 전혀 다른 행동으로 끝나는 것이 있는가 하면 서로 다른 동기가 동일한 행동을 초래하게 되는 수도 있다. 그러므로 동기를 명확히 정의하거나 구분짓기는 그리 간단한 일이 아니다.

동기란 말은 20세기 이전까지는 심리학 분야에서 사용되지 않았다. 인간으로 하여금 선택적으로 상황에 반응하게 하는 실체로서 인간본성(human nature)을 찾고자 했다. 그리고 Darwin의 진화론 이후 인간행동의 원인을 본능(instinct)이라 생각하는 견해가 발전하여 동기과정에 관한 실증적 연구가 시작된 것이다.

본능론에 의하면 인간이 어떤 행동을 하게 되는 것은 그 행동에 대한 본능이 있기 때문에 기계적으로 그런 행동을 한다고 보았다. 즉 음식을 먹는 행동은 섭식본능에 의한 것이라든가, 저녁에 귀가하는 행동은 귀소본능에 의한 것이라 하는 등 모든 행동이 생리적으로 개체에 내재하는 본능이라는 정신적 능력이나 기능에 의한 것이라고 생각했다.

본능을 최초로 규정한 것은 James이다. 그는 "사전에 학습한 일도 없고 결과에 대한 통찰도 없이 어떤 목적을 달성하는 것"과 같은 행동을 본능적 행동이라고 하였다. 그리하여 젖을 빠는 것, 우는 것, 움직이는 것, 호기심, 동정, 공포, 사랑, 질투, 욕심과 투쟁 등 약 28종의 본능을 예로 들었고 이러한 본능은 습관에 의하여 어느 정도 변형되기도 하는 것이라고 하였다. 그 후 본능개념은 Thorndike에 의해 발전되었는데, 그는 유전적 연구에 의해서 행동에 있어서의 본능의 중요성을 강조하였다. 동물이 갖고 있는 본능과 마찬가지 차원의 본능을 인간에게 적용한 최초의 심리학자인 McDougall은 인간 본능을 여러 개로 구분하였다. 그는 본능을 인간정신의 가장 근원적인 것으로 인정하였으며, 모든 행동의 근원이라고 생각하여 사회적 행동까지도 본능으로 보았다.

이러한 본능설은 인간이나 동물행동에 대한 실험적 연구가 시작되고 사회인류학자들의 종족 및 문화에 대한 비교연구가 일어남에 따라 비판받기 시작하였다. 고양이가 쥐를 잡아먹는 행동은 본능이 아니고 후천적 학습에 의한 것임이 밝혀졌고, 고양이와 개와의 관계에 대해서도 어릴 때부터 함께 기르면 서로 적대행동을 보이지 않는다는 것을 지적한 학자도 있다. 또한 같은 종류의 짐승끼리 모여사는 것도 생존과정에서 학습되어 온 것이라는 것을 밝혀내어 군집본능을 부정하고 있다.

Torres해협에 사는 Murrary족에 대한 Rivers의 관찰에 의하면, 그들은 자신의 진짜 자녀가 누군지 모르면서 아이들을 양육하고 있으며, 아이들의 남녀수 비율에 차이가 나면 많은 쪽의 아이를 죽이기도 한다는 사실이 밝혀졌는데, 이런 것은 모성애를 본능으로 보는 견해를 부정하는 근거가 되고 있다.

본능이라고 생각했던 이와 같은 행동들이 집단이나 문화에 따라 다르게 나타나고 있으며, 대부분의 인간행동은 매우 변화가 크고 수정되어 가고 있음이 밝혀짐으로써 인간은 거의 본능을 가지고 있지 않다고 알려졌다. 거미가 거미줄을 치거나 새가 둥우리를 짓는 것과 같이 신경계통의 회로망에 의해서 선천적으로 부여된 행동양식을 인간은 갖고 있지 않은 것 같다. 따라서 학자에 따라서는 이렇게 선천적이며 모든 종족에 나타나는 변화되지 않는 것만을 본능으로 간주하였다. Watson은 공포나 왼손잡이, 오른손잡이 등도 경험에 의해 얻어진 것이며, 사람이 기어다니고 서고 걷는 행동들도 학습된 것이라고 하였다. 그리하여 Benard, Dunlap, Watson, Woodworth 등은 본능을 심리학의 용어로 상용하지 않게 되었으며 문화인류학자들의 연구보고들은 이러한 입장을 더욱 뒷받침해 주고 있다.

본능설은 본능의 종류가 많아지게 될 뿐만 아니라 특정행동이 본능에 의한다는 것은 행동의 원인을 설명한다기보다는 기술하는 데 있다는 것이며, 인간이나 동물의 행동을 설명하기보다는 행동들을 분류하는 데 지나지 않는다는 것이다. 이와 같은 비판이 제기되면서 본능의 개념은 욕구(drive)란 개념으로 대치되었다.

욕구는 음식, 물, 산소나 고통스런 자극으로부터의 회피와 같은 어떤 생물적인 요구에서 나오는 흥분된 상태이다. 이 흥분된 조건은 생체에게 그 요구를 제거하도록 동기화시킨다. 예컨대, 음식의 결핍은 혈액에서 어떤 화학적인 변화를 일으켜 음식에 대한 요구를 가져다 주고, 이 요구는 흥분이나 긴장의 욕구상태를 일으킨다. 생체는 요구를 만족시키기 위해 음식을 찾는 행위를 함으로써 욕구를 감소시키려 한다. 이와 같은 이론을 욕구감소이론(drive reduction theory)이라 한다. 욕구개념의 기본이 되는 것은 신체의 일정한 내부환경을 유지하려는 동질정체(homeostasis)의 원리이다. 예를 들어 건강한 사람은 일정체온을 유지하지만 정상체온에서 이탈하면 정상조건을 회복시키는 기제를 작동시킨다. 날씨가 더우면 말초혈관을 팽창시켜 열을 나가게 하고 추우면 이와 반대의 기제를 작동시킴으로써 체온을 정상 범위 내에서 유지시킨다. 이와 같은 맥락에서 기(飢)와 갈(渴)은 동질정체의 기제로 볼 수 있다.

동기이론에 대해 더 나아간 접근은 유인(incentive)의 역할에 초점을 둔다. 생체는 오로지 내부욕구에 의해 활동하지는 않으며 내부의 욕구가 없더라도 활동하는 경우가 있으며 더 나아가 흥분을 유발시키는 활동을 하기도 한다. 따라서 외부자극인 유인이 행동유발의 중요한 원인으로 다루어졌다. 유인은 환경에서 행동을 동기화시키는 대상이나 조건으로서 정적유인(正的誘引)과 부적유인(負的誘引)으로 나누어진다. 정적유인은 그것에 가까이 가게 하는 행동을 지시하며, 부적유인은 그것에 멀어지는 행동을 지시한다. 예를 들어 목마름에 대해 물은 정적유인이고, 고통을 일으킨 대상이나 상황은 부적유인이다.

인지이론(認知理論)에 의하면 동기는 행동을 일으키는 동물이나 인간의 인지적 요인에 의해서 영향을 받는다. 따라서 인지적 과정을 결정짓는 요인에 대한 설명이 없이는 행동의 동기과정을 설명할 수 없다. 인지이론은 자극과 반응 사이에서 행동을 하게 될 유기체가 능동적인 영향력을 발휘한다고 보는 입장을 취한다. 인간의 동기화된 행동이란 미래에 당면하게 될 목표를 두고 행해지는 목적적인 행동이므로, 객관적으로 주어진 자극이나 자극에 대한 반응결과가 행동을 일으키는 것이 아니라 자극에 의해서 생긴 인지내용과 반응결과에 대한 인지내용이 행동을 결정한다는 것이다.

동기에 관한 마지막 접근으로서 1970년대 이후 Rogers와 Maslow를 중심으로 한 인본주의 심리학(人本主義 心理學)을 들 수 있겠다. 여기서는 인간행동을 단지 욕구 또는 기대로 동기화시키는 것이 아니라 인간은 성장과 성숙에 의해서 동기화된다고 보고 있다. 달성하고자 하는 욕구는 타고난 것이며, 인간의 특성은 긍정적인 변화를 향해 동기화된다고 믿고 있다. Rogers에 의하면 자아개념(自我槪念)은 인성의 기본이며 인간은 긍정적인 자기영상을 발달시킴으로써 동기화된다고 했다. 불안은 자아실현을 방해하는 감정으로서, 결국 부정적인 자아개념으로 이끄는 원인이 된다. 비현실적이고 달성할 수 없는 불가능한 목적도 부정적인 자아개념을 형성하게 만든다. 극도로 불안한 사람에게 무조건적인 사랑이 베풀어지면 다른 사람과의 긍정적인 관계를 수립할 수 있다. 인간의 동기에 관한 가장 종합적인 이론인 동기위계설을 제시한 Maslow는 성장의 동기와 결핍의 동기를 구분한 점에서 Rogers의 이론과는 구별된다. 그는 인간의 욕구를 생리적인 것에서부터 자아실현에 이르기까지 위계화시켜 인간행동의 원동력을 이해하는 데에 도움이 되는 종합적인 동기이론을 제안하였다.

인간의 행동은 동물의 행동보다 더 복잡하여, 생리적 충동뿐 아니라 사회적 욕구에 의한 행동이 많다. 돈을 많이 벌어 재산가가 되려고 하거나 공부를 열심히 하여 성공하고자 하는 욕구는 학습된 것이고 문화적 양태라고 볼 수 있다. 그러므로 생리적 충동과 함께 개인적·사회적 욕구는 인간 성격에서 행동을 활성화시키고 일정한 방향으로 조직화하는 어떤 힘이다.

② 동기의 기능

동기의 기능은 인간행동을 이해하는 데 도움을 준다. 더 나아가 학습행동은 학습자의 동기를 이해하지 않고는 설명하기 어렵다. 그렇다면 학습행동에 있어 동기가 어떠한 기능을 하고 있는가?

첫째, 발생적 기능(發生的 機能)으로, 행동을 하게끔 하는 작용이며 시발적 기능(始發的 機能)이라고도 한다. 즉 동기가 유발된다는 것은 목표를 향해 움직인다는 것이다. 동기의 발생적 기능은 모든 행동의 전제조건이라고도 할 수 있을 만큼 중요한 것이다. 따라서 목표설정 같은 것은 동기유발의 유력한 조건이며 이것은 인간이 가진 욕구와도 밀접한 관계를 가지고 있다. 예를 들어 어떤 행동에서 동기유발이 되었다는 것은 곧 행동의 목표를 확인했다는 말이다. 그러므로 학습자 자신이 뚜렷한 학습목표를 인식하고 있어야 하며 이것이 학습동기에 큰 도움을 주는 것은 말할 것도 없다. 이런 점에서 학습활동의 중요성뿐만 아니라 학습의 계획단계에서부터 학습자 자신이 뚜렷한 학습목표를 확인할 수 있도록 도와줄 것이 강조되고 있다.

둘째, 방향적 기능(方向的 機能)으로, 목표를 정하는 방향감을 말한다. 어떤 자극사태에 대해서는 반응을 하지만 어떤 자극사태에 대해서는 무시하는 것과 같이 인간의 행동은 항상 선택적이고 목표지향적이다. 목표달성이 순조롭게 이루어지지 않으면 긴장이 생기고 이 긴장해소를 위한 행동을 하게 하며, 이 긴장해소가 잘 안될 때 욕구좌절을 경험하거나 바람직하지 못한 행동을 하게 된다. 어떤 행동을 해야 하는 장면에 부딪쳤을 때 행위자는 자기의 흥미에 맞는 문제에는 적극적인 반응을 보이나 흥미없는 일에는 관심을 나타내지 않는다.

셋째, 강화적 기능(強化的 機能)으로, 동기는 행동의 원동력이 되어 행동을 강화시킨다. 기·갈과 같은 신체–생리적 상태는 근육이나 내분비선에 생리적 반응을 일으키게 한다. 또한 칭찬이나 질책과 관련된 사태는 그것이 유인이 되어 어떤 행동을 감행하도록 한다. 행동의 결과가 사회적으로 가치가 있거나 자신에게 만족스러운 것일 경우는 상승지향적 목표가 다시 재구조화되어 설정되고 동기의 기능은 한층 강화된다.

③ 동기의 분류

동기는 학자에 따라 달리 분류하고 있다. McClelland (1985)는 성취동기, 힘의 동기, 유친동기, 본유적 동기, 성적 동기, 회피동기 등으로 구분하며, 인본주의 심리학자인 Maslow는 인간의 동기를 체계적으로 분류하여 계층적으로 나열하고 있다.

그러나 일반적으로 크게 생물학적 동기(biological motive)와 성격적 동기(personality motive)로 구분한다. 전자를 1차적 동기라 하고 후자를 2차적 동기라 한다. 1차적 동기는 자연적 동기 또는 생리적 욕구(physiological drive)라고 하며, 2차적 동기는 인위적 동기, 개인적 동기 또는 사회적 동기라고도 한다.

1차적 동기는 학습되지 않은 생리적 욕구로서 신체 생리적으로 필요한 대상을 얻고자 하는 것이다. 이는 생명을 유지하는데 필수적인 것으로 만족되지 않으면 개체의 정상기능이 장애되고 때로는 생명의 위험을 가져오기도 한다. 이에는 기(飢, hunger), 갈(渴, thirst), 성(性, sex) 등의 동기가 있다. 2차적 동기는 후천적으로 습득된 것으로서 사회적 학습에 의한 것이다. 무의식 내지는 의식적인 특징을 띠고 있다. 이 두 가지 동기를 구분하는 것은 인간의 행동에 직접 영향을 주는 면에서 중요하다기보다는 생리적 동기가 개인적·사회적 동기보다 행동을 더 강하게 지배한다는 것이다. 예외도 있겠으나 2차적 동기가 더 강하여 1차적 동기를 희생시키는 경우도 있는데, 현실생활에서의 실연, 파산 등의 불행을 이겨내지 못해 자살하는 경우는 2차적 동기가 더 강하여 중대한 생명적인 역할을 한 경우이다.

가. 생리적 동기

이것은 선천적이고 개체에 있어서 가장 기본적 욕구이다. 유기체는 신체 내적 조건을 일정하게 유지하려고 한다. 따라서 끊임없이 외부로부터 에너지를 공급받아야 하며 보충받지 못하면 생명이 위험해진다. 그러므로 생체는 균형을 회복하는데 필요한 물질에 대한 요구가 생긴다. 생리적으로 필요한 물질의 대표적인 것은 음식, 물, 산소, 온도조절 등이며 고통으로부터의 회피 등과 같은 생리적 욕구에서 나온 일종의 흥분상태이다. 이 상태는 유기체로 하여금 이 욕구를 없애도록 행동을 유발시킨다. 그리고 생리적 불균형이 해소되면 동기화된 행동(음식먹는 행동)이 중단된다. 기, 갈 동기의 경우 중요한 통제중추는 시상하부이다.

㉠ 기 동기

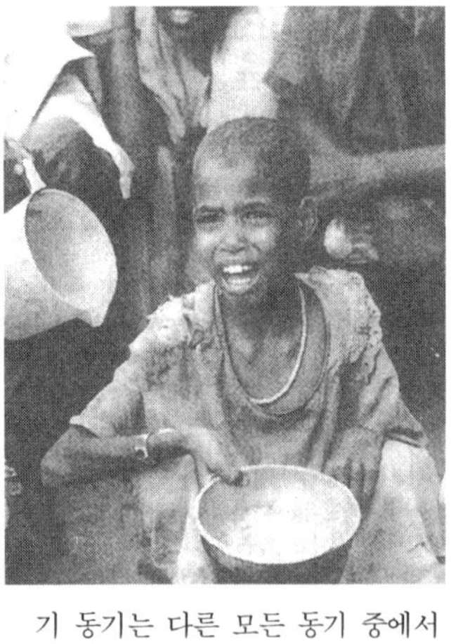

기 동기는 다른 모든 동기 중에서 가장 강력한 행동동기이다.

기 동기(hunger motive)는 다른 모든 동기 중에서 가장 강력한 행동동기이다. 먹지 못하면 신체가 필요로 하는 에너지를 공급받지 못하게 된다. 이 동기는 동질정체(homeostasis)의 메커니즘에 의한 것으로서 혈액 중에 당분이 부족하면 결핍상태에 이르게 되어 혈당량을 보충할 수 있는 식사에 대한 생리적 동기가 생긴다. 따라서 그 곳에 심리적 욕구가 발생하는데, 이를 기 동기라 한다.

먹는 행동은 기 동기 때문에 유발되긴 하지만 다른 원인들 때문에도 일어날 수 있다. 즉 시상하부의 흥분이 1차적으로 없을 때도 나타난다. 음식을 보면 군침이 돌고 식욕이 생기며, 맥주를 보면 갈증을 느끼게 되는 경우 등과 같이 시각자극에 의해서 동기화될 수도 있다. 즉 음식에 대한 지각은 먹고자 하는 동기를 강하게 하며 그렇게 증가된 동기는 음식이 더 먹음직스럽게 보이게 한다. 그러므로 이와 같이 심리적 요인들이 먹는 행동에 영향을 주고 있음이 최근 연구를 통해 밝혀지고 있다. 이러한 것은 후천적인 학습을 통해 이루어진다.

외부자극(음식물)에 더 예민하게 반응한 연구들 중, Schachter(1968)의 연구에서 비만증의 사람들은 정상체중의 사람들에 비해 어두운 불빛보다 밝은 불빛조건에서 땅콩을 더 많이 먹었다. 그러나 최근 연구에서는 정상체중인 사람이나 비만증인 사람 모두가 내적 단서(포만)보다 외적 단서도 행동에 중요한 단서가 된다는 것이 밝혀졌다.

ⓛ 갈 동기

갈 동기(thirst motive)는 수분에 대한 생리적 동기로서 역시 동질정체(homeostasis)의 메커니즘에 의한다. 인간의 몸은 70%가 수분으로 되어 있어, 사람이 음식을 먹지 않고 몇 주일 버티어 갈 수는 있지만 물을 마시지 않고서는 며칠 밖에는 못 산다. 그만큼 갈 동기는 강력하다고 볼 수 있겠는데, 체내에 수분이 부족되면 체액의 농도가 달라지고 이것이 자극되어 시상하부의 중추를 흥분시켜 갈 동기(갈증)를 초래하여 물을 마시는 행동을 하게 된다.

갈 동기에서의 생리적 메커니즘에 관한 연구는 그렇게 충분치는 않으며 현재 알려지고 있는 것은 입과 인후조직의 건조함이 갈증을 일으키는 가장 큰 요인 중의 하나라는 것이다. 이러한 사실을 설명해 주는 한 실험의 예를 보면, 심한 갈증에 빠진 사람에게 고무관을 위 속에 넣어 물을 직접 섭취시켰을 경우 물이 들어간 후 몇 분이 지나서야 갈증이 해소되었으며, 반면 충분히 물을 먹지 못했어도 물에 적신 거즈로 입 속을 축이면

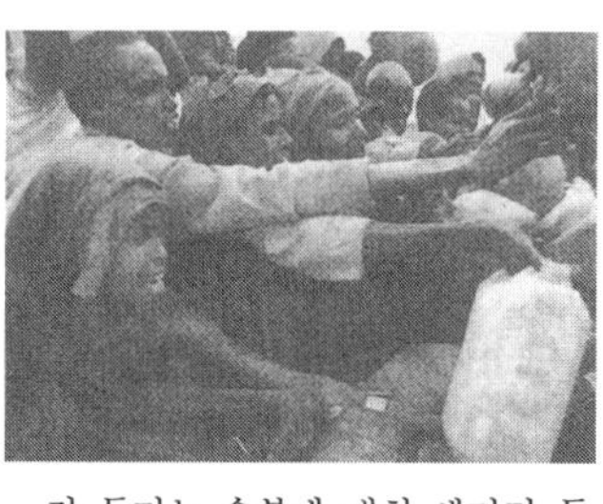

갈 동기는 수분에 대한 생리적 동기이다.

곧 갈증이 완화되었다.

또한 개에 대한 한 실험에서는, 갈증은 유기체의 체세포 수준의 양에 의존된다는 것을 제시해 주고 있다. 즉 동물에게 당용액(糖 溶液) 주사를 놓음으로써 세포벽을 통해 세포핵 속으로 체액을 들어가게 한 후 물을 주지 않음으로써 체액 전체 수분의 수준을 낮춘다. 이 때 세포 내 수분은 정상적인 때와 같이 저하되지 않는다. 이러한 상태에 있는 개에게 물을 주었을 때 개는 실제로 체내수분이 저하되고 입과 목이 건조해 있는 데도 물을 먹으려 하지 않는다.

이러한 실험들과 또 다른 실험의 예를 통해 볼 때, 갈증은 목과 입의 건조와 아울러 다른 요인에 의해서 일어나는 것이 명백하다. 이러한 조직들의 건조함이 물을 마시는 행동을 일으키는 데 확실히 중대하기는 하다. 그러나 유기체가 마시는 수분의 양은 체내수분의 수준, 특히 체세포 자체의 수분공급을 보유하기 위해서 보충되어야만 하는 수분의 부족량에 의해 좌우된다고 할 수 있다.

㉢ 성 동기

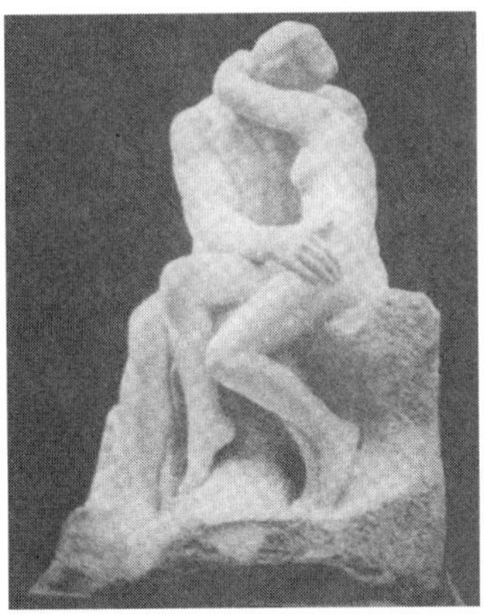

성 동기 : 입맞춤(로댕작)

성 동기(sex motive)는 생리적인 결핍보다는 호르몬에 의하여 통제되는 충동이다. 뇌하수체에 의해 성충동을 조절하는 호르몬이 분비된다. 그러나 인간에게 있어서의 성적 행동은 단지 이러한 생리적 메커니즘에 의한 것만은 아니고 여러 가지 조건, 환경, 학습이나 경험에 의해 좌우되는 것으로 대뇌피질의 고차기능에 의해 규정된다. 따라서 성 동기는 호르몬과 같은 체액적 통제만이 아니라 학습이나 경험과 같은 차원 높은 기능의 통제로 보고 있는 것이다. 그러므로 이 동기 충족이 저지되더라도 특히 생명의 위험을 초래하지는 않으나 심신기능에 불균형을 초래하여 긴장이 일어나고 원활한 기능진행이 곤란해진다. 그래서 대부분의 현대 정신과의사나 심리학자들은 성적 만족이 신체나 정신건강에 중요한 기여를 한다고 믿고 있다. 이 외에도 모성행동(maternal behavior)과 고통회피(avoidance of pain) 등의 기본적인 동기가 있다.

나. 사회적 동기

인간은 생리적 동기 이외에도 누구에게나 공통되는 개인적 동기를 가지고 있다. 또한 사회생활을 함으로써 같은 문화권에 속하는 사람들이 공통적으로 가지고 있는 동기가 있는데 이것이 2차적 동기인 사회적 동기(social motive)이다. 이 동기들은 생리적 동기들보다는 학습에 의존하는데 이는 타인과의 관

〈표 1-1〉 Murray의 욕구

욕 구	정의 혹은 행동 예
성취 욕구 (achievement need)	어려운 일을 달성하고자 한다. 물체, 인간, 관념을 가능한 한 신속하게 독립적으로 숙달하고 조작, 조직하려 한다. 장애를 극복하고 높은 목표에 도달하고자 한다. 자신을 개선하고 탁월하게 한다. 경쟁하고 타인을 누른다.
친애 욕구 (affiliation need)	관련이 있는 사람 (피험자와 비슷하거나 피험자를 좋아하는 사람)과 가까이 하고, 즐겁게 협조하거나 교제하고자 한다. 자기가 원하는 대상을 즐겁게 하고 그의 애정을 얻으려 한다. 친구에게 성실하려 한다.
지배 욕구 (dominance need)	자신의 인간적 환경을 통제한다. 암시, 유혹, 설복 또는 명령을 통해 다른 사람의 행동에 영향을 주거나 그의 행동을 이끈다. 자기 의견의 정당성을 다른 사람에게 확신시킨다.
과시 욕구 (exhibition need)	남에게 인상을 주고자 한다. 남이 자기를 보고, 듣게 하려 한다. 타인을 흥분, 매혹, 즐겁게 해주고 충격을 주고 웃긴다. 매너리즘, 동작, 준엄한 연설로써 주목을 끌며 대화를 독점한다.
굴욕 회피 욕구 (infavoidance need)	굴욕을 피하려 한다. 체면깍이는 사태를 피하려 하고, 실패의 공포 때문에 행동을 억제한다. 열등한 사람만 사귀고 결점을 숨긴다.
양호 욕구 (nurturance need)	의지할 곳 없는 사람을 동정하고, 이들의 욕구를 만족시켜 준다. 위협 속에 있는 사람을 돕는다. 먹여주고, 돕고, 지지하고, 위로하고, 보호하고, 안락하게 하고 감추어 준다.
질서 욕구 (order need)	사물을 정돈한다. 청결, 정리, 조직, 균형, 단절, 산뜻 그리고 정확성을 기한다.
유희 욕구 (play need)	어떤 목적없이 재미있게 논다. 재미있는 일, 유쾌한 일, 가장무도회를 좋아한다. 시간이 있으면 스포츠, 춤, 파티, 카드놀이 등을 한다.
성 욕구 (sex need)	성 관계를 갖고 이를 계속 추구한다. 성적 교섭을 갖고자 한다.
구호 욕구 (succorance need)	연관된 사람으로부터 동정을 받고자 한다. 원조를 받고, 승인받고, 보호되고, 조언을 받고, 인도받고, 떠받들리기를 바란다. 상처를 과장하고 헌신적 보호자와 가까이 있고자 한다. 언제나 원조자를 갖고자 한다.

계, 가치관 등과의 상호관련에서 습득되기 때문이다.

생리적 동기는 동질정체를 위한 긴장완화이지만 사회적 동기는 오히려 긴장을 추구하는 동기이다. Murray는 10개의 기본 동기를 <표 1-1>과 같이 제시하고 있는데 이들 동기는 생물학적인 동기라기보다는 사회적 동기이다. 사회적 동기는 최근에 사회심리학 분야에서 많이 연구되고 있으며, 대단히 복잡하고 다양하기도 하다.

㉠ Maslow의 동기위계설

인본주의 심리학자 Maslow는 인간의 동기에 위계가 있다고 주장한다. 그는 인간의 동기를 체계적으로 분류하여 이를 계층적으로 나열하였다. 즉 인간에게는 여러 동기가 한꺼번에 생기는 것이 아니라 기초적인 것이 있고 그 다음 또 다른 동기가 있다고 보아 위계의 질서를 인정하고 있는 것이다. 이런 점에서 그의 동기분류를 동기위계설이라고도 한다. 그가 제시한 동기의 위계는 다음과 같다.

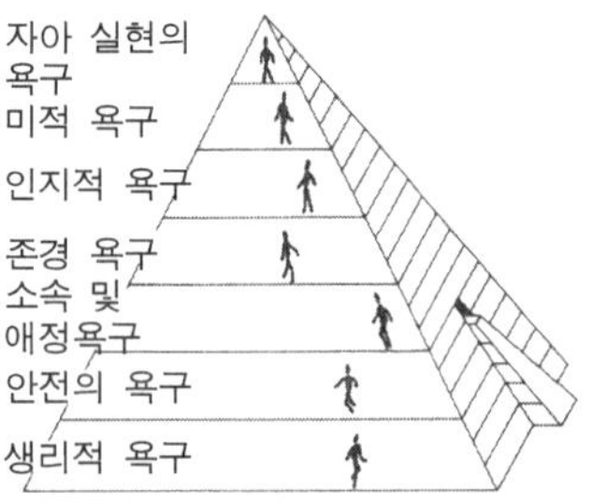

[그림 1-8] 동기의 위계

제 1 단계 : 생리적 욕구—기, 갈, 성, 배설, 수면 등

제 2 단계 : 안전 욕구—위험에서 벗어나 안전해지고 싶은 것

제 3 단계 : 소속 및 애정 욕구—타인과 친하고 집단에 속하고 싶은 것

제 4 단계 : 존경 욕구—성취하고 능력 있고 인정받고 싶은 것

제 5 단계 : 인지적 욕구—지식과 이해력과 탐구하려는 것

제 6 단계 : 미적 욕구—조화 질서와 아름다움

제 7 단계 : 자아실현 욕구—자아를 완성하고 자신의 잠재능력을 실현함

이러한 피라미드형의 단계적 제시는 낮은 단계의 생리적 동기가 어느 정도 달성될 때 비로소 그 윗 단계의 동기인 안전의 욕구를 추구하게 되며, 이러한 단계적 욕구들이 점진적으로 해결되면서 결국 최상의 단계인 자아실현의 동기에 이른다는 뜻이다[그림 1-8]. 인간은 기본적 유기체 보존을 위한 생리적 욕구 해결이 곤란한 형편에서는 모든 행동이 이 욕구해결에 강하게 집중되기 때문에 보다 더 높은 단계의 동기들은 별로 중요성을 띠지 못하게 된다. 따라서 생리적 욕구나 안전의 욕구가

해결되어 크게 문제가 되지 않는 상황에서 예술이나 학문의 발전이 기대될 수 있다. Maslow는 자신의 피라미드의 정점에 이른 사람들로 슈바이처, 헬렌켈러, 아인슈타인, 루즈벨트대통령 부인 등을 들고 있다.

㉡ 성취동기

성취동기(achievement motive)는 무엇이든지 보람있는 것을 이룩하려는 동기이다. 인간은 이 성취동기가 있으므로 성공을 할 수 있다. 보람있는 일을 이룩하려면 목표가 있어야 하므로 원대한 목표를 설정하여 목전의 욕구충족을 연기시키는 동기가 바로 성취동기이다. 여기에는 엄격한 자기통제가 필요하다.

성취동기는 학습된 동기로서 그 개념 및 발달의 체계적 접근은 McClelland와 그의 연구팀에 의해 출발되었으나 그 이전의 성취동기연구의 기초를 추적하면 Murray의 업적을 먼저 서술할 필요가 있다. Murray는 성취동기연구에 두 가지 공헌을 하였다(한정신, 1984).

그 중 하나는 많은 인간의 동기 중에서 성취욕구를 최초로 독립적으로 분류한 일이다. Murray(1938)는 인간의 기본적 욕구(needs)를 분류했는데, 이 분류식 접근은 상당히 성공적이었으며 그 분류 중의 하나가 성취욕구로서 그는 다음과 같이 설명하고 있다.

- 어려운 일을 완수하는 것
- 사물 사람 아이디어를 정복 조작 또는 조직하는 것
- 가능한 한 신속하게 독립적으로 수행하는 것
- 장애를 극복하면서 높은 수행표준에 도달하는 것
- 자신의 자아를 능가하고 경쟁상대나 타인들보다 우세, 성공적으로 재능을 발휘하여 자신감을 증가시키는 것

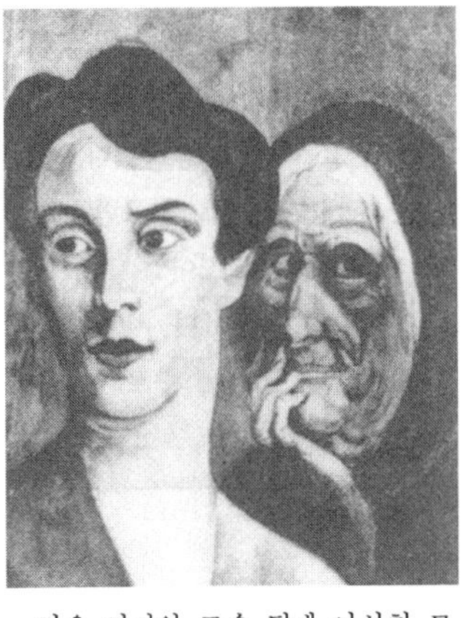
젊은 여자의 모습 뒤에 이상한 모습을 한 늙은 부인이 흡사 유령과 같은 모습으로 보이는 그림(TAT)

Murray가 성취동기연구에 끼친 두번째 공헌은 주제통각검사(主題統覺檢査, Thematic Apperception Test : TAT)라는 측정도구의 개발이다. 이 검사는 피험자에게 애매한 그림을 보여주고, 그 장면에 대해 이야기를 시킨 다음 그 내용을 분석하는 심리검사의 일종으로, 인간의 내재적, 무의식적으로 복합된 심리적 특성을 밖으로 나타내도록 조직된 도구이다.

성취동기란 상식적으로는 훌륭한 일을 이루어 보겠다는 내적 의욕(內的意慾)이라고 말할 수 있으나 엄밀하게는, "… 어떠한 훌륭한 과업을 성취해 나가는 과정에서 만족하는 성취 그 자체를 위한 성취의욕이다. 다시 말하면, 성취결과와는 상관없는 성취를 위한 내적의욕 또는 동기를 중요시하는 개념이다. 성취동기가 높은 사람은 결과적으로 더 많이 성취하게 된다. 그러나 높은 수준의 성취욕구를 가진 사람은 누구나 눈에 띄는 실제적인 성취를 이루어 놓게 된다고는 말할 수 없다. 사실상의 성취는 더 많은 요인에 의하여 결정되는 것이기 때문에 성취의욕의 한 요인으로 사실상의 성취를 결정하는 것이라 말할 수는 없을 것이다"(정범모 · 박용현, 1969). 따라서 성취동기는 또한 도전적이고 어려운 문제를 마스터하는 과정에서 만족을 얻으려는 기대라고도 정의될 수 있다(이성진, 1993). 성취동기는 도전적이고 어려운 문제를 마스터하는 과정에서 만족을 얻으려는 기대이다. 따라서 학교학습에서 성취동기는 바로 학습동기와 직결된다.

성취동기가 높은 학습자는 학습장면에서 다음과 같은 특성을 나타낸다.

첫째, 성취동기가 높은 학습자는 과제를 성취하기 위하여 지속적으로 반복되는 노력을 한다.

둘째, 성취동기가 높은 학습자는 자신의 능력을 과시할 수 있는 과제에 흥미를 가지며, 과제 자체를 성취해 나가는 과정을 만족스럽게 여긴다.

셋째, 과제를 수행할 때 높은 자신감을 가지고 있다.

넷째, 성취동기가 높은 학습자는 낮은 학습자에 비해 자신이 하는 일에 보다 열중하고, 이를 성취해 나가기 위해 온갖 정력을 동원한다.

다섯째, 성취결과가 어떻게 되었든지 자신이 계획하고 수행하는 일에 대해서 일체의 책임을 자기 자신이 진다.

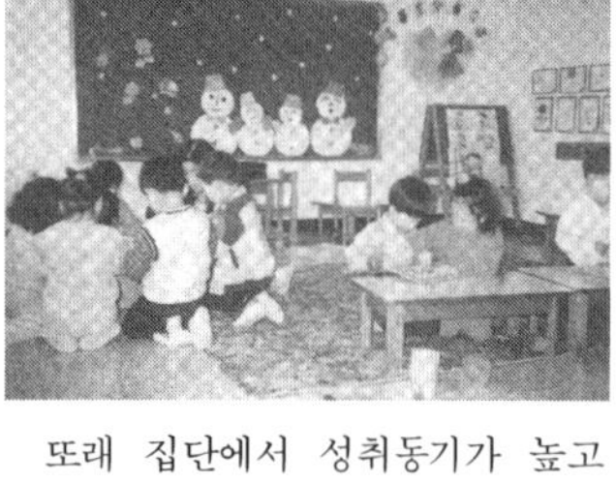

또래 집단에서 성취동기가 높고 낮음에 따라 학습결과는 달라진다.

French와 Thomas(1958)의 연구자료에 의하면 성취동기가 높은 학습자들은 낮은 학습자들보다 복잡한 문제에 당면했을 때, 그 문제를 해결하려는 지속력이 더 높았으며 보다 쉽게 문제를 해결하였다. 또한 Weiner와 Kukla(1970)는 연구결과, 성취동기가 높은 사람들은 낮은 사람들보다 실패를 경험하고 있을 때조차도 지속력이 더 긴 것을 발견했다. 성취동기가 높은 학생들은 흔히 실패를 외부의 요인보다는 자신의 노력결핍에 의한 것이라고 평가한다. 그러므로 그들은 개인적 노력을 증진시킴으로써 대부분의 과제를 성취할 수 있다고 생각한다(정종진, 1991).

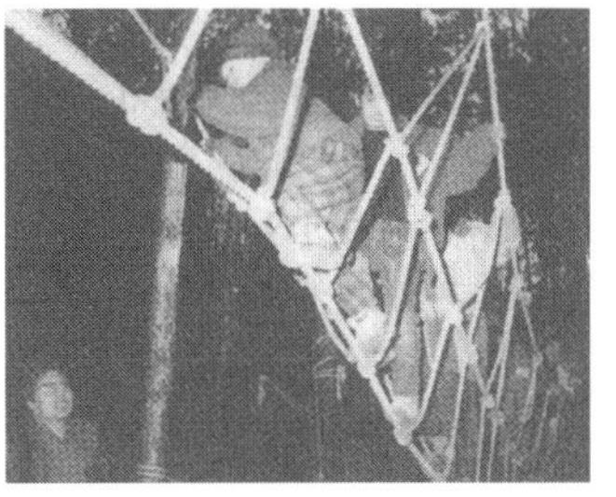

강한 성취욕구는 신체적 고통도 극복해 낼 수 있다.

ⓒ 사회적 인정동기

사회적 인정동기는 자기 위치나 가치를 인정받으려 하는 동기로, Maslow의 동기위계에서 소속과 자존의 욕구이다. 사회심리학자인 Zimbardo(1979)에 의하면 우리 행위에 대한 사회적 인정은 다음과 같은 결과를 가져온다고 한다. 첫째, 자신이 타인의 인정을 받을 자격이 있고 가치를 지닌 사람이라는 생각을 갖게 하고 집단에서 한 개인의 위치를 향상시킨다. 둘째, 우리가 무시당하지 않는다는 안정감을 갖게 한다. 셋째, 인정하는 자와 받는 자의 긴밀한 유대관계를 형성하게 한다. 넷째, 어떤 행동이 개인에게 좋은지를 명료하게 하고 개인으로 하여금 환경을 적극적으로 통제하고 변화시키는 바탕을 제공해 준다. 이러한 사회적 동기는 특히 청소년기에 중요하게 작용한다. 즉 청년기는 정체감 확립의 시기이므로 이 욕구가 특히 강하다. 청소년들은 자기 책임과 역할을 수행해 내기 위해 부단히 노력하며 서로 경쟁하며 때로는 갈등도 경험하게 된다. 청소년기에 있어 이 소속감의 충족욕은 특히 커서 또래집단에서 존재를 인정받고 소속욕이 만족되느냐 못되느냐의 문제는 그들의 성격발달에 미치는 영향 또한 적지 않다.

그 밖에도 유기체는 생소한 장소에서 이것저것 탐색해 보고 조종해 보는 호기심(curiosity)이 있다. 즉 인간은 누구에게나 스스로 자극되기를 요구하는 동기가 있다. 나아가 변화하는 자극을 요구하는 동기뿐만 아니라 활동하려는 동기 또한 있다. 자신의 활동을 통해 정상경험(peak experience)을 얻으려는 동기를 극복동기(mastery motive)라 한다. 극복동기는 개인생활을 풍부하게 할 뿐만 아니라 인류 문화를 발전시키는 원동력이 된다.

다. 학습동기와 귀인이론

학습자의 동기에 관한 연구는 다양한 관점에서 이루어져 왔다. Weiner의 분류에 의하면 크게 욕구감소이론(정신분석이론을 포함한), 기대-가치이론(장이론과 사회학습이론을 포함한), 그리고 숙달-성장이론(귀인이론과 인본주의이론을 포함한) 등이 있다. 이 가운데 숙달-성장이론에 속하는 귀인이론(歸因理論)은 관찰된 행동의 원인을 기술하는 일반적 법칙을 규명함으로써 인간행동에 대한 설명과 예측을 가능케 하려는 동기이론이다. Kelly는 귀인이론을 사람들이 어떻게 인과론적 설명을 하며, '왜'로 시작되는 질문에 그들이 어떻게 대답하는가에 관한 이론이라 하였다. 여기에서 인과론적 설명 혹은 '원인으로 돌리기'란 성공과 실패에 대한 지각된 이유를 의미한다(정종진, 1987).

사람들은 자기 혹은 타인의 행동을 지각했을 때 그 행동의 원인을 추리하는 성향을 가지고 있다. 이 때 그 행동과 관련된 조건이나 정보 등을 기초로 상당히 논리적·합리적으로 인과관계(因果關係)를 파악하는데 이 같은 원인추리과정을 귀인(causal attribution)이라 한다. 따라서 귀인이론은 인간의 행동을 이해하기 위한 보다 인지적인 접근이라 하겠다.

학교학습장면에서도 마찬가지로 학생들은 성공하기도 하고 실패하기도 하며, 그들은 이러한 성공과 실패에 대해 나름대로의 이유를 가지고 있다. 학교학습상황에서 학습자가 '나는 왜 성공 또는 실패했나? 나는 왜 국어점수가 좋은가 또는 나쁜가?'와 같이 귀인은 '왜'라는 질문을 던지고 마음 속으로 또는 머리 속으로 그 원인을 추리하는 과정이다.

학교학습에 국한하여 볼 때, 귀인이론이란, "학생들이 학습결과의 성공과 실패의 원인을 무엇으로 지각하느냐"에 관한 이론으로서 지각된 이유에 따라 학습동기 및 학습에 대한 기대가 좌우된다. 또한 성공과 실패의 원인에 관한 학생 자신의 지각을 강조함으로써 학습동기의 유발에 있어서 학생의 능동적 책임을 강조하는 것이 일반적인 동기이론과 다른 점이다(김언주,

1986).

Weiner 등(1971)은 학업성취와 같은 성취상황에서 원인귀속의 중요성을 인식하여 성패귀인이론을 교육의 장에 도입하였다. 그 후로 이 이론은 인지적 동기이론의 하나로 활발한 연구가 진행되었고, 최근의 교수 및 학습심리학에 중요한 영향을 미치게 되었다. 성취관련상황에서 성공과 실패에 대한 지각된 원인으로 능력(ability), 노력(effort), 과제난이도(task difficulty), 그리고 운(luck)은 가장 두드러진 지각원인이다. 그러나 학업성취결과에 대한 지각원인으로 들 수 있는 요인들은 수없이 많으며, 또한 동일한 결과에 대한 지각원인도 시간의 변화나 지각자의 상태에 따라 다양해질 수 있다. Weiner(1974), Weiner 등(1978)은 계속적인 연구를 통해 성패에 대한 원인으로 위의 네 가지 요인들뿐만 아니라 기분, 피로, 질병, 편견도 추가시켜야 한다고 주장하였다.

성공과 실패에 관련된 많은 요인들이 밝혀진 이상 각 요인을 나열하는 것으로 끝날 것이 아니라 이들을 분류하는 작업이 필요하게 되었다. Weiner는 지각된 성·패의 원인들을 통제소재(統制所在), 안정성(安定性), 그리고 통제가능성(統制可能性)의 세 차원으로 분류하였다(문은식 외, 1990).

원인의 통제소재(locus of control) 차원이란 성·패의 원인을 학생들 자신(내부)에서 찾느냐 아니면 환경(외부)에서 찾느냐의 문제로 흔히 내·외차원으로 특징지워진다. 예컨대 능력과 노력은 학생자신에게서 발생된 것이기 때문에 내적 차원으로 분류되는 데 반하여 학습과제의 난이도와 운은 학생의 외부에서 발생된 것이기 때문에 외적 차원으로 분류된다.

안정성(stability) 차원이란 찾아진 원인이 시간이 경과하거나 상황이 바뀌어도 항상성을 띠는 안정적인 요인이냐 아니면 상황에 따라 수시로 변할 수 있는 불안정한 요인이냐의 문제로서 안정적-불안정적 차원으로 특징지워진다. 예컨대 능력과 학습과제의 성질은 시간과 상황이 바뀌어도 크게 변화하지 않기 때문에 안정적 차원으로 분류된다. 그러나 노력과 운은 상황에 따라 변할 수 있기 때문에 불안정한 차원으로 분류된다.

통제가능성(controllability) 차원이란 찾아진 원인들이 학생들의 의지에 의해 통제될 수 있느냐 없느냐의 문제로서 통제가능-통제불가능 차원으로 분류된다. 예컨대 노력은 학생의 의지에 따라 통제되므로 통제가능한 차원으로 분류되는 데 반해 능력, 과제난이도, 운은 의지와는 무관한 것이기 때문에 통제불가능한 차원으로 분류한다.

(2) 정 서

① 정서의 개념

동기와 정서(情緖, emotion)와의 관계나 정서의 정의에 관해서 심리학자들은 그 견해를 달리하고 있다. 가령 정서를 일종의 동기라고 보는가 하면, 정서와 동기는 전혀 다른 생리심리학적 과정들이라고 본다. 그런데 동기화된 행동의 대부분에는 정서가 수반된다. 다만 정서를 논의할 때는 그 행동에 수반되는 주관적인 감정적 경험에 초점을 둔다는 점에 차이가 있다.

동기와 정서와의 관계를 살펴볼 때 양자 간에 명확한 구분은 없다. 동기는 보통 외적 자극에 의하여 유발되고 이를 일으킨 환경자극에도 지향하여 표출되는 데 반하여 정서는 보통 내적 자극에 의해 자주 일어나며 이를 일으킨 환경 내의 어떤 특정 대상을 지향하여 행동을 일으키게 된다(음식, 물, 동료 등). 그러나 이 양자를 구분할 수 없는 경우가 많다. 예를 들어, 배가 실제로 고프지 않더라도 외적 단서자극이 기동기(飢動機)를 촉발할 수도 있으며 심한 공복이나 통증에 의해 야기되는 내부적 자극도 정서를 유발할 수 있다.

그러므로 정서와 동기는 동전의 앞뒤와 같다고도 한다. Buck(1985)은 이러한 관계를 Prime의 다른 측면이라고 하였다. Prime이란 생물학적 기초를 가진 기본적 동기(primary motive)와 정서체제(emotional system)로서 각 종들 내에서 신체적응과 동질정체의 유지 역할과 함께 진화되어 온 것이다. 또한 활동적인 내적 과정과 외적 자극을 필요로 하는 생리적 기제와 관련이 크다.

한편 정서와 인지(認知) 간의 해석도 구구하여 정서와 인지는 별개의 과정이라고 보는 데 반하여, 정서에는 반드시 인지적 해석이나 평가가 들어 있다고 주장하는 학자들도 많다. Mandler(1980)는 정서란 현재 진행중인 사고나 행동의 흐름이 간섭 또는 차단되면 교감신경계가 활성화되고 생리적 흥분이 초래되어, 이에 대한 인지적 평가나 해석의 결과로 나타난다고 하였다. 정서적인 상태에서 일어나는 대부분의 생리적 변화는 교감신경계 활동에 의해서 야기된다. 이에 따라 혈압, 심장박동수 및 호흡률이 증가되고 동공확대, 타액분비 감소, 소화운동 감소 등의 변화가 일어난다.

Lazarus(1968)는 대처반응(coping response)으로서의 정서를 주장한다. 즉 개체와 집단의 생존은 환경에 잠재한 위험에 효과적으로 대처하여 적응하기를 요구하는데, 적응을 위해 생체는 위험의 출현 여부를 평가할 수 있어야 한다. 이 때 인지적 판단이 정서적이며 적응적이고 대처적인 반응을 결정한다.

정서에 대한 개념규정에서 이와 같이 어려움이 따르는 것은 수준, 강도 및 기간에 따라 다양한 정서상태가 있기 때문이다. 우리는 차원높은 수준의 감정(아름다움 등), 불쾌와 격심한 분노, 고통과 격심한 고통, 슬픔과 비애 등과 같은 말로 표현되는 강도가 다른 정서가 있다. 또한 시간 차원에서 보면 미움이나 분노와 같은 일시적 감정도 있고 우울과 같이 오랫동안 지속되는 기분(mood)도 있다. 그리고 느낌이라고 말하는 약한 감정에서부터 격렬한 강한 감정까지 다양하게 경험한다.

과거 심리학자들은 정서를 분류하는 데 많은 노력을 기울여 왔다. 즉 슬픔, 놀라움, 질투, 부러움, 환희와 같은 정서를 측정할 수 있는 차원을 밝히려고 했으나 그다지 인정되지 못하였다. 대부분이 정서는 일반적으로 쾌(기쁨, 사랑 등)와 불쾌(분노, 공포 등)로 나누어진다고 한다.

이와 같이 정서에 대한 심리학적 연구에 있어서 정서가 행동에 미치는 영향은 쉽게 측정할 수 있지만 정서를 객관적으로 분석한다는 것은 쉬운 일이 아니다. Strongman(1978)은 실험실 안에서의 반응과 실생활에서의 반응은 분명히 다르며, 동물실험 결과를 토대로 인간의 정서를 유추할 수는 없다고 주장

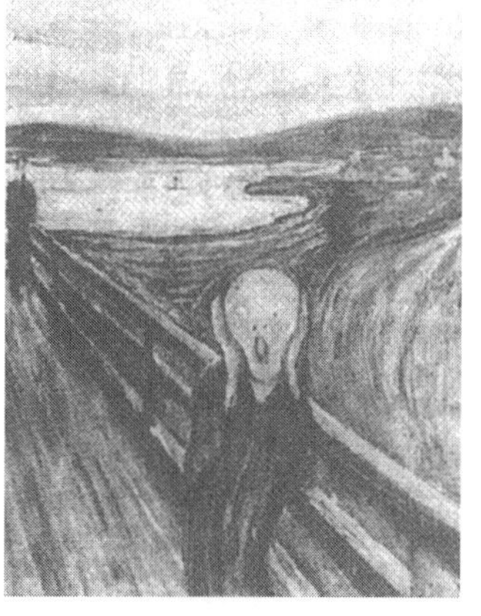

노르웨이 화가 에드바르트 뭉크의 대표작 「절규」

한다.

② 정서의 내용

정서란 자극에 의하여 유발된 정적 상태이므로 자극조건이 없어지면 그 자극에 상응하는 정서는 사라지고 새로운 상황에서 유발된 새 정서가 나타나는데, 이는 상태정서(state emotion)라고 볼 수 있다. 그러나 정서를 개인의 특성으로 간주하는 경우도 있는데, 이를 특질로서의 정서(trait emotion)라 한다. 전자를 일시적인 심리과정이라고 보는 데 비해, 후자는 개인의 정서적 특성, 즉 정서적으로 안정되어 있다든지 불안정하다든지 하는 뜻에서 사용되는 경우이다. 이 외에도 기분(mood)이라는 정서상태를 들 수 있다. Wesseman(1978)에 의하면 기분은 상태정서보다는 강도가 약하고 오래 지속되지만, 특질정서의 경우처럼 개인의 특성을 이루는 정서는 아니라고 한다.

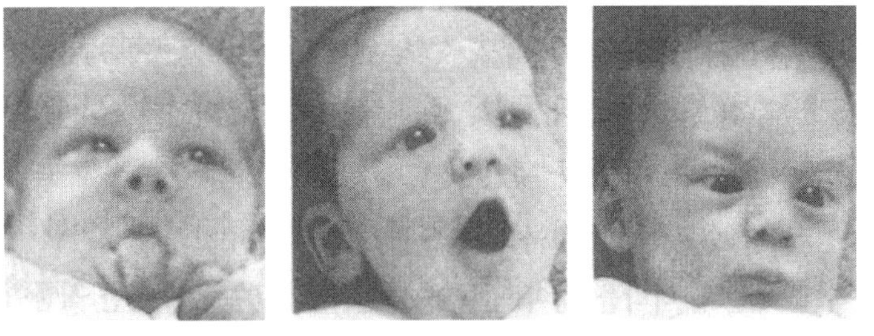

유아의 다양한 정서표형

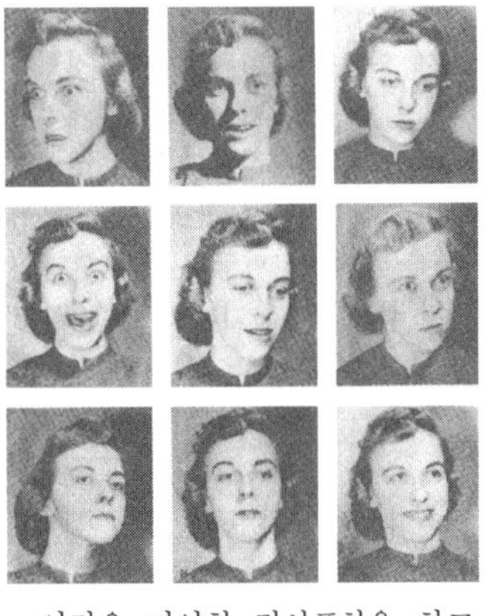

인간은 다양한 정서표현을 하고 있다.

일상생활에서 경험하는 많은 정서들을 우리는 분노, 공포, 질투, 애정, 증오, 실망, 혐오, 상심, 슬픔 등 이루 헤아릴 수 없을 만큼 다양한 용어로 표현한다. 이러한 용어들은 정서를 일으키게 하는 자극상태에 따라 분류되고 형성되는데, Watson은 정서를 일으키는 자극상태와 관련시켜 기본적 정서로 공포, 분노, 애정 등 세 가지를 들었다.

Plutchik(1962)는 Watson이 제시한 이 세 가지 기본적 정서와 아울러 8개의 기본 정서반응 패턴을 구별할 수 있다고 하였다. 그러나 정서상태에 놓여 있을 때의 신체적인 정서표현에 차이가 있느냐가 문제시되었다. 이 점에 대해 Darwin(1872)은 진화론적 입장에서 정서의 표현적인 면 즉 자세, 몸짓, 표정과 같은 표현행동을 연구하였다. 즉 어떤 정서에 해당되는 신체적 표현이나 표정은 그 정서와 기능적인 관계가 없으며 다만 인간의 선조가 거친 환경 속에서 살아남기 위해 취했던 표현이 진화적인 유물로서 남아 있는 것에 지나지 않는다고 주장하였다.

또한 그는 하등동물에서 인간에 이르기까지 정서표현의 연속성을 시사하는 자료들을 제시하였다. 즉 인간을 위시한 모든 동물들은 공포상황에서 오줌을 싸거나 배설하는 등의 행동이 공통적으로 나타났음을 관찰하였다. 여기서 그는 정서표현의 선천설을 주장하였다. 한편 정서표현은 학습된 것이라는 주장도 하였다. 예를 들어 수긍하는 표시로 머리를 끄덕인다든지, 반대의 경우는 머리를 좌우로 움직인다든지 하는 경우는 후천적 학습에 의한 경우이다. 수많은 용어로 표현되는 수많은 정서를 각각 구별할 수 있는 신체적 표현이나 표정의 차이를 제시하는 일은 쉬운 일이 아니다. 정서표현에 있어서의 문화차도 인정된다. 즉 문화에 따라 정서를 유발하는 상황에 차이가 있다. 장례식이 한 문화권에서는 슬픔을 유발하는 상황이지만 다른 문화권에서는 기쁨의 원천일 수도 있다.

우리는 타인의 표정이나 태도에 의해 그 사람의 내적 정서상태를 추리하며 이에 따라 인간관계가 형성된다. 그러나 개인이 정서적 경험을 잘못 처리하거나 타인의 정서상태를 잘못 처리할 경우, 정신질환에 걸리거나 사회에 부적응하게 되어 정신건강에 해를 가져오게 된다.

③ 정서이론

정서를 한 가지로 명확히 정의하기란 매우 어려우므로 정서를 연구하는 심리학자들은 정서와 관련되리라 여겨지는 뇌, 자율신경계통의 기능 또는 내분비선의 활동 등을 연구하였을 뿐만 아니라 정서적 경험에 대한 분석과 정서의 발달에 따른 분화 등에 관심을 가졌다.

정서를 구성하는 구성성분들 사이에는 인과적 관계가 있다는 생각에 입각하여 일찍부터 정서학설이 대두되었다.

정서에 대한 이론으로는 일반적으로 James-Lange이론, Cannon-Bard이론, Schachter-Singer의 정서의 이요인 이론 등이 있다.

가. James-Lange 이론

이 이론은 생리적 요인과 상호작용하는 인지적 요소의 역할을 강조하는 모델로서 매우 강력하다. 우리는 어떤 상황을 지각하고 그에 대한 정서를 가지며 그 다음 신체적 변화를 체험한다고 생각한다. 즉 무서우니까 도망치고, 슬프니까 눈물이 났다고 생각한다. 그런데 여기서 우리의 정서적 경험과 신체적 변화 중 어느 것이 먼저 나타나느냐 하는 시간계열의 문제를 생각할 수 있다. 정서에서의 의식적인 느낌과 신체적 변화와의 관계에 대한 상식적인 설명원리에 반대하는 이론이 나타났다. 이를 최초로 다룬 사람이 미국의 심리학자인 James와 덴마크의 생리학자인 Lange이다. James는 1884년에 그의 이론을 발표했으며, 이어 Lange도 동일한 견해를 발표하게 되어, 두 사람의 견해를 합쳐서 James-Lange설이라 부르게 되었다.

즉 유기체가 정서 유발자극을 지각하면 그에 대한 신체반응(내장과 근육반응 등)을 일으키고, 그 신체반응의 결과가 대뇌에 전달되어 정서적 느낌을 의식하게 된다는 것이다. 그리하여 우니까 슬프고 몸이 떨리니까 무서움을 느낀다는 식으로 우리의 상식과는 반대되는 견해이다. 결국 이 이론은 정서는 우리를 놀라게 하거나 당황하게 하는 상황에 대한 반응으로서 발생한 신체적 변화에서 오는 피이드백(feed-back)이라는 것이다. 일종의 말초설이라고 할 수 있다.

나. Cannon-Bard이론

정서의 의식적인 구성성분과 신체반응이라는 성분간의 관계에 대한 James-Lange설에 반대한 사람은 Cannon(1929)이라는 생리학자였다. 그는 정서의 의식적인 느낌과 신체변화는 인과적인 관계에 있는 것이 아니라 두 구성 성분은 외부자극에 의하여 동시적으로 나타나는 동반적 성분이라 해석했다(정양은, 1992).

이 이론에 따르면 우리는 자신이 겪고 있는 정서를 잘 알고 있다고 보지만 신체적 변화는 정서상태에 따라 여러 가지 차이를 나타내지 않고 있다고 한다. 그러므로 공포, 분노, 사랑, 질투 등의 정서들에 각각 상응하는 서로 차이 있는 신체변화를 찾을 수 있어야 하는데 그렇지 못하다는 것이다. 또한 신체의 내부기관은 신경이 잘 분포되어 있지 않은 비교적 덜 감각적인 구조이며, 내부의 변화는 너무 느리게 일어나기 때문에 정서적 느낌이 근원이 되기 어렵다고 본다. 따라서 인위적으로 정서와 연관된 신체변화를 야기시켜도(아드레날린을 주사하는 것 등) 진정한 정서를 경험하지 못한다는 것이다.

Cannon과 Bard는 사람이 정서유발자극을 지각하면 이 자극이 감각기관을 통해 뇌의 시상(thalamus)으로 들어 오는데, 여기서 일부 자극은 대뇌피질로 전도되어 정서경험을 일으키고, 다른 일부의 자극은 각종 신체 내부의 반응기를 흥분시켜 신체반응을 일으킨다고 주장하였다. 그러므로 정서의 신체반응이 원인이 되어 그 결과 정서가 생기는 것이 아니고, 정서자극을 지각하면 정서경험과 신체반응이 동시에 일어나는 것으로, James-Lange의 "우니까 슬프다는" 입장과는 달리 "우는 것과 슬픈 것"이 동시에 나타나는 동시과정이라고 보는 견해이다.

다. Schachter-Singer의 이요인이론

Schachter와 Singer는 정서란 부분적으로는 상황과 그 상황에 대한 개인의 인지적 평가에 대한 개인의 인지적 평가에 의해서 결정된다고 보았다(김순혜 외, 1996). 이들에 의하면 정서경험이란 환경에서 정서자극이 출현하면 불특정한 신체반응이 나타나고 그 불특정한 신체반응을 설명할 수 있는 상황단서를 찾아 해석한 결과이다. Schachter는 James-Lange이론의 신체반응에 대한 이론을 수용하였다. 그러나 신체변화가 모호하기 때문에 신체반응에 대한 해석이 요구된다는 것이다. 정서경험에는 신체반응과 인지적 해석이 요구되기 때문에 이 이론을 정서의 이요인 이론이라 하며, 상황이 모호하고 신체에 반응이 나타났을 때에 적용이 잘 된다(박천식, 1999).

2) 적응과 부적응

(1) 적 응

인간이 환경자극에 적절하게 반응하여 생존을 유지하는 과정을 적응(adjustment)이라고 한다. 한 개인이 사회생활을 영위해 나가는 데에는 타인과의 관계에서나 그 사회의 규범질서에 대해서나 조화된 행동을 하며, 원만한 관계를 유지해야 한다. 따라서 유기체가 자기 자신과 그 환경 사이에 조화된 관계를 갖게 되도록 자기 자신의 행동을 변화시키든가 환경을 변화시키는 과정, 즉 적응이 필요하다.

적응의 의미는 원래 생물학에서 말하는 순응(順應, adaptation)이라는 개념으로 사용되어 왔다. 즉 환경변화에 사용하여 개체의 구조나 기능을 변화시켜 가는 것이다. 예를 들어 기온의 변화를 감각기관에서 받아 이것을 개체의 호흡, 순환, 대사(代謝) 등의 중추에 전달하여 각각의 중추가 협동하여 활동하고 열의 발생과 균형을 이루어 체온을 유지한다. 즉 개체의 상태를 항상적으로 보존하려는 동질정체의 기제를 소유한다. 이러한 동질정체의 개체적 기제에 의해서 외계의 자극이나 변화에 대응하는 것이 순응이다.

그러나 심리학적 차원에서의 적응이란 이러한 생물학적 변화라기보다는 개체의 "주변 환경과의 조화 있는 관계"를 의미하기 때문에 오히려 개체의 기능적인 혹은 학습된 변화라고 할 수 있다. 즉 개체의 요구와 환경과의 조화를 이루어 욕구를 만족해 가는 행동과정이며 욕구좌절이나 갈등을 합리적으로 해결해 나가는 행동과정이다. 그러므로 전자는 주어지고 당면한 환경에 맞추어 나가는 비교적 소극적인 면이라고 한다면, 후자의 경우는 욕구충족을 위해서 적극적으로 환경을 개조해 나가는 면이다. 그러나 이 두 가지면은 상호 관련되어 있는 것으로 이 두 과정이 서로 병행하여 나타나는 현상을 흔히 볼 수 있다.

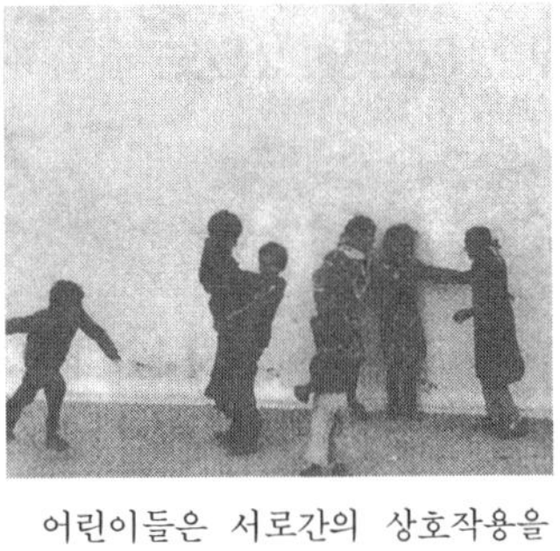

어린이들은 서로간의 상호작용을 통해서 적응과 부적응을 경험한다.

Bruno(1977)는 "적응이란 인간의 신체적 · 사회적 욕구를 만족시킬 능력을 포함하는 환경과의 조화로운 관계이며, 행동의 다양성과 변화가 욕구를 만족시키기 위해 필요하므로 인간은 환경과 조화로운 관계를 가질 수 있다"라고 하였다. 위의 정의에서는 조화를 강조하고 있는데, 개체의 욕구가 환경과의 관계에서 항상 조화만을 기대할 수는 없다. Lazarus(1976)가 적응에 대해, "주변환경 속에서 살아남기 위한 각 개체의 투쟁," "실제로 적응은 두 가지 종류의 과정, 즉 주어진 환경에 자신을 맞추는 과정과 자신의 욕구를 충족시키기 위해서 환경을 변화시키는 과정으로 구성되어 있다"라고 지적한 것 같이 훌륭한 적응이란 수동적인 관계 이상의 것을 의미한다. 다시 말해서 적응은 개체와 환경과의 능동적인 상호관계이다.

적응이란 손쉽거나 간단한 행동과정은 아니어서 개체는 욕구와 환경과의 관계에서 조화를 이루기까지의 많은 적용양식이 따른다. 즉 대상적(代償的) 방법에 의하기도 하고 경우에 따라서는 환경적 여건을 개조하는 데 노력을 기울여야 할 때도 있다. 그러므로 적응이란 환경여건에 대한 수동적이고 소극적인 순응이 아니라 개체와 환경과의 관계를 이루는 역동적 과정이며 적극적인 노력의 과정인 것이다. 어떤 학자는 사회규범에 따라 살아갈 수 있는 능력을 토대로 적응상태를 판단하고 있다.

이와 같이 환경에 대한 적극적인 노력의 과정에서 욕구충족을 이끌 줄 아는 경우, 그 사람은 잘 적응된 사람으로 간주되며 이것은 건강한 성격의 증거가 될 수 있다. 반면 그렇지 못한 경우는 부적응상태로서 건강한 성격상태를 기대하기 어렵다. 우리는 문제해결 과정에서 완전한 적응이나 완전한 부적응은 있을 수 없으나, 이러한 적응이나 부적응에는 하나의 습관이 형성되며 이 적응의 습관에 의해서 타인과 구별되는 성격특성이 형성된다. 그러므로 적응에 성공할 수 있는 일련의 좋은 습관이 형성되면 항상 좋은 적응, 바람직한 적응을 할 수 있어서 정신건강을 유지할 수 있다. 한편 정신적으로 불건강한 경우는 비교적 성공하기 어려운 졸렬한 일련의 적응상의 습관이 형성되어 불행이 초래되기 쉽다. 따라서 좋은 적응은 정신건강을 증진시키며 행복한 성격을 형성시킬 수 있는 반면 졸렬한 적응, 즉 부적응은 정신적 불건강을 초래하게 된다. 정신적 건강은 개인적 행복과 사회적으로는 효과적이고 능률적으로 당면과제에 대처해 나갈 수 있는 능력을 의미한다. Barron(1963)은 잘 적응된 사람은 생활의 문제와 모호성에 오히려 즐겨 부딪치며 단순한 순응 등으로 회피하지 않는다고 하며 개체의 신축성, 자발성 및 창의성 등을 건강한 적응의 지표로 지적하고 있다.

(2) 부적응

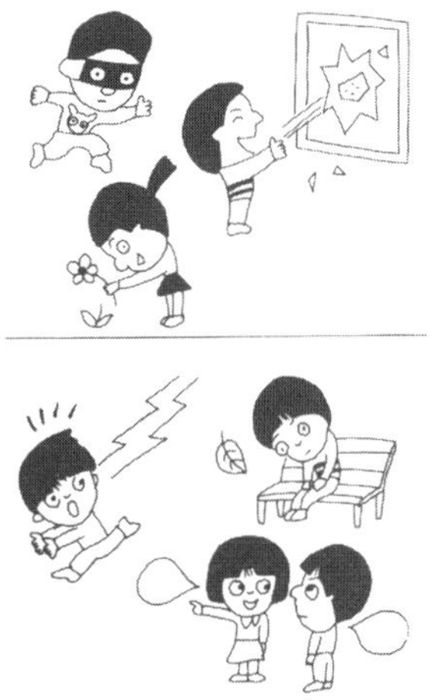

어린이의 사회부적응에는 반사회적 문제행동(上)과 비사회적 문제행동(下)이 있다.

환경에 적절히 반응하지 못하고 문제 해결적인 행동양식이 결여된 상태(이장호, 1999)로 개체가 환경에 적응을 하지 못하고 이상반응으로 문제를 해결하려고 하는 경우를 부적응, 또는 적응장애라고 한다. 이러한 부적응의 상태를 욕구불만과 갈등상황, 두 가지로 구분하여 살펴본다.

① 욕구불만

우리는 생리적 충동과 사회적·심리적 조건에 의해서 욕구저지의 상태를 체험하게 된다. 즉 인간이 가지는 욕구가 개체적 조건이나 사회적 제약으로 인해 긴장해소가 곤란하게 되거나 억압당하게 되면 욕구불만 상태에 빠지게 된다. 이와 같이 개체적 조건과 환경적 조건에 의해서 욕구가 좌절되거나 거부당했을 때 느끼는 정서적 상태를 욕구불만(frustration)이라고 한다.

가. 욕구불만의 원인

욕구불만의 원인, 즉 욕구의 만족을 저지하는 장애는 욕구의 종류나 환경조건, 개인의 욕구수준의 차이 등에 따라서 신체적 특징, 지적인 차이, 사회적 규범, 수치, 불안, 공포 등 여러 가지로 생각할 수 있다. 저지의 조건은 반드시 현실적인 것에 한하지 않는다. 앞으로 닥쳐 올 장애가 예측되는 경우에도 욕구불만은 일어난다. 또 사회적 규범과 같이 사랑의 욕구와는 상반되는 강요로서 작용하는 경우도 있다.

갈등이나 욕구불만을 갖게 되면 심리적 긴장도 높아지고 이를 해소하기 위해 여러 가지 행동이 나타난다. 이에 긴장의 해소나 욕구의 만족이 사회적 관습이나 양심에 어긋나지 않고 이루어질 때 올바른 적응을 하고 있는 것이다.

욕구불만의 원인을 외적, 환경적 요인과 내적, 개인적 요인으로 구별하여 살펴보면 다음과 같다.

첫째, 환경적·물리적 요인 : 이것은 우리 일상생활에서 흔히 있는 일이다. 적에게 쫓기고 있어서 강을 건너가야만 하겠는데 강은 몹시 깊고 배도 없고 수영도 못하는 경우라든지, 시험공부를 시간이 모자라서 다 못했는데 벌써 아침이 된 경우 등이다.

둘째, 사회적 요인 : 어린이의 생활에서 자주 일어나게 되는 욕구좌절의 원인은 부모나 친구들에 의한 제한이나 금지의 명령이며, 어른의 경우에는 타인의 행동이 그 원인이 되는 경우가 많다. 또한 법률, 습관, 제한 등도 개인으로서 받아들이지 못할 때는 사회적 요인이 된다.

셋째, 경제적 요인 : 가정의 경제적 빈곤이 직접 또는 간접으로 욕구불만을 일으키는 것은 흔한 일이다. 심한 빈곤은 우리의 성격적 욕구의 충족문제보다도 의·식·주라는 생리적 욕구조차 충족 못하게 된다. 이러한 경우에 발생되는 욕구불만은 심한 정서적 긴장을 초래하여 사회생활에 대하여 도피하는 습관이 생기기 쉽다.

넷째, 개인적인 결핍 : 이것은 개인의 정신적·신체적 결함을 말하는데 이는 현실적인 경우뿐만 아니라 심리적인 것이라 하여도 욕구불만의 원인이 된다. 예를 들면 심장이 약한 어린이가 친구들과 같이 운동시합을 할 수 없으며, 지적 열등아가 급우들의 학습수준을 따라 갈 수가 없다. 불구자, 지체부자유자, 기형아 또는 용모가 흉한 어린이 등에 있어서, 특히 청소년기에 있어서는 강한 욕구불만을 일으킨다. 또는 자기의 독특한 존재의의를 나타내는 분야에 장해를 입은 경우, 이를테면 피아니스트가 손을 다쳤다든지, 운동가가 수족에 손상을 받았다든지 하는 경우의 영향은 심각하다.

다섯째, 서로 모순된 욕구와 목표 : 우리는 흔히 양립할 수 없는 문제 사이에 끼어 고민하게 된다. 더욱 심각한 갈등은 두 가지 또는 그 이상의 욕구나 목표 사이에서 선택하기 곤란하다든가 또는 불가능한 경우에 일어나게 된다. 갈등은 어렸을 때보다 청년기에 더욱 많아진다. 청년기는 양심이 발달하고 자아를 자각하게 되기 때문이다.

여섯째, 개인의 도덕적 수준: 융통성 없고 엄격한 도덕적 수준은 청년에게 번민·죄의식·실망 등을 주기 쉽다. 지나치게 이상적인 도덕적 수준은 현실화해 주어야 한다. 청년기에 자각하게 된 충동과 높은 이상적 기준과의 사이에서 일어나는 갈등은 활발하고 자유로운 청년의 발달을 방해하게 된다.

나. 욕구불만의 반응

욕구불만은 개체에게 긴장을 주어 환경과의 불균형 상태에서 조화를 이루지 못하게 하므로 개체는 조속히 긴장이 완화되어 긴장을 해소하고 긴장에서 일어나는 고통을 면하고자 한다.

욕구불만을 해소하는 방법이 효과적이고 합리적인 경우에는 목표해결을 위한 직접적인 노력을 증대시키며 당면 사태의 재평가와 욕구충족을 위한 새로운 목표를 발견하고 성공적으로 적응할 수 있게 된다. 이러한 합리적인 반응은 건강한 성격형성에 기여하는 바가 크며 개체는 안정되고 매사에 자신이 생긴다.

반대로 욕구불만을 해소하는 방법이 비합리적이고, 비효과적일 때 오히려 완전한 적응을 꾀할 수 없으며 성격형성에 바람직하지 못하고 정신 불건강을 초래하게 된다. 즉 욕구불만 해소를 위한 노력에서 실패하고 긴장이 증대되어 개체가 감당할 수 있는 욕구수준을 넘어서면 객관성 있는 사태파악이 더욱 곤란하여 목표달성을 위한 수단에서 대상적 방법도 찾지 못하고 정서적 긴장이나 혼란에 빠져 파괴적이고 공격적이거나 혹은 공포, 도피 등의 수단을 쓰게 된다. 욕구불만에서 일어나는 비합리적이고 비효과적인 반응에 관한 이론을 살펴보면 다음과 같다.

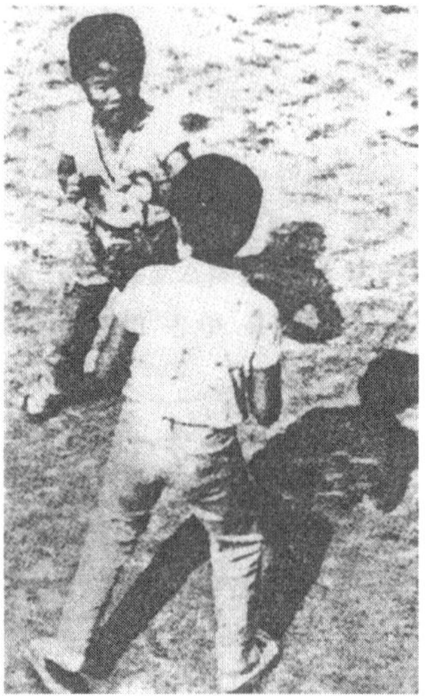
또래 집단에서 공격적 행위는 학습된다.

㉠ 공격설

Dollard(1939)에 의해 주장된 것으로 욕구불만이 일어났을 때 가장 기본적인 반응이 공격이다. 공격은 욕구불만이 심할수록 강하며 어릴 때부터의 생육경험과도 관계된다.

공격에는 두 가지가 있는데, 그 중 하나는 욕구불만 해소를 위한 의도적 행동으로서의 공격이고 다른 하나는 목표가 없는 욕구불만 반응으로서의 공격이다. 전자는 욕구불만 발생시 이에 대처하기 위한 방법으로서 적응기제의 하나이고, 후자는 문제해결 방법이라기보다는 오히려 긴장해소를 위한 것이라고 할 수 있다.

㉡ 퇴행설

퇴행이란 욕구불만에 의해서 성격의 구조변화가 미발달의 상태로 되돌아가 행동도 미발달단계의 행동양식을 취하여 미숙한 행동, 즉 미분화된 단순하고 유치한 행동을 보이는 것이다. 퇴행은 이러한 미발달단계에 되돌아가는 것이며 욕구불만에 의한 퍼스낼리티의 구조변화에 의한다. 이것의 특징은 미분화, 유동성이다.

㉢ 이상고착설

이상고착(異常固着)이란 욕구불만 발생시 목표달성을 위한 목적적 행동이 아닌 목표가 없는 행동을 나타내는 것으로 강박적 성격을 띤 것이다. 한 가지 행동에 이상적으로 고착하는 반응이 특징이며 해결곤란한 사태에 처하면 효과가 없음을 알면서도 동일행동을 반복하는 상동행동이 보여진다. 한 예로 계속 짜증만 내어 어떤 목적 있는 행동을 하지 못한다.

욕구불만의 반응에는 여러 가지가 있는데, 그 중 어떠한 반응이 더욱 현저하게 나타나는가에 대해서는 사태의 성질이나 개체의 성격에 따라 좌우된다. 자유로운 사태에서는 공격이 가장 자주 나타나지만 행동이 몹시 제한되거나 구속되어 있을 때는 고착되는 경향이 있으며 외향적인 경우에는 공격형을 취하기도 한다.

이 고착으로서의 상동행동(常同行動)은 여간해서 없어지지 않으며 지속적이고 강박적인 성격을 띠고 있다. 정신병에서도 상동행동은 흔히 있으나 이러한 욕구불만에서의 이상고착과는 구별되는 것이며, 대체로 욕구불만의 지속은 공격반응을 일으키고 그 다음에 퇴행, 도피반응 등이 나타나는데, 이러한 반응으로서 적응이 되지 않으면 이상고착이 나타난다고 한다.

㉣ 목표포기설

이것은 무반응설이라고 하는 것이 타당하다. 즉 모든 행동이나 반응을 포기하는 것이다. 체념과 희망상실, 의욕상실의 상태이고 따라서 이러한 반응은 종국적으로는 극단적상태라고 할 수 있다. 나치지배하에서 박해를 받은 망명자의 태도에서 나타나는 전형적인 형이다.

② 갈 등

가. 갈등의 개념

상반되는 두 개 이상의 행동목표나 행동대상을 선택하게 될 때 나타나는 거의 같은 장의 힘(field forces)이 대립된 상태를 갈등(conflict)이라고 한다. 즉, 두 가지 이상의 대립된 욕구나 충동이 한 개체 안에서 공존하고 있는 상태, 즉 힘의 세기가 같은 대립된 욕구가 공존하여 충돌함을 의미한다(임승권, 1994).

개체는 생활장면에서 항상 욕구충족을 저지하는 여러 가지 장벽을 만나게 되는데, 이 장벽을 Lewin은 "장(場)의 힘의 방향에 있어서 행동을 방해하는 것"으로 생각하여 역학적으로 부적 유의성(負의 誘意性, negative valance)을 갖는 것으로 해석했다. 부의 유의성은 그 자체가 개체의 접근을 거부하는 성질을 가지며 개체는 이것을 회피하는 경향을 갖는다. 반대로 행동목표나 욕구가 정(正)적 유의성(positive valance)을 가지면 개체는 이에 대하여 접근의 경향을 갖는다. 즉 유의성은 적극적인 것(正)과 소극적인 것(負)으로 구별되며 이에 따라 힘의 방향과 강도가 결정된다. 개체의 행동을 일으키는 유의성은 이와 같이 사물을 포함하는 전체적인 장의 힘으로써 나타나는데, 이 힘을 물리학에서의 힘(vector)의 개념으로 정의하여 방향, 강도, 작용점의 세 가지 속성을 가지고 있다고 하였다. 따라서 Lewin의 심리학을 힘의 심리학(vector psychology) 또는 위상심리학(topology psychology)이라고 한다. 그는 생활환경 속에서 개체의 욕구를 끌어당기고 밀어내는 힘에 의하여 개체는 갈등을 경험하며 이 해결과정이 심리적 차원에서 합리적으로 이루어질 때 효과적인 적응이라고 하였다.

나. 갈등의 유형

Lewin이 제시한 갈등의 세 가지 유형은 다음과 같다.

㉠ **접근—접근형 갈등**(approach-approach conflict)

두 개의 정적 유의성을 띠고 있는 두 개의 바람직하지만 상호배타적인 행동목표가 동시에 일어나는 경우이다. 어린이가 친구하고 놀고도 싶고 어머니를 따라 외출도 하고 싶다든지 똑같은 조건의 구혼자가 동시에 나타났다든지 하는 경우의 갈등이다. 이러한 갈등은 다른 갈등보다 가장 쉽게 해소될 수 있는 것이며 갈등 기간은 두 목표의 상대적인 등가성(等價性, equivalence)에 의해 결정된다.

그러므로 이런 경우는 부적 유의성이 없음으로 공포나 불안이나 억압이 보이지 않아 부적응 행동을 일으키지 않는다. 개체가 한 쪽을 선택하면 행동의 방향과 힘인 벡터는 벌써 동등하지는 않게 된다. 그리고 한쪽 목표에 도달하면 포화상태가 형성되므로 그로 향했던 동기의 힘은 약해지지만 반대의 벡터는 보다 강하게 움직이기 시작한다. 예컨대 독서한 후 피곤할 때 산책을 한다든지, 의학공부를 하고 나서 신학공부를 다시 시작한다든지 한 가지를 보류했다가 다시 선택하여 만족하는 것이 모두 이 형의 갈등에서 나온 행위이다[그림 1-9].

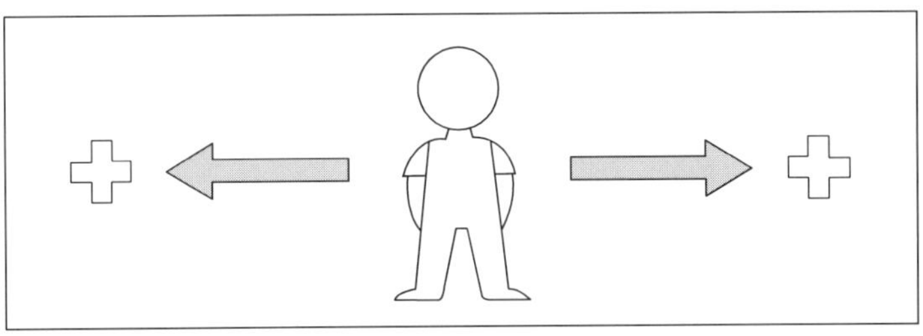

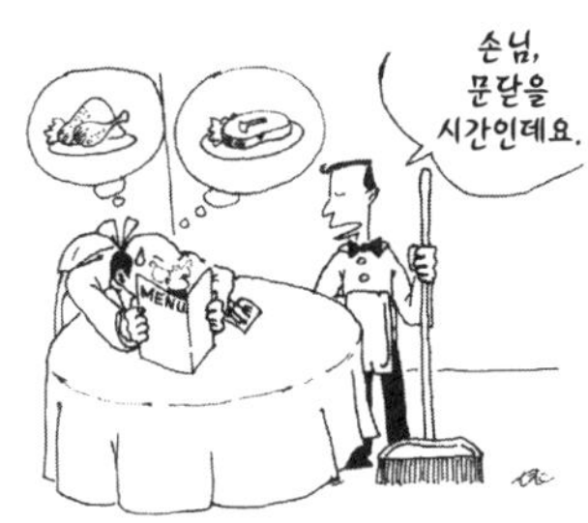

[그림 1-9] 접근—접근형 갈등

㉡ **도피—도피형 갈등**(avoidance-avoidance conflict)

두 개의 부적 유의성을 띠고 상호 배타적인 행동목표가 동시에 일어날 때의 갈등이다. 즉 두 가지 행동목표가 모두 회피하고 싶으면서도 택일해야 하는 것으로 소위 진퇴양난의 경우이다. 앞문에는 여우, 뒷문에는 호랑이 등의 상태이며, 공부가 싫어 학교에는 가기 싫고 부모의 꾸중이 무서워 집에 있을 수도 없는 경우 등이다.

여기서 해결방법은 한 가지 장면에서 도피해 버리는 것이다. 즉 학교에 가기 싫으나 안 가면 부모에게 꾸중듣는 것이 두려운 학생이 아침만 되면 머리가 아파진다든지, 전장(戰場)에는 나가기 싫고 안 나가면 도망병이 되는 것이 두려운 병사가 신경증에 빠져 팔이 움직여지지 않아 야전병원으로 후송된다든지 하여 그 장면에서 피해버린다.

그러나 그것도 이것도 모두 안되는 경우는 어느 한쪽의 가치를 보다 강하게 함으로써 갈등을 해소하지 않으면 안 된다. 즉 공부하기 싫은 학생이 공부를 안 하면 낙제하므로 부모의 꾸중이 두려워서 오히려 공부를 열심히 하여, 부모의 꾸중을 모면하려는 욕구를 강화시키고 공부하기 싫은 욕구는 약화시켜 해결할 수 있다. 이 형의 갈등이 조금도 해결되지 않으면 불안은 계속되고 결국은 신경증의 징후까지 나타나게 된다[그림 1-10].

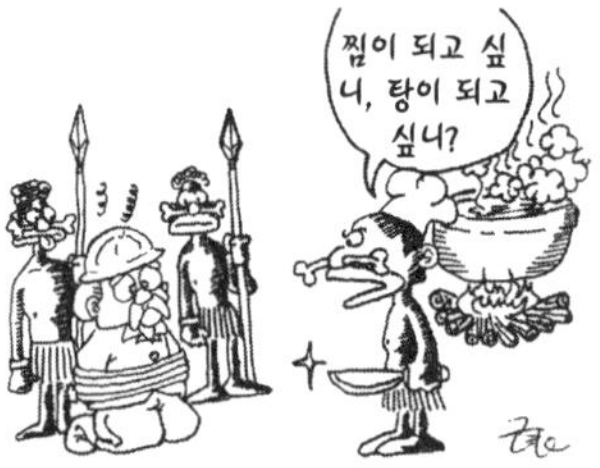

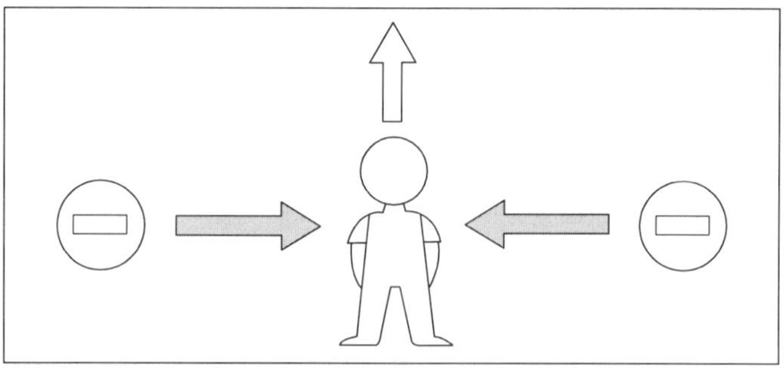

[그림 1-10] 도피–도피형 갈등

ⓒ 접근–도피형 갈등(approach-avoidance conflict)

동일한 행동목표가 정적 유의성과 부적 유의성을 각각 동시에 띠고 있는 경우이다. 시험에는 합격하고 싶으나 공부는 하기 싫다든지, 사탕이 먹고 싶으나 살찌는 것이 두렵다든지 하는 경우로서 이런 경우는 도피함으로써 해결되지는 않는다. 왜냐하면 접근(정의 유의성)의 자극이 개인을 결코 멀리하지 않으려 하기 때문이다. 이런 경우 갈등장면에 있는 사람은 정(正)과 부(負), 두 유의성의 평형을 유지하는 지점에 머무르려고 한다. 즉 상반되는 힘의 강도가 거의 같고 또 서로 상살하려 하지도 않고 감소하려 하지도 않는 연속적인 긴장상태를 유지하려 한다. 그러므로 이 형의 갈등은 앞의 두 가지 형의 경우보다도 소극적인 적응기제로서 감소되지 않는 불안의 기초가 된다[그림 1-11].

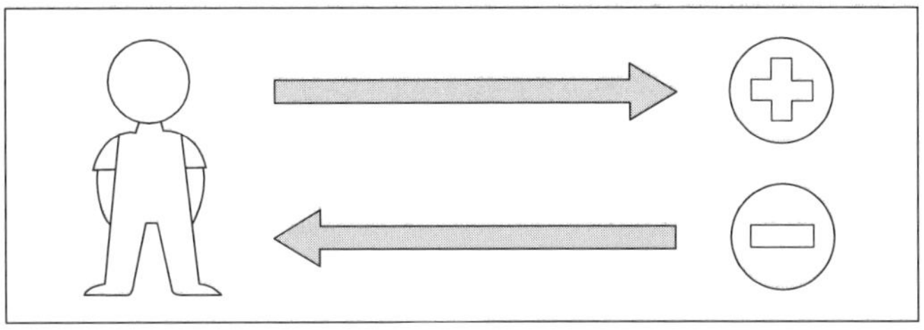

[그림 1-11] 접근－도피형 갈등

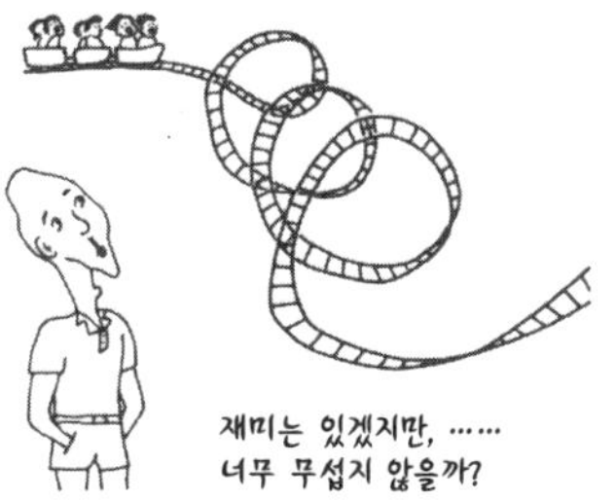

(3) 적응기제

인간은 욕구좌절이나 곤란한 문제에 직면하여 현실적으로 또는 합리적인 방법으로 그 문제를 해결하기 곤란할 때 불안이 야기되며, 자아가 위협을 당하게 된다. 이런 경우를 당하면 누구나 현실을 왜곡하면서 불안이나 위협으로부터 자아를 무의식적으로 보호하려는 노력을 하게 된다. 이러한 무의식적 노력을 흔히 적응기제 또는 방어기제(defense mechanism)라고 한다.

욕구좌절이나 갈등시의 행동반응은 합리적 행동반응과 비합리적 행동반응의 두 가지로 나타난다. 합리적 행동반응이란 사태의 성질을 파악하고 장애의 원인을 찾아 극복하고 사회적 승인을 받을 수 있는 유효적절한 방법을 강구하여 적극적으로 욕구를 만족시키는 일이다. 이렇게 합리적 방법으로 욕구좌절이나 갈등을 해소하기 위한 방법으로는 첫째, 욕구좌절의 원인을 찾아 이를 극복할 수 있는 지식과 기술을 연마하는 일이며 둘째, 장애를 제거하기보다는 우회적으로 목적을 달성하는 방법이며 셋째, 타인의 조력을 얻는 방법 넷째, 경우에 따라서는 욕구와 목표를 현실적으로 수정할 수도 있는 것 등이다.

한편 비합리적 행동반응은 직접적이고 합리적인 방법이 곤란한 경우나 합리적인 방법을 시도하려 하지도 않고 도피적·방어적·공격적인 반응으로 적응하려는 것이다. 이러한 방법으로는 일시적·대상적·부분적 적응만이 가능하며 근본적 문제해결은 안 되므로 부적응행동을 일으키게 된다. 그러나 욕구좌절 상태가 항상 합리적 방법으로서 해결될 수 있다고는 할 수 없으며, 합리적 반응이 곤란할 때 여러 가지 비합리적 방법을 사용하여 자신을 보호하기 위해 적응기제(adjustment mechanism)를 이용한다. 적응기제란 욕구가 만족되지 않을 경우 현실문제의 해결이 곤란하여 자신의 열등한 점을 의식하거나 자기 체면유지가 곤란한 경우에 이르렀을 때 심리적 평형상태를 회복하여 자기를 보호하기 위해 이용되는 반응의 한 형식이다. 이와 같이 적응이 곤란한 사태에서 무의식 중에 위험에 처한 자신을 위한 자기보호책이므로 이것을 방어기제라고도 한다.

그러므로 이 기제의 활용이 반드시 이상행동은 아니고 정상인에게서도 정신적 안정을 얻기 위해 흔히 이용된다. 이와 같은 기제라도 비교적 효과적이고 필요한 것이 있으나, 방어를 위한 반응이 지나쳐 극단에 이르거나 습관화되었을 경우에는 오히려 욕구좌절의 요소가 그대로 잠재하여 다시 새로운 욕구좌절이 파생하게 되고 누적되어 마침내 심각한 부적응을 일으키게 되어 이상행동을 하게 된다. 어쨌든 이러한 적응기제를 알고 있다는 것은 이상성격이건 정상성격이건 사람을 이해하는 데 큰 도움이 될 수 있는 일이다.

적응기제는 다양하게 분류될 수 있으나 대체로 크게 3가지로 범주화하여 설명하고 있다. 그것은 기만형의 기제, 대체형의 기제 및 도피형의 기제이다(임승권, 1994).

① 기만형 기제

사람들은 자신의 불안이나 위협을 자기의 감정이나 태도를 변경시킴으로써 스스로의 인식을 달리 하려는 무의식적 기제를

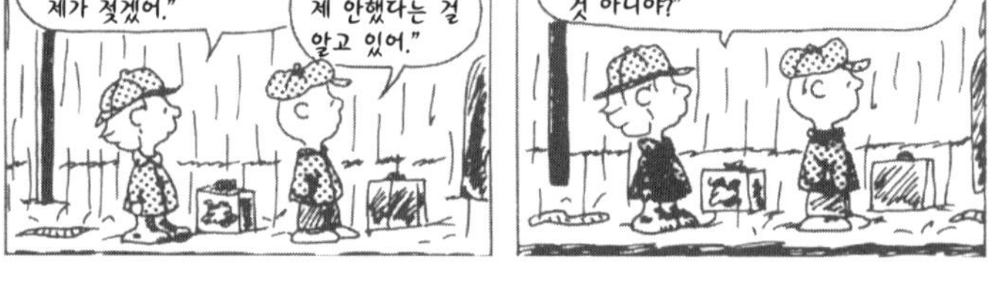
"비가 와서 내가 한 숙제가 젖겠어."
"나는 네가 숙제 안했다는 걸 알고 있어."
"안하길 잘했지. 만약 했으면 젖었을 것 아니야?"

가지고 있다. 즉, 그러한 불안이나 위협을 없는 것처럼 기만하는 것이다.

가. 합리화

합리화(rationalization)는 사회적으로 인정을 받지 못하는 자기 행동이나 의견에 대해서 사회적으로 인정받을 수 있는 이유를 찾으려는 기제이다. 합리화는 자주 사용되는 호신책으로서의 방어기제이며 정서적으로는 좋지만 지적으로는 정당하지 못하다. 그러나 이 기제도 지나치면 망상에 빠지게 된다.

합리화는 어린아이들에게서만 볼 수 있는 것이 아니라 성인에게서도 얼마든지 찾아볼 수 있다. 흔히 어른들은 이기적인 욕망의 동기를 가진 자기 행동을 사회적으로 높이 평가받을만한 이유를 붙여 사회복리, 안녕 등의 슬로건을 내세우곤 한다.

이 합리화 기제에는 다음과 같은 종류가 있다.

㉠ 신 포도

신 포도(sour grapes)는 이솝 이야기의 한 토막을 비유한 것으로 포도넝쿨이 높아 포도를 못 따먹게 된 여우가 실패를 변명한 이야기에서 온 것이다. 이것은 자기 약점을 감추려는 무의식중의 변명으로 거짓말과는 다른 일종의 호신책이다.

이러한 호신적 수단은 우리 주위에서 흔히 볼 수 있다. 남편의 수입이 적어 늘 불만에 차 있는 부인이 수입이 많은 남편들은 대개 바람을 피우고 탈선할 기회가 많으니 돈은 적으나 착실한 남편을 갖는 것이 오히려 낫다고 스스로 자위하거나 실연당한 남자가 그 여자는 행실이 좋지 않다고 소문을 퍼뜨려 자기 변명을 하려는 경우 등이다.

㉡ 달콤한 레몬

신 포도와는 정반대의 합리화 기제로 자신의 현 상태를 과대시하는 일이다. 욕구대로 되지 않는 상태에 놓여 있는 자신의 위치가 바로 자신이 원하던 것이라고 생각하는 것으로, 즉 배부른 홍정의 수단이다.

예를 들어 종교가가 현재 당면한 불행은 앞으로 자신이 예기치 못할 반대방향의 행복이 오게 되는 길인지도 모른다는 것으로 흔히 이용하는 이른바 전화위복의 수단이다.

나. 투 사

투사(投射, projection)는 자신이 용납할 수 없는 욕구를 남의 탓으로 책임전가시킴으로써 자기 열등감에서 탈피하려는 기제이다. 식사 때 버릇이 나빠 꾸중을 들은 아이가 손이 아파서 수저질이 뜻대로 안되어서 할 수 없이 그런 것이라고 변명한다든가, 내 친구들이 모두 그러니 나도 할 수 없이 하게 되었다는 식으로 자기 비행이나 책임을 모두 다른 사람에게 투사하여 도피하려는 수단이다. 투사가 악성으로 지속되면 대인관계가 일그러지고 피해망상, 관계망상으로까지 발전하여 부적응 행동에 빠지게 된다.

다. 억 압

억압(repression)은 심리적 갈등을 처리함에 있어 가장 흔히 사용되며, 사회적으로 용납되지 않는 욕구나 부끄럽다고 생각하거나 실패가 예상되는 욕구는 의식의 영역으로부터 무의식의 영역으로 밀려나게 된다. 그러나 마음 속에서 완전히 사라지는 것은 결코 아니며 억압된 채로 있으면서도 인격의 특징, 특수한 취미 · 습관 · 신념이나 가치관에 영향을 주게 되며, 더 나아가 신경증적 또는 정신병적 증상에까지도 영향을 준다. 억압은 고통스런 사고나 충동이 의식화되려고 할 때 생기는 불안에 대한 1차적인 방어라고 할 수 있다. 즉 불안이 일어나려고 하기 때문에 억압의 기제가 생기는 것이지 억압의 기제가 적용되었기 때문에 불안이 생기는 것은 아니다. 억압이 불안을 방어하기 힘들 때 투사나 상징화 또는 그 밖의 적응기제로써 보완한다. 이 억압의 기제를 지나치게 이용하는 사람은 자기 감정을 솔직히 표현할 줄 모르며 불필요하게 베일로 감추어 버리려고 한다. 모든 감정을 느낌과는 반대되는 행동을 하는 탓으로 정신건강상 해를 입을 수도 있다. 그러므로 보다 적극적으로 행동하여 사회적 승인을 받을 수 있는 방법으로 욕구를 충족하도록 솔직한 태도를 취해야 한다. 억압과 유사한 것으로 억제(抑制, suppression)가 있는데, 이것은 받아들이고 싶지 않은 욕망이나 기억을 의식적으로 잊어버리려고 노력하는 경우를 말한다.

② 대체형의 기제

인간은 욕구충족과정에서 장애가 나타날 때 긴장과 불안을 경험하게 되어 달성할 수 있는 다른 목표를 설정하여 그것을 대신 달성함으로 긴장과 불안을 해소하고 자아를 보호, 방어할 때가 있다.

가. 보 상

자신의 성격 능력 혹은 신체에 대한 실제적 또는 상상적 결함에서 오는 열등감을 해소하기 위해서 다른 우세한 면을 과장해서 결함을 극복하려는 기제이다. 보상(補償, compensation) 기제는 무의식적일 수도 있고 의식적일 수도 있으며 현실을 무시한 병적일 수도 있으나, Adler의 견해와 같이 이 보상의 결과 위인의 위대한 업적을 남기게 되는 수도 있다.

이 보상행동에는 뚜렷하게 좋은 의미의 보상과 좋지 않은 의미의 보상으로 나눌 수 있는데 전자는 불구자가 운동은 직접 못하지만 선수를 돌봐주는 매니저가 된다든지 목소리가 좋지 못한 음악가가 작곡가로서 대성한다든지 하여 성공과 사회로부터의 존경을 받을 수 있는 경우이며, 후자는 자신의 실패를 자녀를 통해 보상하려는 부모라든가, 직장에서의 욕구불만을 퇴근 후 가족들에게 화풀이하여 전이적(轉移的)인 보상을 하는 경우이다.

나. 승 화

승화(昇華, sublimation)는 원시적 욕구(id)를 윤리적으로 받아들여서 보다 보람 있는 행동양식으로 간접적인 표현을 하는 기제이다. 독신자의 예술작품활동, 학자의 연구에 대한 몰두, 윤락여성의 사회봉사활동 등은 이러한 원시적 욕구가 승화된 결과일 수도 있다. 이러한 예들은 성적·본능적 흥미를 윤리적으로 받아들여 비성적(非性的)이고 보다 가치적인 흥미, 즉 예술이나 운동 혹은 과학적 연구 등으로 전환시켜 충족되지 않은 욕구를 사회적으로 승인을 얻어 만족을 꾀하려는 대상작용이다.

다. 반동형성

위협과 불안을 해소하기 위하여 그것과는 반대되는 태도나 행동을 하여 그것을 방패로 삼으려는 것이다. 즉 그러한 감정이나 태도 혹은 욕구는 자신도 받아들이기 어려운 것이어서 그것과 반대되는 태도나 감정을 갖게 되는 것이다.

③ 도피형의 기제

현실적으로 대처하려는 것이 아니라 현실에서 탈피하여 비현실 속에서 만족과 위안을 추구하려는 유형이다.

가. 백일몽

백일몽(day-dreaming)은 좌절된 현실적 욕구 혹은 불안 따위를 상상의 세계에서 성취함으로써 만족하려는 기제이다. 이것은 누구나 잘 이용하는 수단으로 일종의 정신적·정서적 휴식이다. 마치 여름철의 낮잠이 우리 몸에 효과를 주듯 백일몽은 우리 정신에 유쾌한 휴식감을 줄 수 있다. 그러나 너무 심할 때는 오히려 해가 된다. 그러므로 백일몽은 정상적인 것이지만 그것이 극도에 달해서 그 속에서만 만족을 느끼려하는 경우에는 문제가 된다.

백일몽에는 두 가지 형이 있는데, 하나는 승리적 영웅형 또는 정복자형(conquering pattern)이요, 다른 하나는 비극적 영웅형 또는 순교자형(martyr pattern)이다. 전자는 자기 자신을 항상 모든 힘이나 명예, 지위를 얻을 수 있는 승리의 주인공으로 동일시한다. 가난하게 자란 아이가 갑부가 되었다고 상상해 보는 경우라든가 공부를 못하는 학생이 일등을 하여 상을 받는 광경을 상상해 보는 것 따위이며, 후자의 경우는 계모 슬하에서 자란 아이가 집에서 천대받고 있다고 생각하여 세상의 동정이 모두 내게 집중되리라고 마음 속으로 공상하며 부모나 학교에서 차지할 수 없는 애정을 보상하려는 경우이다.

백일몽은 이와 같이 욕구가 직접 충족되지 않는 직업적인 성공, 재산의 소유, 성적 만족, 지적 우월, 미에 대한 욕망 등이 있을 때 일어나는 적응의 기제이다.

나. 동일시

타인이나 집단 혹은 동물 등의 성격의 일부와 정서적 유대를 받아들여서 욕구충족을 꾀하는 기제이다. 즉 실제로는 자기 자신은 실현할 수 없는 만족을 다른 사람의 행동에 의해서 대리적으로 만족할 수 있는 것이다. 어린아이가 위대해 보이는 부모나 학교 교사의 태도를 흉내내거나 집에서 키우는 강아지 흉내를 내어 동물이 받는 사랑이나 천대가 마치 자기가 받는 것 같이 생각하는 것 등이다. 성인 사회에서도 자기 조상이나 거주지역, 자신의 모교 등을 자랑하고 자부하여 동일시한다.

동일시(identification)는 성격발달에 중요한 역할을 하는 것으로 이상 · 야망 · 포부를 심어준다. 그러므로 이 기제는 해는 없으며 오히려 많은 가치를 가져다주지만 지나치면 망상에 사로잡혀 부적응행동을 하게 되며, 과대망상증 환자의 경우와 같은 극단적인 동일시는 아주 위험한 적응기제이다.

다. 망 상

합리화 기제의 극단적인 수단은 망상(delusion)으로 발전되는 수가 있다. 꼭 성공하고 싶었던 어떤 일에 그만 실패한 경우, 전혀 근거도 없는 허구의 신념을 가지게 될 정도로 자기 실패를 합리화하는 것이다. 지나치게 자부심이 강한 어떤 여성이 미모에 자신 있어 미인대회에 나갈 계획인데 주위의 친구들이 극구 말린다. 이 때 그 여성은 자기의 아름다운 미모를 친구들이 질투하여 자기를 경원하기 때문이라고 믿는다. 이러한 합리화는 심해서 모든 일에 망상하여 아무리 비논리성을 설명하여도 받아들이지를 못한다. 일단 망상이 체계화되면 치료가 불가능하게 되고 만다.

라. 고 립

고립(isolation)은 타인과의 접촉을 피해 자기 내적 세계에 틀어박혀 현실의 억압에서부터 도피하려는 기제이다. 문제에 봉착해 있는 사람의 행동양식에서 흔히 볼 수 있는 일종의 내적 도피인데, 이것이 심해지면 질병으로 되며 따라서 부적응 행동에서 내적 공격으로 자기 부정적 현상이 심각해지면 죽음으로 도피할 수도 있다.

마. 퇴 행

퇴행(退行, regression)은 복잡하고 곤란한 현실상황에 대처할 능력이 없다고 자인하게 되어 지난 시절로 퇴행하여 적응을 시도하는 것을 말한다. 어린 시절에 성공한 욕구충족의 상태로 되돌아가서 마음의 편함을 구하고자 하여 유치한 행동이나 태도, 사고방식으로 되돌아가는 것이다. 아우를 본 아이가 말을 더듬거나 오줌을 싸는 것과 같은 행동이라든가, 옛날 어린 시절이 사실 이상으로 행복했던 것같이 생각되어 그 시절을 즐겁게 회상하는 노인의 경우가 그것이다. 퇴행은 성인사회의 자유와 책임에서 오는 공포나 불안을 제거해 주기는 하겠으나, 욕구충족이나 긴장해소도 불가능하며 아울러 행복도 오지 않는다. 그러므로 퇴행은 정신적으로 불건강한 상태이며 시간의 낭비이다. 악성적 퇴행은 만성 정신분열증 환자에게서 흔히 볼 수 있다.

제 2 장

인간발달과 정신건강

1. 태아기
   1) 태아기의 발달특성
   2) 태아기의 정신건강
2. 영아기
   1) 영아기의 발달특성
   2) 영아기의 환경
   3) 영아기의 정신건강
3. 유아기
   1) 유아기의 발달특성
   2) 유아기의 문제행동
   3) 유아기의 정신건강
4. 아동기
   1) 아동기의 발달특성
   2) 아동기의 학교생활
   3) 아동기의 정신건강
5. 청년기
   1) 청년기의 발달특성
   2) 청년기의 정신건강
6. 성인기
   1) 성인기의 발달특성
   2) 성인기의 정신건강
7. 노인기
   1) 노인기의 발달특성
   2) 노인기의 정신건강

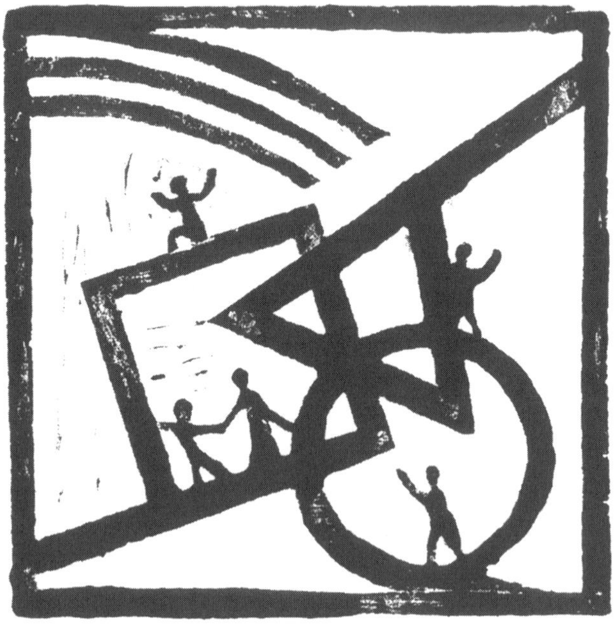

인간은 모체에 수정된 순간부터 죽음에 이르기까지 신체와 정신 양면에서 끊임없이 변화해 가는 생명체이다. 따라서 발달(development)이란 임신에서 사망까지의 전 생애에 걸쳐 진행되는 모든 연령에서의 인간의 변화(Woolfolk, 1990)라고 하겠다.

이 발달은 생리적 조건인 유전과 후천적 조건인 환경과의 상호작용을 통해 급속한 변화를 나타내므로 정신과 신체의 관계와도 깊이 관련되어 있고 남녀간, 개인간 그리고 한 개인에 있어서도 연령에 따라서 현저한 차이가 있다.

또한 성격발달(personality development)이란 한 생물학적 유기체가 생물사회적 인간으로 변화되어 가는 과정을 말한다.

갓 태어난 아기는 무력하여 보호를 받아야만 생존할 수 있다. 대부분의 동물들은 자궁 내에서 대체적인 발달을 한 후 출생하므로 출생 후의 발달은 훨씬 빠르다. 그러나 인간발달은 대부분이 출생 후에 이루어지므로 성인의 철저한 보호 없이는 불가능하다. 성인의 철저한 보호는 유아기 · 아동기 · 청년기를 거치는 동안 연령에 따라 차차 줄어가고 생물적 유아로부터 생물사회적 성인으로 독립되어 간다.

이 장에서는 생물적 유아가 생물사회적 성인으로 발달해 가는 가운데 일어날 수 있는 정신건강의 문제를 중심으로 인간의 발달과정을 다루어 보고자 한다.

1. 태아기

1) 태아기의 발달특성

인간생명의 출발은 23개의 염색체를 가진 정자(sperm)와 난자(ovum)의 수정을 통해 하나의 세포(cell)로 시작된다. 수정란은 활발한 세포분열을 거쳐 태배(embryo)가 되며 3개월이 지나 태아가 된다. 태아기는 난관에서 수정되어 자궁내벽에 정착할 때까지 약 2주간의 배란기(the period of ovum)와 태반과 탯줄이 형성되고 점차 인간의 기본적인 형태가 갖추어지는 수정 후 3~8주에 걸친 배아기(the period of embryo), 그리고 배아기 이후 출산까지 주로 크기와 기능의 변화가 이루어지는 태아기(the period of fetus)로 구분된다. 수정란이 자궁에 정착되면 주변에 태반이 형성되면서 어머니와 태아와의 혈액 사이에 기능적 관계가 유지되어 소화나 호흡기관이 발달하게 되며 필요한 영양과 배설물 처리를 하게 된다.

또한 세포분열이 되풀이 되면서 배아기에는 외·중·내의 3배엽으로 나뉘어 발달한다. 외배엽 부위에서는 뇌나 척수의 중추신경계와 함께 감각기관이 형성되어간다. 그런데 이러한 감각기관이나 신경계의 형성시기에 여러 가지 저해요인이 가해지면 그 기관이나 조직이 정상으로 발육하지 못하여 형성에 이상이 생기게 된다. 태내의 성장, 발달은 유전적 영향으로 이루어지기도 하나, 모체의 환경요인과 외부 자극요인에 의한 심신의 조건에 크게 영향을 받는다. 어머니의 영양상태와 영양공급 또한 태아에게 영향을 미치는 요인이다. 정신 발달은 신경계나 감각기관과 밀접한 관계가 있으므로 이러한 기관이나 조직형성이 불완전하게 되면 정신 발달에 큰 영향을 미치므로 건전한 정신발달을 위해서도 태아기는 중요시 되고 있다.

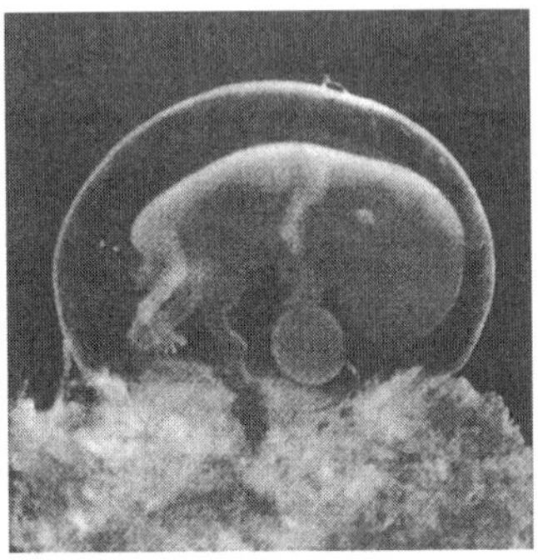

태 아

태아가 수정된 후 약 266일 간을 엄마의 자궁 속에서 지내는 동안 충분한 영양공급과 심리적인 안정과 질병의 침해로부터 보호하기 위해 임산부는 최대한 노력해야 한다. 임산부의 정신적·신체적 건강이 태아의 정신발달에 영향이 크다는 사실은 과거로부터 내려오는 통속적인 지혜에서 뿐만 아니라 최근의 연구들에서도 증명해 주고 있다.

태아는 태내생활을 조심스레 겪고 나면 출산이라는 어려움을 겪게 된다. 좁은 산도를 통해 이 세상에 태어나기 위한 크나 큰 경험을 하게 된다. 압박이나 출혈에 의한 뇌손상, 뇌성마비나 가사(假死) 가능성 등의 위험을 잘 이겨내야 한다. 그렇지 못할 때는 출생 후의 지능 발달에 장애를 입을 우려가 있다.

출산은 일반적으로 정신건강상 두 가지 의미를 가지고 있다. 첫째는 심리적 의의이다. 어머니의 정신적 태도는 출산과정 혹은 진통에까지 영향을 주며 임산부의 출산에 대한 태도는 장래 모자 관계에 영향을 준다고 한다. 태아에게 있어 출생 경험은 자연의 섭리를 통한 하나의 혁명적 사건과도 같다. 어둡고 아늑했던 의존의 상태에서부터 갑작스레 외계에 던져질 때 처음으로 정서적 동요를 경험하게 된다는 것이다. 그러므로 Freud는 출생을 심각한 정신 외상(trauma)으로 보아 이것이 출생 후 우리 인생을 괴롭히는 불안감의 모체가 된다고 하였다. 그러나 다른 심리학자들은 그와 견해가 일치하지는 않는다. 출생 자체가 정신 외상이라기보다는 출산시의 상태가 좋지 못할 때 정신 외상이 될 수도 있다고 보았다. 그러나 출산 자체가 가지는 심리적 의의를 강조한다는 점에는 변함이 없음이 오랜 전통으로 내려오는 태교라는 경험적 교훈에서도 알 수 있다.

둘째는 출산시의 사고(事故)를 지적할 수 있다. 출산시의 사고는 장래 모자관계에 좋지 못한 영향을 준다. 출산시의 사고 중 가장 중요한 것은 중추신경계에 미치는 영향으로 특히 두개공 내의 출혈이다. 출혈은 그 이후에 전혀 장애를 일으키지 않는 경우도 있으나 간혹 죽음을 초래할 수도 있다. 또한 그 이외 운동기능의 장애를 수반하지 않는 정신박약에서부터 운동기능에 장애를 가져오는 경우 등 여러 가지 형태의 장애를 가져오는 경우도 많다. 이와 같은 장애나 결함이 출생 후의 모자관계에 미치는 영향 또한 정신 건강상 중요한 문제가 된다.

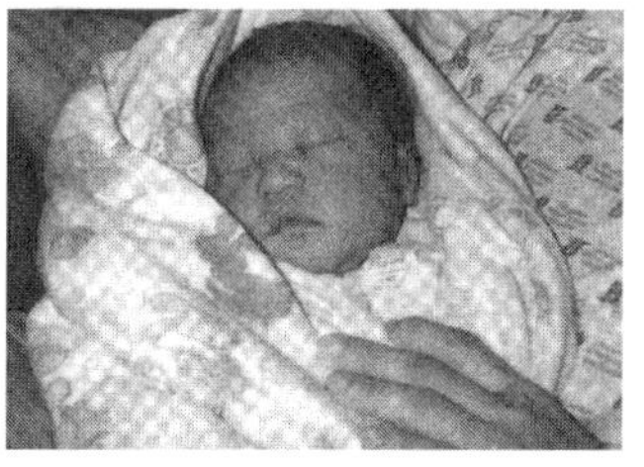

생후 이틀된 건강한 신생아

2) 태아기의 정신건강

태아기 동안 태아의 모든 발달은 전적으로 모체에 의해 영향을 받는다. 태아는 자궁 속에서 안전하게 발달하지만 때로는 여러 가지 위협적인 환경에 처하기도 한다. 태아가 맞는 위험상황에 어머니가 적절히 대처하지 못한다면 해로운 결과를 초래할 수도 있다. 따라서 태아의 발달에 영향을 주는 모체환경을 중심으로 태아의 정신건강에 대해 살펴본다. 태아기는 그 기관이나 조직형성에 있어서 대개 1·2주까지가 매우 중요한 시기이다. 그러므로 이 시기에서부터 임신 3개월까지의 정상적인 태아발달을 저해하는 몇 가지 요인을 살펴보겠다.

(1) 모체의 영양부족

임신중의 영양상태는 산모나 태아에게 모두 절대적 조건이다. 태아 형성기인 초기에 필요한 기본영양인 철분, 칼슘, 인과 성장기에 필요한 비타민과 단백질 등은 이상출산, 난산, 기형아, 태내성장 등과 관계된다. 특히 무기질 부족은 뇌형성에 장애요인이 되며 극단적인 경우에는 무뇌증(無腦症)이 된다. 태내에서 충분한 단백질을 섭취한 아기가 출산 후 질병에 대한 저항능력이 높고 지능, 언어발달도 더 우월함이 밝혀졌다(Klein, 1975). 또한 2차대전중 독일이 화란수용소에서 연구한 결과 모체의 영양장애가 신생아의 체중이나 신장에 현저한 영향을 끼쳤다고 보고했다(Smith, 1947). 이상과 같이 볼 때 태아기의 영양은 출산 후 성장에도 영향을 미치므로 임신중의 영양공급에 유의해야 한다.

(2) 모체의 질병

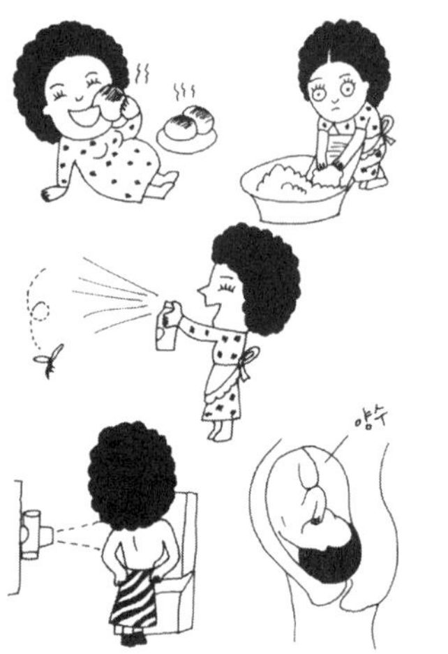

임신중 충분한 영양관리, 세균감염의 예방, 뇌염의 예방, 양수검사, 방사선을 피하는 일 등으로 어린이의 정신박약을 예방할 수 있다.

임신 초에는 태반이 태아로 유입되는 유해물질을 막아주어 매독균이나 박테리아가 걸러지기도 하지만 그대로 통과되는 것도 많다. 임신 후기에는 더욱 통과가 용이해져 모체에서 전염병 때문에 항원이 생기면, 이것이 태아로 옮겨가서 영향을 미친다.

임신기간중 모체의 질병은 태아를 사망하게 하거나 미숙아를 출산하게 한다. 예를 들면 풍진(rubela)이란 병은 임부에게는 큰 문제가 되지 않아 감기같은 병으로 나타나지만, 풍진 바이러스가 태반에 들어가 태아에게 감염되면 태아에게는 큰 영향을 주어 여러 가지 심각한 문제가 야기된다. 산모가 풍진에 감염된 경우 임신 8주 이전에는 50-70%, 16주경에는 10% 이하에서 태아가 감염된다. 임신 초기에 감염된 선천성 풍진은 백내장·청각 장애·선천성 심장질환·지능발달 지연 등의 특징적 현상을 나타내기도 하며 그 외에 황달, 간·비장 비대증, 폐렴 등의 증상을 보일 수도 있다. 임신 첫 3개월 동안에는 태아에게 풍진 증후군을 초래하여 선천성 기형을 가져올 수 있다. 유아 자폐증도 풍진을 앓았던 어머니가 낳은 아이들에게 훨씬 더 많은 것으로 알려져 있다. 풍진을 앓았던 어머니가 낳은 아이들이 모두 이런 기형을 갖는 것은 아니며 그 중 몇 %에 지나지 않지만 심각한 문제성을 가지므로 첫 임신 3개월 동안에 특히 주의하여야 한다. 또한 임부가 성병의 일종인 매독에 감염된 경우에는 태반을 통해 태아에게 전염되어 유산되거나 선천성 매독을 가지고 태어나게 된다.

(3) 약물 · 알콜 복용

임산부가 먹는 여러 가지 약제가 태아에게 나쁘게 작용할 수 있다. 임산부가 수면제인 탈리도마이드(thalidomide)를 복용하면 아기의 사지(四肢)발달에 결함을 가져오며 항생제, 호르몬제, 스테로이드제, 응고 제지제, 마취제, 안정제 그리고 CBD나 PCP등과 같은 환각제도 아기에게 나쁜 영향을 준다. Reinish(1977)연구에 의하면 유산 방지를 위한 합성호르몬은 배아의 성격에도 영향을 미친다고 한다. 임신기간중 프로게스테론을 복용했을 경우 태어난 아기는 독립심이 강하고 자기 확신이 강한 경향을 나타내며, 에스트로겐을 복용했을 경우에는 보다 집단지향적이며 집단의존도가 높은 것으로 나타났다. 그리고 비타민의 과다복용이나 마리화나도 좋지 못한 결과를 초래한다. 또한 임산부가 임신초에 하루 10g 이상의 알콜을 흡수하면 정신박약, 기형, 수면장애, 선천성 심장병을 초래할 우려가 있다. 그리고 30g 정도 알콜을 마시면 태아발달이 지체될 뿐만 아니라 호흡곤란이나 유산의 우려까지 있다.

최근 미국 FDA 보고에 의하면 임산부가 술을 마시면 뇌의 크기가 작고 약간의 정신지체를 보이며, 얼굴모양이 특이한 '태아알콜증후군' 아기가 태어날 확률이 높다고 한다. 또한 임산부가 흡연을 하면 아기의 신장이나 체중이 줄고 병에 대한 저항력이 약화되며 조산이나 유산이 되기 쉽다.

(4) 방사선에의 노출

임산부가 잘못해서 방사선에 노출된 경우나 임신중이라도 골반암이나 다른 병이 생겨 방사선에 노출된 경우에는 태아에게 기형이나 유전적 이상이 생기거나 그 밖에 악성종양 빈도의 증가, 사산 혹은 단명하지 않을까 하는 염려를 하게 된다. 그러나 다행히도 진단이나 치료를 위해 방사선을 쪼인 경우에는 유전인자의 돌연변이는 잘 나타나지 않는다. 그러나 수태 후 1주 이내에 방사선을 쪼이면 수정란이 파괴되고, 2~6주 후에 쪼이면 기형이 되기 쉽다고 한다. 모든 방사선원으로부터 임산부가 노출되어도 괜찮은 한계는 임신 40주 동안에 500milliard이며 10,000~300,000milliard의 많은 양을 쬐게 되면 중추 신경계에 해롭다고 한다. 이러한 이유로 과다노출시 치료적 임신중절이 종종 요구된다.

(5) 임신중독

태아성장장애를 초래하여 저체중 출생아 및 미숙아의 분만 빈도가 증가하며, 사산아의 분만 빈도도 높아진다. 그 외 신생아에서 저혈당증, 혈소판 감소증 등을 일으키기도 한다.

(6) 모체의 심리적 스트레스

임신을 하게 되면 임부는 신체 및 생리적 변화에 따라 우울증이나 여러 가지 심리적 스트레스를 받게 된다. 모체의 심리적 스트레스의 태아에 대한 영향은 과거에는 태교로서 믿어졌으나, 최근에는 정신신체 의학에 의해 과학적으로 제시되고 있다. 임부의 정서상태는 모체의 내분비 조절에 영향을 미쳐서 이것이 태아에 옮겨져 영향을 받는다고 한다.

임부의 심한 스트레스와 정서적 불안은 태아의 심장박동과 운동량을 증가하게 하고, 이것이 오래 지속되는 경우에 태아의 운동은 지속적으로 정상보다 심해지기도 한다. 임부가 지속적으로 불안해 하고 긴장해 있다면 분만시에 여러 가지 합병증을 일으키며, 아기가 태어났을 때 자주 울고 신경질적이며 행동상 다루기 힘든 경우가 많다. 특히 임부 자신이 정신적 혹은 정서적 장애를 가지고 있는 경우나 임부에 대해 부정적 감정을 가지고 있는 경우 등은 정상 임부에 비해서 입덧이 심하고 자연유산이나 난산을 하기 쉽다. 이 때 남편의 태도는 태아나 임부의 상태에 도움을 주거나 오히려 해를 끼칠 수 있다. 그러므로 자상하고 지지적인 태도로 임부의 정서적 안정을 돕도록 해야 한다.

2. 영아기

1) 영아기의 발달특성

출생 후 2주까지를 신생아기라 하고 2주 이후 36개월까지는 일반적으로 영아기(嬰兒期, infancy)라 한다. 일반적으로 생후 2주일부터 36개월까지의 영아기(infancty)는 Freud의 구강기(oral stage)와 항문기(anal stage)에 해당된다. 출생 초기에 자아의식이 자폐기에서부터 공서기에 들어서면서 자아의식은 더욱 발달되어 생후 1년 동안에 일어난 발달적 변화는 대단하다. 이 시기 동안에 성취해야 할 발달과제는 일생의 기초과업으로 대단히 중요하다고 하겠다. 예를 들어 출생 초기의 운동능력이나 행동특성이 아동 후기나 성인기의 언어, 지각, 운동, 인지 및 대인관계의 전반적인 발달에 대한 기초가 된다. Freud는 사회적 행동에 있어서 영아기에 속하는 유아(乳兒)의 생물적인 요구의 중요성을 제시하였을 뿐만 아니라 초기 모자관계의 중요성을 인식시켰다(Perry & Bussey, 1984).

갓 태어난 신생아는 빛, 소음, 추위, 더위 그리고 따스한 요, 차거운 기저귀, 배고픔 등을 경험하기 시작한다. 신생아는 아직 이러한 외계의 낯설고 다양한 자극을 수용할 능력이 불충분하며 스스로의 감각기의 발달도 미비하다. 이처럼 내·외적으로 미분화되어 있는 상태에서 단지 유기체 내부의 자극에 반응할 뿐이다. 그러는 동안에 차차 감각이나 운동기능이 발달되면서 외계를 인지하게 되고 반응이 나타나게 된다. 이러한 외계의 인지는 어머니와의 관계에서 형성되어 가며, 이렇게 되면 자신과 외계를 구별할 줄 알게 되어 자아의식이 싹트기 시작한다.

이와 같이 외계를 인지하고 자아의식이 싹트기 시작하는 것은 생후 3개월이 되어야 하므로 그 이전까지를 발달에 있어서 자폐기(自閉期)라고도 한다. 따라서 영아는 생후 3개월 동안 부모의 충분한 보호 아래 자폐기를 거쳐야 한다. 모친과의 접촉이 불충분하면 여러 가지 정신건강상의 문제를 초래하며 공서기로의 이행을 어렵게 한다. 따라서 3개월 이후부터 1년 동안에 실시되는 수유·이유·배변훈련을 통한 양육양식은 유아의 성격형성에 영향을 미침은 물론이려니와 잘못된 양육양식은 공서기에서 독립기로의 이행에 실패하게 한다.

생후 3개월이 지난 영아(嬰兒)는 자아의식이 생기며 성장하지만 모든 면에 미숙하여 부모의 전적인 보호 없이는 생활할 수 없다. 의식주의 도움은 물론 전적으로 부모에게 의존하지 않으면 안될 정도로 무력하므로 의존하고 기생하고 있다는 의미에서 공서기(共棲期)라고도 한다. 영아기는 여러 측면에서 극적인 변화가 일어나는 시기이다. 전적으로 의존적인 상태에서 점차 스스로 기고, 앉고, 서고 그리고 걸음마를 익히게 된다. 또한 이 시기는 수유와 이유 그리고 배변훈련을 시작하게 되며 점점 울음·미소 등의 정서가 분화되고 언어가 발달되므로 언어를 이용한 의사소통을 하게 된다. 생후 1년경이 되면 이러한 발달과 더불어 유아의 세계는 일변하여 생활공간은 확대되고 경험은 증가된다. 넓어진 생활공간으로 인해 친구를 사귈 기회도 가질 수 있으므로 사회성도 자연 발달해 갈 수 있다.

생후 2년이 되면서 수유와 이유는 끝나고 배변훈련도 자리잡힌다. 신체적·정신적 발달이 진전되며 3세경이 되면 더욱 성숙해 간다. 신체적으로도 성장하고 부모와 자신 주위의 중요한 타인에게 애착을 형성한다거나, 신뢰감과 자율성이 증가되므로 정서적·사회적 발달도 훨씬 성숙해지고 지적 능력도 진전된다. 따라서 사고도 아직은 자기중심적이고 비논리적이기는 하나 사물을 이해하기 시작하여 질문이 시작된다. 유아(乳兒)는 모친에의 의존에서부터 떠나 독립이 가능하다는 의식이 싹트기 시작하여 차차 반항적 현상이 나타나 이른바 제 1 반항기를 맞는다. 여기서 심리적 이유(psychological weaning)가 시작됨과 아울러 외계와의 생활로 환경이 더욱 바뀌어 간다. 이와 같이 3세가 지나면 모친에의 의존에서 탈피하여 사회생활을 하게 되므로 이 시기를 독립기(獨立期)라고 하며 사회기라고도 한다. 사회성 발달은 그 후 유치원이나 학교에서의 집단 생활에 적응할 수 있게 한다.

이 시기는 보행이 발달하기 시작하여 생활환경이 확대되는 때이다. 어머니에 대한 공서적 특성은 아직 강하지만 자신의 새로운 기능이 발달하여 새로운 세계를 즐기게 되며, 대소변훈련을 시작하게 되고 언어가 발달하여 자기의사를 언어로써 표현할 줄 알게 된다. 또한 이 시기에는 공격적 충동과 자기 주장을 내세우며 부정적이고 반대적인 경향을 보이고 자기 뜻대로 안되면 울고 야단하는 분노발작을 일으키기도 한다.

이 시기의 중요한 발달과업은 자율성과 독립성 그리고 공격적인 충동의 억제 및 조절능력(self-control)의 수립이다. 또한 지금까지 공서적 관계에 있던 어머니로부터 격리되고 개별화가 완성되는 시기이다. 즉 지금까지는 완전히 의존했던 어머니와의 관계로부터 실제로는 자기 옆에 어머니가 없어도 어디엔가 있을 것이라는 확신과 내재화(內在化)를 통하여 어머니 없이도 혼자 행동할 수 있는 능력이 수립된다.

부모로부터의 격리개별화(隔離個別化)는 영아기말 즉 3세 말에 이루어지는데 진정한 의미의 심리적 자아의 탄생은 이 때라고 Mahler(1975)는 주장한다. 이러한 개별화 과정을 통해 유아는 자율성을 갖춘 개체로서 성장해 간다.

한편 영아기의 중요한 발달과업의 하나는 바로 특정한 사람(어머니)과의 관계형성이다. 어머니와의 애정관계, 즉 애착(attachment)을 이루어야 하는데 이런 애착은 유아의 생존에 절대적인 기초가 되는 중요한 과업이며, 이는 심신발달에 모두 직접 관계된다. 애착을 통해서 유아는 충분한 영양공급을 받아 건강한 발육이 가능하며, 어머니와의 애정관계에서 정서적 안정과 건강한 생활을 해낼 수 있기 때문이다.

(1) 영아기의 발달과업

영아기의 중요한 발달과업은 애착형성이라고 할 수 있는데, 이것은 모든 대인관계와 사회적 발달의 기초가 된다. 건전한 대인관계는 어린 시절 부모-자녀간의 건강한 인간관계에서 출발한다.

① 애착의 기능

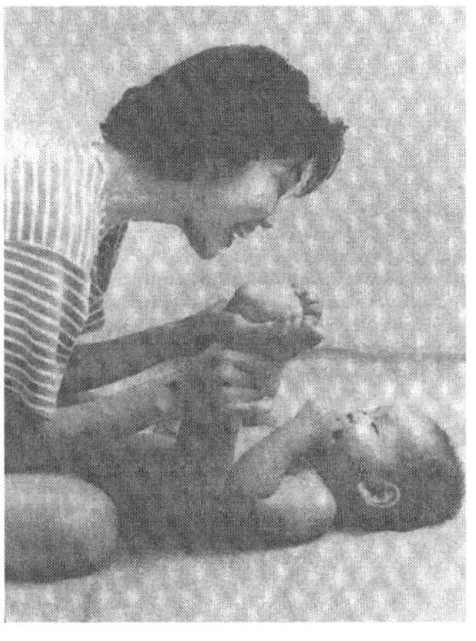

엄마와의 애착

애착이란 모든 사람들로부터 구분되어 특별히 두 개인 간에만 정서적 유대관계를 맺음을 의미한다. 그러므로 애착은 능동적이며 애정적인 상호작용으로 계속해서 서로의 결속을 강화한다. 애착행동이란 애착을 이룬 사람과 될 수 있는 대로 가까워지고 접촉할 수 있게 만들어 주는 여러 가지 행동을 통틀어서 말한다. 애착이 이루어진 아이는 어머니를 안전한 기지로 삼고 외부로부터의 위협이 있을 때 도피처로 삼고 거기서 위로를 구하고 용기주기를 바란다.

애착행동은 울거나 웃거나 어머니에게 매달리거나 하여 어머니 곁에 있고 싶어하고 떨어지지 않으려는 행동으로, 유아가 어머니나 그 밖의 식구들을 자기 주변에 있게 하고 사랑을 구하는 애정행위라고도 볼 수 있다. 유아의 애착행동에 대한 어머니의 반응은 서로의 상호관계에서 중요한 의미를 가지며 유아의 애착행동을 통한 모자관계의 상호성은 모자 간의 애정형성에 결정적인 요소이다. Ainsworth(1979)는 "애착은 한 유아가 어머니 형체에 애착되게 하기 위한 인간 종 특유의 성질 중 필수불가결한 한 부분"이라고 했다.

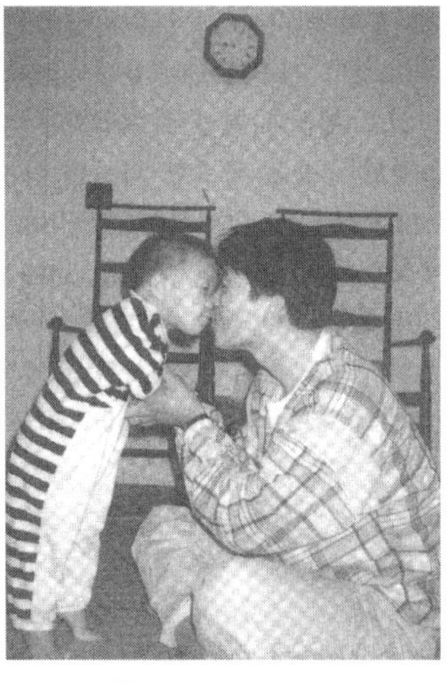

아빠와의 애착

② 애착의 형성과정

유아의 애착행동은 출생 후부터 서서히 이루어지며, 6~7개월이 되면 비교적 분명한 애착표시를 할 수 있다. 6개월 이전까지 유아는 자기를 보살펴 주는 사람이면 누구에게나 웃음을 띠고 좋아하는 경향이 있으나, 6개월 정도되면 어떤 특정한 한두 사람에게만 가까워지려 하고, 특정인에게만 유대관계를 보이는데 이것이 진정한 의미의 애착이다.

이 시기가 되면 어머니 이외의 사람들에게는 공포반응을 보여 외인(外人) 불안, 외인 공포를 나타내는데 이는 8~12개월 사이에 더욱 심해져 분명한 외인 불안증을 관찰할 수 있다.

외인 불안은 주로 낯선 사람에 대한 공포반응이며, 외인이 나타남으로써 애착행동은 더욱 증가한다. 애착은 어머니의 양육 행동에서 생기는 2차적 행동이라기보다는 생존을 위한 유전적 본능 행동이라고 보고 있다(Bowlby, 1966). 어머니-유아 간의 관계에 있어서 본질적인 특성에 대해서는 Harlow의 실험(1962)이나 Lorenz(1957)의 각인현상 등 기타 동물행동 관찰에서 동물의 새끼들이 어떻게 애착을 형성하는가를 관찰한 결과에서도 알 수 있다. 그러나 유아들이 성장, 발달을 통하여 신체적, 심리적 자율성을 획득하면 지나친 애착행동이나 격리불안은 감소하게 된다.

③ 애착유형

Ainsworth와 그의 동료들(1978)은 1세 된 유아들을 '낯선 상황(the strange situation)'에서 관찰한 결과 세 가지 주요 애착유형이 있음을 발견하였다. 이의 구분 방법은 영아를 부모로부터 잠시 격리시키고 다시 재결합할 때 나타나는 행동을 기준으로 판단하였다.

첫째, 안전한 애착(secure attachment)

안정된 애착이 형성된 아기는 어머니를 안전기지로 삼고 있고 어머니와 떨어지게 되면 싫어하고 두려워하지만 비교적 쉽게 어머니와 떨어질 수 있다. 그리고 어머니와 재결합하게 되면 반가워 하고 어머니에게 달려가고 매달리며, 어머니가 위로하고 안아주면 만족해 한다. 즉 어머니에게 긍정적 반응을 보이고 안심하고 자기 활동에 돌아갈 수 있다. 이 아기들은 대개 협동적이고 비교적 화를 내지 않는다.

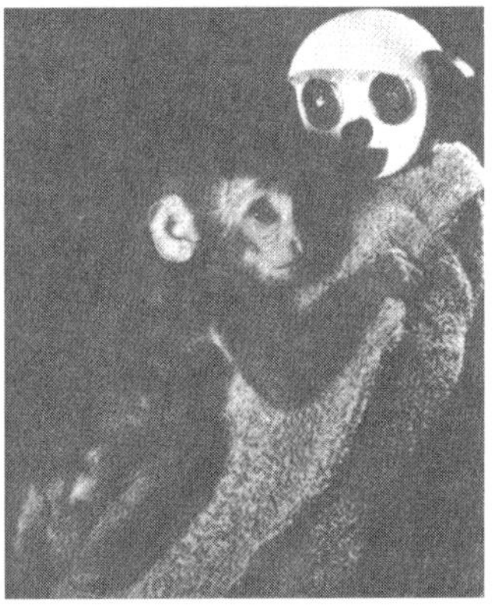

○ 원숭이의 애착
원숭이는 철사로 된 인조어미보다 천으로 된 인조어미를 좋아한다. 〈Harlow 등(1958)의 실험〉

둘째, 양가적 애착(ambivalent attachment)

이 경우는 불안정한 유아로서 어머니와 격리되었다가 재결합할 때 어머니를 반기는 듯 하면서도 어머니가 위로하고 안아주

려고 할 때 도망가려는 행동을 보이고, 쉽게 위로받지 못하고 화난 듯 하면서 감정적으로 불안정한 상태가 지속되는 경우이다.

셋째, 회피적 애착(avoidant attachment)

이 경우의 유아는 어머니가 방을 떠날 때도 거의 울지 않지만, 어머니에게 돌아왔을 때도 별로 어머니와 접촉을 원하지도 않고 울지도 않는다. 일반적으로 외인(外人)이 다가왔을 때도 크게 당황하지 않는 경우가 많다. 이런 아기는 화를 잘내며, 안아주는 것을 좋아하지 않지만 내려놓는 것은 훨씬 더 싫어 한다.

여기서 양가적 군(群)과 회피적 군(群)은 불안전 애착(insecure attachment)의 유아들이라고 할 수 있는데, Sroufe는 불안전 애착을 이룬 유아들은 후에 어떤 문제 해결에서 쉽게 좌절하고 포기하는 것을 관찰했다. 따라서 안전한 애착을 이루었느냐 불안전한 애착을 이루었느냐는 자아능력(egostrength)의 일부라고 생각된다.

④ 애착 형성의 요인

그렇다면 안전한 애착을 이루게 하는 요인이 무엇인가가 문제이다. 일반적으로 불안전한 애착을 이룬 유아들은 날 때부터 기질적으로 어려운 불규칙한 아이들이 많다고 한다. 그러나 Ainsworth나 그의 동료들(1978)은 애착이 어머니의 태도와 밀접한 관계가 있다고 보는데 이 점이 더욱 중요하다. 즉 어머니가 함께 오랫동안 있어 주고, 따뜻한 상호관계를 이룬 유아는 기계적이고 필요한 접촉만 받은 아이들보다 훨씬 안전한 애착을 이룬다. 불안전 애착을 이룬 유아들은 어머니와의 접촉시간이 짧고 꼭 필요한 접촉만을 하는 경우가 많다는 것이다. 어머니와의 따뜻한 자극과 접촉은 유아에게 안전한 애착을 형성시켜 주는 길이다.

그러므로 안전한 애착을 이루느냐 불안전 애착을 이루느냐의 결정요인은 모자 상호관계의 질에 달려 있다고 할 수 있다. 따라서 어머니와 격리를 자주 경험한 유아나 취업모의 유아와 같이 접촉이 불가능할 경우라도 유아와 어머니와의 상호관계가

질적으로 좋다면 안전한 애착을 이룰 수 있다고 한다.

⑤ 임상적 의미

불안전 애착의 중요 원인 중의 하나는 어머니 자신의 문제라고 볼 수 있다. 어머니 자신이 정신적으로 불안하고 양육에 일관성이 없고 자신도 없고 긴장과 불안이 개입되는 경우이다. 임상적으로 애착에 관한 구분은 중요한 의미를 가질 수 있는데, 불안전 애착을 이룬 유아는 안전한 애착을 이룬 유아들보다 훨씬 정신적·행동적 문제를 가질 확률이 높다는 점이다. 그리고 정신적으로 불안증이나 우울, 자폐증, 공포증 등의 신경증이나 발달 장애, 기타 대인관계에서의 장애도 불안전한 애착을 가진 아이들에게 많다(Bowlby, 1966).

2) 영아기의 환경

(1) 건강과 애정

신생아기(the neonatal period)의 아기는 출생 직후 반사작용을 하며 여러 가지 지각 능력도 가지고 있으나 일반적으로 만족과 불쾌 정도의 감정을 지닐 뿐 감정 표현이 분화되어 있지 못하다. 한편 일부 소수의 아기는 출산시의 치명상(birth trauma)으로 인해 사망하거나 뇌손상을 입기도 한다.

Rubin(1977)은 6년에 걸친 15,435회 출산을 대상으로 연구한 결과 133명 중 1명의 유아가 출산 손상을 입고 사망했음을 보고했다.

신생아 사망 원인 중에서 질식과 폐확장 실패는 가장 흔한 출산 손상이다. 또한 출생시의 무산소증(anoxia), 신생아 질병 또는 감염이 영구적인 뇌손상을 가져와 정신적 지체, 행동상의 문제를 초래하기도 한다.

오늘날 아기들의 병 가운데 원인을 알 수 없는 것 중의 하나가 영아 돌연사 증후군(sudden infant death syndrome: SIDS)이다.

매우 건강한 아기가 평소대로 낮잠이나 밤시간에 잠들었는데 부모가 들어가 보니 아기는 죽어 있었다는 것이다. SIDS는 보통 생후 2~3개월경에 가장 많이 발생되며, 미국에서만도 1년에 500명의 신생아 중 1명꼴로 이렇게 잠든 채로 죽고 있어 생후 1개월에서 1년 사이 영아 사망의 주요 원인으로 꼽히고 있다(Naeye, 1980). 정확한 사망 원인은 아직 밝혀내지 못했으나 가능한 원인을 보면 SIDS 영아들은 호흡기, 체온조절, 소화, 신경기능 또는 중추 신경계에 결함을 가지고 태어난 것으로 보인다. 또한 미숙아이거나 영아의 어머니가 담배를 피웠거나 산전 관리를 소홀히 했던 것으로 나타났다. 그 밖에도 바이러스가 주범이라고 여기기도 하고 보튤리스균 중독(botulism)을 일으키는 세균에 의한 감염(Arnon, Midura, Damus, Wood & Chin, 1978)이라고 하는 등 여러 다른 이론이 제시되고 있다.

영아는 충분한 영양을 공급받고 질병으로부터 보호받아야 할 뿐만 아니라 풍부한 자극과 애정이 필요하다.

충분한 영양공급은 태아기는 물론 영아기에서도 특히 생후 1년 이내에는 결정적으로 중요한데 이것은 이 시기에는 모든 신체발육이 왕성할 뿐 아니라 뇌세포와 뇌세포 간에 연결되는 보조적 구조들이 많이 발달하므로 충분한 영양공급이 없는 경우 이들 발달에 심한 지장을 주기 때문이다.

또한 전염병이나 모든 질병으로부터 보호되어야 하는데, 특히 뇌막염이나 뇌염 등은 뇌손상을 초래하여 정박아가 될 수 있다. 그러나 기계적이고 사무적인 영양공급이나 보호만으로는 유아의 신체적 · 인지적 · 사회적 정상발달을 기대할 수 없다. 어릴 때 어떤 어른에게도 안기려 하지 않거나, 혼자 있어도 하는 일 없이 가만히 있거나, 놀지도 않는 유아의 경우를 들 수 있는데, 특히 고아원 같은 데서 자란 아이에게서 나타나는 현상으로 이런 유아들은 주위에 대해 별로 반응하려 하지 않으며, 신체발달이나 언어발달, 운동발달이 지연되며, 타인과의 관계에서 애착관계가 형성되지 않는다(Bowlby, 1966).

Ribble(1943)은 어머니의 따뜻한 애정이 없을 때 실제로 심리적인 해를 받아 소모증(marasmus)에 걸린다는 사실을 발견하였다. 이 소모증의 증세는 근육결이 힘차지 않고 색깔이 나쁘며 배가 튀어 나오고 간혹 간출혈을 일으키며 심하면 사망하게 된다. 이러한 긴장감은 유아를 어머니와 자주 접촉하게 하고, 목욕을 시키며 편안하고 안정된 자세로 놓아두면 없어질 수 있다고 한다.

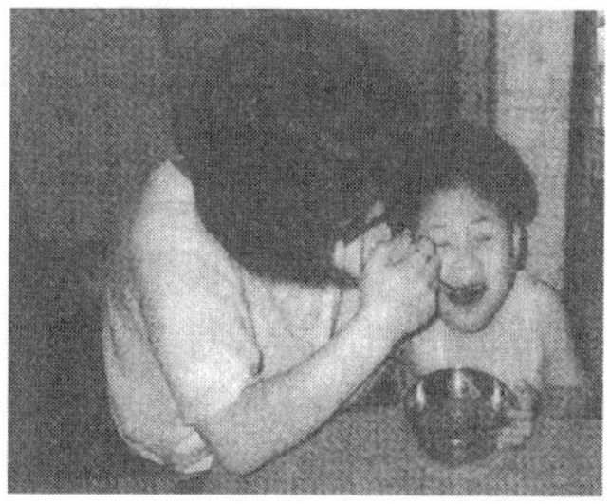

시설에서 식사 도움을 받고 있는 발달 지체아

Spitz(1945)는 고아원이나 수용소에서 자란 아이들에 대한 조사에서 시설증(hospitalism)이란 증후를 발견하였는데, 이들은 신체적으로 왜소하고 병약하고 빨리 죽으며 저능 및 정서적 문제를 야기시키고 있다. 그러나 이러한 발달상의 지체현상도 문제지만 더욱 문제가 되는 것은 정신병적 성격이라고 하였다. 그는 시설아에서 나타나는 무관심, 무반응, 불행감 등의 상태를 anaclitic depression이라고 하였는데, 이것은 성인의 우울증과도 많은 유사점이 있다고 한다. 그러나 다른 연구에서 보면, 고아원이나 수용소에서도 여러 가지 자극과 운동, 놀이, 감각적 자극이 풍부한 경우에는 이러한 발달적 지체는 보이지 않았다.

Yallow 등은 유·유아기(乳·幼兒期)에 안아주고, 놀고, 얘기하는 등 사회적 자극을 많이 받은 아이는 지능적·인지적 발달이 빠르고 신체적·감각적 발달에도 앞서는 경향이 많고 자기 환경에 대해 좀더 많이 탐색함을 관찰하였다.

이 시기에 부모는 일관성 있는 행동통제 및 감독을 함으로써 유아의 공격적 감정을 조절해 주고, 자기 주장과 고집을 적당히 들어주거나 막아줌으로써 유아로 하여금 행동의 범주를 배우도록 도와주어야 한다. 또한 충동의 억제를 가르치고 어떻게 자기 자신의 행동을 조절할 것인지 그 한계를 분명히 해 줌이 중요하다. 이 시기는 대소변 훈련의 시기로 대소변 훈련이 유아의 성격형성에 큰 영향을 미치므로 이는 중요한 과제이다. 이 훈련을 통해, 그리고 공격적 충동의 조절을 통해 유아는 옳고 그름, 더러운 것과 깨끗한 것, 할 일과 안할 일, 독립과 의존 등의 균형을 배워야 한다.

(2) 부모와의 격리와 사별

이전에는 낯선 사람에게 미소짓고, 다가가고, 즐겁게 소리를 내던 유아들이 6~7개월 가량되면 새로운 현상을 나타낸다. 가족 이외의 낯선 사람을 두려워하게 되어 이를 외인불안증(外人不安症, stranger anxiety)이라고 하고 이 때 어머니로부터 떨어지기 싫어하고 떨어지지 않으려고 우는 등의 행동을 하는데 이를 격리불안(separation anxiety)이라 한다.

유아(乳兒)시절에는 이러한 일시적 격리에 대한 불안반응을 보이지만 그 밖에도 부모와의 장기적인 격리나 사별은 경우에 따라서는 유아에게 지속적·심리적 문제로 남게 된다.

첫째, 급성 격리불안(separation reaction)

유아가 부모로부터 갑자기 떨어질 때 보이는 반응은 대개 세 단계로 구분한다.

· 1단계 : 항의의 시기(protest)

유아는 부모와 떨어지게 되면 울고 소리 지르고 부모에게 매달린다. 이런 행동을 통하여 부모가 떠나려는 것에 항의하고 부모가 떠나지 않기를 기대한다.

· 2단계 : 절망의 시기(despair)

부모와의 격리가 계속되면 며칠 이내에 두번째의 단계에 들어가게 되는데, 유아는 울면서 부모가 떠난 곳을 바라보기도 하고, 낙심하며 절망과 우울상태에 빠진다. 잘 먹지도 않고 잘 자지도 않으며 더욱 유아기적 상태에 빠져 퇴행행동을 보이는 수가 많다.

· 3단계 : 무관심의 시기(detachment)

이것은 세번째 단계로 초연하고 무관심한 듯한 상태에 빠지게 된다. 유아는 부모나 그 밖의 사람들에게 무관심해 하고 힘없이 포기한 듯한 상태에 빠진다. 이 때 부모가 돌아오면 부모에게 매달리고 따라다니며 그 동안 받지 못한 사랑을 더욱 요구하는 것같이 행동한다. 그러나 어떤 유아는 부모가 돌아와도 무시하는 듯 쳐다보지도 않고, 거부하는 듯한 행동을 취하기도 하며 때로는 화난 듯이 행동하며 요구가 일시적으로 더 많아지고 심지어는 부모를 때리기까지 한다.

이상과 같은 격리반응은 부모와의 애착관계가 일시적으로 단절된 현상으로 대개 7개월경부터 시작되며 처음 3~4년 간은 심하다. 또한 격리반응은 격리경험이 없었던 아이일수록 심하며 부모와의 안정된 정서관계를 갖지 못한 아이일수록 심하다. 급성 격리반응은 격리가 오래 지속되지 않고 부모가 반응을 잘 이해해 주고 부모가 다시 돌아온 후 부모의 따뜻한 보살핌이 계속되면 그 자체가 큰 문제를 일으키지는 않는다. 즉 부모와의 격리경험 그 자체가 어떤 정서적 문제를 일으키는 경우는 드물고 다만 격리라는 상황에서 부모나 가족들의 태도가 문제된다. 또한 가족 전체로부터 유아가 격리되어 혼자 낯선 환경에 남게 되는 경우 문제성은 더 심각하다고 할 수 있다. 간혹 실제적 격리가 일어나지 않더라도 부모가 격리될 것이라는 불안, 즉 도망가겠다, 죽어버리겠다 등의 위협은 더욱 큰 불안을 주는 자극이 될 가능성이 있다.

둘째, 격리경험에 따른 문제성

부모와 여러 번의 격리경험을 가진 아이는 후에 정서적·행동적 문제를 일으킬 가능성이 높다. 단 한 번의 격리경험은 심각한 문제를 일으킬 가능성이 적으나, 계속적인 여러 차례의 경험은 후에 많은 정서적 문제를 유발하게 된다. 또한 두 부모와 동시에 격리경험을 한 아이일수록 문제가 심각하고, 격리 당시 누가 보살펴 주었느냐가 중요한데, 잘 알고 있는 어른들이 보살펴 주었을 때는 후에 정서적 문제를 갖게 될 가능성이 적다고 한다.

3) 영아기의 정신건강

(1) 모성 박탈(maternal deprivation)

모성박탈은 부모를 떠나 고아원 같은 곳에 격리 수용되어 있는 아이들을 관찰한 결과 알려진 것인데, 이를 시설증(hospitalism)이라고 한다. 환경조건이 좋지 못한 시설에서 자란 아이들은 가정에서 자란 아이들에 비해 비사회적이고 공격적 행동, 애정결여, 사회적 규범을 이해하고 인정하는 능력부족, 부적응에서 오는 불안정 등의 현상을 보여 발달의 지체현상이 많음을

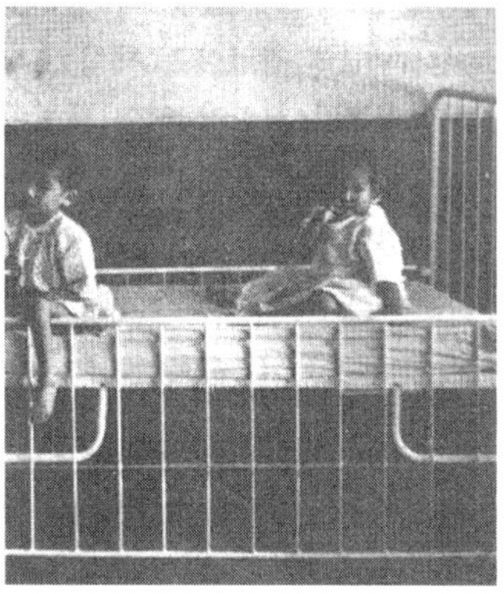

어머니의 충분한 사랑과 접촉을 받지 못한 어린이는 무감동·우울증·과식증을 나타내게 된다.

관찰하였다(Lowrey, 1950).

모성결핍에서 오는 증상은 다양하며 하나의 증후군이 아님이 알려졌는데(Rutter, 1972), 단순한 모성상실에서 오는 것보다는 모성과의 애정관계 왜곡에서 오는 결과라고 보여진다.

첫째, 발달지체(developmental retardation) 모성결핍은 유아의 언어발달, 신체발달 그리고 사회성 발달 모두에서 지연을 초래하는데 이것은 모성으로부터의 자극의 결핍에서 온다고 할 수 있다. 이러한 현상은 모성결핍이 너무 장기간 계속되지 않는 한 회복될 수 있다(Bowlby, 1966).

둘째, 지능장애(intellectual impairment) 시설아와 같이 어머니와의 상호교류가 충분치 못한 경우의 유아는 지능의 저하를 보인다. 이것은 어머니와의 상호교류, 특히 언어자극의 부족에서 온다고 하겠다.

셋째, 성장중단(failure to thrive) 및 왜소증(dwarfism)

장기간의 모성결핍은 유아의 키나 체중을 아주 작게 만들며, 이것은 단순한 모성결핍보다는 이로 인한 영양결핍의 결과라고 할 수 있다.

넷째, 모성결핍의 후유증으로서의 정신병리·영아기에 경험한 모성박탈은 청소년이나 성인이 되어 장기적 후유증으로서 청소년 비행, 반사회적 성격, 또는 무정동적 정신병질(無情動的精神病質, affectless psychopathy) 등을 나타낼 수 있다. 그러나 비행이나 반사회적 성격은 단순한 모성결핍에서 온다기보다는 가정불화로 인한 부모의 공격성, 무력행사, 싸움 등의 결과나 부모와의 사별로 인한 갑작스런 환경변화 등을 원인으로 들 수 있다. 이 중 특히 무정동적 정신병질은 영아기에 돌봐주는 어른이 자주 바뀐다든지 어머니나 특정인에 대한 애착을 이루지 못한 사람에게 일어나는 이른바 애착형성의 실패이다.

이들은 법을 지키지 못하고, 죄악감이 결여되어 타인과의 어떠한 정서적 관계도 이룰 수 없다는 특징이 있으며 살인·강도까지도 죄책감 없이 해내는 부류이다.

(2) 모자관계의 이상

모자관계의 이상(disturbed mother-infant relation)은 영아기에 가장 흔한 발달상의 또는 행동상의 문제로서, 신체적 문제 이외의 문제에서 오는 것으로 수유에서의 문제나 수면장애 그리고 심한 외인(外人) 및 격리에 대한 불안증이 있다. 그 원인으로는 유아 자체에 어떤 문제가 있는 경우와 환경적인 요소를 들 수 있는데, 대부분의 경우 두 요소가 합쳐져서 온다.

유아 자신에게 원인이 있는 경우는 출생시부터 기질적으로 양육이 힘든 아이이다. 예를 들어 잘 먹지도 자지도 않으며 조그마한 환경변화에도 심하게 반응하는 기질을 가진 경우가 있다. 또한 신체적 결함, 뇌손상, 선천적 기형 그리고 정신지체의 유아들은 그들이 가지고 있는 문제뿐 아니라 이에 대한 모자간의 문제에 이상이 있을 수 있다.

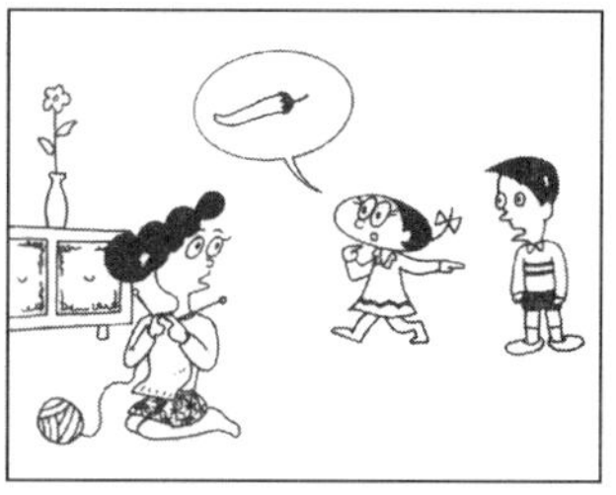

남녀차이 진지하게 일러줘야

환경적 요소로서는 어머니 자신의 문제로, 어머니 자신이 미숙하고 불안하여 아이를 양육할 자신도 없고, 결혼관계의 이상으로 정서적 안정이 안되어 모자관계의 이상을 가져오는 경우, 그리고 어머니 자신이 정신적 질환을 가지고 있는 경우 등이다.

(3) 유아학대(child abuse)

부모가 유아에게 애착이 없고 의식적·무의식적으로 귀찮게 여기고 양육을 소홀히 하거나 심지어는 구타, 학대, 타살(打殺)까지 하는 경우가 있다. 최근 미국에서는 유아학대가 큰 사회적 문제로 등장하고 있는데 유아가 두개골과 장골의 골절, 타박상, 화상 등으로 병원에 찾아온 경우 그 상처의 정도가 부모의 설명으로는 납득이 안가는 경우 의심해 볼 만하다.

학대의 원인은 여러 가지가 있겠으나, 대체적으로 부모 자신이 어렸을 때 학대를 받아 온 사람에게서 많다. 그리고 자신의 결혼관계의 문제와 정서적 불안, 심한 갈등, 스트레스, 양육에 대한 능력부족 등에서 유아에 대한 애착보다는 오히려 귀찮은 존재로 여기는 데서 오는 현상이라고 할 수 있는데 이는 가장 심각한 모자관계의 이상이다.

또한 유아의 신체적 질병이나 기형, 그리고 조산아에게 흔히 있는 것으로 보아 부모의 적응지도 및 무지에 대한 계몽도 필수조건이다.

(4) 뇌손상(brain damage)

물리적 타격, 약물복용, 감염, 영양부족 등으로 인해 중추신경에 손상을 입으면 발달에 큰 지장을 가져온다. 특히 태아기와 생후 1, 2년 사이에는 뇌신경계가 급성장하는 시기이므로 뇌손상을 입기 쉽다.

첫째, 뇌성마비(cerebral palsy)

뇌성마비는 분만시 입은 뇌손상으로 인하여 신체적 마비가 와서 운동에 지장을 가져오는 상태인데, 뇌손상아의 지능은 50% 정도 정상아보다 낮다.

둘째, 경련성 질환(epilepsy)

5세 이전에 이미 간질을 하는 경우가 있는데, 이것은 임신이나 출산시 입은 뇌의 상처 때문인 경우가 많다. 전형적인 영아기 간질형은 BNS-경련(Blitz-Nick-Salaam-Krampf)으로 전진성 소발작 또는 악성소아 경련이라고 명명되는 것이다. 간질은 대발작, 소발작, 정신운동 발작으로 나눈다. 간질은 빨리 의학적 치료를 받아 통제해 주고 더 이상의 뇌손상을 방지하여야 한다. 적시에 치료하지 않으면 곧 치매와 정신박약을 초래하기 쉽다.

셋째, 소두증(microcephaly)

분만시의 뇌손상으로 인해 뇌성장의 지체와 결함이 생긴 것으로 정신박약이 된다.

넷째, 기타 뇌손상아

마비나 간질이 없이 외모로는 이상이 없으나 뇌파나 기타 정밀한 신경학적 검사상 뇌에 이상을 가지고 있는 아동들이 상당수 있다. 이들은 신체적 성장은 정상으로 보이지만 언어발달이나 섬세한 운동발달, 판단력 등에 이상을 보이고 성장한 후에는 학습장애를 가져오는 경우가 많다. 행동상으로 충동적이며 과잉운동을 나타내고 주의산만하며, 자기억제능력이 미숙한 경향이 있다.

(5) 행동상의 문제

① 엄지손가락 빨기(thumb sucking)

영아기초부터 입으로 손을 빠는 현상이 보이는데, 영아기 이후에도 잠이 들 때나 배고플 때 간혹 손가락을 빨고는 하지만 이는 정상적인 행동이다. 대개 5~6세가 되면 이러한 버릇은 자연히 없어진다. 그리고 어떤 영구적 후유증도 거의 없으며 성격 형성에 큰 지장도 주지 않는다. 그러므로 대체적으로는 방관하는 것이 좋다. 그러나 3~4세가 지나도 이 버릇이 심하면 정서불안의 심리상태이므로 관심을 두어 전문가에게 도움을 청하는 것이 좋다.

② 호흡정지 발작(breath-holding spells)

1세~1세 반 된 유아에게 가장 많고 대개 4~5세 미만의 유아에게서 볼 수 있는 증상으로 심하게 울다가 갑자기 호흡이 정지되고 30초~1분 가량 숨을 쉬지 않는다. 입술이 파래지고 손발이 늘어지며 호흡정지가 오래 계속되면 의식을 잃고 뒤로 넘어지기도 하고 심하면 경련이 일어난다. 내버려두면 다시 숨을 쉬고 다시 우는 소리를 내기도 한다.

부모관계를 그 원인으로 들 수 있는데, 과잉보호나 지나친 걱정 등이 부모에게서 완고하고 긴장된 태도를 느끼게 하며, 유아의 요구를 무시한 채 엄격하고 규칙적으로 수유나 대소변 훈련을 시키는 경우, 부모에 대한 반항심이 생기게 된다. 이 증세의 초발시 부모는 놀라서 아이를 껴안고 얼르거나 뺨을 치는데, 어떤 방법이든 아이는 깨어나게 되지만 부모가 이러한 행동을 계속하면 유아는 그런 행동을 바라면서 발작으로 자신을 이끌어 간다.

특별한 치료방법은 없으며, 부모가 불안의식을 완화시키고 유아에 대해 올바르고 일관성 있는 태도를 가지고 지도하도록 노력해야 한다.

③ 분노발작(temper tantrum)

분노발작은 1~4세의 유아에게서 나타나는데, 이는 유아가 욕구불만 상태이거나 의사가 관철되지 않는 경우에 때와 장소를 가리지 않고 큰소리를 내어 울고 발버둥치는 행동이다. 이 때 무조건 요구를 충족시켜 주면 이러한 방법이 습관화될 우려가 있다. 영아기나 유아 초기에는 분노발작시 안아주고 달래지만 언어로서 의사소통이 가능해진 후에는 욕구불만을 말로 표현하도록 지도하여 정당한 적응양식을 길러줘야 한다.

④ 식욕부진(anorexia)

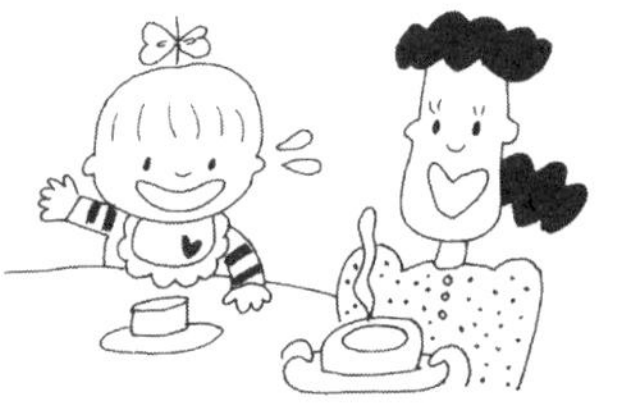

좋은 식사습관으로 식욕부진이 치유될 수 있다.

2~3세 된 유아는 흔히 식욕부진을 가져오기 쉬운 데 이 때는 체중이나 신장이 정상발육을 하고 있더라도 확인할 필요가 있다. 그러나 대체적인 원인은 이 시기의 성장율이 영아기에 비해 저하되므로 필요한 칼로리양이 적기 때문이다. 한편 심리적으로 독립성과 자기 주장이 생기는 시기이므로 이러한 심리현상으로 인해 식사방법에서 어른의 지나친 도움을 거부하는 현상을 흔히 나타낸다. 따라서 어느 정도는 독립적인 방법을 허용하고 식사에 재미를 붙이도록 유도함이 좋다.

식사상의 문제는 부모의 비정상적이고 지나친 긴장감, 부부간의 감정 대립, 부모의 불안 등이 원인인 경우도 있다. 이럴 때는 우선 부모 자신의 감정문제를 파악하고 적절한 조치를 취해야 한다. 어쨌든 식사에 수반되는 행동상의 문제가 있을 때에는 우선 정서적 원인을 찾아 볼 필요가 있다.

⑤ 비만증(obesity)

내분비 장애, 중추 신경계 질환과 같은 기질적인 것이 간혹 원인이 될 수도 있으나 비만증은 대부분 과도한 칼로리 섭취에서 온다. 칼로리 섭취량도 개인의 성장발육에 따라 다르며 운동량이나 체격에 따라 다르므로 사실 정확히 비만증을 진단할 수 있는 방법은 별로 없다고 하겠다.

간혹 유아는 정신적 긴장을 해소하기 위해서, 애정결핍인 경우에는 부모의 관심을 받기 위해서 먹음으로써 보상받으려는 현상을 나타낸다. 이러한 아이들은 어머니 뜻에 절대 순종하며 의존적이고 미숙한 성격의 소유자가 되기 쉽다. 어쨌든 과식의 원인은 다양하므로 근본원인을 찾아내어 적절히 조치해 주어야 한다.

⑥ 폭식단신증

엄청나게 많이 먹지만 신장이 정상에 못미치는 비정상적 발육부진으로 성장 촉진하는 뇌하수체 호르몬이 막히는 저단백 현상으로 설명된다. 원인으로는 가정에서 정신적, 육체적 학대를 통해 심한 스트레스를 경험한 아동에게서 나타난다.

⑦ 이식증(pica)

1~2세까지는 흔히 이물(異物)을 입에 넣어 빨거나 삼키는 것은 정상적이다. 이 때에는 호기심이 강하여 무엇이든지 입을 통해 경험하려 한다. 예를 들어 종이, 단추, 비누, 나무조각, 벌레 등 닥치는 대로 입에 집어 넣을 수 있는데, 특히 페인트는 납중독(lead poisoning)이 될 위험이 있다. 납(lead)은 장난감, 가구 등에 사용하는 흰색 페인트에 많이 포함되어 있다.

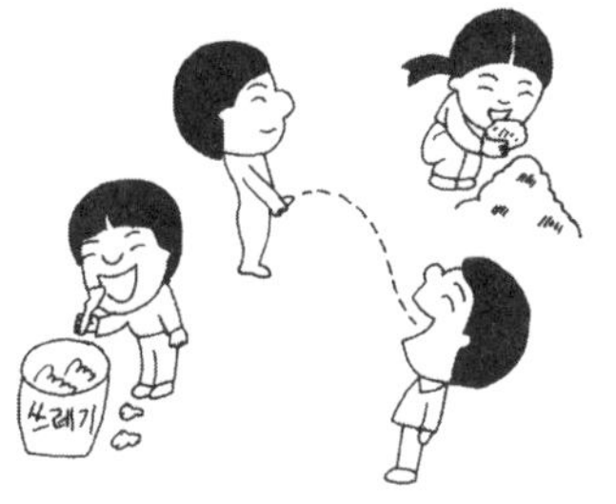

이식증은 3세 이후에는 차차 없어진다.

이식증은 영향실조의 유아나 어른이 잘 돌봐 주지 않는 유아에게 많이 나타난다. 이 버릇이 3세 이후에도 계속되면 저능아나 정신질환이 아닌가 알아 볼 필요가 있다.

(6) 유아 자폐증

유아 자폐증(autism)은 1943년 아동정신과 의사인 Leo Kanner에 의해 처음으로 보고된 정신이상이며, 이전에는 소아 정신분열증이나 정신지체로 진단되었었다. 아동기 정신분열증이 아주 어렸을 때 나타나는 경우에는 자폐증으로 나타나는데, Kanner는 이것을 유아 자폐증(infantile autism)이라고 하여 고립되고 초연한 증상을 의미하는 희랍어 자기(autos)에서부터 유래된 자폐증(autism)으로 표현했다.

행동상의 특징으로는 어머니나 다른 사람에 대해 반응이 없어 의사소통에 큰 장애를 가져오며, 환경변화에 대해서 괴상한 반응을 보이는 것으로 이러한 증상이 출생 후 2년 반 이내에 일어났을 때 유아 자폐증이라 한다.

① 유아 자폐증의 양상

가. 빈도와 성비례 : 유아 자폐증은 비교적 드문 증후군으로서 3~4/10,000의 빈도를 보인다. 또한 남녀의 비는 3~4:1의 비율로 남아들에게 훨씬 더 많다.

나. 발병의 양상 : 대개의 경우 출생 후부터 좀 이상한 행동을 보이는 경우와 1년 반~2년까지는 괜찮다가 그 이후에 이상한 행동을 보이면서 이미 얻어진 기능까지도 잃어버리고 자폐적 증상을 나타내는 경우의 두 그룹으로 나눌 수 있는데, 후자의 경우 어떤 환경적 변화, 즉 동생의 출산 등과 관계하여 일어날 수 있다.

그러나 대개의 경우는 이러한 아이들은 낳자마자 무엇인가 다른 아이들과는 다른 현상을 보여 울지도 않고 안기는 것을 싫어하고 뻣뻣해지는 느낌을 주고 6개월이나 1년이 되어도 어머니에 대한 애착행동을 보이지 않으며 옹아리도 하지 않고 언어발달도 비정상적이거나 늦어진다. 또한 젖이나 우유를 먹다가 다른 음식으로의 전환이 어려우며 외인불안이나 격리불안 등을 전혀 안 보이는 수가 많은데 어떤 경우에는 타인에 대해 심한 이상공포를 보이기도 한다.

어느 정도 자라면 괴상한 행동을 하고 3~4년이 지나도 말이 전혀 없거나 고음으로 괴성을 발하며 남의 말을 앵무새처럼 흉내낸다. 흔히 TV의 선전광고는 잘 외면서도 언어능력을 의사소통이나 대인관계에서는 전혀 쓰지 않는 경우가 많다(Kanner, 1943; Rimland, 1964; Rutter, 1974).

다. 증 상:

첫째, 대인관계의 장애(interpersonal relationship disturbance): 다른 사람들과 눈을 마주 쳐다보는 능력(eye-to-eye contact)이 전혀 없고 상대방의 얼굴을 안 보며 허공을 쳐다보고 있다. 사회성을 띤 웃음도 웃지 않으며 신체적 접촉을 극히 싫어하고 혼자서 지내려고 한다.

둘째, 언어장애(language disturbance): 언어는 거의 가지고 있지 않으며 언어가 있다 해도 의사소통의 도구로 사용할 줄 모른다. 의미없이 혼자 중얼거리고 5~6세 이전까지는 언어를 배우지 못한다. 또는 배웠던 말을 2~3세에 갑자기 잊어버리는 경우도있다.

셋째, 발달 불규칙(uneven development): 이 양상은 말은 못하지만 기억력은 뛰어나다. 가르쳐 주지 않았는데도 책 읽기를 스스로 깨우치거나 어떤 특정한 손재주가 뛰어나는 등 발달의 여러 면이 불균등하다.

넷째, 행동장애(behavior disturbance): 행동은 단조롭고 반복적이며 이른바 상동적(常同的)이다. 무엇을 붙잡은 행동, 입 놀림, 소리지르기 등을 아무 목적 없이 되풀이 한다. 그런가 하면 어떤 영역에서의 행동은 정상적인 면을 지니고 있기도 하다. 그리고 혼자 있을 때보다 타인이 있을 때 현저해 지는 것이 특징이다.

이러한 상동적 특징은 동작이나 상태에서도 나타나서 어떤 동작이나 상태를 바꾸려 하면 대단히 성을 낸다. 유리컵이 바뀐다든지 가구의 위치가 달라진다든지 하면 곧 울거나 화를 낸다. 인사법이라 할지라도 달라지지 않아야 한다.

다섯째, 정신기능(mental function): 일반적으로 정신기능이 저하되어 있으나 어떤 특정한 일에 대해서는 우수한 작업능력을 나타낸다. 숫자, 글씨, 그림, 지식 등은 우수하더라도 일상생활의 적응행동은 아주 열등한 현상을 나타낸다.

라. **가정배경** : 초기연구에서는 자폐증 유아의 부모는 의사, 예술가, 과학자 등 지적으로 높으며, 냉정하고 이기적 타입의 사람들이 많다고 했다. 대인관계에서도 매우 형식적이고 이혼하는 일은 드물고, 합리주의적인 생활태도를 지녔으나 따뜻한 부모-자녀관계가 결여되어 있다고 보고 되었다(Kanner, 1951). 그러나 최근에는 특정 계층이 아닌 어느 계층에서나 출현한다고 보고한다(McAdoo, DeMyer, 1978; 김행숙, 홍강의, 1982).

② 유아 자폐증의 원인 및 치료

가. 원 인

첫째로 모자 간의 관계 이상의 경우인데, 어머니의 애정부족에서 애착이 이루어지지 않은 상태의 가정이다. 이에 대한 완전한 증명은 없고 유아 자폐증의 진단시 발견되는 부모의 냉정이나 거부는 이렇게 어려운 아이를 키우는 데서 오는 2차적 특징일 가능성이 많기 때문이다.

둘째로 유전적 원인으로 보는 견해인데, 환자의 8%가 친족에 동질자(同疾者)가 발견되기도 하는데 1란성 쌍생아는 36% 일치율이 나타났고, 2란성 쌍생아에서는 일치율이 전혀 없다는 보고도 있으며, 또는 유전과 환경의 상호작용의 결과라고 보기도 한다.

그러나 발생원인에 대해 아직 밝혀지지 않고 있으며, 과거보다는 자폐증의 생물의학적(biomedical) 원인에 대한 인식이 높아져 가고 있다(Forness, 1984). Kestenberg(1954)는 한 자폐증 유아에 대한 사례사를 분석 검토한 바, 그들의 부모는 우울증, 정신분열증, 신경증, 정신 신체장애 등과 같은 정신 의학적 장애가 있었다고 한다. 그러나 일정한 형이나 특색있는 반응형태는 찾아 볼 수 없다는 보고도 있다.

나. 치 료

유아 자폐증은 어린이의 전 발달에 장애가 있는 것이므로 치료에 있어서도 전체적이고 전면적인 접근방법이 필요하다. 특정한 하나의 치료방법으로는 그 성과를 기대하기가 어렵고 가능한 한 여러 가지 방법을 총동원하여 전면적으로 치료해야 한다. 부모의 죄책감이나 좌절감을 제거토록 하고 유아와는 애정관계를 유지하도록 도와주어야 하며, 유아가 자라면 속히 전문가에 의뢰하여 특수교육을 하여야 한다.

경우에 따라서는 약물치료가 보조치료 방법으로 도움이 되며, 어떤 특정한 행동을 키워 주는 데는 학습훈련을 시키는 행동요법이 효과적이지만 이는 부모나 놀이요법을 통하여 대인관계를 이루게 하는 방법과 병행하여야 한다. 또한 놀이요법은 장기간의 놀이를 통한 관계형성을 통하여 유아로 하여금 치료자와의 애착관계를 경험하도록 도와준다.

사례 1 유아자폐증

첫아들인 B군(3세 반)은 발달이 균형 있게 이루어지지 않고 이상행동을 보여 부모들이 정신과에 의뢰했다. 난산이었던 B군은 출생 후 산소호흡이 필요했다. 외모와 동작발달 등은 나이에 적절했지만 옹알이나 눈맞춤을 보이지 않아 부모들은 B군에 대해 불안해 했다.

그는 주변에 대해 관심을 보이지 않고 혼자 지냈다. 아침에 엄마를 보거나 저녁에 일을 마치고 돌아온 아빠를 보고도 반가워하지 않았다. 그는 다른 아이에게 관심을 보이지 않았고 동생을 무시했다.

3세 때 그는 간단한 지시는 이해했다. 그의 언어는 대체로 과거 누군가로부터 들었던 단어나 구절을 그 사람의 악센트와 억양 그대로 앵무새처럼 따라하는 정도였다. 예를 들어 만일 그가 "너 뭘 마실래?"하면 그것은 자기가 목이 마르다는 것을 의미했다. 그는 얼굴 표정으로 의사소통을 하지 않았고 제스처나 흉내도 보이지 않았다. 그러나 누군가를 끌고가 자기가 원하는 물건 위에 그 사람 손을 끌어다 대는 일은 있었다.

그는 밝은 빛과 회전하는 물체에 대해 넋을 빼앗겨 웃고 손뼉을 치고 발끝으로 춤을 추며 그것을 쳐다보곤 했다. 음악을 들을 때는 아기 때부터 좋아했던 동작을 해보이기도 했다. 그는 특히 장난감 자동차에 집착하여 밤낮으로 그것을 들고 있었지만 그것으로 상상력을 보이는 놀이는 하지 않았다.

그는 2세 때부터 부엌의 그릇들을 모아 온 마루에 꼭 같은 방식으로 늘어놓곤 했다. 그는 변화에 대해 완강히 저항했다. 장난감 차를 치우거나 저녁식탁에서 항상 앉던 자리가 아닌 자리에 앉히려고 들면 그는 울부짖고, 닥치는대로 치고, 아무나 물어뜯는 등의 분노발작을 보이기도 하는데 그런 경우가 한 시간 이상 지속될 때도 있다. 이러한 발작적인 상태는 그가 항의하는 일들이 원상회복되면 그치기도 하며 좋아하는 음악을 들려주거나 드라이브를 시켜주어도 효과가 있었다.

부모들은 그가 귀머거리가 아닌가 걱정했지만 그가 음악을 좋아하고 남의 말을 정확하게 따라 하며 TV의 선전 등에 민감한 반응을 보이는 것으로 보아 귀머거리는 아니라고 믿게 되었다.

B군은 유아자폐증의 전형적인 사례이다. 그에 대한 치료는 그의 발달 및 사고체계, 느낌 및 사회적 반응에서 나타나는 특수한 실태를 파악하고 이 부분의 적응기술을 향상시키는 방향으로 실시되었다.

(7) 기타 발달장애

① 무언증(mutism)

언어 거부증, 곧 무언증은 기질적이 아니고 심한 정서적 불안의 결과로 발생된 노이로제이다. 무언증 유아는 말을 할 수 없는 것이 아니라 말을 하지 않으려는 점에 주목할 수 있다.

② 언어 유치증(agrammatism)

언어 유치증 또는 실문법증은 언어 발달 장애의 한 형태로서 대개 유아에게 언어모델이 결여되었을 때 발생할 수 있다. 또한 서투르거나 익살스럽게 들리는 유아 언어를 지나치게 오랫동안 허용하였거나 퇴행욕구가 원인이 될 수도 있다.

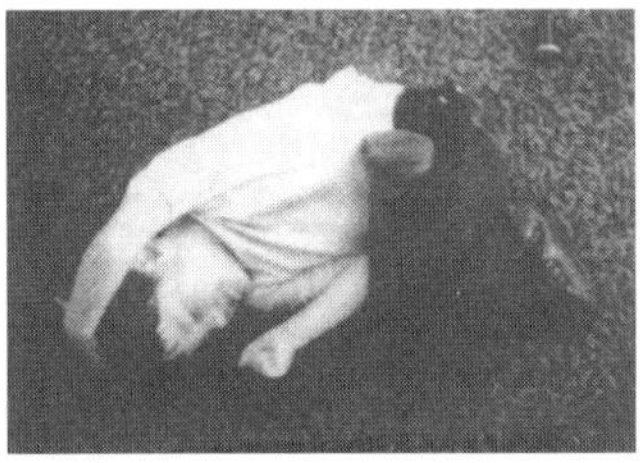

전반적 발달장애를 가진 아이들은 흔히 오랜 시간동안 혼자 뒹굴거리곤 한다.

③ 눌어증(stammering)

발음장애인 눌어증은 환경으로부터 적절한 언어자극을 받지 못하거나, 애기말을 그대로 받아들임으로써 생기기 쉽다. 이러한 유아는 '뻥, 띵' 등의 발음을 정확하게 할 수 없다.

④ 야뇨증(enuresis nocturna)과 주뇨증(emuresis diurna)

대단히 보편적인 기능장애로서 노이로제의 한 형태이다. 오줌싸개는 막내와 독자(獨子)보다는 장자(長子)와 차자(次子)에게서 많이 볼 수 있고 퇴행경향이 명백하다.

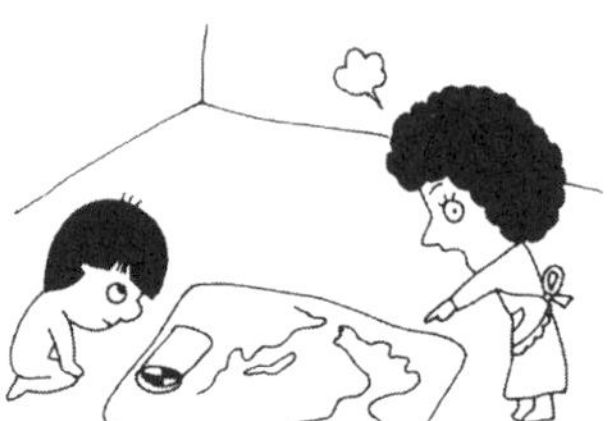

어린시절에 누구나 한 두 번쯤 겪게 되는 야뇨증은 성인기에 자연스럽게 교정되기도 한다.

⑤ 말 더듬이(stutterer)

말 더듬이는 외부 영향에 의한 성격구조에서 생기는 1차적 노이로제와 외부영향이 뚜렷하지 않은 2차적 노이로제로 구별될 수 있다. 대부분의 말 더듬이 아동은 부모－자녀 관계의 장애에서 원인을 찾을 수 있는데, 지배적이고 엄격하게 제한하는 아버지를 갖고 있다. 이들은 얌전하고 억압되고 수줍어하나 집단 속에 있을 때는 과장되거나 확대된 운동을 보인다. 아동은 놀이 친구나 집단에서 바보 취급을 받고 성격도 억압되고 있어 이로 인해 다시 의사소통이 어려워지며, 혼자 있을 때는 억압되고 겁에 질려 있다.

⑥ 기관지 천식증(asthma bronchiale)

기관지 천식은 대부분 체질에 맞지 않는 물질에 대한 과민성, 즉 알레르기에 의해서 생긴다. 이 병의 증후는 아동-부모 관계의 장애 표시이다. 흔히 지나치게 보호받고 간섭받은 아동들이 이러한 방법으로 반응하고, 또 이 병 때문에 부모의 과잉보호가 악순환되어 더욱 강화되기도 한다(강봉규, 1992).

이상에서 영아기의 중요한 정신건강상의 문제는 어머니와의 관계형성 발달임을 알았다. 출생 후의 영아의 모든 행동, 즉 젖 빨고, 자고, 깨는 일, 울음, 옹아리, 눈맞추기 등은 어머니와의 상호작용에서 형성되는 행동발달이며 유아(乳兒)측에서 혹은 어머니 입장에서의 행동의 부적절함이나 잘못된 상호관계로 인해 관계형성이 실패하거나 이그러짐은 발달지체라든가 병리현상 등의 심각한 문제로 남게 된다.

그러므로 영아기에서의 만족스러운 과업수행은 유(幼)아기로의 건전한 진입을 가능케 한다.

3. 유아기

1) 유아기의 발달특성

유아기(幼兒期)는 3세 이후 6세까지의 발달과정에 속하는 단계로 이 시기는 초등학교에 들어가기 이전의 시기이므로 학령전기(preschool period)라고도 한다. 유아기의 운동기능은 영아기에 비해 속도는 느리지만 경험과 연습을 통하여 점진적이고 분화적인 발달을 보인다. 3세가 지나면 어휘도 확대되어 쉬운 문장으로 말하며 부모, 조부모, 이모 등 주위환경에서 일어나는 일들을 모방하고 인형과 상징물을 가지고 다양하고 흥미있게 놀이를 진행한다. 가상놀이를 통해서 사회적 발달을 도모하며 아주 흥미 있게 이끌어 간다(김영숙, 1998). 유아기는

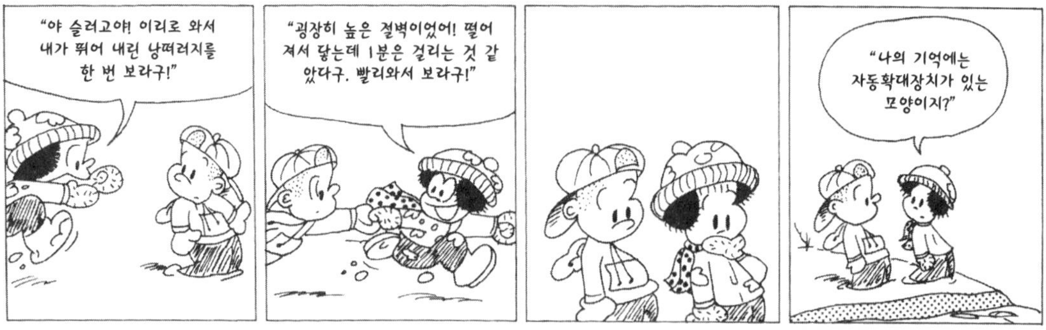
"야 슬러고야! 이리로 와서 내가 뛰어 내린 낭떠러지를 한 번 보라구!"
"굉장히 높은 절벽이었어! 떨어져서 닿는데 1분은 걸리는 것 같았다구. 빨리와서 보라구!"
"나의 기억에는 자동확대장치가 있는 모양이지?"

Freud의 성기기에 해당된다. 이 시기 유아들은 상상력이 풍부하고 환경에 민감하므로 여러 가지 사건으로 인해 불안을 느끼게 된다. Erikson의 발달단계의 구분에 의하면 주도성 대 죄책감이 형성되는 시기이다. 활동적인 이 시기의 유아들에게 지나친 부모의 제재는 수치심과 죄책감을 형성하게 하며 무엇인가 내 힘으로 할 수 있다는 독립심의 발달을 저해한다. 또 전혀 제재를 가하지 않으면 타인의 입장을 고려할 수 있는 능력의 발달이 지연되기도 하기 때문에 부모가 아동을 훈련하는 데 있어서 매우 어려움을 느끼게 되는 시기이다.

Piaget의 지적발달단계에 의하면 이 시기는 전조작기에 해당되고, 전조작기 아동의 주요 특성은 자기중심적 사고라고 했다. 유아 전기의 자기중심적인 사고는 점차 타인중심적 사고로 발달해 가는데, 이 때 자신의 활동에 대한 부모 및 타인의 제재가 부분적인 기여를 하는 것이 사실이다.

2) 유아기의 문제행동

(1) 유아 문제행동의 개념

문제행동은 그 행동의 결과가 타인에게 해를 끼치는 것, 즉 공격적이거나 싸움을 자주 하는 행동, 남의 물건을 훔치는 행동 등이 있고, 타인에게는 해를 주지 않더라도 자신의 지적, 사회적·정서적 발달에 지장을 주는 것으로 위축 고립된 행동, 잘 우는 행동, 열등감, 화 잘 내는 행동 등으로 분류할 수 있다.

김광웅(1982)은 문제행동에 대해서, 첫째로 한 문화 내의 일정한 연령단계의 아동들에게 일반적으로 기대하지 않은 행동으로 여기에는 대체로 미숙한 행동이나 조숙한 행동들이 포함된다. 둘째로 일반적으로 그 연령단계 아동들에게서 나타나는 것이지만 그 양과 정도가 지나친 행동들이 포함된다. 셋째로 한 연령단계에서 기대되는 행동이 전혀 없거나 그 정도가 아주 빈약한 경우가 있다. 넷째로 어느 연령수준에서도 기대하지 않은 전혀 엉뚱한 행동 등으로 보았다.

유아의 부적응 행동을 조기에 잘 관찰하여 치료함으로 청소년기나 성인이 된 후에 심각한 성격장애나 범죄행동, 신경증, 열등감, 불안증, 대인관계에 실패하는 일이 없도록 초기에 지도해야 한다.

또한 유아기에 환경을 개선하고 부적응 행동을 수정함으로써 유아의 정신건강을 증진시키며 보다 밝고 명랑한 유아의 생활을 만들 수 있을 것이다.

(2) 유아 문제행동의 내용과 분류

우리 나라 유아들의 문제행동을 부모, 유아교사 및 아동교육 전문가들로부터 조사하고, 그들이 보는 관점에 어떤 차이가 있는가를 비교, 연구한 결과 유아의 대표적인 30개의 문제행동과 부모, 교사, 아동전문가가 보는 그 심각성의 정도를 상대적으로 비교순위로 보면 다음과 같다(김영숙, 1975).

문제아를 신체적 문제아, 지적 문제아 및 사회적 문제아로 분류한 경우 중 사회적 문제아는 사회생활에서 부적응 현상을 나타내는 경우로 정서 및 행동장애로서 다음과 같은 문제행동들을 포함시키고 있다.

첫째, 개인적 문제행동으로 과식, 소식, 편식, 거식 등 식사습관의 문제, 야뇨, 설사 등 배설의 문제, 불면이나 자다가 놀라는 등 수면의 문제, 지나친 성적 호기심, 수음 등 성적문제, 손가락 빨기, 짜증내는 것, 화를 잘 내는 것, 친구와의 불화 등 신경증적 행동 그리고 언어장애를 들 수 있다.

둘째, 가정, 학교, 사회생활에서의 문제행동으로는 거짓말,

나쁜 욕, 싸움, 파괴하는 행동, 잔인한 행동, 훔치는 행동, 떠돌아다니기, 불지르기 등이 있다.

셋째, 성격상의 문제행동으로는 공격적인 행동, 열등감, 자신감 상실, 자기중심적 행동, 불안, 백일몽, 상상, 부주의, 기타 신경증이나 정신질환 등이라고 보았다.

그러나 다른 연구들에서는 연령에 따라 유아기에 문제행동 발생은 흔한 일이라고 보고한다. 특히 식사문제, 잠자는 문제는 모든 연령에 공통적으로 일어날 수 있다는 것이다. 한편 자기신변 처리문제와 성내는 행동은 2세 어린이에게 있는 유형이다. 그런 행동들이 바로 불안의 원인이 될 수 있고 가족에게 고통을 주는 것이다. 그래서 어떤 문제는 일시적일 수 있고 유아에 있어 성숙의 요인에 관계될 때도 있다. 그러한 문제는 개인차와 환경적인 요인에 따라 다르게 반영될 수 있다.

3) 유아기의 정신건강

유아기에 정서행동발달상에 문제가 있다는 것은 적응실패, 모자관계 이상 등 어떤 심리적 이유로 성격을 기능적으로 발달시키지 못하고 또한 생활상 문제가 될만한 행동반응을 보임으로써 자기자신은 물론 타인에게도 지장을 초래하는 상태를 의미한다. 영유아기에는 어머니의 부드럽고 안정된 애정을 통해서 인간에 대한 기본적인 신뢰감, 자주성, 창의성 등을 기르게 된다. 그러나 모자관계가 거부적이거나 불안하며, 또는 과잉보호적인 경우에는 유아의 정서, 행동 발달상에 장애가 나타날 수 있다. 따라서 유아가 왜곡된 성격으로 고착되지 않도록 조기에 발견, 지도해야 한다.

(1) 주의력 결핍 및 과잉행동장애(attention-deficit/hyper-activity disorder : ADHD)

ADHD유아는 아래 14개 증상 중 8개 이상이 최소 6개월 이상 나타나는 경우이다.

- 앉아서도 손, 발을 가만두지 못하고 몸을 뒤튼다.

- 필요한 경우에도 계속 앉아 있기 힘들다.
- 외부자극에 의해 쉽게 주의가 산만해진다.
- 게임이나 그룹상황에서 차례를 기다리기 어렵다.
- 질문이 끝나기도 전에 대답이 불쑥 튀어나오는 경우가 있다.
- 다른 사람의 지시에 따라 일을 끝마치기가 힘들다.
- 해야 할 일이나 놀이활동에 계속 집중하는 데 어려움이 있다
- 한 가지 활동을 끝마치기 전에 다른 활동으로 자주 옮긴다.
- 조용히 놀기 힘들다.
- 말을 많이 한다.
- 자주 다른 사람을 방해 또는 참견한다.
- 자기에게 뭐라고 하는지 듣지 않는 것 같다.
- 필요한 물건들을 자주 잃어 버린다.
- 앞길을 생각하지 않고 신체적으로 위험한 행동을 자주한다.

(2) 손톱 물어뜯기

손가락 빨기, 입술빨기, 손톱 물어뜯기 등은 유아가 흔히 나타내 보이는 나쁜 버릇인 동시에 부적응 행동이다. 유아들은 일반적으로 불안지거나 과민해질 때 손톱을 물어 뜯는다. 손톱을 물어 뜯는 유아는 이런 행위를 통해 정서적 불안의 해소는 물론 일종의 쾌감이나 영아기의 감정을 다시 맛보는 2차적 이득을 취하게 된다.

(3) 자위행위

유아들은 대개 1~2세경부터 종종 자기의 성기를 주무르며

사례 2 어깨를 실룩거리는 틱장애

민석이는 6세된 유치원에 다니는 아이이다. 주의산만하고 안절부절 못하는 행동을 하며 정서적으로 불안하였다. 어느 날부터 민석이에게는 어깨를 실룩거리며 눈을 깜박거리는 틱증상이 나타나기 시작하였다. 유치원에서도 몹시 장난이 심하고 불안해하고 무엇인가에 쫓기는듯한 생활을 하였다. 교사가 주의를 주면 더 심한 증상을 보였다. 교사가 지도방법을 바꾸어 행동수정이론에서 강화의 원리를 적용하기로 계획하고 어깨를 실룩거리지 않으며 놀이를 할 때 친구들 앞에서 칭찬을 하며 사랑어린 관심을 보이며 등도 토닥거려 주고 악수도 해주며 친구들과 함께 박수도 쳐주었다. 일주일간 그런 방법을 적용했더니 점차로 어깨의 틱현상이 감소되면서 안정된 행동으로 변화되는 좋은 결과를 보였다(김영숙, 1998).

가지고 놀기도 한다. 이 때의 자위행위란 청소년기와는 달리 절정에 오르는 것이 아니다. 유아기의 자기 성기에 대한 관심은 자기의 신체의 다른 부분에 대해 가지는 호기심과 별다른 차이가 없다.

4. 아동기

1) 아동기의 발달특성

아동기는 8세에서 12세경인 초등학교 시기로 Freud의 잠재기에 해당된다. 아동기에 들어서면 이전 시기에 비해 신체적인 성장속도가 느리다. 그러나 신장은 급속히 자라고 유아기(幼兒期)의 통통하고 귀여운 아기티를 벗어나 둥근체형은 성인과 비슷한 비율로 신체가 발달된다. 신경계의 발달은 거의 완성되며 운동기능발달은 현저해진다.

이러한 신경계를 중심으로 한 신체적·생물적 기초 위에 심리적 환경의 변화가 일어나고 현저한 정신발달이 이루어진다. 이 시기의 환경변화에서 가장 큰 변화는 말할 나위 없이 초등학교 입학이다. 가정 내에서의 폐쇄적 환경이나 부모로부터의 일방적 의존관계에서 탈피하여 생활의 장은 크게 확대되어 사회생활에 들어가게 된다. 초등학교 과정을 통해 인지적인 기술의 학습은 물론 여러 가지 사회적 관계도 배워나가게 된다. 그러므로 아동기 이전에 어머니와의 격리관계가 형성되어 있지 않으면 안되며 학교생활을 원만히 이루어 나가기 위해서도 가족이나 주위 사람들의 정서적 측면에서의 도움이 필요하다. 학교생활에서의 주요 특성은 지적 생활과 사회생활 즉 집단생활이다. 저학년에 있어서는 유아적 특성이 남아 있어서 사회적 관계에 아직 미숙하고 생활 전반에 걸쳐 성인에게 의존하는 경향이 있다. 유아기에 나타나는 대표적인 성격특성인 자기중심성은 아동기에 들어가면서 점차 사라지고 객관성이 획득되어 간다. 이 객관성 획득은 지적 능력의 발달에 중요하며 사회적 집단생활에서 중요한

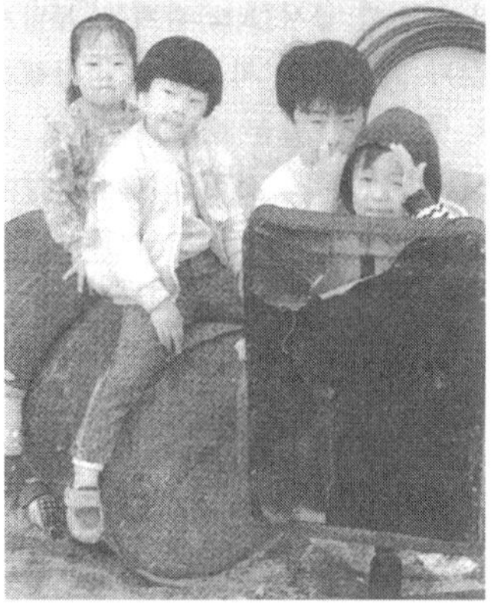

호기심에 찬 천진한 아이들

작용을 한다. 사회생활에서의 여러 가지 규범에 대한 이해와 인간관계의 성립은 아동기 정신발달의 기초가 된다.

유아기는 놀이시기이며 공상과 현실과의 미분화된 생활의 시기라고도 할 수 있다. 유아는 욕구대로 놀고 행동한다. 놀이의 목적이 없으며 놀이 자체가 목적이다. 또한 이런 놀이를 통해 지적 능력도 발달되고 사회성도 자란다. 그러나 아동기에 들어서면 놀이에도 의도가 있고 규범 있는 놀이나 작업을 하게 된다. 그리하여 집단생활의 행동규범이나 목적이 의식되고 이해되어 간다. 이른바 현실세계의 행동에 들어가게 되어 사회화되어 간다.

사회생활에서 중요한 요인은 인간관계 문제이다. 학교생활의 시작과 더불어 교우관계는 점점 확대되어 가고 집단생활 속에서 학년이 올라감에 따라 집단의 성격도 변화되어 간다. 놀이나 작업을 위한 집합이 아니라 서로의 수용관계에서 선택한 친구집단으로서의 성격이 구체화되어 간다. 저학년에서는 교우관계가 아직 약하고 소속의식이 충분히 발달되어 있지 않다. 그러나 점차로 교사를 중심으로 한 학급의식이 싹트기 시작하여 고학년이 되면 집단적인 행동을 하며 '우리의식(weconsciousness)'이 농후해진다. 이 시기의 교우관계를 통해 집단 속에서의 인간관계로 성장해 가는 동안 독립된 인격체로서의 자기를 발견하고 자기 위치를 알게 되고 가치관이나 행동기준도 형성되어 간다.

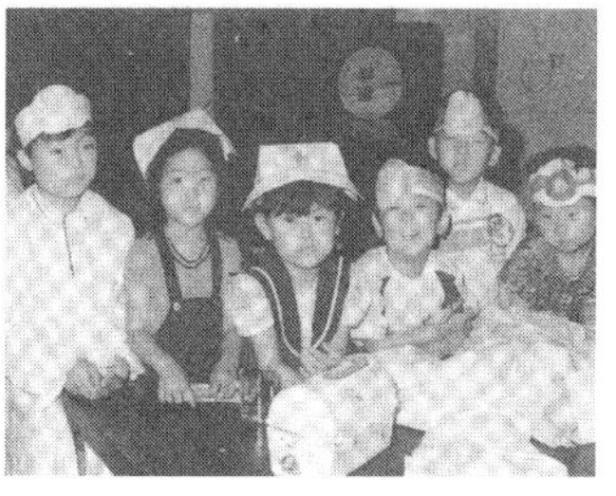

집단활동은 우리의식 발달에 많은 도움을 준다.

아동기의 또 다른 특성 중의 하나는 지적 생활의 확대와 더불어 나타나는 지적 능력의 향상이다. Piaget가 학령기 아동의 사고 특징을 조작적이라 한 것 같이 7세경에는 추리능력이 차차 발달되다가 8, 9세경에는 비약적인 발달을 보이고 10세가 지나면 추리능력이 확실해지는 등, 체계적이고 논리적인 사고가 가능해진다. 또한 아동의 탈중심화 능력이 증가함에 따라 조망능력 및 의사소통과 같은 사회적 관계에서 탈중심화가 이루어지며, 과거와 미래를 고려하는 능력도 증가하게 된다. 따라서 지적 관심도 확대되어 고학년이 되면 나의 문제만이 아니라 이 세계의 문제로, 그리고 우주 전체의 문제로 관심이 확대된다.

그러므로 학교에서의 교과학습은 더욱 중요한 의미를 갖게 된다. 이와 같이 아동기는 학교생활이 중심이며 전부라고 말해도 과언은 아닐 것이다. 학교에서의 지적발달이나 인간관계에서의 성공은 유아기부터 계속되는 가정에서의 인간관계와 더불어 중요한 성격을 띤다. 부모의 영향은 학교생활에 직접 관계되고 가족 전체의 인간관계는 어린이 심리에 영향을 주어 이는 학교생활에까지 영향을 미친다. 그러므로 아동기의 정신건강은 가정과 학교에서의 인간관계에 달려 있으므로 가정이나 학교라는 생활환경은 아동기의 정신건강에서 중요한 의미를 지닌다.

2) 아동기의 학교생활

(1) 집단생활과 사회성의 발달

아동이 초등학교에 입학하게 되면 교사와 또래의 친구, 이 두 개의 사회화 요인에 의해서 사회생활의 영역은 확대되고 이에 따라 사회적 행동의 발달에 커다란 변화가 일어나게 된다. 아동기의 큰 특징 중의 하나가 사회성 발달이다. 이는 주로 학교생활을 중심으로 전개되는 인간관계를 통해 달성된다. 즉 '학급집단'의 구성원으로서 경험하는 여러 가지 집단활동이나, 학교나 지역사회에서 형성되는 '또래 친구집단'에의 참여를 통해 교우관계를 형성함으로써 사회성이 발달된다. 그러나 저학년에서는 학급이 하나의 집단으로서 형성되어 있지만 아동 상호간의 응집성은 약하고 개인간 경쟁적인 관계가 심하여 교사와의 관계 속에서 인간관계가 전개된다. 그러나 고학년에 갈수록 점차 아동상호간의 관계가 강화되어 강한 통일적인 집단구조로 발달되어 간다. 10세 전후가 되면 도당시기(gang age)에 들어가서 어린이들의 생활에서 자연발생적으로 이루어진 놀이집단이나 짝패(clique) 집단의 위치가 급격히 변화되고 커져 간다. 학급이나 도당(徒黨)에서 집단생활을 경험하는 일은 아동기 발달에 있어서 매우 중요한 의미를 갖는다. 횡적관계 속에서 집단유지를 위한 집단규범의 준수, 상호협력, 욕구의 자기통제 등 기본적인 사회생활을 영위하기 위한 기술이나 태도를 학습하게 된다. 그러는 가운데 대인접촉을 배우고 서로 협동하고 역할을 취득함으로써 집단행동이 가능하며 지도력이나 동료의식이 획득된다. 또한 초등학교 후반기인 12~13세에 이르면 도당집단(徒黨集團)이 형성되는데 그 조직력은 더욱 강해지고 단결성이 높은 것이 특징이다. 리더로서의 역할을 통해 지도력을 발휘하게도 되며 각자의 지위와 역할이 집단성원에게 부여된다. 따라서 행동은 집단으로서의 행동이 된다. 다른 성원으로부터 승인, 친구에의 협력, 집단에 대한 책임과 의무, 도덕의식 등이 높아지므로 동료의식은 더욱 강해진다. 이러한 발달과정은 장래 사회생활에서의 적응양식을 학습하게 하고 인간관계의 기술을 획득해 가는 데 도움을 준다. 그러나 도당집단은 비행으로 쏠릴 위험도 있다. 아동기의 강한 욕구에서 비롯된 탈선행동으로 인하여 도당으로 빠질 우려가 있으며, 아동기에서 교우관계의 실패는 어린이의 정신건강을 저해하는 요소들이 될 수 있으므로 가정이나 학교에서의 세심한 배려와 지도는 계속 있어야 한다.

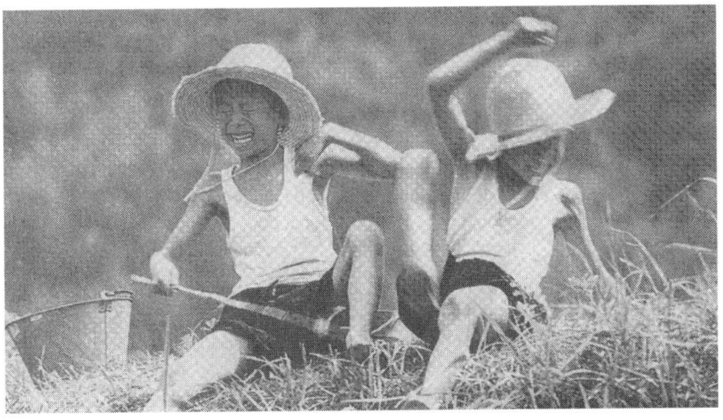

풀벌레 소리 가득한 수채화 같은 어린시절(2000. 2. 7. 조선일보)

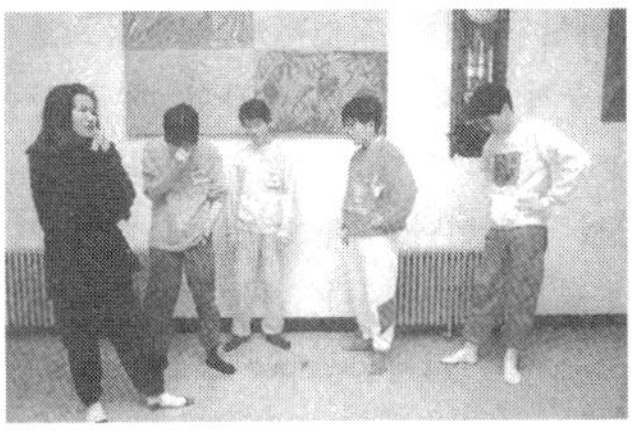

같은 집단의 어린이들은 문제 해결을 위해서도 서로 협력한다.

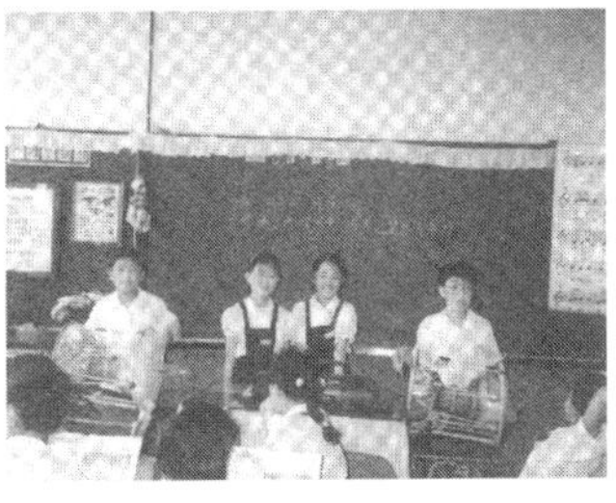

학교생활은 어린이들의 소속감, 성취감에 중요한 영향을 준다.

(2) 교우관계의 발달

교우관계가 아동기 성장·발달에 중요성을 갖는 것은 아동에게 직접 충족을 준다는 것뿐만 아니라 보다 넓은 사회에 적응할 수 있는 자질을 형성시켜 준다는 데 있다. 아동의 친구선택 및 거부의 조건은 일반적으로 빈번한 접촉의 기회와 동일한 홍

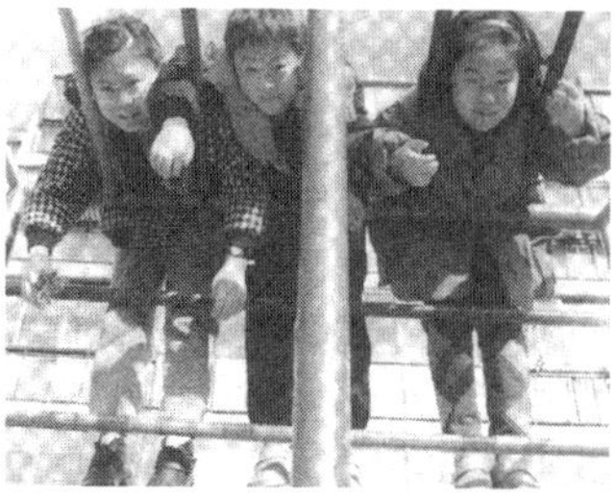

또래 친구관계를 통한 사회성 발달은 어린이 발달에서 중요한 부분이다.

미 및 요구가 중요한 선택 조건이 된다. 특히 저학년에 있어서 친구가 되는 '집의 지리적 거리, 좌석이 가깝다, 어머니의 친구이다 등'의 외부적·우연적 이유는 고학년이 되면서 점차 줄어들고 '친절하다, 명랑하다, 온화하다, 호감이 간다 등'의 성격적 이유나 '희망, 목적, 취미가 동일하다 등'의 내적·인격적 이유로서 결합된다.

Belden에 의하면 이 시기의 남녀 아동 모두 정신연령·학업성적에 있어서 자기와 비슷한 아동을 가장 친한 동무로 여겨 상호적인 친구관계를 형성하려 하며 적응성 검사에 있어서는 자기보다 우수한 아동을 선택하는 경향이 있다. 연령차가 많거나, 성적과 지능이 특히 우수하거나 열등한 아동, 적응성이 부족한 아동도 고립아가 되기 쉽다. 그리고 상대방보다 정신적으로는 우수하나 학업성적이 떨어지는 아동, 또는 상대방보다 정신적으로 뒤지나 학업성적이 좋은 아동은 모두 상대방으로부터 거부되고 있다.

이러한 아동들의 교우관계를 조사하는 가장 유용하고 과학적인 방법으로는 Moreno가 조직적인 연구를 통해 발전시킨 사회성측정검사(sociometric test)가 있다. 교우관계에 관한 연구는 Moreno(1947) 이후 많이 시도되어 왔고 교사들은 학군집단연구에 많이 활용하고 있다. 교우관계조사인 사회성측정(sociometric technique)은 목적이나 대상에 따라 구체적인 질문사항은 달라지지만 사용시의 주의사항으로서는 다음과 같다.

- 지명대상의 범위를 분명히 한다.
- 수용·거부의 지명수는 될 수 있는 대로 제한하지 않는다.
- 질문에는 구체적인 활동장면을 결정한다.
- 수용·거부의 비밀은 지켜준다.
- 질문의 방법은 응답자가 이해하기 쉽도록 한다.
- 사회측정법의 결과는 집단의 재편성에 이용한다.

사회성측정 결과 교사는 학생들의 교우관계의 형태나 개개인의 수용·거부관계, 특히 고립아(isolate)에 관심을 두어야 할 것이다.

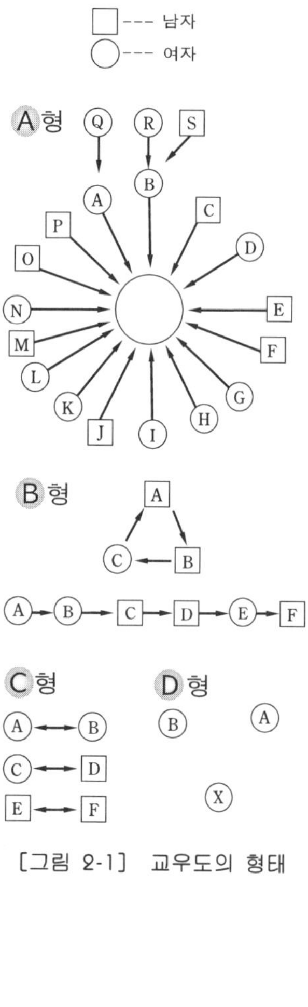

[그림 2-1] 교우도의 형태

교우도(交友圖, sociogram)의 형태는 [그림 2-1]과 같이 4

가지로 구분될 수 있다. 여기서 A형은 인기형(star)이고, B형은 삼각형(triangle)과 연쇄형(chain), C형은 상호선택형(mutual), D형은 고립형(isolate)이다.

교우도에서 나타난 형태대로 학급의 구조가 형성되면 학생에 대한 교사의 영향은 교사와 학생 개개인의 직접적 관계보다는 그 소속집단을 통해서 변용됨이 효과적일 것이며, 교사는 학생이 속해 있는 집단에서의 사회적 지위나 역할을 변화시키고 적절히 조절시켜야 할 것이다.

이와 같이 학급집단에서의 어린이들은 각각의 능력이나 환경이나 용모나 행동특성 등에 의해 그 학급에서의 사회적 지위가 결정되며, 어떤 학생은 신뢰되어 인정을 받으나 어떤 학생은 무시되며, 집단활동에서 각각의 역할이 분담된다. 또 학년이 올라갈수록 학급 전체의 형태가 변화되므로 그 학급내에서 생활하고 있는 학생들의 역할이나 위치도 변화된다. 이런 현상은 연령에 따라 변화되는 학생들의 심신의 발달과도 상관이 깊으며, 이렇게 변화되어 가는 학급사회에서 받은 영향에 의해 학생들은 집단통제력, 경쟁의식, 모방, 유행 등을 습득하게 된다. 그러므로 학급지도에 있어서 교사가 개인만을 대상으로 다루는 것 보다, 이러한 집단의 전체적인 동태·경향을 중시하여야만 학생들의 심리적인 안정을 계속시킬 수 있으며 아울러 학급에서의 정신건강을 유지시킬 수 있다.

(3) 학습문제

학령기에 속한 초등학교 어린이의 발달과정에서 학습문제는 매우 중요하다. 7~8세가 되면 초등학교에 입학하면서 어린이들이나 학부모들의 관심은 거의가 학업성적에 있다. 마치 학업성적이 어린이 인간발달의 전부인 양 인식하는 데서 오는 현실문제는 너무 많으며 이것이 우리나라 어린이 교육에서의 심각한 당면문제라고도 볼 수 있다.

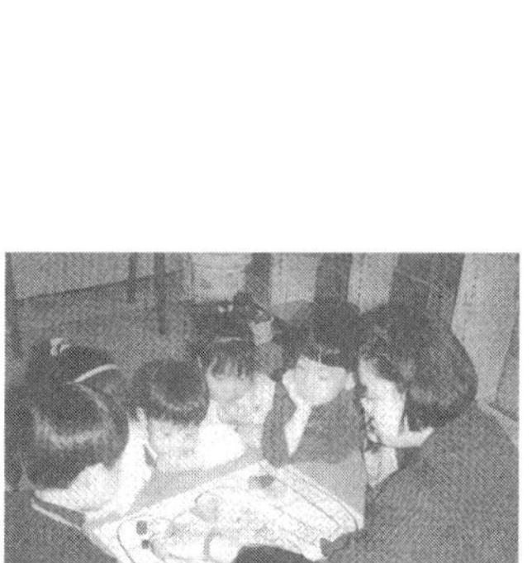

진지한 학업습관은 정의적 행동특성과 밀접한 관계가 있다.

학교생활에서 학업성적은 물론 중요한 위치를 차지한다. 성적이 우수하면 교사의 신임도 받게 되고 교우간에 인기도 높아진다. 사회성 측정에서 수용과 거부는 학업성적과 관계가 깊다.

학업성적이 불량한 어린이는 학급집단에서 소외되고 성격발달에 있어서도 거부, 고립, 열등감 등 바람직하지 못한 영향을 받게 된다(Johnson, 1950). 이러한 현상은 낙제나 유급인 경우는 대개 교우간에 조소나 멸시 등에 의해 열등감이나 욕구불만을 일으켜 이것이 문제행동의 중요한 부분을 이루게 된다. 학급에서 어린이의 이러한 심리적 갈등이나 부적응 현상은 다시 실패를 가져오는 송환현상이 계속됨으로써 성격발달에 있어서 부정적인 태도와 흥미, 그리고 부정적 자아개념이 형성되어 간다.

어린이의 학업성적과 이와 같은 정의적 행동특성과는 관계가 밀접할 것이 예상된다. Bloom(1976)은 특정 학력검사와 특정 자아개념과의 상관은 +.27이고 학업성적과 특정 자아개념과의 상관은 평균 +.41이라고 보고하고 있다. 또한 종합적 결과에 의하면 학업, 자아개념과 성적총점과의 상관은 고학년이 될수록 높아지는 경향이 있다고 보고하고 있어(Bloom, 1976; Kifer, 1973), 어린이들의 학업성적과 자아개념과는 중요한 관계에 있다고 하겠다.

아동기의 주요 학습문제로는 학습부진(school underachievement)을 들 수 있다. 학습부진은 지능발달의 정도는 정상이며, 읽고, 쓰고, 셈하기는 최소한의 학업성취 수준을 달성하여야 하고, 학습지진이나 학습장애와는 다른 맥락의 학습문제로 정의되고 있다. 즉, 흔히 얘기되는 '머리는 좋은데 성적이 나쁘다'의 경우에 해당된다고 할 수 있다. 이는 교육부에서 정의하고 있는 내용과도 일맥한다. 학습부진의 원인으로는 부모 등이 갖는 학습에 대한 기대수준, 가정문화, 부모의 무관심, 결손가정, 경제적 빈곤, 획일적이고 부적절한 교수방법, 교사의 무관심과 같은 사회·환경적 요소, 주의결핍장애(ADHD), 학습의욕 또는 동기부족, 불안증, 우울증과 같은 학습자 내적 요소들을 들 수 있다. 실제로 1997년 삼성의료원 학업능력클리닉에서 학습부진아를 대상으로 조사한 결과 33%가 정서장애인 우울증으로 밝혀졌고, 31%가 행동장애인 주의력 결핍 과잉운동증으로 밝혀졌다.

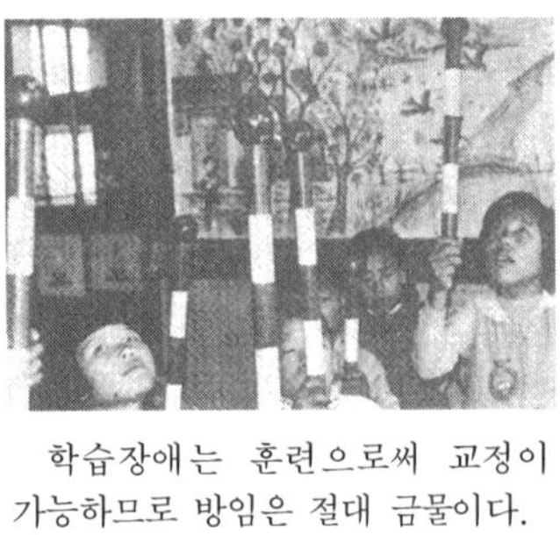
학습장애는 훈련으로써 교정이 가능하므로 방임은 절대 금물이다.

학습부진이 타고난 능력에 상응하는 학업성취를 이루지 못하는 문제임에 비해, 학습지진아의 개념은 발달적인 개념이 강조되는 것으로 지능이 대체로 70~90 사이에 속하는 경우를 말한다(Reynolds, 1985).

학습지진아는 아동의 학습속도가 늦는다든지, 학습속도에 있어 개인적인 발달의 차이가 있는 경우의 개념이다. 대체로 임상장면에서 임상심리전문가가 심리평가를 실시한 후 저능아동이라는 부정적인 인상을 주지 않기 위해 아동의 조건을 어느 정도 정상화 해 주기 위해 사용하기도 한다(채규만, 1997).

초등학교 어린이들의 생활은 학교생활이 중심이 되고 있으므로 학교에서의 여러 가지 경험을 통해 형성될 긍정적이거나 부정적인 자아개념은 어린이들의 성격발달에 결정적인 역할을 하게 된다. 학교에서의 계속적인 성공이나 실패경험의 누적은 어린이의 정신건강에도 아울러 중요한 영향을 미치게 될 것이므로 학업성적을 통한 어린이의 바람직한 지도가 학교교사뿐만 아니라 학부모에 의해서도 이루어질 것이 더욱 요망된다.

(4) 아동과 교사관계

아동기는 학령기로서 학교생활을 통해 아동의 지적 능력이 발달되고 성격이 형성된다. 아동에게 영향을 미치는 학교의 기능은 다양하다. 그러나 학생에게 직접적인 영향을 주는 기능은 교사로서의 교육기능이다. 교사들은 학습자에게 긍정적으로 영향을 미치도록 그 역할이 지워져있다. 오늘날 교육이 주지주의

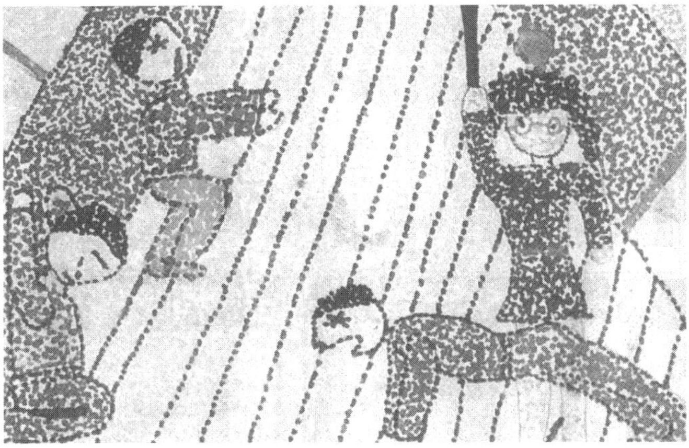

체벌은 훈육의 한 방편인가, 감정을 앞세운 폭력인가. 교육선진국들은 나름대로 체벌에 대한 관심을 갖고 있으나 우리는 그렇지 못하다. 사진은 초등학생이 그린 「벌서기」란 제목의 그림.

교육(主知主義教育)에서 탈피하여 전인으로서의 인간교육을 지향해야 함을 생각할 때 교사의 기능이나 역할은 너무나 크며 그 책임은 더욱 과중하다. 그러므로 교사에게 지적 능력에서의 우수성만이 기대되는 것이 아니라 보다 더 인간 됨됨이가 요망된다.

교사의 인간 됨됨이는 그의 성격(personality)으로써 학생들에게 직접 반영된다. 학생은 정신적으로나 신체적으로 미숙한 존재로서 학교생활에 있어서 그들의 관심의 대상은 교사에 대한 것이 많으므로 교사에 대한 모방이나 동일시 작용은 중요하다. 특히 초등학교 저학년의 경우는 더욱 중요하여 교사는 학교생활을 통해서 하나의 모델이 된다.

또한 교사의 정신건강은 학생의 정신건강이나 학교에서의 생활에 중요한 의미를 지닌다는 점에서 교사는 항상 자신의 정신건강을 위하여 노력할 필요가 있으며, 자신의 인생관과 교직관을 확고히 정립해야 한다. 교사들이 지켜야 할 몇 가지 문제에 대하여 생각하고, 다음과 같은 사항들을 교사들의 정신건강을 위하여 제안하고자 한다.

첫째, 교육적인 제 조건을 개선하여 욕구불만을 일으키게 되는 요인들을 제거해야 한다. 이는 용이한 일이 아닐지라도 교사 스스로도 이것을 해결하기 위하여 더한층 단결해야 한다.

둘째, 교사에게 정신건강에 대한 생각을 보급시키는 일이 필요하다. 이를 위해 대학의 교과과정에 '정신건강' 교과목을 이수하게 함으로써 대학생들이 정신건강에 관한 이론과 기술을 충분히 습득할 수 있도록 한다. 정신건강 강의를 통하여 좋은 습관이 형성되면, 어떤 정서적 장면에 당면하여도 정당하게 반응하며, 쓸데없는 근심, 걱정에 빠지지 않게 된다면 성과는 이미 거둔 것이다.

셋째, 교사가 심리적으로 위축되고 권위에 맹종한다면, 교사는 물론 학생들의 정신건강에도 해롭다. 학교 내의 분위기가 민주적 상호 협조적이어야 한다.

넷째, 교사는 스스로의 정신건강을 증진시키기 위해 꾸준히 노력하여야 한다. 즉, 교육의 한계와 자기 능력의 한계를 이해하고 인식하며, 생활에서의 즐거움을 찾도록 노력하여야 한다. 그것은 실생활에서의 구체적인 개선노력을 통해 가능하다고 하겠다. 그 구체적인 방법으로 다음과 같은 점을 생각할 수 있다(전정태, 1992).

- 신체건강을 유지하고 정서적, 정신적 결함의 발견시 곧 치료한다.
- 생활에 있어서 오락을 찾아 이용한다.
- 교사단체에 가입한다.
- 일신상의 문제가 생기면 언제나 같이 의논하여 상호조언 할 수 있는 친구를 갖는다.
- 마음에 얽힌 감정은 쏟아 놓아 버리고 정화한다.
- 무엇인가 계획을 세워서 실행하여 그것을 완수한다.
- 자기 고민은 전문가에게 상담할 기회를 갖는다.

또한 교사의 지도력은 학생의 행동특성이나 학급분위기에 직접 영향을 주며, 지도기술은 학생들로 하여금 학교생활을 안정되고 즐겁게 해 주기도 하는 한편 정서적 불안이나 부적응 또는 욕구좌절 등의 문제를 가져오는 원동력이 되기도 한다. 학생들은 자기 나름대로 좋아하는 교사가 있고 누구나 교사에게 접근하고 싶어하고 인정받고 싶어한다. 교사의 단순한 표현이 학생으로 하여금 만족과 희열을 주어 교육적으로 좋은 결과를 가져올 수도 있으며 무심코 던진 한 마디가 마음에 상처를 주게 되는 수도 있다. 아동이 좋아하는 교사의 특성은 학년에 따라 차이가 있다. 그러나 결국 성격적 특성과 지도능력으로 구분할 수 있는데, 특히 교사의 학식보다는 인간성, 성격적 특성과 지

교육적 체벌의 정당성은

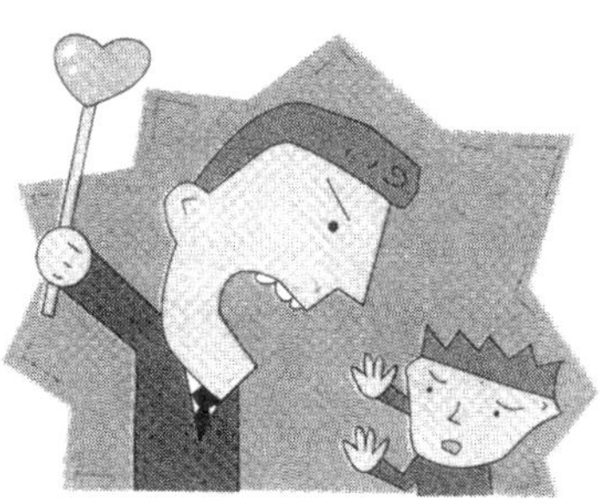

당신의 생각은?

지난달 28일 헌법재판소에서는 「학교장이 정한 학칙에 따라 불가피한 경우」 체벌이 금지되지 않는다며, 교육적 체벌의 정당성을 인정했습니다. 「교육적 체벌론」의 정당성에 대해서 천리안 260여명, 유니텔 90여명 등 많은 네티즌들이 의견을 제시해 주었습니다. 체벌은 일정한 교육적 효과가 있다는 의견이 다수를 이룬 가운데 체벌은 학생들의 인격을 모독할 뿐 아니라 교내에서 폭력문화를 조장한다며 반대론을 편 이들도 있었습니다. 2000. 2. 7(한국일보)

도능력이 더 크게 작용하고 있음을 알 수 있다.

김영익 등(1986)의 초·중·고등학생 300명을 대상으로 학생의 눈에 비친 교사상(教師像)을 조사한 연구결과도 학생들은 지식을 전달하는 기능으로서의 교사보다는 인격적으로 훌륭한 교사를 원하고 있는 것으로 나타났다. 따라서 교사와 학생간의 전통적인 관계에서 가장 중요한 것은 지식의 교수와 인격의 지도라고 볼 수 있다.

3) 아동기의 정신건강

어린이는 영·유아기부터 자신과 가장 가깝고 중요한 인물들과의 애정적인 관계를 통해 건강하게 성장·발달한다. 이러한 애정의 정서관계가 제대로 형성되고 발달되지 못한다면 아동기에 와서 여러 가지 현상의 부적응행동과 발달상 장애가 나타나게 된다.

유전적·선천적 요인이나 기질적 요인에 의한 문제 이외에 성격이상 혹은 미성숙으로 나타나는 반사회적 행동이라든지 불안신경증 범주의 여러 가지 증상 등을 들 수 있다.

(1) 유전적 · 선천적 요인

① Morbus Cusing Syndrome

대부분 종양이나 호르몬 치료의 부작용에 의해 생긴다. 흔히 여아에게 더 많이 나타나는데 얼굴이 대단히 붉고 뺨에 살이 많이 찌고 피부는 얇고 민감하며 청적색의 선이 있다.

② Laurence-Moon-Syndrome

열성 유전병으로 비만과 정신박약 및 성선기능 감퇴증(bypogenitalism)과 망막 변화 그리고 다지증(polydaktylie)이 특징으로 나타난다.

③ Dystrophia adiposo genitalis syndrome

비만과 왜소증, 성선기능 감퇴증의 결합이다. 비만아들의 특징적 성격은 쉽게 단념하고 슬프고 억압을 잘하며, 자기 풍자적 경향이 있는 선량함을 나타내므로 조롱감이 되기도 한다.

(2) 외인성 기질적 요인

① 대간질(grand-epilepsy)

모든 종류의 뇌손상과 장애는 간질을 야기시킬 수 있으며 또한 대간질형으로 나타날 수 있다.

② 체질형(조발성 청춘, pubectas praecox)

원인을 파악할 수 없으며 포괄적으로 나타난다. 성(性) 성숙이 너무 일찍 시작되어 여아의 경우는 8세에, 남아의 경우는 10세 이전에 시작된다. 오늘날에는 이러한 증상이 자주 진단된다고 한다.

③ 독서곤란증(legas thenia)

초등학교 저학년에 주로 나타나는 증후이다. 이는 읽고 쓰는데 필요한 추상적 시각인상을 파악하고 유지하는 능력이 없거나 약한 것을 뜻한다. 일반적으로 이 장애는 대단히 심하게 각인되어서 실제로 읽기와 쓰기 학습이 불가능하다. 주로 뇌손상에 기인된 발달장애 현상이다(강봉규, 1992).

(3) 심리적 요인

① 학교거절증(school refusal)

초등학교 어린이들에게서 흔히 나타나는 문제이다. 현상으로는 학교에 가지 않고 집에 틀어 박히거나 다른 곳으로 도피하는 상태이다. 그러나 본인으로서는 갈 수도 없고 어떻게 해야 좋을지 모르는 사태에 당면해 있는 것이다.

학교에 가지 않으면 안됨을 인지하고 있으면서도 가지 못하는 일종의 강박상태에 빠져있는 것이다. 학교를 거절하는 형태에는 여러 가지가 있다.

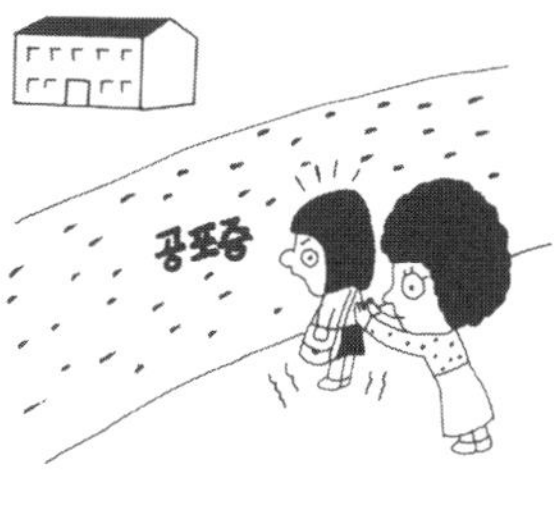

첫째, 무단결석(truancy)으로 이것은 표면적 이유 없이 학교는 안 가고 몰래 다른 곳에 가거나 친구와 함께 시간을 보내는

경우로 행동장애의 한 증상이라 할 수 있다. 이런 경우 부모들은 학교에 간 것으로 알고 있다가 나중에야 교사나 경찰 등에 의해 연락받는 수가 있다.

둘째, 신경증이나 인격장애 등의 일부 증상에 의해 사람과의 접촉을 피하고 학교를 거부하는 경우로서 전체적으로 대인관계에서 도피(withdrawl)현상을 보인다.

셋째, 학습장애(learning disorders)로서 학습에서 과중한 부담에 따라 학교 공부에 따라가지 못하고 좌절에 빠지는 어린이들이 학교가기를 꺼려하는 경우이다.

넷째, 학교공포증(school phobia)으로 이것은 학교를 무서워하는 학교에 대한 공포증이 아니라 부모로부터의 격리를 무서워하는 상태이다(Bowlby, 1973). 따라서 학교공포증은 DSM-IV에 명명된 격리불안장애(separation anxiety disorders)의 하나라고 할 수 있다. 유·유아기(乳·幼兒期)의 정신건강에서 다룬 바와 같이 공서기에 누적된 어머니로부터의 격리불안이 그 원인으로, 이러한 어린이는 부모로부터의 독립성이 부족하고 의존적이며, 부모로부터 떨어지면 불안하고 공허한 반응을 일으킬 뿐만 아니라 부모 자신 특히 어머니 자신도 어린이가 자기를 떠나 외부로 나가는 것이 불안한 경우가 대부분이다. 학교공포증의 일반적인 증상은 복통, 두통, 인후카타르(sore throat), 또는 메스꺼움, 열, 심한 땀흘리기 등의 신체적 증상이 있다. 좀 가벼운 증상으로는 교사에 대한 불평, 불만, 학업에 대한 염증, 교통수단의 불편, 또래의 조롱 등 심리적인 것으로 괴로움을 호소한다.

학교거절증의 치료는 그 종류에 따라 달라지겠으나 이 중 학교공포증은 어린이만이 아니라 가족 전체가 도와주어야 하며, 가능한 한 빨리 학교로 보내는 것이 중요하다(Lassersetal, 1973). 학교 가는 것에 대한 공포가 사라지면 낮은 학업성취를 기대하는 등 점진적 치료과정으로 접근할 수 있다. 이 시기에 일어나는 학교공포증은 일시적일 가능성이 많고 예후(豫後)는 청년기에 일어나는 학교공포증보다는 훨씬 좋다(이정균, 1985).

학교공포증에는 두 가지 종류가 있는데, 첫번째 형은 갑자기 발병되며 비교적 안정된 가정에서 성장한 어린이에게 많고, 그 일반적인 특징으로는 어린이의 불안에 의하여 신경증이 촉진된다. 두번째 형은 학교에 잘 가지 않고 발병이 점진적이며 가정환경은 비교적 불안정한 편이고, 부모도 건전하지 못한 편이다. 학교공포증의 치료는 행동치료가 효과적이며 재발병이나 증후대치현상은 나타나지 않는다.

② 적응장애(adjustment disorders)

초등학교 시기의 어린이들은 가정환경에 대해 민감한 반응을 보인다. 가정에서 일어나는 여러 가지 문제에 직접적으로 영향을 받게 된다. 특히 부모의 불화, 이혼, 가족의 죽음, 이사 등의 문제들로 인해 명백한 정신적·사회적 스트레스를 받고, 이런 환경적 변화가 일어난 지 수 개월 안에 어린이가 정서상 혹은 행동상의 장애를 보일 때 적응장애라고 할 수 있다.

그 증상은 여러 가지 형태로 나타날 수 있는데, 가장 흔한 것으로는 우울, 불안 등의 정서적 증상이나 일시적 과잉운동 중 공격성의 증가, 파괴성 증가 등의 행동장애이다. 신체적 증상, 즉 머리가 아프다든지 배가 아프다는 등의 정신생리적 증상(psycho-physiological symptom)을 수반하는 수가 많다. 이러한 증상들이 학교생활이나 대인관계에 이상을 일으킬 정도로 심할 경우에 일시적 적응장애라고 한다. 물론 적응장애는 그 정의상 일시적이지만 환경적 스트레스가 오래 지속되어 적응장애의 증세가 오래 지속되면 정동장애(情動障碍)나 행동장애(行動障碍)로 진전될 수 있다(이정균, 1985).

③ 정동장애(affective disorders)

일시적으로 있을 수 있는 정서의 불안이나 공포 외에도 일부 어린이들은 성인의 신경증적 장애와 같이 불안이나 공포, 강박, 우울을 나타낼 수 있다. 그러나 성인의 경우는 신경증적 장애가 여자에게 많은 데 비해 어린이에게 있어서는 남녀 구별이 뚜렷하지 않으며, 또 증상의 종류와 강도가 나이에 따라 변화를 보인다.

가. 불안장애(anxiety disorders)

불안을 주 증상으로 나타내는 정서장애는 세 가지 종류로 나눌 수 있다.

㉠ 격리불안장애(separation anxiety disorders)

애착관계를 이룬 사람으로부터의 격리를 심히 두려워하고 불안해 하는 특징이 있다. 즉 그 애착을 이룬 사람이 그를 떠나면 돌아오지 않을 것이라든지, 격리되면 자신이나 부모에게 큰 일이 생길 것이라는 걱정이나 불안에 싸인다. 밤에 혼자 자는 것을 두려워하고 부모가 곁에 있어야 잔다든지 격리를 주제로 한 악몽을 자주 꾼다. 또 두통, 복통, 구토 등 신체적인 증상을 많이 호소하기도 한다.

㉡ 회피불안장애(avoidant disorders)

새로운 사람과의 접촉을 두려워하고 그로부터 피하려고 하는 것이 특징인데, 가족들과는 비교적 큰 문제없이 만족스러운 관계를 가지지만 그들에게 지나친 의존을 보인다.

㉢ 과잉불안장애(overanxiety disorders)

지나친 걱정과 여러 가지 두려움을 갖지만 이것이 특별히 어떠한 사람이나 혹은 환경에 대한 것이 아니고 일반적으로 여러 가지 걱정과 공포를 갖는 때를 말한다.

나. 우울증(childhood depression)

아동기의 우울증은 다른 문제의 증상으로도 나타날 수 있지만, 아동에게도 우울증이 하나의 장애로서 구별될 수 있다. 물론 아동기의 우울증은 성인의 경우처럼 명백한 우울이나 실망, 죄악감의 심리적 증상들과 식욕부진, 체중감소, 수면장애 등 명확한 생리적인 증상들보다는 과잉운동이라든지 파괴성, 공격성 그리고 신체적인 증상 혹은 비행, 성적의 저하, 교우관계의 악화 등으로 나타나므로 언뜻 보기에는 우울로 보이지 않는다. 이를 은폐된 우울증(masked depression)이라고도 하는데, 어린이들에게서 가장 흔하다고 한다. 그러나 이것이 아직도 진정한 의미의 우울인가 하는 논란이 계속되고 있다.

우울증의 두번째 종류인 급성우울증(acute depression)은 흔히 있을 수 있는 증상이다. 아동이 그에게 정신적 · 사회적으로 중요했던 어떤 사람, 예컨대 부모가 죽었을 때 혹은 결별되었을 때 전형적인 우울증을 보일 수 있다.

세번째는 만성우울증(chronic depression)으로서 오래 계속되는 우울, 자신감의 결여, 학업부진 등이 나타날 수 있다. 대부분 만성우울증을 가진 어린이는 아동기 이전인 유아기나 영아기의 첫 몇 년 동안 부모와의 관계나 적응에 문제가 있어서 충분한 애정과 보살핌이 부족한 경우이거나 그들 부모 중 하나가 우울증을 가진 경우가 많다.

다. 공포(phobia)

대부분의 공포는 불안증의 일부일 가능성이 많지만 가끔 특정 물체나 동물에 국한될 수도 있다. 이러한 특정한 공포증은 내적 갈등이 원인이 되어 일어날 수 있지만 실제적 경험과 부모가 어떻게 행동하느냐에 따라서 부모와 비슷한 공포가 발생하는 수가 있고 그 사회의 특정한 일반적인 공포가 그들에게 전파되어 나타날 수도 있다. 특히 우리나라의 경우 귀신이 무섭다는 것은 일반적으로 불안증을 가진 아이들에게 많지만, 귀신에 대한 이야기를 친구나 부모들로부터 많이 들은 것에도 기인한다.

공포나 불안은 흔히 어린이가 부모에 대한 신뢰감이나, 부모가 자기가 필요한 때에는 도와줄 것이라는 믿음이 불확실한 데서 온다.

라. 강박(obsession compulsion)

어린이에게도 강박증(obsession)과 강박행위(compulsive behavior)가 있는데 일시적인 경우가 많고 또 정상아들 중에도 간헐적으로 긴장이나 불안에서 나타날 수 있다. 오래 지속되고 심한 경우는 어린이의 내적 갈등을 의심하여야 하며 이들은 일반적으로 부모나 환경으로부터의 불안이나 분노를 적합한 방법으로 해소하지 못하는 경우가 많다.

마. 전환 또는 신체형장애(conversion or somatoform disorders)

성인에서와 같이 아이들에게도 전환반응이 관찰되는데, 주로 환경으로부터의 심한 스트레스와 관련되어 나타나는 수가 많고 사회적・경제적으로 낮은 계층에 비교적 많다. 그 형태는 사지의 마비, 히스테리성 경련, 심인성고통(psychogenic pain) 등 다양하고 특히 아이들에게는 내적인 갈등보다는 2차적 이득(secondary gain)이 증상을 계속시키는 주요인이 되는 듯하다. 또 전환증상이 부모들의 결혼관계에 이상이 있는 가정에 많고 전환반응이 가정 내의 갈등을 나타내 주는 표시일 경우가 많다.

④ 행동장애(conduct disorders)

행동장애는 어린이의 신경증적 갈등을 나타내는 행동으로서 반복적이며 지속적으로 다른 사람의 권리를 침해하고 사회적인 규범이나 규칙을 무시하고 남에게 해를 끼치는 행동을 되풀이하는 것을 말한다. 이는 다음의 네 가지로 구분할 수 있다.

가. 비사회적 공격성(unsocialized aggressive type)

이것은 사회화과정에 있어서 다른 사람과의 유대관계나 애정관계를 이루지 못하고 자기 이익만을 추구하여 타인의 감정, 권리 등을 무시하는 형이다. 잘못해도 뉘우침이 없고, 타인을 자기 이익을 위해 이용하기를 서슴지 않는다. 이 유형의 행동장애는 영아기, 유아기에 부모와의 애착결여가 큰 원인이 될 수 있는데, 특정한 애착대상이 없이 여러 사람에 의하여 자랐으며 행동적으로 적절한 통제와 제한이 주어지지 않았고 애정을 받지 못한 아이들에게서 흔히 보인다.

나. 사회화 결핍증(undersocialized type)

행동상 남을 해치지는 않지만 자기통제력이 없고 사회성의 결여로 일상생활에 잘 어울리지 않고 아무렇게나 행동하는 버릇 없는 아이의 극단형이다. 대부분 가정환경에 큰 결함이 있으며 부모의 과잉보호, 일관성 없는 훈련, 통제의 결함 등에서 온다고 생각할 수 있다.

다. 사회화 행동장애(socialized conduct disorders)

타인에게 어느 정도 애착을 보이나 그것이 한정되어 있고, 그가 충성하는 집단 외의 다른 사람의 권리나 이익은 생각지 않고 자기 이익을 위해서는 다른 사람을 무시하는 경우이다. 사회적으로 불리하고 가난한 계층, 비행이 잦은 계층 또는 그러한 가정에서 많다.

라. 증상으로서의 행동장애(symptomatic conduct disorders)

행동장애가 다른 장애의 증상이나 일부로 나타나는 경우로서 비행이나 행동장애 증세가 적응장애 혹은 불안, 우울 등의 내적 갈등의 표현으로 나타날 수 있다. 예를 들어, 부모의 지갑에서 돈을 훔지는 것과 같은 행동상의 문제는 우울이나 다른 신경증적 장애를 생각해 보아야 한다.

행동장애에는 여러 가지 원인이 있을 수 있으나 대체로 부모에 대한 보복이나 관심을 얻기 위함이 대부분이다. 따라서 치료로는 가족 전체의 도움이 필요한 경우가 많고 심한 경우에는 집으로부터 격리, 장기 기숙치료소에서 사회화과정을 다시 밟게 해야 하는 경우가 있다.

⑤ 주의력결핍장애(attention deficit disorders)

주의력결핍장애는 과거에는 과잉운동증(hyperkinetic syndrome), 미소뇌기능장애(微小腦機能障碍, minimal brain dysfunction, MBD) 등으로 알려진 장애로서 주의력의 결핍, 충동적인 행동이 주 증상이 되는데 과잉운동이 있느냐 없느냐에 따라서 두 가지로 나눌 수 있다.

과잉운동이 없는 경우에는 주의력이 부족하여 어떤 일에 끝을 맺지 못하며, 말을 잘 듣지 않으며 주의가 산만하고 집중력이 없다. 충동적이므로 별로 생각하는 일이 없이 행동에 옮기고, 계획성이 없이 일하고, 집중하지 못하므로 하나의 일을 마치기 전에 다른 일에 손대고 결국 과제를 해내지 못한다.

과잉운동이 있는 경우에는 항상 움직이고 이것저것 만지며 부산하다. 이 밖에 학습장애나 다른 발달상의 장애가 겸하는 경우가 많고 고집이 세며 부정적이고 정서적 변화도 많고 자기 자신에 대해 자신감이 부족하고 부모들의 명령을 안 듣는 수가 많다.

주의력결핍증은 남자에게 월등히 많아 여자에 비해 4배 내지 10배로 보고되고 있으며, 미국 어린이는 5~10%가 과잉운동을 보인다. 물론 과잉운동을 보인다고 해서 전부 주의력결핍증이라고 볼 수는 없으나 과잉운동은 행동장애의 일부일 수도 있고 정서장애의 증상일 수도 있다.

과잉운동이 간질, 뇌성마비, 뇌손상 환자에 많은 것으로 보아 그 원인이 뇌손상으로 생각되었으나 이런 과잉운동은 2차적인 것으로 대부분의 과잉운동아는 분명한 뇌손상을 갖지 않는 것이 보통이다. 과잉운동은 뇌기능상의 미소한 장애라든지 뇌의 구조적인 이상 등이 고려되었고 유전적인 요소도 관련되리라는 보고도 있다(Cantwell, 1975).

최근에 일부 과잉운동아는 중추신경계의 생리적 각성기전(覺醒機轉)에 결함이 있는 것으로 보고되었는데, 이번 DSM-IV의 주의력 결핍장애라는 명칭은 이러한 생리적 견해에 의한 것이다.

치료로는 아동의 행동을 어떻게 다룰 것인지에 관한 부모 상담과 교육이 필요하며, 학교생활에 대해서는 교사와의 밀접한 협조연락이 필요하다. 또한 놀이치료와 약물을 사용할 수도 있다.

⑥ 틱장애(tic disorders)

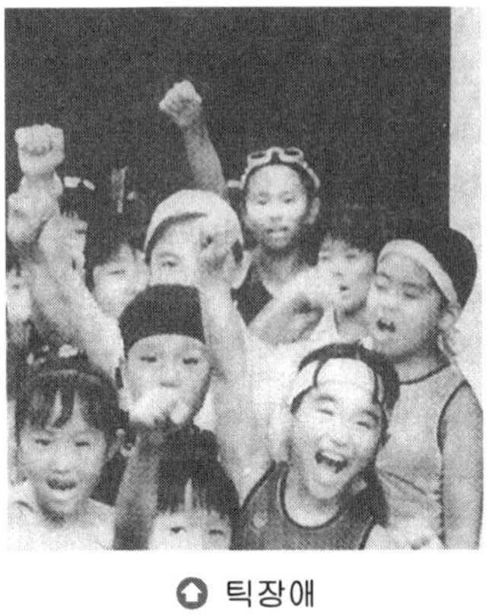

틱장애
눈깜박, 입딱딱 어린이 윽박지르면 역효과

틱(tic)이란 뚜렷한 목적없이 어떤 근육군이 갑자기 연속적으로 움직이는 것을 말한다. 흔히 눈깜짝이로 시작하여 안면근육의 수축, 머리를 갑자기 움직이는 것, 그리고 어깨·팔·다리 순으로 번져가는 일이 흔히 있으며 갑작스레 소리를 지르거나(vocal tic), 가래를 뱉으려는 듯한 소리(throat clearing cough like sound)를 내기도 한다. 보통 7~9세에 가장 흔하며 대부분 일시적이지만 이것이 만성화되는 수가 있다. 일시적인 틱은 아이들의 10~20%에서 관찰될 수 있지만 이 중에 소수만이 만성 틱장애자로 지속되고 남아가 여아의 3~4배 더 많다. 틱이 한곳에 국한되어 있지 않고 여러 근육군을 포함시키며 소리틱까지 겸하고 1년 이상 지속되었을 때를 tourrette장애라고 한다.

원인으로는 신체적·정서적 요인들이 관련된다고 하나 뚜렷한 원인은 없고 일반적으로 여러 가지 이유로 긴장과 스트레스를 계속 경험하는 아이들에게 많다. 특히 학교공부, 과외공부

등의 강압적 환경이나 부모의 불화에서 오는 만성적 긴장을 가진 아이들에게 많으며 다른 정서장애와 겸하는 수가 있다. 특히 tourrette장애의 경우는 대부분 심한 정신과적 문제도 갖는다.

이렇게 다른 정신과적 문제를 갖는 경우가 많으므로 치료상에 있어서도 틱이 수반된 정신과적 문제를 함께 다루어야 하며, 틱 자체에 대해서는 행동수정과 놀이요법 그리고 약물에 의한 치료를 사용한다.

⑦ 아동기 정신분열증(childhood schizophrenia)

흔한 일은 아니나 성인정신분열증과 같은 양상을 보이는 아동들이 관찰된다. 비교적 정상적으로 자라던 어린이가 점진적으로 사람과의 접촉을 피하면서 환각, 망상 등을 나타내며 사고의 장애 등 전형적 정신분열 증상을 보이고 항정신병제(抗精神病劑)에 잘 반응하는 경우이다. 아동정신분열증은 이미 5~6세 이전에 발생하는 유아자폐증이나 기타 심한 발달장애와 구별되어야 한다.

⑧ 선택적 함구증(elective mutism)

어린이가 정상적 언어발달을 보이고 집안에서는 잘 이야기해도 학교나 다른 사람들이 있는 곳(social situation)에서는 입을 다무는 경우이다. 일반적으로 선택적 함구증은 부끄러움이 많고 의존적이며 부모로부터의 격리를 두려워 한다. 여아에게 좀 더 많은 경향이 있다. 원인으로는 부모의 과잉보호와 자신감의 결여 등을 들 수 있고 치료는 부모상담과 놀이요법이 필요하다.

⑨ 신체질환의 정신과적 합병증

1차적인 정신과적 문제뿐만 아니라 아동기에 여러 가지 급성 신체적 질병이 오거나 혹은 만성 신체적 질병을 갖는 아이들에게 있어서 일시적으로 정서나 행동상의 변화를 볼 수가 있는데, 대부분의 경우 이런 일시적인 정서적 · 행동적 변화는 그 신체적 질병이 치료되면 없어지게 마련이다. 그러나 이러한 일시적 변화 자체가 큰 2차적인 이익(secondary gain)을 가져와서 다른 정서적 문제점이 수반될 경우, 신체적인 증상이 전환반응적 요소를 띠고 계속되는 수가 있다. 특히 선천성 질환, 당뇨병, 류머티스성 관절염, 심장병 같은 만성질환 문제를 유발함으로써 정신과적 문제를 가져올 수 있다. 즉, 만성적이거나 심한 신체적 장애를 가졌을 때 부모들의 태도는 과잉 보호적이거나 혹은 그 반대로 귀찮아 하거나 거부적인 태도를 취함으로써 어린이는 정서적으로나 행동적으로 사회적응에 큰 문제를 일으킬 수 있다. 따라서 실제로 신체적인 문제는 잘 치료가 되었는데 행동이나 정서장애가 더 큰 문제로 등장하기도 한다.

아동기에 나타나는 정신건강상의 문제에 대한 해결책은 다음과 같이 제시해 볼 수 있겠다.

첫째, 비교적 폐쇄적이고 보호된 가정에서부터 보다 넓은 사

사례 3 분리불안증

A군(초등학교 2학년)은 학교에서 어머니가 집에 있는 지 확인하는 전화를 자주하지 않고는 견디지 못할 정도로 불안했다. 확인전화를 못하는 일이라도 생기면(동전이 없거나 공중전화가 고장이든지 하여) 수업은 밀쳐두고 한두 시간씩 울면서 방황했다.

A군이 4세 때 아버지의 사업실패로 시댁과 살림을 합쳤다. 그 때부터 어머니는 '말 안 들으면 엄마가 도망간다'는 위협을 자주했고 3일 동안 친정으로 가버리기도 했다. 결국 그는 다니던 유치원에 나갈 수가 없었다. A군이 5세 때 부모들은 다시 독립했고 그는 유치원에 다시 다니기 시작했다. 그의 '확인전화'는 그 해 가을부터 가끔 나타났다. 국민학교 입학 며칠 후 혼자서 등교하게 되자 그는 한동안 심하게 울었다.

A군이 어릴 때부터 어머니는 매우 불안정했고 우울했다. 그가 5~6세 때 부모는 심하게 다투는 일이 잦아졌다. 어머니는 A군을 싫어하는데 그것은 아빠를 닮았기 때문이라고 공공연히 말하기도 했다. 그는 2학년이 되면서부터 불안이 심해지며 특히 월요일이 되면 복통과 현기증을 보여 얼마 후 정신과에 의뢰되었다.

A군은 분리불안장애(separation anxiety disorders)에 의한 학교거절증(school refusal)의 전형적인 예로서 2학년으로 진급함으로써 생긴 새로운 긴장이 유발요인으로 작용했다고 하겠다. 그의 학교거절증은 지속적인 결석으로까지는 악화되지 않았기 때문에 문제는 비교적 쉽게 완화되었다. 주 1회 A군 및 어머니에 대한 면담을 실시했다. 어머니에게는 A군이 모르게 외출하는 일이 없게 하고 월요일에는 스쿨버스 정류장까지 따라나가도록 권고했다. '확인전화'가 필요없을 만큼 기본적인 신뢰가 길러지자 그는 학교생활에 정상적으로 적응하게 되었다.

회에의 적응을 달성해 가는 일이다. 이와 같은 적응을 위한 기본적인 기술을 배우고 습득하는 것이 중요한 과제이며 이를 위해서 지난 날의 현실과 공상과의 경계가 없었던 세계에서 탈피하여 양자를 식별하는 자아의 현실음미의 작용이 요청된다. 그럼으로써 소속집단과의 사회적 동일성 내지 성역할과 동일시의 형성이 시작된다.

둘째, 스스로 생각하고 결정하고 행동하고 또한 그 결과를 스스로가 책임진다는 자아 주체성이 요청된다. 그러기 위해서는 자신의 과거 경험을 토대로 하여 어떤 때에 어떻게 행동하여 어떠한 결과를 얻었다는 경험을 머리 속에 그려 가며, 과거의 성공 경험이 동기가 되어 행동해 가는 일이다. 이른바 생각하고 행동한다는 방법이다.

이 때 실패경험이 계속되면 열등감에 빠지고, 자신감이 상실되어 자기비하의 부정적 자아개념을 형성한다. 이렇게 되면 점점 동기의 체계가 약화되고 의욕상실, 자발성이 결여된다. 그러므로 시행착오의 체험이 필요함과 동시에 항상 성공체험이 실패체험을 능가함이 중요하다.

이러한 두 가지 과제를 이겨내는 능력은 일반화된 논리적 사고, 문제해결을 위해 조작될 수 있는 구체적 조작의 인지발달이 뒷받침되어야 한다.

5. 청년기

청년기(adolesence)는 아동기가 끝나는 12, 13세에서 성숙이 완료되는 18~21, 24세까지를 말한다. 이 시기는 성장조절 내분비선인 뇌하수체(pituitary)의 활동이 증가하면서 시작되면서 성적(性的)으로 성숙해지고 생식능력을 갖게 되는 변화가 급격히 일어나며 미성년 단계에서 성인으로 넘어가는 과도기이다. 이 시기는 한 인간이 생물적·심리적·사회적인 모든 면을 통합하여 인격을 완성하고, 사회인의 기능을 취하기 위한 마지막 준비단계이다. 이 때 일어나는 생리적·정서적·사회적 기능의 큰 변화로 인해 청년들은 불안정한 격동 속에 처해진다. 따라서 청년기를 질풍노도기(storm and stress period)로 표현하기도 한다. 또한 청년기에 확립된 자아의식으로 인해 자기의 주장이 강해져서 부모로부터 벗어나 심리적으로 독립하고자 하므로 Hollingworth는 심리적 이유기(psychological weaning period)라고 했다.

사춘기의 변화를 계기로 시작되는 12~13세의 청년 전기에서 18~24세까지의 청년 후기에 이르기까지 제 2의 탄생기를 맞은 청년은 외적·내적 상황을 급속히 조직하여 많은 새로운 학습을 하고 정서적 불안을 정화함으로써 자아정체감과 역할혼미의 갈등을 겪으며 '자아'를 찾고자 노력한다.

1) 청년기의 발달특성

유아기 및 아동기가 성격형성의 기초적 시기라면 청년기는 성인이 되기 위한 준비 시기이며 자아형성을 이룩해야 하는 시기이다. 정신적·신체적 발달은 물론이거니와 사회적인 면에서도 차차 자유가 허용되고 주체성과 책임감을 소유하도록 요구된다. 지금까지 가정을 중심으로 하는 생활에서 교우관계의 발전도 필요한 시기이다.

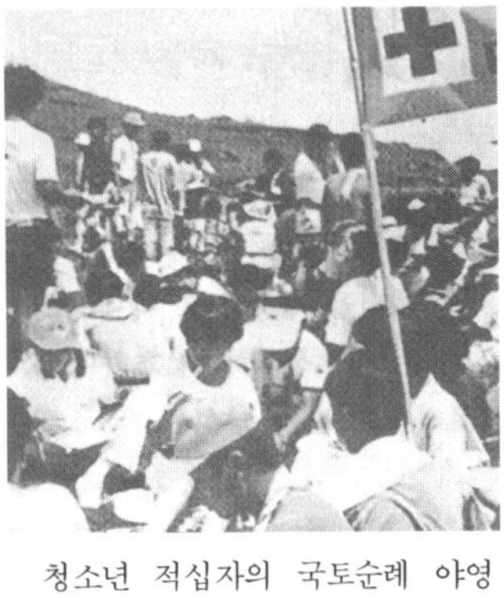

청소년 적십자의 국토순례 야영 훈련

이러한 심리적·생리적·사회적인 변동을 체험하면서 많은 청년들은 이 시기를 무난히 통과한다. 가정이나 사회에서 그들의 자발적 활동에 허용적이고 수용적일 때는 큰 문제는 없겠으나, 환경적 여건이 순조롭지 못하고 유아기나 아동기에서의 과제가 해결되지 못할 때 청년기는 자아형성에 곤란을 겪게 된다. 청년기는 이러한 위기의 성질을 띠고 있는 시기로 격동과 자아형성의 과정에서 여러 가지 병적 반응을 보인다. 청소년은 또한 진로, 교우관계, 성문제, 우리 나라의 경우는 특히 학업성취문제 등 많은 고민에 봉착하기도 한다. 그리하여 격동의 시기로서의 청년기의 위기를 바람직한 방향으로 이끌어주기 위한 교육적·정신위생학적 배려는 더욱 중요한 과제이다.

(1) 청년기의 신체적 성숙

청년기의 신체적 발달은 외형적인 면에서 뿐만 아니라 내면적 발달이나 운동기능에 있어서도 현저한 변화를 보이며 특히 성적(性的) 성숙에 대한 생식기능의 발현은 커다란 변화이다. 청년 초기에는 남녀 모두 사춘기의 변화를 겪게 된다. 남녀 간의 성숙 속도를 보면 여아가 남아보다 1, 2년이 빠르고 비교적 빨리 끝난다. 사춘기에는 뇌하수체 활동으로 인한 성(性)호르몬 분비의 증가에 의해 나타나는 특징인 2차 성징(secondary sex characteristics)이 나타난다. 음모(pubic hair)가 생기며 남자에게는 턱수염이 생긴다. 남자의 경우는 성적 감정이 급속히 변화하는 자신의 성기(性器)에 집중되며, 사정(射精, ejaculation), 수음(手淫, masturbation)을 경험한다. 또 변성(voice change)이 된다. 여자는 유방이 융기되고 골반이 커지며 초경(menarch)을 경험하여 그로 인해 여성임을 인식하여 여성다운 매력을 갖도록 노력한다. 성적(性的) 감정은 신체 내부로 향한다. 사람에 따라 조숙형(早熟型)과 만숙형(晩熟型)의 개인차가 있으므로 신체적인 성숙에 의한 열등의식을 갖지 않도록 시도하여야 한다. 신체적·운동적 지연이나 장애, 특히 성(性)과 관계되는 성숙은 열등의식뿐만 아니라 자신감의 결여, 의욕부족, 도피적 행동을 하거나 결함을 보충, 만회하려는 과잉반응을 보이기도 하며, 자아상(自我像)을 형성하는 중요한 기초가 되므로 교육적 지도가 필요하다.

이와 같은 청년기의 신체적 변화의 특성은 심리적 문제와도 관련됨은 물론이거니와 성(性)의 문제이기도 하다. 청년기는 성적(性的) 관심이 싹터 성적 문제에서 고민하고 성적(性的) 성숙이 이루어지는 성적 활성기로 특징지울 수 있다. 성에 대해 높은 관심이 있는 반면 성에 대한 사회의 부정적 태도로 인해 자주 갈등을 일으키게 되는데, 이러한 갈등은 청년기에 해결해야 할 발달과업의 주요한 부분을 이룬다(Wearkman, 1974).

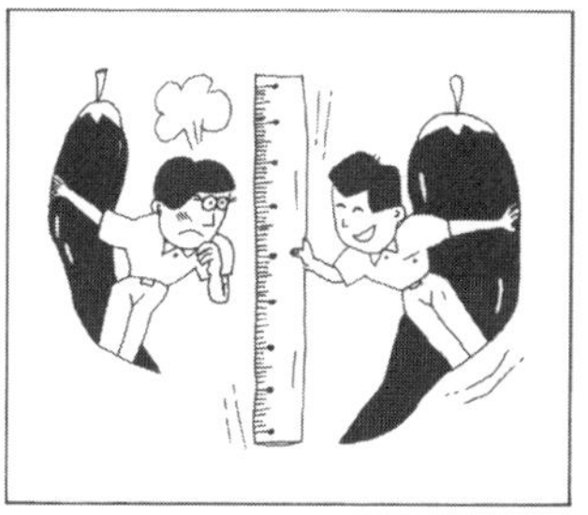

신체적 열등감에 우울한 사춘기, 목욕 등 자연스런 기회에 건전한 상식 알려주어야…

청년기 성적 발달의 특징은 이미 언급한 바와 같이 청년초기에 2차 성징의 발현과 더불어 성에 대한 호기심이 나타나기 시작하며, 청년 중기에 접어들면서 성적 충동과 민감성이 증가하여 성적 관심 및 욕구를 직접 행동적으로 실현하려는 경향이 높아진다. 이러한 경향은 청년 후기에 이르러 더욱 강해져서 성인에게만 용인된 성관계행동을 그대로 모방하려는 욕망이 더욱 증가한다(민병근, 이길홍, 1980). 따라서 이때가 성교육이 더욱 필요한 시기이다.

청소년은 이렇게 성에 대한 욕구는 강하지만 그에 대한 불안과 갈등이 있으므로 갈등의 처리가 정신건강상 중요한 과제이다. 여기서 적응하지 못할 때 여러 가지 이상(異常)이 나타난다. 이 성적 적응의 문제는 단지 성적 욕구에 대한 처리가 아니라 성에 대한 태도이며 이성과의 인간관계의 발전이라고 할 수 있다. 청소년의 올바른 이성관, 가치관, 인생관에 의해 성에 대한 바른 태도가 형성되며, 사회 속에서 자아확립이 이루어지는 것이므로, 성교육은 하나의 인간교육 차원에서 이끌어주어야 할 것이다.

(2) 청년기의 정신발달

청년기는 지적 능력이 현저하게 진보되는 시기이다. Piaget는 청년기를 논리적 사고가 이룩되는 형식적 조작의 시기라고 하였다. 따라서 청년 중기부터 지적 기능은 논리적 기억의 발달, 추상적 사고, 이상, 형식추리, 문제해결적 사고, 비판적 사고 등으로 발달하게 된다.

청년 후기에 들어서면서 청소년들은 인생의 목적과 의미를 찾으려고 애쓰며, 자신의 정체에 대한 주체성의 확립은 가장 큰 과제이므로(Erikson, 1963) 자아정체감 확립을 위한 심리적 방랑을 보이기도 한다. 승인욕(承認慾)도 증가하여 자신의 능력, 가치 및 도덕적 신념에 대한 평가를 통해 안정감을 얻고, 자기확신과 자아통제의 정도에 따라 독특한 성격을 형성하며 성인다운 권리를 인정받고자 한다. 그러므로 이 시기에 위기를 극복하여 자아정체감을 확립함으로써 통합된 성격형성이 가능하다.

청년기 정신발달에 있어서 신체변화에 따른 성적 충동과 감정상의 불안증도 특징적이다. 성적 충동에 대해서는 이상주의,

금욕주의로 극복하거나 혹은 극단적인 쾌락주의적 행동을 보여 주기도 하는데 이는 청년 중기, 후기까지 지속된다.

청년 전기의 제 2 반항기적 특성과 부모에의 의존성은 청소년의 내적 갈등을 안겨주기도 하여 부적응을 경험하게 한다. 청소년은 부모와의 유아적(幼兒的) 유대관계를 끊고 외부 지향적이어서 가족 구성원 밖에서 동일시와 애정대상을 찾는다. Blos(1967)는 이 시기를 제 2 의 격리개별화 시기(second separation individual period)라고 하였다. 교우관계가 깊어지고 이성관계의 성립을 통해 생활공간이 확대됨과 아울러 사회적 이해도 높아진다. 생활공간은 지리적 공간뿐만 아니라 시간적 공간의 확대도 의미하며, 현재 속에 과거와 미래도 포함된다. 장래의 가능성을 통해서 여러 가지 사상을 현실로 받아들여 의도적 행동의 기초로 삼는다.

(3) 청년기의 인간관계

청년기의 정신건강은 생활현장에서의 인간관계와 직접 관계가 있다. 바람직한 부모와의 관계, 친구와의 관계, 그리고 그 밖의 모든 사람들과의 건전한 관계에서만이 건강한 청년시절을 보낼 수 있다.

① 부모와의 관계

청년기의 인간관계도 가정에서부터 비롯된다. 청소년은 부모에의 의존성이 감소되고 독립에의 욕구가 강해지므로 부모의 제재나 간섭에 대해 불만이 생긴다. 또한 지나친 권위는 오히려 불만과 반항을 촉진하므로 부모는 자녀를 신뢰하고 그의 자주적 행동을 인정해 주고 수용해 주어야 한다. 부모에의 반항은 자유와 독립에 대한 침해에서 생기며 부모에 대한 비판에서 일어난다. 부모는 보수적이고 안전주의적이므로 자녀의 모험적인 태도에 간섭하게 되고 자녀는 이에 반항한다. 반항은 청년기에 최고에 달하게 되지만 청년 후기에 가서는 정신적으로 성숙하여 부모의 입장을 이해하게 되어 반항은 차차 감소된다. 그러므로 부모의 지나친 간섭, 특히 엄격한 권위주의는 오히려 청소년

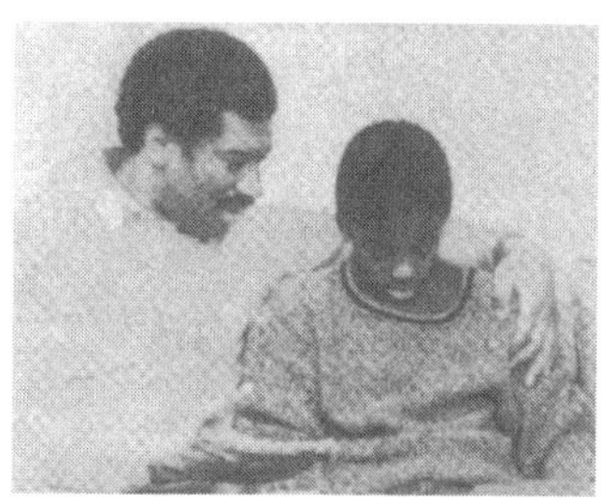

부모의 따뜻한 사랑을 통해서 처벌받아야 하는 이유를 납득시킬 수 있을 때 처벌의 효과는 극대화된다.

의 성격발달을 저해한다.

② 교우와의 관계

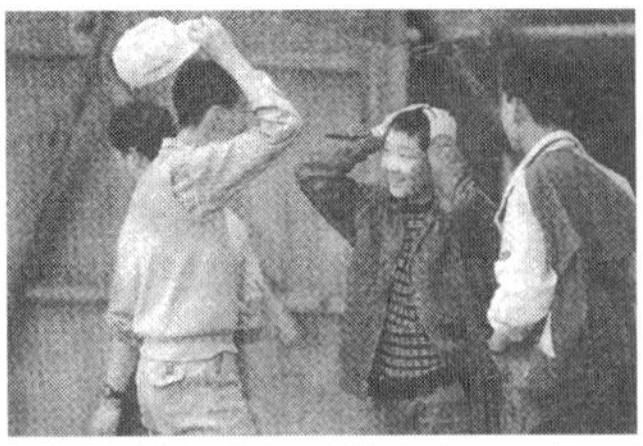

부모들은 자녀의 친구관계를 따뜻한 시선으로 이해하려는 노력이 필요하다.

청소년들에게 있어 친구관계는 대단히 중요하다. 친구는 단지 물리적 접근에 의한 것이 아니고 존경과 공감이라는 인격적 결합에 의해 성립된다. 따라서 친구의 영향은 대단히 크며, 교우관계에 대한 부모나 교사의 관심이나 선도는 무엇보다 중요하다.

청소년들은 고민이 생기면 부모나 교사보다 상담대상으로서 친구를 택하는 경향이 높다((4)청년기의 문제에서 통계청(1998) 자료 참고). 교우관계는 이야기하고 격려하며 서로 도와주고 개인의 자아개념을 살찌우고 확대시키는 기회가 된다. 이러한 제반 사항은 상호신뢰에 기초하며, 그러는 가운데 건전한 사회인으로서의 자질이 양성된다.

또한 청소년의 교우관계는 청소년의 자아인식(self-perception)을 형성하고 확장할 수 있는 가능성을 제공해 준다. 그것은 교우관계가 가족관계와는 달리 통제적이 아니므로 상호 친화력이 자유로이 형성될 수 있기 때문이다. 물론 교우관계에서도 의무감은 형성되고 상대편에 대한 신뢰감도 기대할 수 있어야 한다.

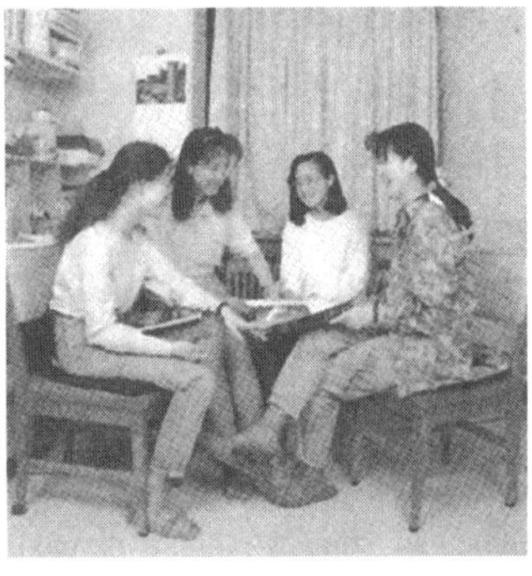

청년기 여자아이들의 상호 인기도는 신체적 매력에 있다.

상호신뢰, 존경 등에 의해 특징지울 수 있는 교우관계는 어떤 유사성과 상반성에 의해 성립되며, 이 중 유사성은 가장 신뢰성있고 교우선택과 관계유지에 특징적인 요인으로 작용하며, 상반성은 이성 간의 결합이 성립될 때 생긴다고 한다. Heider(1958)는 균형이론(theory of balance)을 펴서 설명하고 있는데, 이 이론은 교우관계가 유사한 태도, 유사한 지위, 공통적인 감정 등에 기초하여 형성된다는 것이다.

청소년의 교우관계에서 빼놓을 수 없는 특징은 불안정성(instability)이다. 예를 들어, 교우 간의 인기도는 아동기에서의 상황이 청년기에 와서 역전되는 경향이 일반적이다. 그러나 여자의 경우 상관도는 높다고 한다(Horrocks, Benimoff, 1966). 또한 인기를 만드는 구성요소로는 남자는 신체적 강건함이고 여자의 경우는 육체적 매력이다. 그러나 나이가 많아짐에 따라 남성적 매력은 청결함, 몸치장, 두발 길이 등으로 전환되고, 여자의 경우 체중, 머리, 피부, 몸매 등에서 남자들에게 인기를 얻고 싶어하며 이러한 문제들에 대한 근심도 일어나게 된다. 이와 같은 요인에 영향받은 상호 인기도는 또래집단에서의 지위 확립에 중요한 문제가 된다.

③ 이성과의 관계

이성과의 인간관계는 성의식(性意識)에 의하기도 하고, 교우를 구하는 의식으로 인해 성립되기도 한다. 이성과의 인간관계가 항상 성적 욕구나 성의식에서 시작되는 것은 아니나 성적(性的) 관심이 전혀 없지 않은 경우도 있다

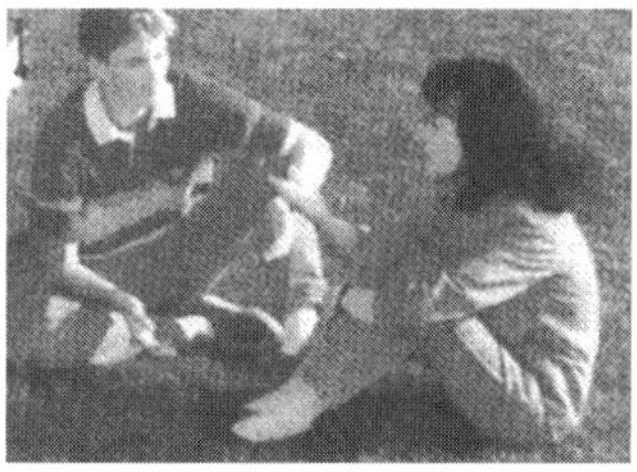

청소년의 이성교제는 성인이 되기 위한 준비과정으로 이해하고 이성에 대한 바른 태도형성을 위해 지도해 주어야 한다.

이성과의 인간관계는 무엇보다도 애정이 기본이 된다. 이 애정이나 관심은 이성에 대해 적극적인 접근을 하게 하는데, 이는 이성에 대한 의식의 표현이다. 이성에 대해서는 보통 수치와 불안의 감정과 동시에 흥미와 관심을 갖는다. 여기에 감정적 갈등이 나타난다. 이 갈등은 사회적 태도에 의해서 더욱 심해지는데, 성에 대해 엄격한 사회에서는 이성과의 인간관계를 죄악시하게 되므로 청소년은 이성에의 접근에서 불안과 죄의식을 갖게 된다. 그러므로 청소년들은 이성교제에서 많은 고민을 하게 되고 자연히 감추게 된다. 청소년들이 이성교제를 은닉하고 교사나 부모의 눈을 피할 때 건전한 관계는 기대하기 어려우므로 이성에 대한 바른 태도형성을 위한 교육적인 지도를 아끼지 말아야 한다.

(4) 청년기의 문제

① 성문제

청년기는 성적 성숙에 따라 성의식이 싹튼다. 청소년의 성의식은 청년 전기에는 성에 대한 수치와 반발, 동성애 경향, 이성에 대한 적극적 관심 등이 특징이며, 청년 중기에는 이성과의 적극적 교제, 비특정의 이성이나 친구로서의 이성과의 관계, 정신적 애정을 보이고, 청년 후기에 가서는 특정 이성과의 관계,

지속적 관계, 성적 교섭, 연인 등의 상태로 진전된다. 이렇게 변화되는 성에 대한 의식발달에 대해 청소년이 어떻게 적응하는가가 중요한 문제이다.

한편 청소년들에게 있어 성적 욕구에 어떻게 대응하는가의 문제는 그들의 성격발달에서 중요한 과제이다. 자위나 성교에 의한 직접적인 대응과 여러 가지 사회적 활동이나 문화활동에 의한 승화로서의 간접적 대응이 있다. 청소년들은 남학생의 경우에 성충동을 자위행위로 해소한다는 경우가 49.9%로 나타났으며, 여학생은 82%가 성충동을 억제할 수 있는 것으로 생각하며, 자위행위의 경우도 성욕발산을 위한 자연스런 행위라는 반응도 35.5%로 조사되었다(한국성문화연구소, 1999).

이러한 자위행위(masturbation)에 대해서 많은 조사가 있으나 청소년들이 자위행위에 대해서는 남, 여 학생의 각각 92%, 47%가 잘 알고 있는 것으로 나타났다(대전시교육청, 1997). 따라서 여학생보다는 남학생이 자위행위에 대해 잘 알고 있는 것을 알 수 있으며, 실제 자위행위에 대한 경험도 남학생, 79%, 여학생 8%로 남학생이 높다. 자위행위에 대하여 많은 청소년들이 죄의식을 느끼고 고민하여 정신건강적인 문제를 일으키게 한다. 자위행위 그 자체의 신체적 영향에 대해서는 건강한 청소년인 경우 악영향은 부정되고 있으나 심리적 문제는 크다. 성문제가 터부시되고 있는 사회배경에서 자위행위로 인한 죄의식과 강한 성적 욕구 간의 갈등으로 정신적으로 피로하게 될 뿐만 아니라 열등감, 백일몽에 빠져 학업성취에는 물론, 성격형성에도 많은 문제점이 발견된다.

실제 성관계를 통해 성충동을 해소하는 청소년의 경우는 한국에이즈연맹(1996)에서 남, 녀 고교생 3천 명을 대상으로 한 성 경험 조사를 통해 밝혀진 바에 따르면, 남,녀학생 각각 16.7%, 5.4%로 나타났다. 이 들 중 처음 성경험을 한 시기로 남학생 76.7%, 여학생 62.7%가 중학생 시기로 나타났다. 이는 중학생 시기가 청소년 전기에 해당되며 이 시기에 성적발달과 함께 성충동이 나타나는데 이에 대한 자제력이 부족한 청소년들이 실제 성관계를 통해 해결하고자 한 것으로 볼 수 있다.

② 학교문제

대부분의 아동이나 청소년들은 학교라는 제도적 교육기관을 통해 학교에서의 규율과 제도에 적응하여야 할 생활태도를 습득해 간다. 학교에서 습득되고 형성된 가치기준과 적응양식은 청소년들의 인격발달뿐만 아니라 장래 사회생활에도 크나 큰 영향력을 미치는 작용을 하게 된다. 따라서 학업성적, 교우관계, 교우집단의 특성, 교사와의 친숙도, 교사에 대한 태도, 출결석 상황이나 학교내의 호의적 또는 비호의적 행동에서 엿볼 수 있는 학교생활의 적응 및 부적응 현상 등 학교생활의 여러 가지 문제들이 일반적으로 청소년들이 직접 당면하고 있는 문제들일 것이다.

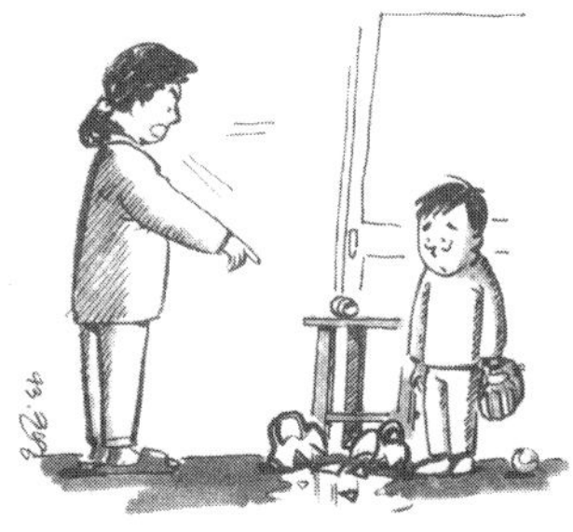

교사의 긍정적 훈련을 통해서 집단생활에 적응할 수 있는 가치관이 확립된다.

학생들은 학교에서 집단생활을 경험하는 가운데 학교규율에 위배되는, 교칙에 합당하지 않은 방향으로 이끌려 부적응을 초래하게 되고 비행으로 연장되는 일도 허다하다. 학교 내에서 일어나는 문제행동들의 예를 들면 주로 숙제 안하기, 지각하기, 컨닝, 청소회피 등의 가벼운 행동에서부터 등록금 남용, 불량써클 조직, 무단결석과 같은 비행의 지표가 되는 행동들이 모두 포함된다.

한편 학교 자체가 학생의 비행을 자아내게 하는 요인이 될는지도 모르며, 학교에서의 학습활동이나 과외활동을 통해서 비행을 지도함으로써 비행을 예방할 수도 있다.

최근의 청소년 비행은 하나의 사회문제로 대두되고 있다. 그러므로 학교에서의 비행은 과거 어느 시대보다 특히 관심을 갖고 철저한 예방과 치료가 조치되어야 할 것이다.

민병근 등(1978)은 우리나라 청소년들이 흔히 경험하고 있는 학교내 문제행동을 다음과 같이 네 가지 유형으로 구분하고 있다.

첫째, 책임회피적 학교내 문제행동 : 숙제 안하기, 지각하기, 성적불량으로 야단맞기, 청소에서 도망가기, 조회 및 체육시간 빠지기

둘째, 현실도피적 학교내 문제행동 : 급우들과 대화않고 홀로 지내기, 책이나 벽에 낙서하기

셋째, 규범일탈적 학교내 문제행동 : 책이나 교과서 팔기, 무단결석, 컨닝, 등록금 남용

넷째, 대인관계에서의 학교내 문제행동 : 불량교우 및 불량집단에 참여, 이성교사 짝사랑하기

학생이 학교생활에 있어서 비행의 위험을 암시하는 신호로서 취하는 일반적인 행동은 대개 결석, 학과에서의 실패, 잘못된 교우관계 등을 들 수 있다. 그러나 이러한 문제적 행동에 대해서 학교로서는 철저한 교육적 태세가 준비되어야 하지만 대개의 경우 현실적인 애로는 적지 않다. 예를 들어, 훈련된 교사의 부족이라든가, 개개 학생들의 욕구에 대한 몰이해, 시설의 미비, 학생들의 방과 후의 생활에 대한 무관심 및 지도의 결여 등이다.

가. 학업의 실패

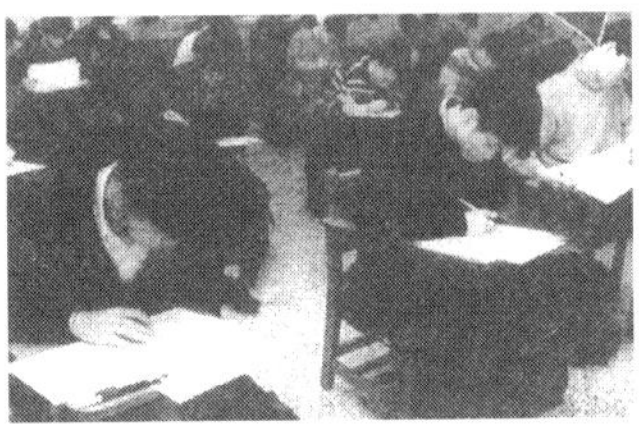

시험은 학생들에게 주는 스트레스 이외의 긍정적 효과는 무엇일까?

학생들의 생활은 거의가 학업생활이라고 볼 수 있으며, 그들의 학업성취는 학교생활의 성패의 기준이 된다고 하여도 과언은 아닐 것이다. 따라서 학교성적의 불량은 학생으로서는 가장 괴로운 일이다. 학생은 학과에서 성공하여 우선 일정 수준 이상의 성적을 얻었을 때 학교생활에서 만족을 얻을 수 있고 동료집단에게서 인정도 받을 수 있다. 학과에서 실패하면 자연히 태휴하게 되고 따라서 비행으로 끌릴 수 있다. 학과실패의 원인으로는 열등한 지능, 허약체질, 체력, 불규칙적 출석, 문화와 경제적 빈곤, 교육에 대한 가정의 무관심, 졸렬한 학습지도 등을 들 수 있으나, 어떠한 경우든지 실패한 과목은 싫고 따라서 그 교과 담당교사까지 싫어져서 학급에서 도피와 소외현상을 자아내게 된다.

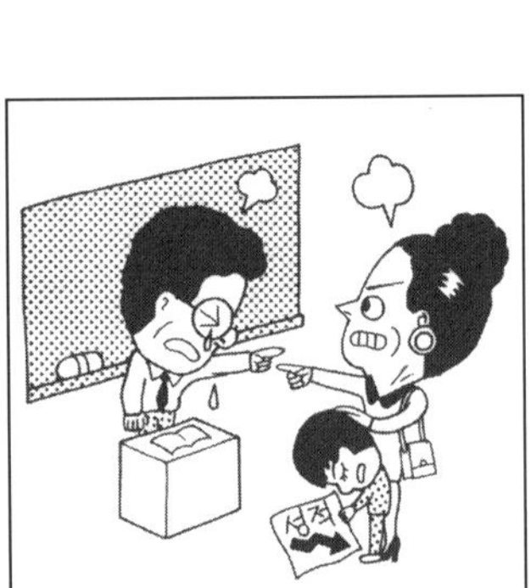

자녀에 대한 지나친 관심 표현은 과연 효과적일까?

특히 학교학습에 대한 관심은 교사, 학부모, 그리고 학생 자신에게도 지대하며, 학교학습 결과에 대한 부모의 민감한 관심 표명과 지나친 기대는 간혹 학생으로 하여금 오히려 학습불안을 일으키게 하여 학교생활에서 도피현상을 자아내기도 한다.

최근 청소년들의 가장 큰 고민거리는 역시 첫째가 공부(39.7%)를 들고 있으며 다음으로는 가정환경(18.8%), 신체, 용모, 건강(15.0%), 학교폭력(7.1%), 직업(5.9%), 이성교제

(4.9%)의 순으로 나타나 있다(통계청, 1998). 그리고 우리 나라 마약퇴치본부에서 1997년 22개 남녀 중·고등학교 학생 9,898명을 대상으로 조사한 결과 술은 전체의 74.8%의 학생이 마시고 있었고, 담배는 전체의 41.4%의 학생이 피우고 있었다. 또한 진통제나 수면제, 각성제들의 의약품을 습관적으로 이용하는 학생도 많았다. 항목별로는 게보린, 사리돈, 펜잘 등의 진통제를 습관적으로 이용하는 학생이 3.4%로 가장 많았고 수면제(1.1%), 각성제(0.8%), 신경안정제(0.5%) 등도 이용하고 있었다(조선일보 1998. 9).

한편, 중·고생들의 학교 교사들에 대한 선호도에서도 많은 변화를 이루고 있다. 요즘 학생들에게 인기 있는 선생님은 어떤 스타일일까? 라는 물음을 전국 1,500명 대상으로 설문한 결과 유머 있는 선생님이 인기 1위로 나타나 있다. 또한 존경하는 인물로는 선생님(15.3%), 이순신(7.9%), 세종대왕(4.7%), 신사임당(2.8%)으로 나타나 있으며, 학교성적 비관 이유로 자살한 결과에 대해 공감한다(54%)로 나타났다. 또한 흡연율에서 보면, 남학생의 경우, 91년(26.8%), 99년(44.4%)로 2배의 증가율이었고, 여학생의 흡연율도 91년(16.3%)에서 99년 37.1%로 2배 이상 증가하고 있다, 그러므로 학부모, 학교교사, 그리고 사회에서의 특별한 관심을 가지고 합리적인 지도로 임해주어야겠다(중앙일보 1999. 12 제공).

〈표 2-1〉 학생들이 좋아하는 교사

'91년도		'99년도	
공평한 교사	(24%)	유머 있는 교사	(33.2%)
엄하지만 따뜻한 교사	(19.9%)	수업을 쉽게 하는 교사	(19.3%)

※자료 : 한국 갤럽 조사(1999)

나. 교우관계

학생들에게서 교우관계는 사회적 발달에서 상호신뢰와 소속감 그리고 수용과 승인의 만족을 주어 정신건강에 매우 중요하다. 청년기 학생들은 교우관계에서 얻게 되는 끊임없는 상호관계에서 개인적인 자율감을 발달시키고 건전하고 안정된 역할정체감(役割正體感, role identity)을 형성하는 데 도움이 된다. 그러므로 교우관계가 잘못되면 정체의식의 위기가 일어나게 되어 정신건강의 저해요인이 된다. 특히 청년 초기에는 우리의식(weconsciousness)이 강한 시기이므로 부모나 교사의 영향력보다는 교우간의 신뢰와 우애가 두텁다. 그들의 상호신뢰는 부모나 교사의 지도나 신임을 넘어서라도 또래집단의 비행에 동조하게끔 하며 그럼으로써 상호신뢰를 통한 강한 소속감과 일체감이 형성된다.

청년기 교우관계는 자유로운 감정표현, 중요한 당면과제의 논의, 개인적 비밀토로, 갈등해소 등의 활동을 통해서 자아개념을 더욱 형성시키고 정신건강을 도모케 한다. 그러므로 중요한 문제나 고민의 의논대상으로 부모나 교사보다는 먼저 친구를 찾는다. 그 실제적인 예로 청소년 고민상담으로 찾는 대상은 친구가 56.4%로 가장 많았고, 다음으로는 스스로 해결이 16.8%, 부모가 12.0%, 형제·자매가 7.3% 그리고 선·후배가 4.1%순으로 나타났다. 이것은 쉽고 편한 사람과 상담하려는 경향이라고 볼 수 있다(통계청, 1998).

이렇게 볼 때 잘못된 교우관계에서의 영향은 매우 크다고 할 수 있다. 우리 나라의 경우 청소년의 비행원인 중 가장 큰 요인은 나쁜 친구(73%)이고, 외국은 부모에게 문제가 있다고 보고되어 있다(한국갤럽 조사연구소, 1986). 청소년의 교우관계는 사랑이나 연애의 준비단계라고 볼 수 있고 이성에 대한 관심과 화제가 많다. 그러나 가정이나 학교에서 이를 부인하고 있으므로 그들 나름대로 성도덕에 대한 가치기준이 확립되어 있지 않아 갈등을 느끼게 되며, 또한 가정이나 학교에서, 그리고 사회적으로나 문화적으로 지나치게 부정적일 때 오히려 은폐되어 문제가 일어날 수 있다. 교우관계는 청소년들에게 많은 것을 경험하게 하고 정체감 형성에 도움을 주므로 보다 객관성 있는 이해와 관용으로 대해 주어 좋은 교우관계를 이루게 함이 장차 건전한 인간관계 형성을 위한 기초가 된다.

학교에서 문제행동을 가지는 학생이 반드시 비행청소년이라고 단정해서는 안되지만 비행청소년의 대부분은 학교에서도 역시 많은 문제행동을 가지고 있다. 학생의 문제행동에 대한 판단이나 견해가 교사와 전문가 사이에는 차이가 있었다는 예를 소개하였으나 아직도 우리 나라의 경우 많은 학부모나 교사들이 문제행동에 대한 잘못된 지식이나 이해를 가지고 있는 경향이 있다.

학교에서의 문제학생은 대개 학교생활에 흥미를 못 느끼고 있다. 학습의욕은 저하되어 있어 공부보다는 다른 놀이에 흥미가 있으므로 수업중의 권태는 대단히 심하다. 또한 학급에서 친구가 없고 급우들로부터 인정도 받지 못하고 있다. 따라서 서로 어울리지 못하고 반항적이어서 부적응을 초래하게 된다. 이러한 학생들은 대개의 경우 가정에서의 문제가 원인이 되어 학교에서의 부적응으로 연장되는 경우가 많다. 가정에서의 불화나 소외는 학교에서의 반항과 거부적 태도로 연장되어 학급사회에서 부적응을 일으키게 되고, 더 나아가서는 사회의 비행현상까지 자아내게 될 수도 있다.

그러므로 문제행동의 예방과 치료를 위해서는 가정과 학교와 지역사회의 공동작업에 의한 보다 포괄적인 접근에 의함이 타당할 것이다. 교사들은 사례 연구방법(case-study method) 등을 사용하여 정신위생 내지 임상심리에 대한 전문적 지식과 이해를 가져야 할 것이다.

2) 청년기의 정신건강

청년기의 정신장애는 15~20% 정도를 차지하는데 청년기의 문제라고 해서 모두 청년기의 특징적 문제라고는 할 수 없다. 유아기부터의 문제들이 계속되거나 또는 변형된 상태로 나타나는 수가 많다. 예를 들어 정신지체, 자폐증, 발달장애 등은 일생을 통해 영향을 미치는 것으로 이것들이 청년기가 된 후에도 새로운 문제점을 제시해 줌은 물론이다.

불안이나 우울 같은 것도 유아기에 시작하여 그 때 해소되지 못한 것이 유아기의 불안장애가 새로운 양상으로 청년기의 문제점과 혼합되어 복잡한 상태로 나타날 수 있다. 과잉운동증후군 같은 것은 유아기에 과잉운동을 보이던 것이 청년기가 되면 과잉운동은 감소하지만 그로 인한 학습장애, 친구의 결여, 사회적 기술의 결핍 등이 여러 가지 정서적·행동적 그리고 학습상의 문제로서 지속된다.

(1) 청년기의 특징적 정신장애

① 불안과 우울(anxiety and depression)

불안과 우울은 청년기에서 가장 흔한 정서장애로 청소년들의 일시적 불안, 우울과 구별된다. 정도가 심하고 해소되지 않은 내적인 갈등이 분명하며 성인에서와 같은 신경증적 양상을 보일 수 있다. 또 이 시기의 우울은 유아기와 달라서 자살의 가능성을 높이는데, 자살은 물론 우울에만 기인하는 것은 아니고 여러 가지 정신병의 초기 증상으로 나올 수 있다.

② 신경성 식욕부진(anorexia nervous)

청년기의 특징적인 장애로 신경성 식욕부진을 들 수 있는데, 이는 주로 12세부터 20세에 이르는 여성들에게 일어난다. 입맛이 없는 증상으로 시작하여 점점 식사를 거부하여 4분의 1 정도의 체중감소를 보이며, 심한 체중의 감소에도 불구하고 자기는 너무 비만하다고 생각하여 계속 식사를 거부하며 드디어는 월경의 중지, 허탈에 빠진다. 사망률이 약 20%에 이르며 흔히 정신과적 응급치료를 요하게 된다. 대부분의 환자들은 부모와 공서적으로 가까운 경우가 많고 부모로부터의 격리를 두려워하는 것이 공통적이다.

이들 중 대부분은 성정체감(性正體感, sexual identity)에 갈등이 있고 신체적 변화와 성장에 대한 두려움이 심하다. 치료를 위해서는 입원가료를 필요로 한다.

③ 학교거절증(school refusal)

이 시기에 학교거절증 주증상으로 정신과를 찾는 청소년은 아동기와 달라서 비교적 심각한 상태라고 할 수 있다. 왜냐하면 학교거절증은 일시적일 수 있지만 많은 경우 심각한 정신과적 장애의 증상으로 나타날 수 있기 때문이다. 즉 학교거절증이 심한 우울이나 성인정신병의 시작을 나타내는 경우가 많다.

④ **약물남용과 중독**(drug abuse and addiction)

비합법적 약물의 복용이나 중독이 이 시기에 오는 수가 많고 이로 인해 기질적 정신병 상태가 유발된다. 우리 나라의 경우 본드(glue sniffing), 각성제(amphetamine), 대마초(marijuana) 등을 의심해 볼만하다.

⑤ **주체성 장애와 지연장애**(identity disorders and adolescent moratorium)

주체성 장애는 청소년기의 주과제인 주체성 확립에 지장을 초래하여 장래계획, 직업, 성, 교우관계, 종교, 성의 목적 등에 관하여 갈피를 못잡고 이들이 정서불안과 행동문제로 나타난다. 주체성 장애는 일시적일 수도 있고 이것이 경계선적 성격장애(境界線的 性格障碍, borderline personality disorders)의 시작일 수도 있다. 또한 청년기의 발달과업이 청년기에 성취되지 못하고 오래 계속되거나 연령적으로 성인이 된 후 뒤늦게 문제로 등장하는 경우가 있다. 때로는 일생을 청년기의 과제, 즉 자기 주체성을 찾지 못하고 방황하며 정서적으로나 행동적으로 청소년처럼 지내는 사람도 있다.

⑥ **성도착행위**(sexulal deviation)

발달과정에서 성도착 행위(性倒錯行爲)는 청소년에서 자주 나타나는 현상으로서 과거에는 정신병질적 성향이라는 관점에서 커다란 문제행동으로 보는 경향이 있었으나 오늘날에는 점차로 청년기에 일시적으로 나타나는 일탈된 성적 관심으로 보는 경향이 늘어가고 있다. 그러나 일탈된 성적 관심이 성적 자아(性的 自我) 및 성숙된 이성관계의 발달 이전에 나타나서 그 정도가 깊고 지속기간이 길어지면 성적(性的)·사회적 부적응은 정신병질적 문제와 같은 심각한 문제행동이 될 수도 있다.

성도착행위로는 음란소설을 읽거나 음화 소지, 이성의 연예인에게 편지쓰기, 그런 연예인들의 사진 모으기 등이 이에 해당되며 과도한 동성애적 경험이나 주물성(呪物性) 도착행위(fetish) 등이 이에 포함된다. 주물성 도착행위란 남성에게서 주로 나타나는 남성 특유의 변태성으로 여성 몸의 일부 또는 여성이 사용하는 의류나 물건을 사랑하는 행동을 지칭한다.

⑦ 성인정신장애의 초기증상

청년기는 또한 주요 성인정신병이 시작하는 시기이다. 특히 정신분열증(schizophrenia)의 발병은 청년기에 들어서면서 증가하여 17~20세에 절정을 이룬다. 소아정신과를 찾아오는 청소년 환자의 20~30%가 정신병으로 보고되고 있는데(Warren, 1965; Masterson, 1969), 이들 대부분은 정신분열증 환자들이다.

조울증(躁鬱病, manic depressive illness)도 청년 중기의 청소년에게서 시작할 수 있고 성인의 그것과 같은 양상을 보인다. 그 이외에 분명치 않은 급성 정신병적 상태(acute psychotic state)도 흔히 관찰되는데, 이들은 정신분열증이나 조울증과의 감별이 힘들고 다만 몇 년에 걸쳐 관찰한 후에야 확인이 가능하다. 또 이들은 경계선적 성격장애자들이 가끔 갖는 미소정신병(micropsychosis)과도 구별해야 한다.

이들의 치료는 성인의 그것에 준하지만 청년기라는 발달단계와 그 과제를 참작하여 가족 전체치료와 정신병적 상태로부터 회복된 후 적응을 최대한으로 도와주는 지지적 정신치료(supportive psychotherapy)나 혹은 적극적인 심리치료(intensive psychotherapy)가 특히 중요하다. 청년기의 정신장애로서 정신분열증과 성격장애의 한 사례를 제시한다.

사례 4 정신분열증

14세의 남자인 김군은 감정표현이 없는 웃음(silly smile)을 자주 띄우고 밤에는 잠을 잘 안자며 집에 있는 벽의 장식물이나 문고리, 손잡이, 벽걸이 등을 잡아 떼고, 때로는 불필요한 쓰레기 등을 주머니에 잔뜩 넣고 다닌다. 또한 갑자기 혼자 울다가는 웃고, 자꾸 귀에서 들리는 누군가의 말소리에 귀를 기울이며, 대꾸하는 듯 벽 쪽을 향해 중얼거리기도 하고, 말을 나눌 때도 이해하기가 어렵게 횡설수설한다. 따라서, 정신분열증이란 진단을 받고 정신과병원에 입원하여 치료를 받았다.

그는 외아들로 태어났으며 어려서부터 건강치 못한 이유로 많은 보약을 먹고 자랐다. 국민학교 때의 성적은 중상 정도였으며 성격은 내성적이어서 친구들과 잘 어울리지 못하였고, 싸우면 늘 맞고 집으로 돌아오곤 하였다. 국민학교 5학년경, 개울에서 헤엄을 치며 놀다가 깊은 곳에 빠져 매우 놀란 적이 있는데 그 이후 기차소리만 나도 놀래서 한약을 복용하여 호전되었으나, 가끔 놀라는 증상을 나타내곤 하였다. 중학교 1학년이 되면서부터 위와 같은 이상한 정신증상이 두드러지게 나타나 마침내는 휴학을 하고 병원을 오게 되었다.

환자의 부모는 모두 첫번째의 결혼 상대자들과 사별하여 다시 결혼을 하였다. 그 당시 아버지의 나이는 40세였고, 현재는 69세로 시골에서 농업에 종사하고 있으며, 성격은 매우 내성적이고 무뚝뚝하며, 고집이 세고 욱하는 성미가 있고 환자에 대하여는 별로 관심이 없다. 또한 어머니는 58세로 현재의 남편과 33세에 딸 하나를 데리고 재혼하여 그 딸은 현재 27세로 결혼을 하였고, 아들 하나를 출산하였다. 어머니의 성격은 외향적이고 쾌활하며, 남편과는 대조적으로 참을성이 있는 편이며, 아들을 매우 과잉보호하여 아들이 요구하는 것은 거의 다 들어주었다.

병원에 입원할 당시 그의 첫 인상은 매우 바보스러웠으며, 의미 없는 이상한 미소를 띄고 있었고, 눈은 빛을 잃고 무엇인가에 놀라있는 듯도 하였다. 자신의 병에 대하여 전혀 인식하지 못하고 오히려 다른 사람들이 자기를 이상하게 생각하고 있다고 말하였다. 남의 물건들을 몰래 갖고는 이것은 그 사람의 마음을 알아보기 위한 것이라고 하고, 면담시에도 주의집중이 잘 안되어 도중에 나가 버리거나 책상밑으로 기어 나가려고 하였다. 또한 매우 화를 내면서도 계속 미소를 짓고 있었다.

이 환자의 경우, 늦게 얻은 자식에다 몸이 쇠약하여 어머니의 과잉보호를 받았으며 집단에선 대화를 나눌 사람도 없었으므로 원만한 인간관계의 기초를 형성하지 못하였으며 이와 같이 불안정하게 형성된 인격구조와, 약한 자아기능은 외적인 자극을 잘 해결할 수 없었으며, 개울에서 놀다 몹시 놀란 경험이 계기가 되어 더욱 불안하게 되었고, 자아기능이 상실되어 현실에 대한 위축반응으로 정신분열증이 유발되었다고 본다.

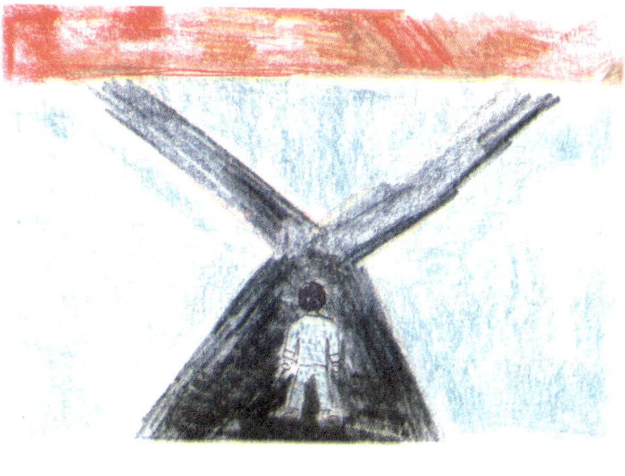

정신분열증 환자의 그림
(21세남자)
"어느 길로 갈까 망설이는 나"

사례 5 성격장애

21세 남자인 P군과 2남 2녀 중 막내로 현재 대학 2학년 재학생이다. 그는 키도 작고, 몸도 말라서 매우 허약해 보이며, 얼굴에는 여드름이 좀 많이 나 있었으나, 머리는 파마를 하여 마치 연약한 여자와 같은 인상을 주었다. 그는 1년 전부터 무단가출을 하여 여자와 동거를 해왔으며 집으로부터 거짓말로 돈을 받아서 동거생활하는 데 이용하거나 친구들과 어울려 술을 마시고 노름을 해왔다. 이러한 생활 속에서 공부는 전혀 하지 않고 최근에는 자살을 시도한 적도 있다.

그는 부유한 가정에서 태어나 현재까지 경제적으로는 별다른 어려움 없이 자라 왔으나 어려서는 몸이 약해 유행성 감기로 죽을 뻔 하였다. 막내이기 때문에 귀여움을 많이 받았고 또한 과잉보호로 자기가 원하는 것은 무엇이든 다 해주어 불만을 모르고 살았다. 특히 어머니와 매우 밀접하여 친구들과 여행을 가도 하룻밤도 자지 못하고 그대로 집으로 와서 어머니와 함께 있었으며, 어리광피우기를 좋아하였다.

초·중·고등학교 시절에는 평범한 생활에 중 정도의 성적을 유지해 왔으나, 고교 졸업 후 4년제 대학에 낙방하여 현재 다니는 전문대학에 입학하여 1년을 다니다가 다시 4년제 대학시험을 보았으나 또 낙방하여 현재 다니는 전문대학에 복학하여 다니고 있으며 2학년에 진급한 후부터는 공부를 전혀하지 않고, 친구들과 노름하고 술만 마시러 다녀 결과적으로 성적도 불량하여 학교에서 여러 번의 학사경고를 받았다. 2학년 봄, 친구들과 맥주홀에 놀러갔다가 술집 아가씨를 알게 되었고 그 술집을 자주 드나 들면서 그녀와 함께 고고홀과 나이트클럽 등을 다니게 되었고, 처음에는 심심하여 만났으나 차츰 그 여자의 집안 이야기를 듣다보니 불쌍한 생각이 들어 방을 얻어 살림을 차려주다가 동거를 하게 되었다.

처음 동거시 부모에게는 멀리 공장실습을 간다고 속이고 용돈도 타갔으나, 얼마 후 거짓이 탄로나서 집에서 외출을 금지하자, 가출을 하여 그 여자 집에서 동거하고 있는 것을 아버지가 데려 와서 나가지 못하게 하자 어머니와 말다툼 끝에 2층 옥상에서 자살하려고 하는 것을 붙잡았다. 이 일 이 후 어머니는 갑자기 쓰러져 반신불수가 되어 현재 한방병원에서 치료를 받고 있다. 그러나 그는 계속 거짓과 난폭한 행동으로 많은 용돈을 요구하고, 이 요구가 받아들여지지 않을 때는 칼로 식구들을 위협까지 하여 정신과병원에 입원하게 되었다.

그의 아버지는 자기의 사업에 전념할 뿐 집안일에 무관심하여 다른 형제들과 비교하여 늘 그를 꾸짖었다. 또한 누나들과 형은 모두 엘리트로 이들은 자기 동생인 P와는 잘 어울리지 않으며 특히 형과는 대화도 잘 나누지 않는다.

병실생활에서 그는 감정의 기복이 심해 조그만 일에도 화를 잘 냈다. 때로는 장난이 아주 심하였으며, 심각하게 이야기를 시작했다가도 흐지부지 끝내버리거나 결정을 내려야 할 때라든가 좀 복잡한 문제에 부딪히게 되면 머리가 아프고 귀찮다고 더이상 생각하지 않으려 한다. 어려운 문학서적보다는 만화책을 더욱 좋아하였다.

그는 4개월 동안 병원에 입원해 있으면서 자신의 의존적이고 수동적이었던 미성숙한 성격과 형제들과의 경쟁으로 인한 열등의식에서 벗어나려고 노력하였고 아버지를 비롯한 모든 식구들도 많은 관심과 진심에서 우러나는 사랑을 베풀기로 약속하였다.

6. 성인기

1) 성인기의 발달특성

성인기(adulthood)는 일반적으로 청년기 이후부터 노년기 이전까지의 시기를 말한다. 청년기에는 정신적으로나 신체적으로 급격히 변화함으로써 여러 가지 심리적 위기를 겪지만, 이러한 갈등은 성인기에 들어서면서 점차 감소되어진다. 신체적·생리적으로 남자의 경우는 약 45세 전후, 여자의 경우는 약 35세 전후까지 청년기의 연장으로 계속하여 활발한 신진대사를 나타내지만 그 이후는 점차로 감퇴현상을 보인다. 이 시기에 당뇨병, 고혈압, 심장병, 담석증 및 암의 증후가 되는 현상의 발생 등 여러 가지 신진대사기능의 저하 및 감퇴에서 오는 건강 위협의 신호가 나타난다. 따라서 이 때의 건강관리가 중요하다.

성인기는 지금까지 배운 것을 토대로 하여 실제사회에서 실행하고 성장발전하는 시기로서 자신의 전문성 내지 직업을 결정해야 하는 중요한 과업이 따른다. 직업은 사회의 요구와 여건, 개인의 능력과 희망, 가정의 여건과 기대 등이 복합하여 필요한 직장을 선정하고 그 속에서 역할을 개시하여 직업인으로서 생산활동에 여념없는 최대의 활동기를 맞게 된다. 또한 배우자를 선택하여 결혼을 결정하고, 출산·양육 등의 가정생활에서의 변화과정에 적응하며 이에 따르는 의무를 수행해야 하는 시기이기도 하다.

성인기에는 가정이나 직장에서의 인간관계라든가, 사회적 책임 또는 직장에서의 생산성 향상의 요청 등으로 인해 현실생활에 대한 적응성이 요구되므로, 청년기의 공상적인 태도로부터 보다 더 실제적·현실적인 태도로 형성되어야 할 시기이며 성숙된 인격체로서 각종 문제와 갈등을 해결해야 한다. 그러므로 성인기에는 현실원칙에 의해 사회적 관습이나 규범에 구속되고 사회적 동일성을 획득하여야 한다는 특징을 가진다. 다시 말해

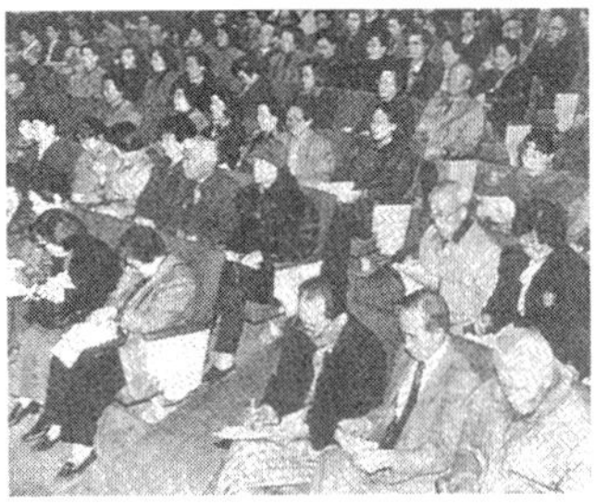

현대사회에서는 성인기의 사회교육을 위한 강좌가 성황을 이루고 있다.

서 사회에의 적응을 기해야 하고, 자기 실현을 위한 가치관의 확립과 사회인으로서의 실천에 노력을 기울여야 한다.

40년에 가까운 성인기는 발달단계에서 가장 긴 시기라고 할 수 있으나 아동기, 청년기 또는 노년기에 비해 가장 적게 연구되었다. 그러나 최근에는 성인기 동안에 일어나는 사회적·심리적인 여러 가지 변화에 대한 연구결과들이 계속 나타나고 있다. 또한 성인기 초반의 결혼, 출산, 취업 등에 따른 개인의 변화는 물론, 성인기 후반에 나타나는 정년퇴직, 자녀의 성장과 결혼, 신체적·인지적 능력의 쇠퇴 등도 최근 급증하는 노인문제와 더불어 크게 부각되고 있다. 이와 같이 성인기도 성인기 고유의 의식구조와 사회에서의 인간관계에서, 또는 생리적인 변화에 대한 자각이나 불안에서 특징적인 정신장애의 발현이 있음을 생각할 수 있다. 성인기의 발달상의 특징으로는 다음과 같은 점들을 들 수 있다.

첫째, 주체성 또는 주체의식의 확고함(the stabilizing of ego identity): 자아정체감(ego identity)이 형성된 이후이므로 인격의 완전한 성숙과 더불어 대인관계나 모든 사회생활에 융통성을 지니고 정서적 안정을 갖는다. 특히 자기자신의 존재에 대하여 분명히 하고자 한다.

둘째, 대인관계가 부드러워짐 (the freeing personal relationship): 자아정체감의 확립으로 독립된 성인으로서 타인과의 건전한 관계가 가능하다. 즉 타인이 생각하고 느끼는 것에 대하여 적절히 지각하고 동정한다.

셋째, 취미에 대해 깊은 관심 가짐(the deeping of interests): 어떤 일에 깊은 관심을 갖다가 호기심이 사라지거나 외적 보상이 없어질 때 갑자기 모든 관심이 사라지는 유아기 및 청소년기의 흥미와는 달리 자신의 취미에 대하여 더욱 깊은 관심을 갖고 거기에 시간과 돈과 정력을 쏟는다.

넷째, 인류애적 가치추구(the humanizing of values): 도덕심이 발달하고 인류애의 가치를 발견하고 자신의 모든 경험과 동기를 가치체계를 증진시키는 방향으로 승화시키며 사회적 목적달성을 위해 협조한다.

다섯째, 봉사(the expansion of earing): 타인 및 인류의 복지를 위해 봉사하려 한다. Adler는 이 시기에 사회적 흥미가 증가한다고 하고, Angyal은 집단에서의 타인과의 융화와 협동이 증가하므로 이 시기를 조화(harmony)라고 하였다. 또한 Maslow는 이 시기의 특징을 소속과 사랑의 욕구로 설명하였으며, Rogers는 동정(empathy)과 무조건적이고 긍정적인 관심이 증가하는 시기라고 설명하였다. 이 시기는 시민의 권리와 사회복지, 종교적 전도에 대한 흥미가 증가된다.

여섯째, 결혼(marriage): 성숙된 믿음과 사랑을 가지고 공포와 죄책감 없이 타인과 진실한 성관계를 맺을 수 있다. 또한 진정한 친교(intimacy)를 통해 배우자를 선택하고 서로 사랑하며 또 그와의 생활에서 만족을 얻는다.

일곱째, 가풍을 형성함(choosing a style): 남편 및 부인으로서의 역할을 인식하고 집안일에 대해 관심을 갖는다.

여덟째, 부모가 됨(parenting): 약혼을 거쳐 결혼을 하면 아이를 낳고 가정을 형성하며 자식들의 양육에 정신적으로나 물질적으로 책임질 수 있는 뚜렷한 자아의식이 있다.

아홉째, 직업을 선택함(choosing a career): 자신의 적성과 수입정도, 사회적 지위 등에 따라 직업을 선택하고 직업에 대한 만족을 가지며 직장에서의 책임을 충실히 완수할 줄 안다.

(1) 성인기의 인간관계

성인 초기에는 가족 밖의 사람들과 성공적인 친교를 맺는 것이 매우 중요하다. Erikson의 발달이론에 의하면 성인기는 자아정체감을 확립한 후 친밀감을 발달시키는 시기이다. 즉 타인과의 밀접한 관계를 형성하고 사랑과 결혼의 문제를 생각하게 된다.

인간이 살아나가는 데 있어서 의·식·주 이외에 없어서는 안될 것이 있다면 그것은 사랑이다. 사랑이란 가장 원초적인 동시에 성숙한 인격을 요하는 것으로 다른 사람과의 관계를 풍요롭게 지속시키기에 필요하다. 이러한 사랑 중에서 남녀 간의 사랑에는 성(性)이라는 문제가 반드시 수반되고 이는 가정이라는 기본적인 사회적 단위를 형성하는 근거가 된다. 따라서 성인기의 인간관계에 있어서 사랑, 결혼, 성의 문제에 대해 알아본다.

① 사랑과 성

이 세상에서 '사랑'만큼 많이 사용되는 용어는 드물 것이다. 소설, 시, 노래 또는 영화와 같은 문학작품이나 대중문화에 흔히 사용되고 있으므로 사람들이 사랑이 무엇인지를 인식하는 데는 그리 어려움을 느끼지 않는다. 그러나 사랑이 무엇이냐는 질문에는 많은 사람들이 당황하게 되며 어쩌면 우리가 사랑에 대해 잘못 알고 있다는 것을 곧 인식하게 된다.

낭만적인 사랑은 매우 주관적이며 예측을 불허하기 때문에 좀더 이성적인 방법에 의해 양립성이 판단되어야 한다고 사람들은 말한다. 그리고 사랑에 대해 많은 오해가 있음으로 인해 사랑이 아닌 것도 사랑으로 인정하는 잘못을 범하기 쉽다.

가장 일반적인 사랑에 대한 정의는 눈에 띠는 신체적 매력뿐만 아니라 이성에 대한 강력한 정서적 유대감과 상대방을 이상화하는 경향이라고 하겠다. 사랑이란 개념을 행동주의적 용어로 처음 정의한 학자는 Fromm이다. 그에 의하면 사랑이란 '열정이나 감정이 아니고 사랑하는 상대에 대한 행동양식'으로 정의된다(임승권, 1991). Fromm은 《사랑의 기술(The Art of Loving)》이란 책에서 사랑이란 인간에게 적극적인 힘을 사용해서 우리를 타인과 분리시키는 벽을 허물어 버린다고 기술하였다. 다시 말해 사랑은 인간을 결합시키며, 인간으로 하여금 고립감과 격리감을 극복하도록 도와주며, 자기 자신의 본연의 모습을 찾고, 자신의 고결한 모습을 갖게 해준다는 것이다.

우리는 순수한 사랑의 의미가 무엇인지를 다시 찾아야 한다.

흔히 성적(性的) 매력이나 사랑받고 싶어하는 요구를 사랑으로 인정하기 쉽다. 외모나 미소 혹은 예의바름에 매력을 느껴 사랑에 빠졌다고 말한다. 또는 사랑을 sex와 같은 뜻으로 사용하는 잘못을 저지른다. 남녀간의 사랑이 sex라는 결과를 낳을 때도 있으나 그것이 전부는 아니다. 사랑이란 신체에 대한 관심만이 아니라 인간 자체에 관심을 두는 것이다. 그리고 사랑받기를 원하기보다는 사랑을 베풀어 그 결과로서 사랑을 받게 되는 성숙한 감정 또는 행위이다. 사랑은 좋아지게 되기 위해 어떤 대가를 요구하거나 지불되어서도 안된다. 사랑을 한다는 것, 사랑하는 사람이 있다는 사실, 그것은 마음을 흐뭇하게 한다. 마음이 흐뭇하다 함은 고유하면서도 주관적인 만족감이다. 사랑을 줌으로써 그의 마음은 풍요롭게 되며 그들의 값어치는 증대될 뿐만 아니라 자존감의 향상도 경험하게 된다.

현대에 사는 사람의 고민의 하나인 고립감이나 고독은 사랑을 크게 감소시킨다. Fromm의 지적에 의하면 현대사회에 광범위하게 퍼져있는 불안은 서로의 분리, 즉 사랑이 없는 데서 연유된 것이다. 우리의 참된 존재성은 다른 사람들과의 결합을 통하여 분리와 고립을 감소시킬 수 있다. 그래서 Fromm은 사랑에서의 융합은 인간에게 통정성과 개성을 유지하게 한다고 주장하였다.

또한 사랑은 개인의 완성감이나 충족감을 더해 준다. 그것은 사랑하는 사람의 성취를 함께 나눌 수 있기에 이루어진다.

Reik는 사랑에 대한 이 문제를 다음과 같이 지적하였다. 사랑이란 두 사람이 서로 자아의 이상을 교환함으로써 이루어지는 것이고 저들의 실제적 자아에 만족할 때는 사랑은 불가능해지고 자기만족적이 된다. 그러나 그러한 자아이상은 현재의 이상에 적합해야 한다. 사랑은 목적과 가치를 공유하고 몫을 함께 하는 관계여야 하는 것이다. 그것이 진실한 사랑이다.

사랑의 관계에 대하여 많은 사람들은 남녀의 관계로 국한시키려는 경향이 있다. 그러나 사랑의 근본적인 원칙이라면 그것은 다른 사람과의 관계에서 나타나며 다양한 형태가 있다. 사랑에는 인간적인 사랑과 신의 사랑이 있다. 특히 인간적인 사랑이란 막연하고 추상적인 것으로 보일지 모르나 그것은 실제적 의미로 파악할 필요가 있다. 그것은 윤리적 기초에 근거한 인간간의 관계이며 인간적인 사회건설을 전제하고 있기 때문이다(임승권, 1991). 이러한 사랑은 가장 보편적이며 기본적인 '우대'와 같은 대등한 사랑이 있으며, 모성애와 같은 무조건적인 사랑이 포함된다. 아무런 조건 없이 어떤 타인이 행복하기를 바라는 것은 모성애와 같다. 또한 타인과 결합해서 하나가 되려는 강렬한 사랑이 이성간의 사랑이다. 그러나 이와 같은 사랑에는 의지가 수반된다. 또한 무엇보다 중요한 것은 자신에 대한 사랑이다. 진실로 사람을 사랑할 줄 아는 사람들은 자기자신과 타인을 모두 사랑할 수 있을 것이다.

② 결 혼

어떤 면에서 성인 초기는 정착의 시기이다. 즉 안정된 생활을 위한 행동유형이 나타나는 시기이다. 이 때 가장 힘든 선택의 하나는 누구와 자신의 삶을 같이하고 싶은가를 결정하고, 누구와 가장 가깝고 사랑하는 관계가 되어 가정을 이룩할지를 결정하는 일이다. 성인기의 중요한 발달과업의 하나는 가정을 형성하는 일이다. 사회를 형성해 나가는 가장 기본적인 단위이며 중요한 사회적 조직이 혈연공동체인 가정이다.

가정은 결혼이라는 과정을 통해 형성된다. 사람들은 정서적인 안식을 기대하여 결혼하고자 하며, 부모의 기대나 사회적 인습에 의해, 성적(性的) 만족을 갈구하여, 사회적 지위를 얻기 위해서 등 여러 가지 이유에 의하여 결혼을 한다.

Duvall(1977)은 결혼의 동반자를 찾는 데에는 두 요소가 있다고 했다. 첫째로 특징, 생활방식, 그리고 가치관이 흡사하기를 원한다는 것이다. 이런 유사성은 사회경제적 지위, 종교, 종족의 소속감을 의미할 수도 있다. 둘째로 친근감 또는 신체적 밀접성도 배우자 선택에 큰 영향을 준다. 같은 지역의 사람과는 사는 방식이 더 친숙하고 이해하기도 쉽다는 점에서 지방색도 유사성의 요인이 된다. 또한 그는 결혼을 위한 준비도를 검사하는 항목을 다음의 10가지로 제시했다.

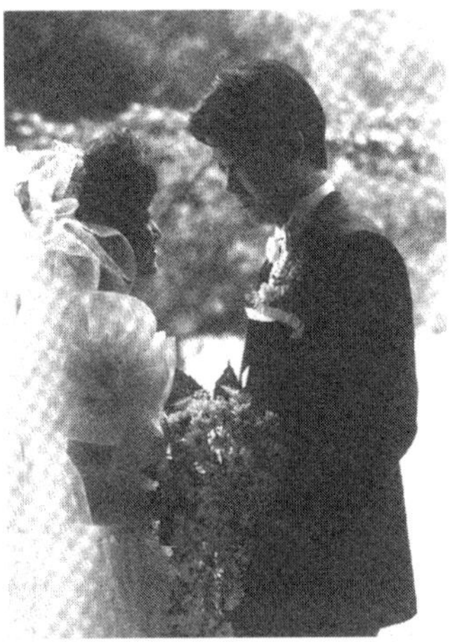

결혼은 많은 것을 가져다 주지만 한편 많은 것을 빼앗아 간다.

- 결혼 후 기꺼이 성적 상대가 될 수 있는가?
- 결혼 후 자유롭게 성적 관계를 맺을 능력이 되어 있는가?
- 상대를 위해서 온정과 애정을 가질 수 있는가?
- 상대자의 정서생활과 정서계발에 관심을 보일 수 있는가?
- 상대자와 친밀감을 나누어 가질 수 있는가?
- 개인적인 자기 계획에 상대자를 고려할 수 있는가?

- 상대자의 개인적 특성을 현실적으로 이해할 수 있는가?
- 결혼에서 일어날 경제적인 문제에 현실적으로 대처할 자신이 있는가?
- 결혼함에 공헌이 되도록 나의 능력과 기타 모든 것을 실제로 동원할 수 있는가?
- 남편이나 아내가 될 준비가 되어 있는가?

이상의 질문에 대한 점수여하에 따라 성인으로서 결혼할 심리적 준비를 갖추었는지를 알게 될 것이다. 이는 이만큼 결혼에는 많은 현실적 문제가 따르고, 이상이나 상상과 거리가 있을 수 있다는 점을 깨우치는 것으로 현대인들의 이혼율을 고려할 때 더욱 의미 있는 검사가 될 것이다.

요즈음에 와서는 과거보다 배우자 선택의 기회가 다양하며 결혼에 대한 견해에도 많은 변화가 있다. 그러나 결혼생활에서의 성공과 만족은 언제나 결혼의 동기에 대해 결정된다고 볼 수 있으므로 결혼의 결정은 신중하고 사려 깊게 해야 한다. 그럼에도 불구하고 결혼을 너무 안이하게 생각하여 기분대로 혹은 잘못된 정보에 따라 결정하는 경향이 있다.

Freud학파는 사랑이란 자신의 부모와 대체할 수 있는 사람을 발견하는 것이라는 관점에서 결혼을 통해 부모에 대한 애정을 다른 이성에게 전이시키게 되므로 자기 아버지나 어머니와 닮은 사람과 결혼하게 된다고 설명한다.

많은 연구에 의하면 실제로 사람들은 자신과 유사한 사람을 좋아하게 된다고 제시하고 있다. 사회적 특성인 교육정도, 사회적 지위, 그리고 인종과 종교, 문화적 측면에서 비슷한 사람을 택하는 경향이 있다.

Murstein(1971)은 외모와 자존심, 성(sex)에 대한 충동 등 개인적 특성의 측면에 있어서도 유사한 사람들이 쉽게 접근함을 제시했다. 물론 서로 매력을 느끼는 특성에는 개인차가 있겠으나 대체로 남성들은 외모나 성적(性的) 매력에 근거하여 여성을 선택하는 반면, 여성은 지성이나 자신감 그리고 성공가능성 정도에 근거하여 남성에게 끌린다고 한다(강봉규, 1992).

한편 청소년들은 배우자 선택기준으로 인격 및 성품을 가장 중요시하고 있으며 그 다음으로 남학생은 외모를, 여학생은 경제력을 꼽고 있는 것으로 나타났다(한국대학생선교회, 1999).

다음에 최근 우리 나라 사람들의 결혼에 대한 태도는 어떠한지 알아본 결과 결혼에 찬성하는 사람이 4명 중 3명(73.5%)으로 대부분 긍정적이었으며, 결혼에 반대하는 사람은 1.3%에 불과하였다.

〈표 2-2〉 결혼에 대한 태도

(단위 : %)

	15세 이상 인구	결혼에 찬성			해도 좋고 하지 않아도 좋다	결혼에 반대			모르겠다
			결혼은 반드시 해야 한다	결혼은 하는 것이 좋다			가급적 하지 않는 것이 좋다	결혼은 하지 말아야 한다	
전 국	100.0	73.5	33.6	39.9	23.8	1.3	1.1	0.2	1.4
동 부	100.0	71.3	30.5	40.8	25.8	1.3	1.1	0.2	1.5
읍 면 부	100.0	83.2	47.1	36.1	14.9	0.8	0.7	0.1	1.1
남	100.0	79.5	36.9	42.6	18.4	0.8	0.7	0.1	1.4
여	100.0	67.9	30.5	37.4	28.9	1.6	1.4	0.2	1.5
초졸이하	100.0	86.4	57.0	29.4	11.0	1.0	0.8	0.2	1.7
중 졸	100.0	71.6	31.1	40.5	24.3	1.5	1.3	0.2	2.7
고 졸	100.0	68.8	26.0	42.8	28.6	1.4	1.2	0.2	1.2
대졸이상	100.0	70.7	25.1	45.6	27.9	1.1	0.9	0.2	0.4
15～19세	100.0	60.9	20.1	40.8	32.4	1.4	1.2	0.2	5.3
20～29세	100.0	64.7	20.0	44.7	32.7	1.2	1.1	0.1	1.4
30～39세	100.0	67.2	22.6	44.6	30.2	1.8	1.5	0.3	0.9
40～49세	100.0	76.8	34.1	42.7	21.1	1.4	1.2	0.2	0.7
50～59세	100.0	85.8	49.6	36.2	12.9	0.8	0.6	0.2	0.5
60세이상	100.0	91.0	66.4	24.6	7.2	0.8	0.6	0.2	1.2
계 미 혼	100.0	63.3	20.3	43.0	32.2	1.3	1.1	0.2	3.2
계 유배우	100.0	76.8	36.3	40.5	21.4	1.2	1.0	0.2	0.7
계 사 별	100.0	86.7	61.8	24.9	10.6	1.0	0.7	0.3	1.7
계 이 혼	100.0	55.7	20.5	35.2	37.3	5.0	3.9	1.1	2.1
남 미 혼	100.0	73.2	26.6	46.6	23.0	0.8	0.6	0.2	3.1
남 유배우	100.0	82.4	41.3	41.1	16.2	0.8	0.7	0.1	0.6
남 사 별	100.0	85.7	60.0	25.7	10.6	1.2	1.2	-	2.5
남 이 혼	100.0	68.4	25.4	43.0	27.1	2.5	1.8	0.7	1.9
여 미 혼	100.0	51.4	12.7	38.7	43.3	1.9	1.7	0.2	3.3
여 유배우	100.0	71.0	31.1	39.9	26.7	1.6	1.4	0.2	0.7
여 사 별	100.0	86.8	62.0	24.8	10.6	1.0	0.7	0.3	1.6
여 이 혼	100.0	44.9	16.3	28.6	45.9	7.0	5.6	1.4	2.2

※자료 : 통계청(1998)

(2) 성인기의 직업생활과 문제

보통 35세에서 60세 정도의 사람을 넓은 뜻에서 장년(middle age)이라고 부르고 있는데, 이 중 '중장년'에 해당되는 40대가 건강상 가장 '위험한 세대'라고 볼 수 있다. 연령적으로는 30대에서 50대가 한참 일할 세대이나 그 중에서도 40대 이상의 중장년기가 과중한 노동이나 업무상의 스트레스와 밀접하게 연관되어 있다.

현대 성인병의 큰 원인은 스트레스, 운동부족, 비만이라고 보고 있는데, 과로와 스트레스로 많은 성인기에 속한 직장인들의 건강이 악화되어가고 있는 것이 산업화된 오늘날의 현상이다.

매일매일의 잔업, 휴일에도 출근하고 과중한 일상업무나 책임 등으로 인해 자신도 못 느끼는 중에 심한 피로가 겹치고 쌓여 어느 날 갑자기 쓰러지는 '과로사'가 있다. 이처럼 일에 의한 과로가 원인이 되어 생명을 잃게 된 샐러리맨이 많이 나타나고 있다.

인구 전체의 사망률은 최근에 들어 어느 정도 안정되어 차츰 감소되는 느낌이 든다. 그러나 장년의 남성들에게는 감소율이 둔화되고 있다. 생활수준이나 의료기술이 향상됨에도 불구하고 장년층의 사망률만이 유독 감소되지 않는다는 사실은 이 시기의 가정적·사회적 책임에 따르는 '과로'에 의한 부담이 이 세대에 크게 영향을 미치는 것이라 여겨진다.

장년기에 노출되는 위험인 '과로사'란 무엇인지를 좀더 명확히 살펴보자. 건강하게 보이는 사람이 어느날 갑자기 죽는다는 의미로 과로사를 '돌연사'로 표현하는 경우도 있다. 작업에 따른 과로란 '회복할 수 없게 과로가 쌓여서 건강장애에까지 이른 상태'를 말하는 것이다. 과로로 생길 수 있는 건강장애에는 뇌혈관이나 심장의 질병 등 순환기계의 질병이 있다. 과로사를 구체적인 병명으로 말한다면 뇌출혈, 심근경색, 급성심부전, 지주막하출혈 등이 많다. 순환기 계통의 질병이 많이 발생한다는 것은 심장이나 뇌가 인간의 몸에서 생명과 직결되는 부분이기 때문이다.

인간의 노화는 이미 스무살부터 시작된다. 혈관이나 심장도 예외는 아니다. 겉보기에는 건강하게 보여도 30대가 지나고 막상 4,50대에 이르면 심장이나 혈관은 상당히 손상된다. 그럼에도 불구하고 아침 일찍부터 밤 늦게까지 일하고 그 일의 스트레스를 축적하므로 손상을 받는다.

심장이나 혈관이 손상받으면 대개는 동맥경화, 고혈압, 심근장애, 심장비대 등의 형태로 나타난다. 이와 같은 과로에 의한 손상을 받기 쉽고 과로사를 일으키기 쉬운 요인을 리스크 팩터(risk factor, 위험인자)라고 부르고 있다. 리스크 팩터에는 동맥경화와 같이 체질에 관계되는 것 이외에 담배, 술 등의 생활습관과 철야작업 등의 고된 일, 작업상의 스트레스 등도 포함된다.

과로사란 단어가 사용되기 시작한 것은 비교적 최근의 일이지만 과로사 그 자체는 근래 몇 년간에 생긴 새로운 현상은 아니다. 그러나 현대사회에서는 직업별로 그 양상이 달라지고 있다. 농어업이나 채광, 채석 종사자의 사망률이 높다는 것은 이전부터 잘 알려진 사실이었지만 전문적 기술 직업(기술자, 연구직 전문 기술자 등)이나 서비스업에 종사하는 사람들의 사망률도 차츰 증가하고 있다. 또한 새로운 형태의 스트레스가 닥쳐오고 있다.

현대인들의 직업생활의 형태는 컴퓨터로 인해 많은 변화를 가져오고 있다.

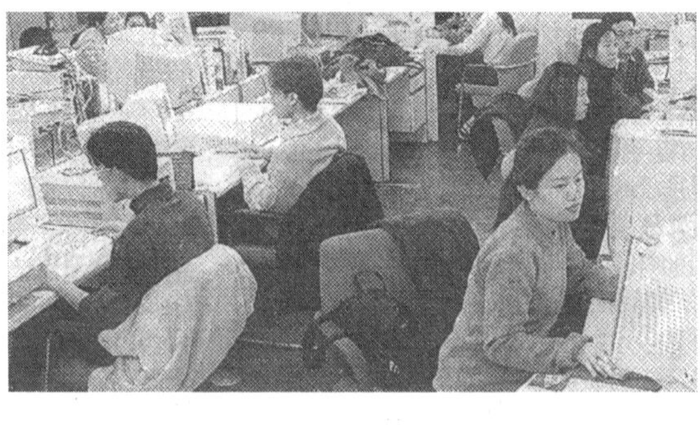

은행의 현금카드(cash card)가 보급되기 시작한 이래, 일반 직장에서 컴퓨터는 필수품이 되어 VDT작업(office computer work program 등 브라운관이나 액정(液晶)표시의 화면을 보면서 조작하는 작업)으로 인한 새로운 형태의 건강장애도 나타나게 되

었다. VDT작업으로 인한 피로가 축적되면 초조해지고, 무기력하게 되고, 고립감이 생기는 등 소위 테크노 스트레스(techno-stress)가 새롭게 조성되게 되었다. 최근에 직장사무 자동화(office automation; OA)가 보급되어 'OA증후군'이라고 불리는 일련의 증상이 주목되어 테크노 스트레스 쪽도 한층 더 심각하게 되었다. 정신적 피로, 신경 피로를 축적시키는 작업의 패턴은 어느 직종에서나 서로 통하는 특징으로 부각되고 있다.

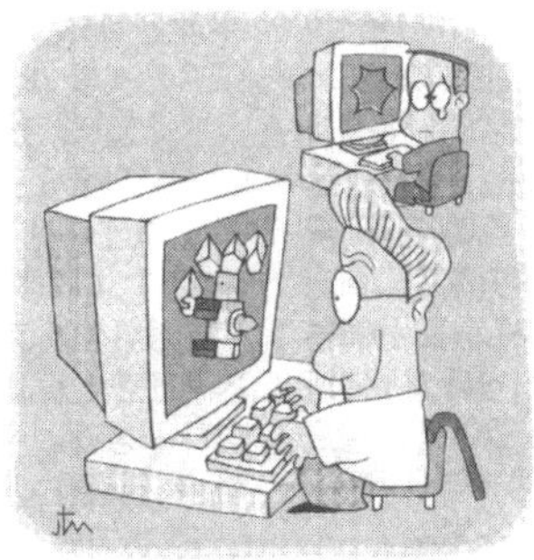

50~60대 그레이네티즌, 사이버 주식 · 스타크 몰려, N세대에 도전 '올드파워' (2000.1.27. 한국일보)

자신은 원기왕성하고 걱정이 없다고 믿겠지만 30대 이후가 되면 체력은 차츰 말을 듣지 않게 되고 노쇠하고 있는 것이다. 과로사가 새로운 위험요인으로 부각되고 있는 요즈음에 자신의 생활 스타일을 좀 변경시키거나 직장환경을 점검하거나 자신도 모르고 있는 스트레스를 발견하는 등의 예방 차원의 노력이 요구된다.

(3) 갱년기의 특성

① 갱년기의 현상

대체적으로 45세에서 64세 사이를 초로기(presenium) 흔히 갱년기(involutional period)라고도 하는데, 갱년기는 인생에서 제2의 사춘기라고 일컬을 정도로 중년기의 위기(middle crisis)라고도 한다. 갱년기의 호르몬 변화가 긴장을 줄 수는 있으나 그러한 변화 그 자체가 독특한 증상을 일으키지는 않는다. 즉 어떤 호르몬의 화학적 변화보다는 갱년기라는 사실 그 자체가 개인에게 훨씬 큰 긴장의 요인이 된다.

여성의 경우는 폐경기를 맞아 생식능력의 상실을 통해 노화를 실감하여 이제 늙었다는 불안감에 휩싸이게 되며, 육체적 매력의 상실로 인해 인간으로서의 가치가 적어지고 여성으로서의 가치가 적어졌다고 느낀다. 또한 자식들이 성장하여 어머니에 대한 의존이 적어짐에 따라 자신의 존재적 가치가 떨어짐으로써 자신이 무가치하다고 여겨 자존심에 대한 위협을 느끼게 된다.

개인차는 있다 해도 이른바 개체적인 생리적 심신의 쇠퇴나 늙음에 대해 예감하고 실감하게 되는 시기이다. 신체적 부조화를 느끼며 기분의 변동, 초조감, 수면장애 등도 많이 체험된다.

또한 폐경에 의해 성적 기능의 정지를 의식하면 오히려 성욕이 항진되기도 하고 욕구불만, 불안에 매이게도 된다. 그러나 이 시기를 지나면 안정된 애정과 모성적 성숙과 안정된 정신상태를 획득할 수 있다. 그러나 이 시기의 실패는 신경증이나 우울증, 망상상태의 발병 계기가 될 수도 있다.

남성의 경우는 여성보다는 긴장감이 훨씬 적은데 이것은 갱년기가 여성보다 불명료하고 훨씬 늦게 나타나며, 생산능력의 중요성이 여성만큼 크지 않기 때문이다. 그러나 남성적인 매력의 상실은 때로 장애를 일으키기도 한다. 예를 들면 늙은 남자가 실제로 또는 환상적으로 여성을 편력하는 것은 새롭고 진정한 사랑의 관계가 갑자기 싹트는 것이 아니고 아직도 여성에게 매력을 줄 수 있는지에 대한 확신을 얻기 위한 경우가 많다.

남녀 모두 개인차는 있으나 결혼생활이나 성적(性的) 적응을 잘하고 부모로서의 역할에 만족할 수 있을 만큼 인생을 잘 적응해 온 사람들에 있어서는 갱년기의 변화로 인해 극복할 수 없는 문제는 없다. 오히려 많은 새로운 관심과 흥미로 인생에 있어 가장 만족스러운 시기가 될 수도 있다.

그러나 만일 이 시기에 정서적 성숙을 갖추지 못하고 여러 가지 불안을 처리하지 못한다면, 미래에 대한 흥미가 전혀 없고 자신의 생각에만 골몰하여 가정, 친구, 이웃들로부터 버림받은 무가치한 인간이 된 것으로 느끼고 쓸쓸하고 우울하게 되어 인간관계가 점점 끊어져 자기고립에 빠지게 된다. 다음 단계는 인생이 끝나게 되는 마지막 과정이므로 위기의 시기라고도 볼 수 있다.

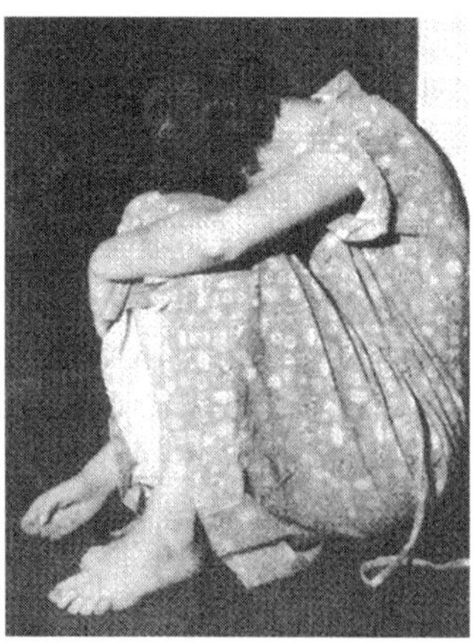
심한 우울증에 고통겪는 여인

② 갱년기의 특성

갱년기의 특성을 다음과 같이 요약할 수 있다.

첫째, 갱년기에 나타나는 신체적 특징으로는 무엇보다 남녀 모두에 있어 사춘기와는 반대의 생식선 호르몬의 변화를 들 수 있다. 특히 폐경기에 도달한 여성의 경우는 우울증 내지 정신신체적 증세(psychosomatic syndrome)를 보인다.

둘째, 부모로서, 사회인으로서 책임과 역할을 다하는 시기이므로 사회적 봉사, 성장한 자녀들이 독립된 생활을 하도록 도와준다.

셋째, 자기 능력에 맞는 여가활동을 즐기고, 배우자와 원만한 관계를 유지한다. 이 시기는 인생주기로 보아 마지막 자녀가 장성하여 가정을 떠나고 늙은 부부 두 사람만 남게 되는 이른바 '텅빈 둥지 시기(the empty-nest period)'와 일치한다.

넷째, 신체적 변화에 잘 적응하고 경제적 수준을 확립한다. 신체에 대한 민감한 반응은 중년기부터 나타나는 경향으로서 자신의 건강상태에 과민한 반응을 보일 수 있다. 따라서 이러한 심리적 경향이 지나치면 신경증의 일종인 건강염려증(hypochondriasis)의 가능성도 나타날 수 있다.

다섯째, 정서적 장애로 인해 일시적으로 경한 우울이나 행동의 변화를 일으키는 정도에서 심한 정신증 반응까지 일어날 수 있다.

사례 6 갱년기 우울증

50세 여자인 K씨는 2개월 전부터 잠을 못자고 "이러다 내가 죽는 것 아닌가?, 늘 골이 아프고 가슴엔 찬 바람이 일면서 더운 바람이 되서 나온다"며 자주 울고 사소한 말도 서글퍼하고 노발대발 화를 내었다. 어린 시절에 잘못했던 일을 자꾸 되풀이하여 뉘우치고, 소심한 일에도 신경을 많이 썼다. 미세한 자극에도 깜짝 놀라고, "죽어야겠다"는 이야기를 자주 썼다. 그러나 또 "죽으면 어떻게 하나?" 걱정하며 계속 울기도 하였다. 그녀는 6년 전부터 스리나, 모가돈, 빌리움 등과 같은 진정제를 복용해 왔으나 최근 들어 위에 기술된 증상과 더불어 불안과 초조가 걷잡을 수 없었다.

그녀는 4남 2녀의 둘째 딸로 태어났으나 모유가 적어 남의 젖을 많이 먹고 자랐다. 많은 형제들 속에서 즐겁게 어린 시절을 보냈으나 오빠들 때문에 중학교만 졸업하였다. 진학하기를 매우 원했으나 완고한 아버지의 반대로 뜻을 이루지 못한 것이 늘 한이 되었다.

16세 때 초혼을 하였으나 첫 남편이 군대에 들어가 사망하여 20세에 다시 재혼을 하였다. 현재 남편의 세번째 부인으로 들어가서 지금은 네번째 부인의 아이까지 합해 모두 10명의 아이들(딸 8, 아들 2)과 함께 살고 있다. 그녀는 자존심이 강하고 욕심이 많으며 내성적이어서 밖으로 표현을 안하고 혼자서 속으로만 걱정하는 편이다. 남에게 지는 것을 싫어하고 또한 남에게 싫은 소리를 하지 않는 성격을 지녔다. 6년 전 큰딸(첫째 부인의 딸)을 시집 보내고 난 뒤부터는 삶에 대한 의욕과 집안 일에 대한 흥미가 적어지면서 최근 들어 위와 같은 증상들이 나타나기 시작하였다.

그녀는 갱년기 우울증이란 진단을 받고, 2개월 간의 치료를 받아 지금은 증상이 많이 호전되었다.

2) 성인기의 정신건강

성인으로서 성숙된 성격이 형성되지 못했을 경우에는 결혼생활에서 뿐만 아니라 직업적·사회적 갈등과 실패로 인해 성격적인 위기를 가져올 수 있다. 또한 성인으로서 성숙된 사랑을 할 수 있는 능력이나 안정된 자존심을 갖추지 못한 경우에 있어서는 자식을 갖는 일은 물론, 배우자와 더이상 건전한 관계를 유지할 수 없게 되므로 극히 위험한 일이 될 수 있다.

이 시기에는 전술한 바와 같이 가정과 사회에서의 여러 가지 역할과 책임과 의무에 따르는 정신적 스트레스를 갖게 된다. 그러나 풍부한 생활경험과 현실에의 적응적 태도에 의해 비교적 장애를 일으키지 않는 것이다. 복잡한 대인관계에 대처해 나가기 위해 겪는 많은 장애가 오히려 성인기의 정신장애를 극복하는 동기가 된다.

성인기의 정신장애로서는 다른 발달단계에서 나타나는 여러 가지 장애와 유사하나 특히 정신분열증(schizophrenia)과 조울증(manic-depressive illness)의 발병과 생활상의 갈등에서 오는 신경증을 들 수 있다.

(1) 성인기의 신경증

성인기에는 성인기의 생활과 복잡한 대인관계에 대처해 나가기 위해서 많은 장애에 부딪치므로 적응장애를 일으키기 쉽다.

또한 신경증은 갈등을 일으키기 쉬운 성격경향과 환경과의 관계에서 나타나게 되는 것으로 청년기에는 성격적 요인이 큰데 비해 성인기에는 환경적 요인이 비교적 큰 경향이 있다. 이것은 성인들은 자기통제가 더욱 가능해지기 때문이라고 본다.

성인기에는 여러 가지 인생 경험과 취미, 오락 등에서 스트레스 해소도 가능하며 음주 등에 의한 도피에 몰입되기도 한다. 그러나 이러한 행동결과에 의해 역으로 신경증에 걸리기도 하며 여러 가지 질병과 신체적 변화가 가중되어 신경증이 나타나기도 한다.

성인기는 신체적으로도 강건한 안정된 시기이므로 비교적 질병에 걸리지는 않으나 일단 질병에 걸리면 가정의 경제적 책임, 주부인 경우 가사의 책임 등에 인한 생활상의 불안 등의 심리적 갈등을 일으키기 쉬우며, 이것이 악순환되어 정신신체증이라는 상태에 빠지게 된다. 특히 초로기(初老期)인 갱년기에는 생리적 변화에 따른 노이로제 현상도 발현될 수 있으며, 여성의 경우 임신·분만 등의 생리적 변화에 따라서도 심리적인 동요가 일어날 수 있으며, 여기에 환경조건이 가중되는 경우 신경증에 걸리게 되는 일이 적지 않다.

또한 직업상의 스트레스가 심신에 영향을 주는 경우도 많다. 이른바 직업병이라고 할 수 있는 것으로 직업병에서도 정신신체증이나 신경증적인 것이 많다. 오늘날 사회에서 흔히 있는 노동재해나 교통사고의 증가에 의해, 그리고 기계화되고 산업화됨에 따라 정신신경장애가 문제가 되는 경우는 더욱 늘어나고 있다. 특히 외상을 받은 후 일어나는 외상성신경증(外傷性神經症)이라고 하는 것도 성인기 노이로제로서는 중요한 문제이다.

이와 같이 성인기 신경증은 부부간, 고부간 등의 가정에서의 인간관계에 의한 심리적 갈등에서 일어나는 것과, 직장이나 직업상의 인간관계나 사고에 따른 갈등으로 인한 것, 그리고 근친자의 사망이나 경제적 타격에 의한 심인반응(心因反應), 신체적 변화나 질병과 관련되어 나타나는 정신신체증(精神身體症)적인 것이 많다.

신경증의 발현에는 문화적·사회적 조건도 크게 작용된다. 생리적·심리적 노화현상도 문화나 환경조건에 따라 다르며, 같은 성인기 신경증에서도 도시나 농촌과 같은 지역적 차이도 있다. 예를 들어 신경증 발생은 가족간의 문제가 비교적 많은 계기가 되고 있으나, 그 중에서도 부부간의 문제는 도시에 많고 고부간의 문제는 농촌에 많다. 그러나 최근에는 핵가족화됨에 따라 이러한 경향에도 물론 변화는 있다. 부부간의 갈등에 의한 노이로제 발현은 여자의 경우가 더 많으며 산업사회화됨에 따라 중년기 여성들, 특히 가정주부들의 심리적 공허나 소외에 따른 갈등이나 불안에서 오는 신경증은 더욱 늘어나고 있다.

(2) 정동장애

정동장애는 감정적 장애(mood의 문제)만 있고 사고의 장애가 없다는 점에서 정신분열증과는 다르다. 그 가운데서 갱년기 우울증과 조울증이 대표적인 질환이다. 그 발생연령은 여자의 경우 40~45세, 남자의 경우 50~65세에 가장 많다.

갱년기에는 조증보다는 우울증이 많은데, 이 시기에 발병하는 우울증은 젊었을 때와는 다른 다음과 같은 특징을 보인다.

첫째, 대개 심리적, 환경적 원인인 경우가 많다. 가정이나 직장에서의 여러 가지 원인들이 발병의 계기가 되는 경우가 많으며, 또는 신체적 질환에 의한 실망, 공포 등도 우울상태의 원인이 된다.

둘째, 고민이 심하며 흥분상태가 되기 쉽다. 자살기도의 염려가 대단히 크다.

셋째, 경과가 오래 지속되기 쉽다는 점이다. 이는 심리적 환경적 원인이 쉽게 개선되기 어려운 데도 있다고 본다.

넷째, 성격적으로 볼 때 대개 지나친 책임감과 철저성 등의 집착적인 성격의 소유자가 많다.

사례 7 조 울 증

30세 남자인 K씨는 직업이 교사이며 평소의 성격은 매우 내성적이고 꼼꼼하며 관찰력 있고 신경이 예민하며 고집이 무척 센 편이다. 시초는 정확하게 알 수 없으나, 3년 전 군복무중 눈에 띄게 이상한 행동을 하였고 아무런 이유 없이 무단탈영하여 행방불명되었다가 제대하였다. 제대 후 시골의 모 중학교에 취직이 되었는데 취직한 지 2개월만에 이유 없이 사표를 내고는 집에서 쉬다가 이듬 해에 지금의 S중학교 교사로 취직되었는데, 취직한 지 10일 되는 날 소풍을 가서 약간의 술을 먹고는 학생과 동료교사들에게 심한 욕설과 난동을 부려 면직을 당할 뻔 하였다. 그 뒤부터 점차 말이 적어지기 시작하였으나 간혹 직원조회나 종례시간에 회의내용과는 관계없는 엉뚱한 말을 하곤 하였다. 좀 나아지자 지금의 부인과 연애결혼하여 딸 하나를 두었다. 결혼하고 얼마 동안은 일찍 귀가하고 매우 기분이 좋은 상태가 지속되었다. 딸을 낳은 뒤 3~4개월이 지나면서 점점 귀가시간이 늦어지고, 친구들을 멀리하고 혼자 춤추러 다니고 술도 많이 마시기 시작하자 부부싸움이 잦게 되었다. 귀가해서는 부인에게 동료교사들의 욕을 하고 직장일을 불평하였다. 학교에서는 하루종일 운동복을 입고 창밖을 보고 있다가는 체육시간이든지 누가 공만 가지고 있으면 무조건 뛰어나가 참여하거나, 이편에 끼었다 저편에 끼었다 무질서한 행위를 하여 그가 나타나기만 하면 꺼려하였다. 수업시간에도 수업은 제대로 하지 않고 이치에 맞지도 않는 정치론을 펼치고는 김일성을 죽이고 남북을 통일시켜 자기가 대통령이 되겠다는 등의 이야기를 하였다. 또 자신의 엉뚱한 질문에 답을 못하는 학생을 때리는 것으로 수업시간을 다 보내기도 하였다. 다른 선생의 수업시간에 허락도 없이 소형 녹음기를 들고 들어가 음악 감상하라며 고고 및 디스코 음악을 틀어 놓고 이를 만류할 경우, 선생이나 학생에게 폭언과 창피를 주었다. 밤이면 학교에 가서 학교의 기물을 부수고 동료 선생집에 찾아가 자기 행동을 교장·교감에게 폭로시켰다며 몽둥이로 죽이겠다고 난동을 부려 경찰에 신고되었고, 곧 정신과병원에 의뢰되었다.

그는 시골에서 1남 2녀 중 장남으로 태어났고 대학까지 부모와 함께 살았으나 집안이 매우 가난하여 많이 굶었고 용돈이 없어서 술·담배도 할 수 없었고 친구들과 어울릴 수도 없어 비관도 많이 하였다. 여기에다 부모의 모든 기대가 이 아들에게 있었기 때문에 늘 어깨가 무거웠다.

입원 당시의 기분은 초고도에 달하여 "인도의 타골이 말한 큰 인물은 나다. 그러므로 나는 차기 국회의원에 출마할 것이다"라고 말하고 출마준비를 위해 미리 선거운동을 한다며 다른 환자들의 전화번호를 가르쳐 달라며 쫓아다녔다. 그는 조울증이란 진단을 받고 1개월 가량의 치료를 받았다.

사례 8 망상형 정신분열증

42세 남자인 P씨는 결혼한 남자로 아들 하나를 두고 있다. 그는 대도시의 모대학 법과를 졸업한 수재로 현재 모 연구기관의 연구원으로 근무하고 있다. 그는 깔끔한 용모에 무언가 깊이 생각하고 있는 것 같고 말도 별로 없어서 고독해 보이며 마치 학자같은 느낌을 주었다. 그런데 그는 수개월 전부터 직장동료와의 불화가 잦고 정치·사회문제에 대하여 괴팍스런 환상적 사고를 하고 자기 자신에 대한 도취적(narcisistic) 생각, 경찰이 뒤를 쫓고 있으며 나의 행동을 감시하기 위해 도청장치를 해 놓았다고 생각하였다. 또한 횡설수설로 타인과의 대화가 되지 않고 안절부절하는 불안과 때로는 30분 가량의 부동자세를 취함으로써 식구들에 의해 병원을 찾게 되었다.

그는 소도시에서 독자로 태어나 모유로 자랐으나 어머니는 아버지가 심하게 바람을 피우자 그가 7세 되던 해 홧병으로 사망하여 고모집에서 자랐다. 아버지는 부인이 죽자 네번씩이나 재혼을 하였으며 자기 아들은 전혀 돌보지 않았다. 그는 고모부의 관심과 손아래인 사촌 형제들의 따돌림 속에서 중학교를 졸업하고 고등학교부터는 아버지 밑에서 자랐다. 학교성적도 좋았고 아버지와의 관계도 원만하였다. 그는 성적이 우수하여 모대학 법과를 우수한 성적으로 입학해서 하숙생활을 하게 되었다.

대학 2학년 때 미팅에서 어느 여학생을 알게 되어 10여 년간 연애 끝에 결혼을 하였다. 10여 년간의 연애이긴 하였으나 감정이 별로 없고 덤덤한 이상한 연애여서 여자집에서는 매우 반대를 하였으나 결혼을 못할 경우 자살하겠다고 하여 결혼을 하게 되었다.

결혼 후 환자는 거의 말이 없었고 봉급은 술마시는 일과 혼자 여행 다니는 일로 모두 써버려 생활비는 처가에서 대주었다. 점점 승진은 되지 않고 직장동료들과 불화가 잦았다. 또한 아버지의 사망 이후 이복형제들과 재산싸움 때문에 충격을 받아 횡설수설하며, 사람들을 간첩으로 오인하거나 갑자기 옷을 모두 벗고 모르는 여자를 쫓아 다니고 파출소에 가서도 곧 전쟁이 일어날 것이라며 흥분하여 정신과적 치료를 받게 되었다.

그의 아버지는 무식하고 동정심이 많으나 고집이 세어 한번 마음 먹었다 하면 반드시 실행하는 성격이었으며, 무일푼으로 보잘것 없는 장사를 시작하여 네개의 큰 빌딩을 소유한 부자였으나 사업과 방탕한 생활로 아들은 전혀 돌보지 않는 가운데 5년전 교통사고로 죽었다. 현재 많은 재산도 줄어들었으나 네 명의 부인에게서 난 이복형제들끼리 재산으로 인한 싸움이 매우 잦았다. 그를 낳아준 어머니는 동정심과 도덕심이 강한 이름난 효녀로 친정 아버지는 교수였고, 친정 어머니로부터는 완고한 성교육을 철저히 받아 결혼은 출발이 아니라 끝이라는 비관적 생각을 갖고 시집을 왔던 사람이었다.

그는 입원 후에도 자기는 복잡하고 고차원적인 생각을 하는데 현 사회가 이해하지 못해서 자신을 입원시켰다고 주장하고 있다. 그는 망상형 정신분열증이란 진단을 받고 5개월간 입원하여 치료를 받았다.

7. 노인기

개인차는 있으나 65세 이상의 연령이 되면 누구나 스스로 자신의 심신이 노화되어감을 실감하게 된다. 또한 죽음에 대한 문제도 현실적인 사실로 다가오게 된다. 이러한 심리적 변화는 이 연령에 이르면 현실적으로 가족, 친구, 지위, 수입 등 여러 가지 상실체험이 증가해 오기 때문이다.

직장에서의 은퇴로 오랫동안 습관화되었던 생활조건이 바뀌고, 정들었던 직장에서의 대인관계나 친구가 상실되고, 아울러 수입의 감소나 무수입 현상은 퇴직금이나 연금에 의존할 수밖에 없거나 생활기반이 흔들리게 되어 심리적으로 이 사실만 하더라도 위축되고 우울해진다.

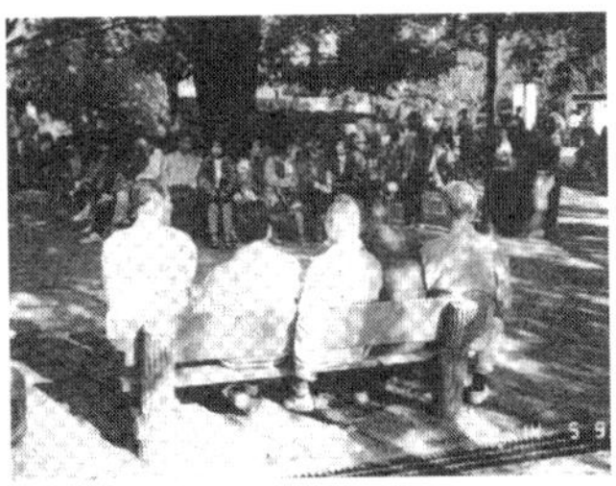

외로운 노인들

여자의 경우는 특히 가정에서의 상실체험, 즉 배우자의 죽음이나 자녀의 독립 등이 상처를 주게 되며 고부 간의 갈등, 가정에서의 소외 등이 고독감이나 우울감을 가중케 한다.

일반적으로 노인기(old age)의 정신건강의 문제와 관련해서 노인의 생활태도에 대한 의견도 일치하지는 않다. 노인은 정신적으로나 신체적으로 쇠퇴하였으므로 사회적 책임이나 의무에서 떠나 자유롭게 편안한 생활을 할 필요성이 있음을 주장하는 사회유리설(社會遊離說, Cumming과 Henry, 1961)이 있는가 하면, 노인기가 되어도 건강한 한 사회활동에 적극 참여하고 역할도 담당하여 만족감, 소속감을 얻어야 함을 강조하는 활동설(活動說, Maddox, 1963)도 있다. 최근에는 노인들이 비교적 건강하고 적극적이어서 후자의 경우를 지지하는 경향이 있는 것 같다. 다년 간 종사해 오던 일에서 은퇴하면 대개의 경우 심신의 쇠퇴가 현저해지고 노화가 가속되는 예도 많다.

노인기에는 배우자나 교우가 사망하는 기회를 맞으므로 심리적으로 더욱 위축된다. 이것은 자신의 신체기능의 쇠퇴에의 자각과 다가오는 자신의 죽음에 대한 실감과 현실적 상황을 체험하게 한다. 죽음의 공포는 삶에 대한 집념을 한편 더 강화케 해주어 더욱 우울과 절망, 초조감에 싸이게 된다. 노인에게 있어 배우자의 죽음은 대단한 충격으로서, 배우자와의 사별 이후 노인의 정신장애가 급격히 악화된다는 연구 보고들이 많이 있다(이정균, 1985).

신체적 면에서의 노인의 증후는 연령변화에 따라 더욱 심화되어 간다. 여러 가지 감각기관의 둔화와 운동능력과 근력의 저하도 현저해진다. 더우기 연령증가와 더불어 신체질환은 증가하며, 노인기에 겪어야 하는 여러 가지 상실체험과 더불어 신체질환은 노인의 이상심리의 근원이 되는 경우도 많다.

정신적으로도 뇌의 노화와 신경세포의 감소 등의 생리적 진행에 따라서 지능의 감퇴나 성격의 변화 등이 생긴다.

노인은 대체적으로 고집이 세고 완고하며 독단적으로 되기가 쉽다. 모든 일에 흥미나 열의도 줄어들고 주변 일에 대해 비판적이고 체념적이다. 핵가족화되면서 가정에서의 노인들의 고독감은 더욱 심해질 요소가 많아져 가고 있으며, 노인들의 경제적 빈곤이나 경제적 불안은 노인들을 더욱 우울하게 하며 경제적으로 안정되어 있느냐 아니냐는 노인의 정신건강과 적응에 막대한 영향을 주며, 재정적 보장은 어느 면에서는 신체적 건강여

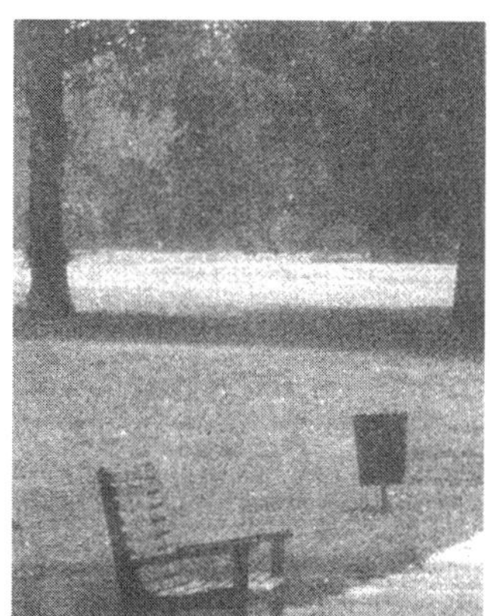

친구의 죽음과 자신의 죽음에 대한 불안 등은 고독함과 쓸쓸함을 가중시켜준다.

하보다도 훨씬 더 중요한 요인이 될 수 있다고 한다.

이상과 같은 노인의 심신, 사회적 문제는 연령이 많아짐에 따라서 더욱 어려워지는 것이지만, 어릴 때부터 성격적으로 건강을 유지해 온 노인에게는 그 나름대로 큰 문제는 없겠으나 어릴 때부터 신경증적인 문제가 있었던 사람들은 그러한 성격 특성들이 모두 확대되어 심하게 나타나는 수도 많다. 어릴 때부터 적응이 잘 되어 왔던 사람들은 감퇴된 능률을 잘 대상(代償)하여 노인으로서의 침착성, 지혜, 판단 등의 좋은 점을 나타내는 수도 많다(이정균, 1985).

다음에 노인의 특성을 영역별로 다시 제시해 보겠다.

1) 노인기의 발달특성

(1) 일반적 특성(general characteristics)

노화란 외계에 적응하는 능력, 즉 적응능력의 소모에 의해 야기된다는 주장이 많이 받아들여지고 있다. 스트레스를 계속 받게 되면 생체는 더욱 반응을 못하게 되고 노화를 가져온다는 것이다. 다른 말로 표현한다면 노화과정이란 연령의 증가에 따라 전체적으로 기능이 저하되는 상태이고 연령이란 전체 기능 저하의 정도를 표시하는 척도일 뿐이라고 말할 수 있다.

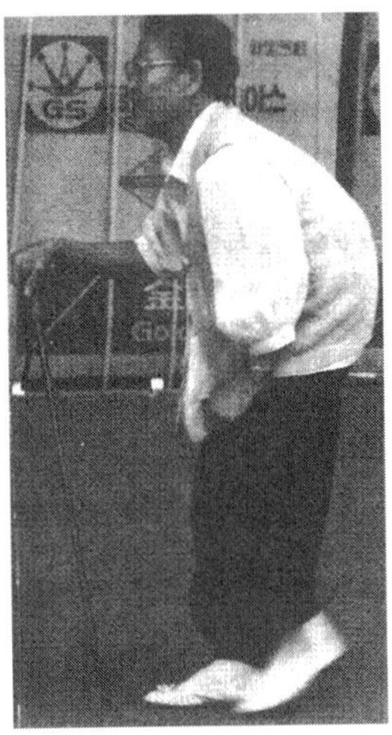

노년기에 들어서면서 왜 등은 이렇게 구불어지는 것일까?

그러나 나이를 먹었다는 것이 곧 정서적인 균형에서나 정신건강 전체가 병적으로 쇠퇴했다는 것을 의미하는 것은 아니다. 단지 주변에서 받는 신체적·정신사회적·사회경제적 스트레스를 견디는 힘이 적어진 것이고, 이러한 스트레스들의 누적이 기능에 방해가 되어 병적인 노화현상의 증상들을 나타내는 것이라고 봄이 옳다. 이 때 적응이 잘 되어 있던 사람은 감퇴된 능률을 잘 보상하여 노인으로서의 침착성, 지혜, 판단 등의 좋은 점을 돋보이게 나타낼 수도 있다.

(2) 신체적 특성(physical characteristics)

• 감각기관의 예민도 저하: 시각, 청각, 미각, 후각

- 운동능력과 근육의 저하: 전반적인 근(筋) 위축 및 근(筋) 활동의 민감도 저하
- 뼈의 퇴행성 변화
- 피부의 건조
- 혈관벽의 탄력성 감소
- 신경세포수의 감소: 특히 대뇌피질의 위축
- 뇌혈관의 탄력성 감소: 동맥경화과정 진행
- 기타: 내장기관의 전반적인 기능의 쇠퇴, 심장병, 고혈압, 당뇨병, 녹내장

(3) 정신사회적 특성(psychosocial characteristics)

① 신체적 변화

머리가 빠지고 주름살이 늘고 허리가 굽어진다. 특히 여성의 경우 아름다움이 사라지고 추하게 되는 것은 다시는 청춘이 돌아오지 않는다는 생각을 하게 되며 이러한 지각은 개인의 존재가치를 위협하여 비관·우울의 바탕이 되기도 한다.

② 정신기능의 쇠퇴

기억력의 쇠퇴는 모든 정신생활에 많은 영향을 미치며 정신작업 능률을 저하시키므로 끝내는 사회적 직업생활로부터 물러나게 되고 장래의 희망을 빼앗기게 되며 비관에 잠기게 된다.

또한 단체생활이나 가정생활을 곤란케하여 노인을 고립시켜 고립감을 느끼게 된다. 새로운 것을 배우는 능력도 감소되고 융통성이 없어져 완고하게 되고 옛날에 얽매여 새로운 변화에 저항하는 경향이 생긴다.

③ 흥미의 범위나 방향의 변화

흥미범위의 축소뿐만 아니라 모든 일에 의욕과 열성이 줄게 되고 주변의 모든 일들에 불평과 불만이 많아져 비관적이고 체념적인 생각을 많이 하게 된다.

흥미의 방향도 일반적으로 활동성이 감퇴됨과 동시에 적극적인 집 밖에서의 활동으로부터 소극적 실내활동으로 변화하게 되고 나이가 듦에 따라 더욱 일정한 좁은 틀 속에 들어가게 된다.

④ 고독감

자식이 성년이 되어 완전독립함에 따라 자신의 필요성이 감소됨을 느끼게 되며, 특히 근래와 같이 전통적인 가족제도가 붕괴되고 도시생활에서의 유대관계가 단절됨으로 인해 마음의 유대를 가질 수 없으므로 고독함과 쓸쓸함을 느끼게 된다.

배우자, 주위의 친지, 친구들의 죽음 및 자신의 죽음에 대한 불안 등은 고독함과 쓸쓸함을 한층 더 가중시켜 준다. 또한 직장에서의 은퇴와 이에 따르는 사회적 지위와 위신의 하락, 그리고 권력의 감퇴, 경제적 타격 등은 사회적 소외감과 고독을 더욱 강하게 만든다.

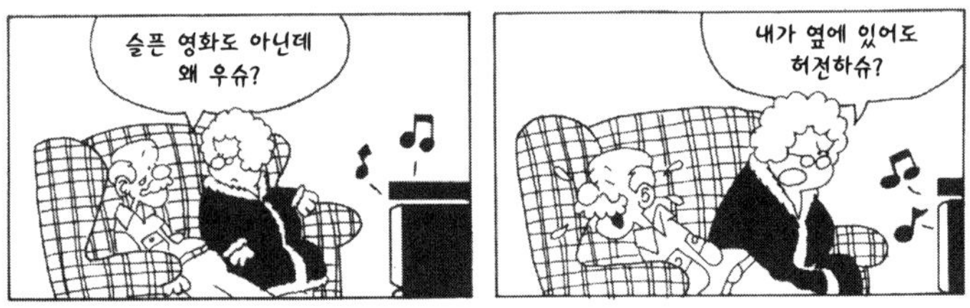
슬픈 영화도 아닌데
왜 우슈?
내가 옆에 있어도
허전하슈?

⑤ 성기능 및 성적 흥미의 상실

노령이 되었다고 성생활을 할 수 없다고 생각하는 것은 잘못된 것이다. 성기능 및 성적 흥미의 상실이 있음은 당연하나 그래도 그런대로 쾌락을 얻는 수가 많으나 창피감과 쑥스러움으로 성적 욕구를 괴이하고 부적절한 방향으로 표현하고 해결하는 수가 있다.

⑥ 우울감

연령증가에 따른 우울증 경향의 증가는 일반적인 현상이다. 무력감, 실패감, 자존심과 자신감의 손상 등은 화·분노 등을 일으키고 우울감을 일으킨다. 그러나 이러한 경향은 개인의 적응능력 수준에 따라 그 정도가 달라지거나 이를 전혀 보이지 않는 노인들도 많이 있다. 노년기의 정신건강은 유아기 때부터의 정신건강 상태와도 관련이 있다. 젊어서부터 성숙되어 있고 인격이 원만하며 인간생활에 적극적·긍정적인 전망을 보여 온 사람은 노인이 되어서도 여러 가지 일에 잘 적응하고 문제해결

능력이 많은 경향을 보인다.

(4) 경제적 문제(economic problems)

경제적인 문제는 노인의 정신건강과 적응에 막대한 영향을 준다. 재정상의 보장은 어떤 의미에서 신체와 건강 여하보다도 훨씬 더 중요한 요인이다. 은퇴에 따르는 사회적 지위와 권한의 감퇴, 무용감(無用感)과 위신의 하락, 거기에 수반되는 직접적인 경제적 타격은 심한 불안과 우울·무욕상태까지 초래한다. 경제적으로 곤경에 빠져 있는 사람에게 있어서 노인성 정신장애가 더 빈번하다.

2) 노인기의 정신건강

노인기에도 젊은 성인기에서 볼 수 있는 여러 정신장애, 즉 정신분열증, 조울증, 각종 우울병, 신경증, 알콜중독증, 약물중독 모두를 볼 수 있으나 이들은 대개 젊었을 때 시작되었던 것이 그대로 계속되거나 혹은 재발되어 나타나는 것이고 처음부터 새로 시작되는 일은 드물다.

(1) 기질적 뇌증후군(organic brain syndrome)

노년초에 흔히 보는 것은 만성뇌증후군이다. 특히 뇌동맥경화증(cerebral arteriosclerosis)과 노인성 정신병(senille psychosis)의 두 가지가 제일 문제이다. 대개 지도력 상실(disorientation), 지적 기능 감퇴, 기억 장애, 판단력 감퇴, 이해력 저하, 감정 불안정 등의 증상을 나타낸다.

(2) 정신분열증(schizophrenia)

노인기의 정신분열증은 사고, 감정, 감각, 의욕, 그리고 행동 등 인격의 각 측면에서 특이한 와해를 일으키는 병으로서 환각, 망상, 현실검증능력 감소 등이 흔히 나타난다.

(3) 정동장애(affective disorders)

청년기에는 우울과 조증이 교차되어 정동장애가 나타나지만 50~60대에 나타나는 증세는 주로 우울증 하나만을 갖는다. 이 시기에는 자녀들과의 이별, 주위 사람들의 죽음, 은퇴나 직장의 상실, 자기 자신 또는 배우자의 신병 등의 계기가 되어 우울증에 걸리는 경우가 많다.

(4) 신경증적 장애(neurotic disorders)

정신병보다 그 빈도가 훨씬 많은 편이다. 건강염려증(hypochondriasis), 불안신경증(anxiety neurosis), 히스테리성 전환(hysterical conversion) 등으로 사소한 신체증상의 과정을 보일 수 있다.

(5) 노인성 치매(senile dementia)

노인성 치매는 정상적인 노화와 구분되는 하나의 질병이다. 이는 개인이 이미 획득하여 소유하고 있던 능력 수준과 비교하여 기억, 주의력, 지능, 성격, 자활능력 등에서 그 능력이 점점 쇠퇴하는 것을 말한다. 생리학적으로 볼 때 노인성 치매는 혈관관계 질환, 대뇌에서의 신경뉴우런의 상실, 신경세포 속의 지방색소 축적, 대뇌신경 섬유의 혼동 등에 의해서 일어난다(Storandt, 1980). 미국의 경우 65세 이상 노인 가운데 약 5%인 100만명 정도가 노인성 치매환자이다(윤진, 1985).

(6) 기 타

알콜(alchol)이나 약물의존 등도 볼 수 있고 특히 불면증으로 수면제의 남용 등이 문제시될 수 있다.

사례 9 알츠하이머 치매 환자

신학대학을 졸업한 후 30여년간 하느님만을 섬겨 온 박영진 목사(가명,65세)는 알츠하이머병 증상이 중증으로 발전해 이미 많은 기억을 잃어버려 혼자 할 수 있는 일이 별로 없다. 복도에서 생리현상을 해결해 버리는가 하면 5분전에 식사를 해놓고도 자꾸 밥을 달라고 요구하고 밥을 주지 않으면 '나를 굶겨 죽이려고 한다'며 화를 낸다. 또한 치매환자 특유의 의심증이 발동해 자신을 간병하는 간병인이 밥을 주지 않는다, 돈을 훔쳐간다며 없는 일을 아들에게 이르기도 한다. 치매가 끔찍한 병인 이유는 치매환자가 수십년간 쌓아온 인간적인 유대를 파괴시킨다는 것이다. 박목사가 치매증상을 느끼기 시작한 것은 지난 88년초로 기억력에 조금 문제가 생기더니 30여년간 매주 교회를 드나든 장로의 이름을 잊어버리고 설교원고를 잊어버리고, 90년대 들어서는 성경의 인용부분이 틀리거나 두서없는 설교를 자주 하게 되었다. 결정적인 일은 박목사의 '도난망상'으로 하루가 멀다하고 신도와 가족들에게 "장로들이 교회돈을 빼내간다." "아무개가 내통장을 가져갔다"고 근거없는 말을 하는 상황에 이른다. 결국 91년도에 30여년간 담임한 교회에서 은퇴당했다. 은퇴 후 부인을 폭행하고, 상스러운 욕설과 의심증이 심해져 병원에 입원, 치료받게 되었다.

제 3 장

가정생활과 정신건강

1. 현대가정의 특징

1) 가정의 기능

2) 가정에서의 인간관계

2. 현대가정의 문제

1) 부부간의 문제

2) 가정 폭력

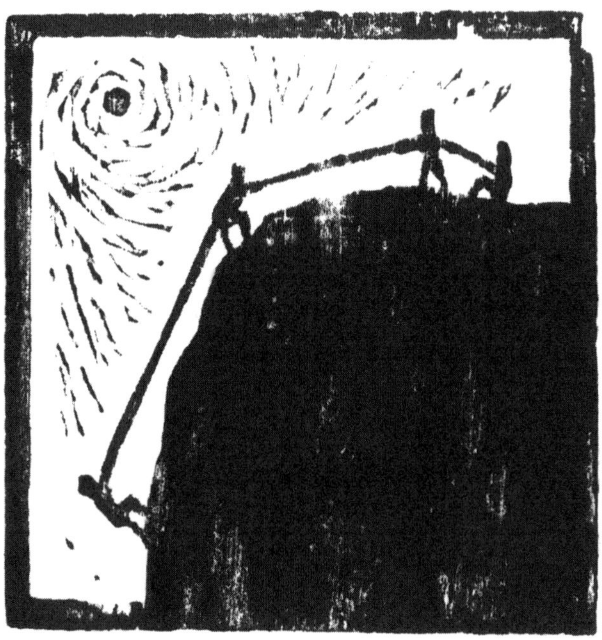

1. 현대가정의 특징

1) 가정의 기능

(1) 가정기능의 변천

가정의 기능이 시대와 더불어 변천됨에 따라 그 방향은 전반적으로 축소되었다. 그러나 기본적인 기능만은 여전히 계속되고 있다.

고대가정의 가장 대표적인 가정 기능은 생산적 기능이었다. 즉 가정에서 필요로 하는 모든 것을 스스로 생산, 소비하는 자급자족의 경제적 기능은 물론 자녀를 양육하는 교육적 기능과 공동의 신을 믿으며 제사지내는 종교적 기능, 외계의 위험으로부터 가족을 보호하는 보호적 기능도 가정의 중요한 기능이었다. 그러나 현대가정에 와서 급속한 산업화, 공업화, 도시화 등 시대적 · 환경적 변화와 더불어 가정의 기능도 크게 변화되었다.

현대가정은 보다 축소된 소비적 기능을 유지한다. 즉 가내공업은 감소되고 소규모의 생산기관은 대규모의 기업체로 발전되어 관청, 은행, 회사, 공장, 학교 등에서 근무하는 봉급생활자가 늘고 있다. 이러한 사회집단이나 사회제도에 의해서 각 개인들은 보다 효과적인 생활을 할 수 있게 되었고, 따라서 가정과 직장이 뚜렷이 구별되어 생활영역도 보다 확대되었다.

현대가정의 기능으로서 주된 것은 첫째로 성적 · 생식적 기능(機能)이다. 가족이 한 남녀의 결합을 기초로 해서 성립됨은 두말할 나위도 없거니와 가족은 사회적으로 승인된 방식으로 성적 욕구를 충족시키는 기능을 가지고 있는 이른바 생물적 기능이 있다. 둘째로 경제적 기능을 들 수 있는데 고대 가정에서는 생산과 소비의 두 기능을 소유하고 있었으나 현대 가정은 소비의 기능만을 갖는다. 셋째로 교육적 기능으로 현대에는 다양한 교육기관이 발달되어 그 기능이 가족으로부터 많이 이양되고

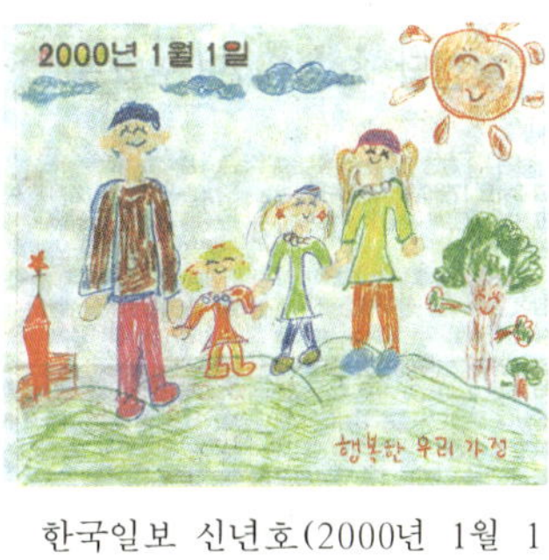

한국일보 신년호(2000년 1월 1일)에 독자 박씨(관악구 봉천동)의 딸(6세)이 그린 그림.

있으나 자녀의 성격 형성이라든가 사회화, 비행문제 등과 관련된 가정에서의 교육적 기능의 중요성은 시대를 막론하고 중요한 위치를 차지하고 있다.

이러한 현대사회의 가정기능이 타집단이나 기관에게 그 기능이 분담되고는 있지만 현대사회는 점점 다원화되어 생활에서의 욕구 또한 더욱 복잡하고 분화되어 가고 있다. 이와 같이 현대가정의 기능은 축소되고 단순화된 것 같으면서도 실제로는 많은 역할을 하고 있으며 이로 인해 가정의 구조와 생활방식에까지 큰 영향을 미치고 있다. 그 대표적인 예가 가족형태의 변화인 핵가족화이다.

① 핵가족화

핵가족으로의 변화는 어느 면에서는 각 개인의 자립, 여성의 지위향상, 평등주의나 민주주의의 성장 등 이로운 면도 가져왔지만 한편 이혼의 증가, 가족 붕괴의 위기, 자녀의 정서적 불안정화, 부부간의 감정적 갈등증가, 중년의 정체나 생에 대한 보람 상실, 노인의 고립화 등 이롭지 못한 현상을 초래하게 되었다. 이러한 현상들은 하나의 사회적 병리현상으로서의 문제로 대두되고 그 속에서 현대인은 불안과 고독, 소외를 면치 못하고 있다. 이는 사회·경제적 구조의 변화와 생활양식의 변화로 인해 오늘날 전 세계적으로 팽배한 경향이다. 결과적으로 가정은 사회적, 심리적, 문화적 결핍을 초래하게 되었고 가치관의 변화 및 갈등은 현대인에게 새로운 적응능력을 요구하게 되었다. 오늘날 핵가족화됨에 따라 나타난 특징적 문제들을 제시해보면 다음과 같다.

가. 자녀의 정서문제

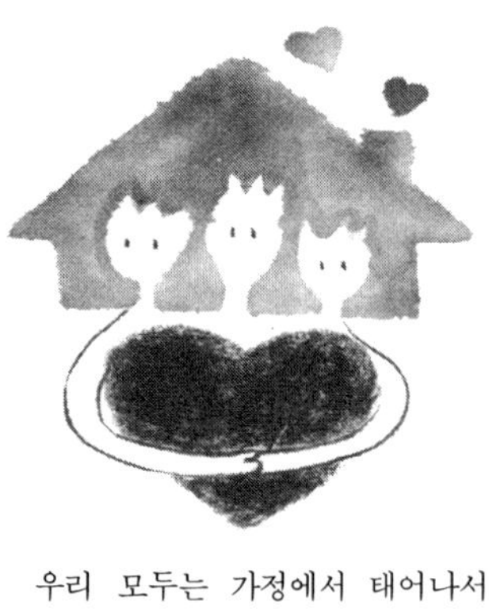

우리 모두는 가정에서 태어나서 가정으로 돌아간다.

Erikson의 정서이론에 의하면 핵가족 내의 유아는 다음과 같은 정서적 불안정화의 위기에 놓여 있다고 한다. 첫째, 0~1세의 시기에 핵가족 내의 유아는 불신이란 정서적 위기를 맞게 된다. 특히 도시에서 취업모가 증가함에 따라 어머니 대행자가 없는 핵가족에서 유아는 마치 '바톤식'으로 타인에 의해 양육되기 때문이다. 둘째, 2~3세 경에 보행을 하고 대소변을 가릴 수 있게 되면서 자율이라는 정서성이 형성된다. 이 때 어머니 부재의 가정에서는 불안감이 형성되는 반면 핵가족으로 인해 어머니와 단 둘이 있으면서 항상 어머니의 감독하에서 생활하게 되므로 유아는 의존성, 무력감, 수치 등의 위기적 현상을 나타낼 우려가 있다. 셋째, 4～5세경에는 생활범위가 넓어져 적극적인 활동이 진전됨에 따라 진취성이라는 정서적 특징이 형성된다. 아이들은 모험적 성공을 자만함으로써 진취성을 확인하고 점차 강화된다. 그러나 취업모의 자녀는 자만할 상대가 없고, 늦게 귀가한 어머니에게 자만하고자 하여도 어머니가 피로하므로 이는 무시되거나 귀찮은 존재가 되어 스스로의 행동에 자신이 없어지고 죄의식이라는 정서성이 형성된다. 넷째, 취학 후에 아동은 학교에서는 경쟁이 심하고, 부모는 좋은 성적만을 기대하므로 이들은 열등감이 생기게 된다. 허영과 우월감이 추구되는 현대사회에서 이에 못 미치는 아이들의 열등감을 달래 줄 수 있는 인간관계가 핵가족에서는 기대하기 어렵다. 따라서 열등감이라는 정서적 위기가 증대해 간다고 볼 수 있다.

나. 부부의 갈등

핵가족에서의 부부는 상호 의존관계가 대단히 강하게 요청되어 상호관계의 집착으로서 사랑의 감정이 강조된다. 역설적으로 말한다면 사랑의 감정만이 강조되기 때문에 핵가족화 됨에 따라 이혼이 증가했다고도 하겠다. 핵가족에서의 부부는 자녀양육을 위시한 가정 내의 모든 일들을 둘만의 책임하에 해야 한다. 이를 위해서는 강한 애정관계에 의한 상호 의존관계의 유지가 불가결하다. 애정이 약하면 상호 의존관계도 간단히 소멸되고 가족은 붕괴된다. 또한 친족관계에서 고립된 핵가족에서는 가사문제 일체에 대해 불공평을 느끼기 쉬워 부부가 정신적 갈등을 일으키기 쉬운 상황에 있다고 할 수 있다.

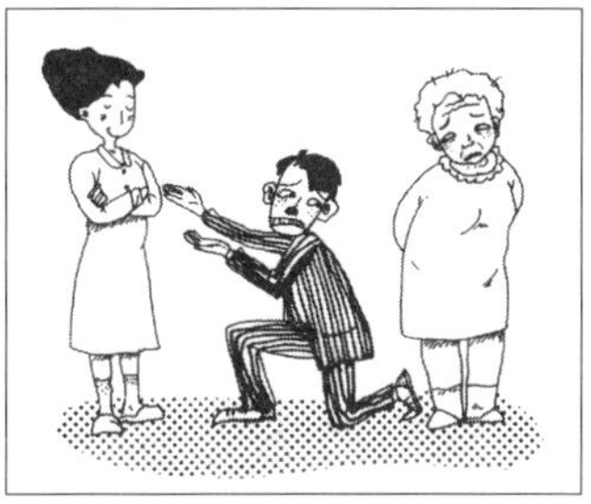

"효도하자니 애정이 울고"
부모 · 아내 사이에서 남편은 샌드위치가 된다. 핵가족화되면서도 고부간의 갈등은 해결하기 어려운 것일까?

다. 가족주기의 변화

현대사회에서는 자녀수가 적고 자녀가 결혼과 더불어 독립을 원하므로 약 20년간 부부만이 생활해야 하는 새로운 상황을 맞고 있다. 중년기의 위기감은 첫자녀와 막내자녀의 연령이 증가할수록 그 수준이 증가한다. 이에 따라 부모－자녀의 단절시기로서 중년기에 부부만의 가정생활의 장년화는 고독과 불안을 가져오고 그러한 상황에서 정체나 생에 대한 보람 상실이라는 정서적 위기에 직면하게 된다.

라. 노인의 고립화와 절망적 상황

노쇠된 부부는 자녀의 사정에 따라 이동하기란 어렵다. 따라서 노인 스스로가 자신을 관리하거나 양호시설에 갈 수밖에 없다. 여기서 절망이라는 정서적 위기를 맞게 된다.

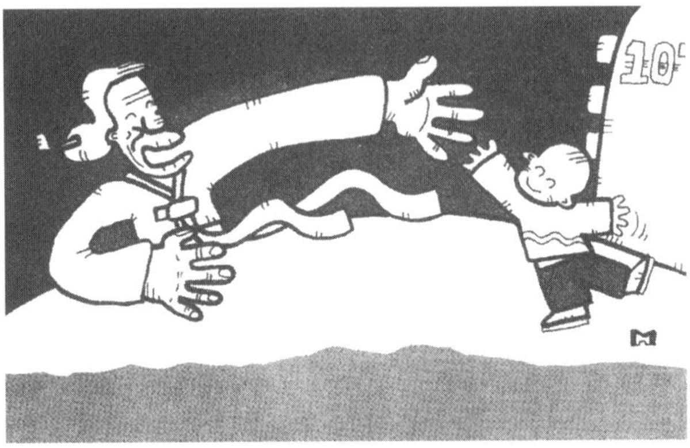

"할머니 손은 약손" 요즘 아이들에겐 할머니 할아버지의 손길이 점점 멀어져가고 있지는 않은지?

② 자녀의 사회화과정에서의 문제

앞에서 살펴본 바와 같이 현대사회의 급격한 변천과 더불어 가정생활에서의 모든 환경조건의 변화는 불가피하여 가족구조는 확대가족 형태에서 핵가족 형태로 변화되었다. 이는 전 세계적인 경향으로 오늘날 핵가족화 됨에 따라 자녀의 사회화 과정에서도 많은 문제가 나타나며 이에 따른 당면과제를 지적하면 다음과 같다.

가. 교육기능의 약화

현대가정이 핵가족화 됨에 따라 가정 중심의 교육적 기능은 점차적으로 약화되고 있다. 핵가족에서 단지 부모로부터의 양육과 지도만을 받고 자라는 자녀들은 확대가족에서처럼 조부모와의 관계에서 풍부한 정보와 삶의 지혜를 배울 수 있는 기회가 없다.

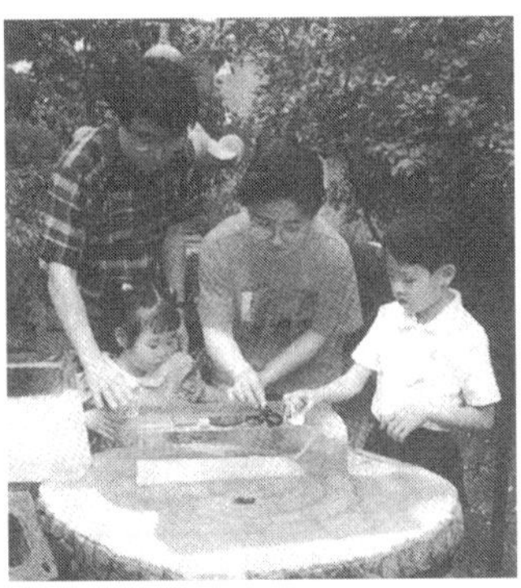

핵가족에서는 자녀교육의 기능도 전적으로 부모의 몫이다.

또한 가족수가 적어 가족간의 관계가 단순하고 빈번하지 못한 결과를 가져오며, 취업모가 증가함에 따라 어머니가 집을 지키지 못함으로써 일어나는 자녀양육이나 교육문제는 현대가정의 문제라고 지적할 수 있다.

이러한 현상들로 인해 자녀들은 정서적인 안정, 성숙 그리고 사회화의 장애를 초래할 가능성이 높다. 이는 가정에서의 교육적 기능이 약화되어 가고 있는 일면이라고 하겠다.

나. 부모, 자녀간의 교육적 관계의 변모

핵가족은 자녀수가 적음으로 중산층 이상 부모의 자녀에 대한 교육열은 더욱 강화되어 이를 위해 모든 재력과 열의를 투자하고 있다. 한편 급격한 사회변화에 따라 가치관이 혼란됨으로 인해 부모 자신의 교육관에 문제가 야기되어 자녀교육에 대해 자신감을 상실하기도 한다. 전통적 교육을 받은 부모들이 자녀들에게 민주적이고 자율적인 교육을 하고자 할 때 혼란을 느끼며, 자신 없고 불안하여 과잉열을 낳게 된다. 또한 취업모가 늘어남에 따라 자녀에 대한 과잉보호와 과잉교육에 열의를 쏟게 되어 일류학교, 좋은 직장 등에 강한 욕구가 발산된다. 이러한 현상은 자녀의 사회화과정에서 지나친 경쟁의식을 낳게 하고 안정되고 풍부한 생활경험을 저해하게 된다. 한편 약화되어 가고 있는 아버지의 위치가 자녀교육에 미치는 영향 또한 심각한 문제점으로 지적될 수 있다.

그러므로 산업화되어 가는 현대사회에 대처하기 위해 가족구조는 확대가족제도와 핵가족제도가 조화를 이룬 가운데 평등을 바탕으로 하여 가족 내지 친족간의 사회관계를 유지할 수 있는 구조여야 한다. 이러한 사회관계의 체계를 갖춘 가정이야말로 자녀의 사회화에 필요한 다양한 인간관계 양식이 제공되고 정서적으로 안정된 바람직한 가정생활 환경이라 하겠다.

(2) 인간형성 장으로서의 가정

① 초기경험의 중요성

신생아에게 가정은 최초의 환경이자 사회이다. 인간은 다른 동물에 비해 성장할 때까지의 기간이 긴 것이 특징이다. 이것을 인간의 생물적 조산이라고 말했다. 다른 포유동물들은 모태 내의 안정된 환경에서 중요한 발육을 한 다음에 출산하게 되므로 출생 직후 보행이 가능하고 먹이를 찾을 수 있으나 인간은 아

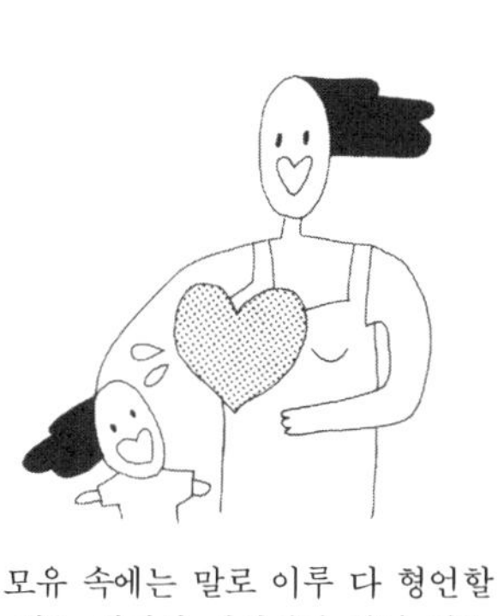

모유 속에는 말로 이루 다 형언할 수 없는 엄마의 사랑이란 것이 깃들어 있다.

주 무능력한 상태에서 태어나므로 최대의 보호를 필요로 한다. 그러나 인간은 뇌기능이 발달되므로 많은 것을 학습하고 환경에 적응할 수 있는 가능성이 있다. 이렇게 무능력한 존재이면서도 많은 가능성을 갖고 태어나는 신생아에게 가정이라는 환경은 대단히 필요하고 중요하다.

신생아는 출생과 더불어 일방적으로 투입되는 가정환경의 영향을 받는데, 이는 인생의 초기경험으로서 성격형성의 기초를 이루므로 초기경험의 중요성이 많은 연구를 통해 인정되고 강조되고 있다. 모자간의 애착에 의한 심리적, 정서적 안정은 물론 지적, 신체적, 사회적 모든 면이 한 인간으로서의 발달을 위해서 필수적이며 절대적인 중요요인이다.

초기경험의 중요성은 Freud를 비롯한 많은 학자들에 의해 주장되고 있다. Freud는 Libido의 중요한 발달이 6세경이 되면 거의 끝난다고 보아, 만일 이 시기에 Libido가 충족되지 못하거나 심한 욕구좌절을 경험하게 되면 그 초기단계에 고착(fixation)되어 그 후에 퇴행현상을 나타내는 원인이 된다고 하였다. 또한 유아기의 어머니와의 접촉, 애무, 어머니의 음성 등은 유아의 어머니에 대한 지각을 결정해 주는 중요한 요인으로 시설아의 부정, 퇴행 등과 같은 문제행동의 현상에서 그 영향이 잘 나타나고 있다. 그리고 이러한 문제행동은 유아기나 아동기에만 국한된 것이 아니고 청년기에 가서도 심리적 영향이 미친다고 하여 부모 곁을 떠난 연령, 그 때까지의 어머니와의 관계, 어머니의 성격과 양육양식, 별거의 기간, 그 후의 경험, 어린이의 체질적 요인 등에 대한 분석적 연구도 시도되고 있다.

출생 직후 몇 년간에 경험하는 초기 경험은 어린이의 지능발달과도 관계가 크다고 보고되고 있다. 특히 Bloom(1964)의 보고에서와 같이 17세에 측정한 지능의 약 50%가 수태에서 4세 사이에 발달된 결과라는 사실은 인간의 지능과 유아 초기 경험간의 관계의 중요성을 말해준다.

이와 같이 초기경험의 중요성이 강조됨에 따라 최근 여러 분야에서 조기교육이 활발히 전개되고 있는데, 이는 개인에게 영향을 줄 수 있는 제 환경요인을 초기부터 바람직하게 조성해주고 풍부한 경험을 갖게 함으로써 개인이 타고난 제한된 능력을 보다 확대시키는 데 그 목적이 있다 하겠다.

② 성격형성에 영향 미치는 요인

Freud를 비롯한 대부분의 성격이론가들은 성격이란 어릴 때부터 환경과의 상호작용을 통해 형성된다고 보았는데, 여러 환경조건 중에서도 가정환경, 특히 자녀에 대한 부모의 태도나 양육양식이 미치는 중요한 영향에는 의견을 같이 하고 있다.

위에서 가족, 특히 어머니가 어린이의 성격형성에 미치는 영향이 크다는 사실을 지적했는데, 이와 같이 어린이의 성격형성에 가족이 대단히 큰 영향력을 가지고 있다는 이유는 다음과 같다.

첫째, 가족은 인간이 최초로 경험하는 사회적 환경으로 유연성이 강한 유아의 정신이나 성격은 환경의 자극을 크게 받으므로 중요한 역할을 한다.

둘째, 가족생활에서의 경험은 결국 직접적인 부모의 양육이므로 배변, 식사, 취침 등을 통해 기본적인 습관, 즉 기본적인 행동양식이 학습되고 형성된다.

셋째, 유아는 가족의 한 성원으로서 가족들과 생활해 나가는 가운데 타인과의 인간관계 방식이나 생활양식을 습득해 간다. 부모에 대한 애정, 동경 혹은 반항적인 태도, 그리고 형제간의 우애나 충돌 등의 경험이 장성하여 사회인으로서 생활할 때에 발현되는 행동양식의 바탕을 이루게 된다.

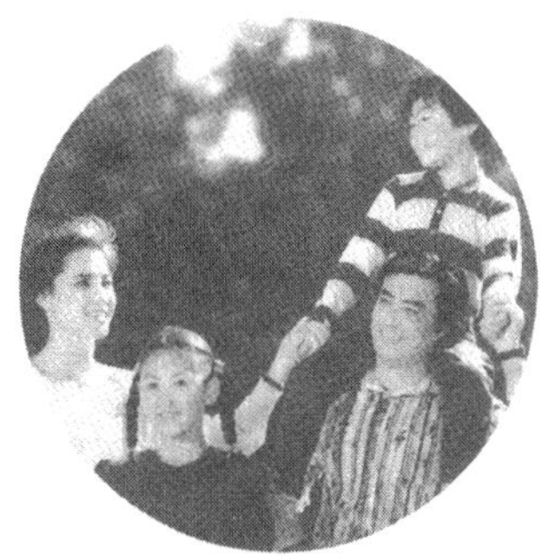

부모, 자녀, 그리고 형제, 아무리 세상이 변해도 가정만큼 소중한 곳은 없지 않은가?

넷째, 가족은 어린이를 외계의 압력으로부터 보호하는 한편 사회화를 자극하여 사회의 성원으로서 성장하도록 양육한다. 다시 말해 부모는 자녀를 보호하는 책임이 있는 동시에 자녀가 사회인으로 발달할 수 있도록 양육하는 역할도 해야 된다. 가족들의 영향 아래 유아는 그 가족이 기대하는 습관과 행동을 형성하여 그 가족사회에 어울리는 성격으로 형성된다.

어린이의 성격형성에 미치는 가족의 영향은 어머니의 양육태도와의 관계에서 구체적으로 연구되고 있다.

부모의 양육태도를 처음으로 이론화한 사람은 Symonds

(1949)인데 그는 부모의 양육태도를 과보호적, 우세적, 거부적, 복종적으로 분류하였다. 그는 어머니의 양육태도를 체계화하려 했다는 점에서 공헌한 바 있으나 어머니의 태도를 정상적인 규준에 의해 설명하는 데는 실패하였다.

정상적인 부모의 양육태도를 장기적으로 연구한 Schaefer (1959)는 The Berkeley Growth Study의 일환으로 신생아기부터 초기 청년기에 이르는 동안의 발달과 부모의 양육태도를 함께 연구하였다. 30여년 동안의 기록에 의해 어머니의 양육행동을 두 개의 축, 즉 애정－거부의 축과, 자율－통제의 축으로 분류하였다.

연구결과에 의하면, 애정적－자율적 태도를 지닌 부모 슬하에서 성장하는 유아는 능동적·외향적이고 독립적이며 사회적응을 자신있게 하며, 사교적이고 창의적이며 자신이나 타인에 대해 적대감이 없다. 애정적－통제적 태도를 부여하는 가정에서 성장한 유아는 더 의존적이고 사교성·창의성이 적은 편이며 상상적인 적대감정을 품는다. 거부적－자율적 태도를 지닌 부모에게서 성장한 어린이는 공격적이고 자신의 행동조절을 못하게 된다. 끝으로 거부적－통제적 태도를 지닌 부모 밑에서 자란 어린이들은 자아에 대한 분노가 발생하며 내면화된 갈등과 고통을 많이 갖고 있다.

그러나 성격형성에 미치는 부모의 양육태도도 문제지만 보다 중요한 것은 어머니와 자녀와의 애정문제일 것이다. 애정의 결핍은 자녀로 하여금 반사회적이고 공격적 행동을 수반하는 성격 특성을 나타낸다고 한다. 이미 제시된 바와 같이 어머니의 애정결핍은 유아기의 어린이 정신건강에 지대한 영향을 준다. 인간의 정신건강에서의 문제는 성격상의 문제로 직결될 수 있는데 이는 어렸을 때 어머니와 어린이와의 인간관계, 그 중에서도 특히 애정의 결핍 여하에 달려 있음을 정신의학자들은 지적하고 있다.

김재은(1974)도 가족의 집단성격 또는 가풍 속에서 형성되어지는 부모－자녀관계는 인간의 성장발달에 있어 가장 중요한 결정요인의 하나라고 강조하고 있다. 또한 정원식(1983)도 인간의 성격형성에 있어서 초기 경험의 중요성을 말하면서 어릴 때의 경험 중에도 가정 내의 경험이 더욱 중요하며 가정환경, 특히 가족 구성원이 인간의 발달 및 성격형성에 중요한 역할을 담당하는데 개인의 태도, 가치관의 형성도 일차적으로 부모를 동일시함으로써 이루어진다고 강조했다.

이러한 구체적인 연구가 제시하는 바와 같이 우리는 이와 같은 예를 일상생활에서 항상 경험할 수 있다. 과보호되고 위해받기만 한 어린이는 버릇없고 어리광장이이며 의존적인 성격을 나타내는 반면 엄격한 부모 밑에서 자란 어린이는 대개 열등감으로 인해 공격적, 반항적, 이기적인 행동을 하는 경향이 있음을 알 수 있다. 이와 같이 가정에서의 인간관계나 분위기는 자녀의 성격형성에 대단히 중요한 작용을 한다. 그리고 가족의 분위기나 부모의 양육태도 등은 그 가족의 사회·경제적 조건, 소속하고 있는 계층, 그리고 부모의 유아기 경험, 연령 또는 성격 등 여러 가지 요인들과 직접 관계된다. 그러므로 어린이의 성격형성에는 가족의 문화·사회·경제적 배경도 중요한 작용을 하며, 거기서부터 부모가 지니고 있는 여러 가지 요인들 혹은 가족의 구성, 출생순위, 형제의 수, 성차, 연령차, 어린이 자신의 소질 등 영향을 주는 요인은 다양하다.

③ 사회적 학습의 장

인간은 태어나는 순간부터 사회적인 관계망 속에서 생활하며 사회의 한 성원으로서의 기본적 행동양식을 습득해 간다. 그리고 이 사회망을 통한 사회화 과정(socializing process)에 의한 문화 속에서의 역할을 배우며 성장하게 된다. 어린이의 성격형성 과정은 곧 사회화 과정이다. 어린이는 발달과정을 통해서 그 사회에 어울리는 사고양식과 행동양식, 즉 문화를 습득한다. 그러므로 성격의 형성이란 곧 문화의 습득이라 하겠다. 이와 같은 어린이의 사회화는 구체적으로 사회적 학습기제에 의해서 형성된다. Bandura, Miller와 Dollard 등이 사회적 학습(social learning)이라고 말한 바와 같이 어린이가 사회에서 성인의 행동양식을 모방하는 것을 학습이라 보고, 모방의 역할을 특히 강

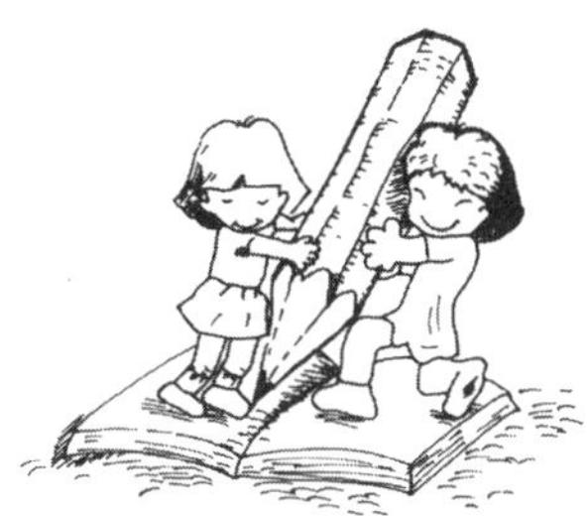

백지장도 맞들어야, 이것도 어른들의 행동 양식에서 모방되는 사회적 학습이다.

조하고 있다.

사회적 학습의 기제는 모방, 동일시, 역할학습 등으로 이것들은 일상 가정생활에서 흔히 볼 수 있는 어린이의 학습기제이다. 그러므로 가정은 사회적 학습의 장으로서 중요한 곳이 된다.

어린이는 가정에서 의식적, 무의식적으로 부모나 그 밖의 가족성원들을 하나의 모델로 모방한다. 가족들의 말씨, 표정, 태도 등은 어린이에게 하나의 이미지가 되어 반영된다.

그 모방의 모델에서 반영된 사회적 학습의 양식은 동일시기제와 역할학습이다. 어린이는 동일시기제를 통해서 어른들의 행동을 모방하는 한편 역할학습을 통해서 여아답고 남아다운 행동양식이 습득되어 성역할이 학습된다. 이러한 역할학습을 위해서 가정이란 아주 적절한 곳이 된다. 사회적 학습의 장으로서 가족은 어린이를 그 사회의 성원으로 기르는 작용을 하며, 성장 후 사회생활에서 나타나는 행동양식의 바탕을 형성해 준다.

2) 가정에서의 인간관계

가정은 혈연공동체로서 부모, 형제 등과 1차적 인간관계가 이루어지는 심리적 집단이다. 이 가장 작은 단위의 사회생활의 기관인 가정 안에서 어린이들은 가족관계를 이루고 사회생활을 시작한다. 가족관계를 통해 가족들은 서로 조정하고 규제하고 조화를 얻으려고 하는 가운데 한 문화 속에서 다양한 인간관계를 조정하고 통제하는 규범을 알 수 있으며 사람을 대하는 방

어떤 가정의 행복한 신년아침
2000년 1월 12일(조선일보)

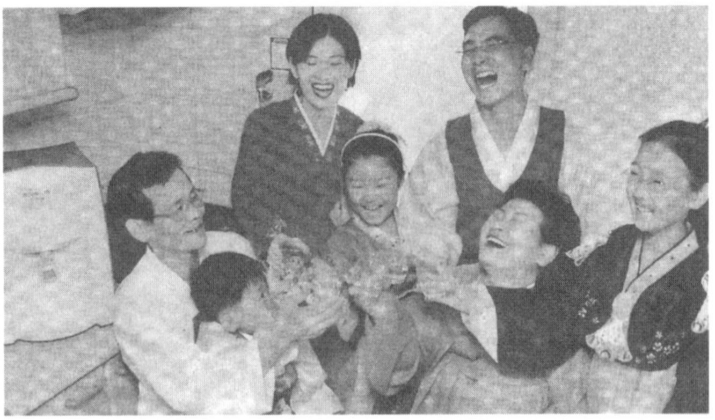

법을 배우게 된다. 즉 내 욕구만을 고집해서는 안되며 남의 욕구도 받아들이고 서로 양보, 이해하여 충돌하지 않는 관계를 학습하게 된다. 그러는 동안 사회성이 발달되고 성장한 후 사회생활을 할 때에 조화를 이룬 건전한 성격으로 자랄 수 있다.

가정에서의 가족관계는 그 범위가 넓으며 과거의 대가족제도하에서는 더욱 그러했다. 그러나 아무리 가족관계가 넓다고 해도 어린이에게 직접 영향을 주는 관계는 물론 부모와의 인간관계다. 또한 부모의 영향 못지 않게 개인의 발달에 직접, 간접으로 영향을 미치는 요인으로서 형제, 자매의 관계 또한 간과할 수 없다.

(1) 부모—자녀 관계

자녀의 정신건강을 위해 가장 중요한 요인은 부모－자녀간의 애정경험이다. 그러나 부모－자녀관계는 애정관계일 뿐만 아니라 권위와 복종관계 또는 지도관계이기도 하다. 자녀는 부모의 애정에 의해 보호되고 부모에 의존함으로써 안정감을 얻는다. 부모의 권위나 지도도 애정이 바탕이 될 때 그 기능을 다할 수 있다. 그러나 애정이 지나치게 되면 의타심이 생기고 자기통제가 어렵게 되는 반면, 부족한 경우에는 주의를 끌기 위해 퇴행적인 행위를 하거나 심하면 표리부동한 심리상태를 나타내게 된다. 한편 부모의 애정이나 권위로부터의 적당한 해방은 어린이의 성격발달에 중요한 일이다. 어린이에게 부모의 애정이 절대적으로 필요하지만, 성장발달에 따라서 부모의 애정이나 권위 혹은 보호에서부터 점진적으로 떠나 독립적이 되게 하는 일은 정신건강을 위해 무척 필요하다.

① 부모－자녀간의 갈등

자녀의 출생에서 성숙에 이르기까지의 상호작용 과정에서 여러 가지 문제에 당면하게 된다. 가정에서의 부모－자녀 관계에 갈등을 초래하고, 건전한 인간관계를 저해하는 요인은 다양하다. 갈등의 원인과 그 해소방안을 살펴보면 다음과 같다.

가. 자아의 대립

한 가정에 아기가 탄생되면 그 순간부터 부모-자녀간에는 애정관계가 형성됨과 동시에 지배와 복종관계가 성립된다. 이러한 관계 속에서 자녀의 자아가 발달함에 따라서 부모의 권위와 자녀의 자기주장이 충돌되기 시작한다. 아이들은 자라면서 생활영역이 넓어진다. 부모품에서 이웃으로, 유치원에서 학교로, 학교에서 직장으로 활동범위가 넓어진다. 정신발달도 자기중심에서 객관으로, 현재에서 미래로, 그리고 구체적인 세계에서 추상적인 세계로 점점 확대되고 발달한다. 청년기가 되면 그의 욕구는 더욱 많아지고 복잡해진다. 부모의 세심한 보살핌에서 벗어나 오히려 그 밖의 다른 면의 욕구나 기대가 생기게 된다. 하지만 부모의 입장에서는 아직도 어린 시절에 머물러 있으므로 혹은 건방져 보이므로 갈등은 당연한 문제가 된다.

어린이의 자아발달에 있어서의 특성은 제 1 반항기에 더욱 나타난다. 이 시기의 성격특성은 자아발달에 있어서 가치 저하의 위기에 대한 하나의 반응형태로 표현된 것인데 그 원인은 자립하고자 하는 욕구와 기대, 미숙함에서 오는 욕구좌절, 지금까지 안정되었던 지위의 상실가능성에 대한 불안감 등이다. 이러한 심리적 성격특성에 대해서 부모가 객관적으로 이해하지 않는 한 충돌을 면할 길이 없을 것이다. 부모는 자녀의 독립성에 대해 적응하지 않으면 안 된다. 부모-자녀간에 사이가 좋다는 것은 어린이의 욕구가 부모의 권위적 지배하에 있어서 상호욕구가 균형을 이룬 상태이다. 그러나 이러한 안정상태는 항상 고정되어 있는 것은 아니다.

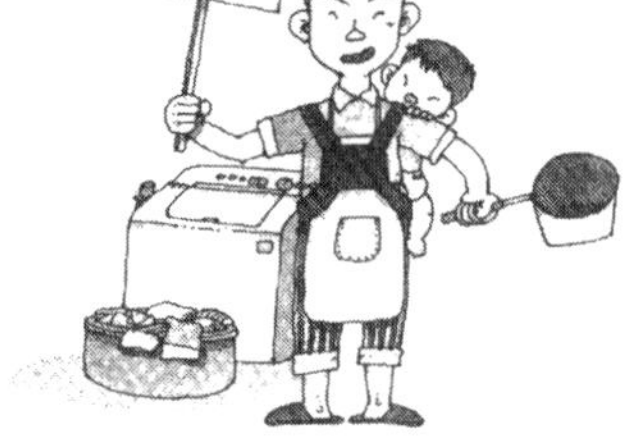

우리 사회에서도 가정에서 아빠들의 역할이 많이 달라져 가고 있다.

청년기에 들어가면서 생물학적, 인지적, 심리적 변화와 함께 자녀의 성격 변화는 더욱 심해진다. 특히 청년전기는 2차 성징의 발현시기이므로 심리적 변화도 크며 자아의식이 발달하고 자존감, 자기주장, 독립심이 강해진다. 이러한 것은 간혹 부적응의 원인이 되기 쉽고 대인관계에서도 대립하기 쉬운 특성들이다. 또한 자녀의 변화는 부모-자녀 관계에 영향을 미치므로 부모는 자녀를 이해하고 스스로 부모역할을 조정함이 합리적이다. 한편 청년기는 이론적 사고가 가능한 시기이므로 부모에 대해서도 비판적일 뿐만 아니라 감정의 변화도 심해 변덕스럽게 느껴지기도 한다. 이와 같이 자녀는 새롭게 변화하고 있으나 부모는 구태의연하게 여전히 보호하고 돌봐주고 싶은 본능이 작용하고 있음에 문제가 있다. 오랫동안 계속 유지해온 지배와 복종관계를 부모측에서 갑자기 변화시킨다는 것은 쉬운 일이 아니므로 심리적 이유(psychological weaning)가 필요하게 된다. 대개 부모는 자녀가 중학교에 입학하게 되면 어린 자녀가 성장하여 벌써 중학생이 된 데 대한 보람과 기쁨을 느낌과 동시에 성장한 모습에서 자녀와 거리가 멀어져 간다는 현실에 공허감마저 느껴 스스로 적응곤란을 초래할 수도 있다.

이러한 심리적 현상을 부모－자녀 관계에서의 위기라고 말해도 과언은 아니다. 사실 이 위기를 극복한다면 부모－자녀 관계는 새로운 단계에 들어가 안정될 수 있다. 간혹 부모의 지배나 권위가 지나쳐서 자녀의 자기주장의 한계까지 침범하면 대립이 따르게 된다. 부모는 자녀의 성장발달과 성숙을 인식해야 한다. 청년기 자녀의 극단적인 태도나 불손에 대해서 여유 없고 신경질적인 염려는 화근이 되기 쉬우며, 청년기에 있는 자녀와 부모와의 관계는 지난 날과는 다른 새로운 관계가 성립되어야 한다. 다시 말해서 부모－자녀 관계는 자녀의 연령과 더불어 변화되어야 한다.

나. 공감적 관계

부모－자녀간의 갈등은 흔히 공감적 관계가 형성되지 못하므로 인해 비롯된다. 어린이가 부모로부터 공감적 지지를 받지 못할 때 자연히 불신감이 생기고 열등감에 사로잡히게 된다. 가령 어린이가 어떤 잘못을 저질렀을 때 부모가 아량과 이해로 접근하여 납득시킬 경우에는 어린이는 곧 자책을 느끼게 되고 반감을 가지지 않는다. 어린이 자신이 잘못을 깨닫고 있다 하더라도 부모의 지나친 꾸중에는 오히려 반항하게 되고 따라서 부정적인 자아개념을 형성하게 된다. 그러므로 부모는 자녀에 대해 보다 더 공감적 태도를 보여 주어야 하며 이러한 공감관계의 저해는 자녀의 정신건강을 해치는 결과를 초래한다. 이제 부모와 자녀간의 건전한 상호관계를 이루기 위해서는 무엇보다도 동정과 공감이 필요하며 특히 부모와 자녀 사이에 공감적 관계가 형성되어야 한다.

다. 문화적 간격

동일한 가정 내에서 생활한다 할지라도 부모와 자녀간에는 연령과 활동 배경에 따라서 문화적 차이가 있다. 동일 가족 안에서의 연령차의 문제는 조부모와 손자녀 사이는 물론이고, 형제간에도 연령차이가 대단한 경우가 있겠으나, 부모와 자녀 사이에서의 연령적 차이는 어쩔 수 없는 일이다. 최소 20년 이상의 차이는 있게 마련이며 20년이란 세대차이는 대단한 차이이다. 그러므로 부모와 자녀들은 같은 가족으로 함께 생활하고 결국 동일 문화 속에서 살면서도 각각 다른 문화성을 지니게 되는 것이다. 각각 다른 문화성을 지닌다는 의미는 결국 한 지붕 아래에서 살지만 그들의 사고양식이나 행동양식이 다르며 각각 다른 활동 배경을 가지고 있다는 것이다. 오늘날과 같이 기계문명과 물질문화가 고도로 발달한 사회에서는 상대적, 실용적, 물질적 가치관이 젊은 세대를 유인하게 된다. 특히 우리나라는 6.25 동란 이후 급속히 진행된 경제성장과 산업화와 함께 서양문화가 급속도로 유입되어 급변한 사회 속에서 청년기 자녀들이 받는 정신적, 물질적 자극은 대단하다. 여기서 세대차가 생기고, 한 가정 안에서도 부모와 자녀 사이에 여러 가치체계와 활동양식의 혼란이 초래됨에 따라 상호갈등이 나타나게 된다.

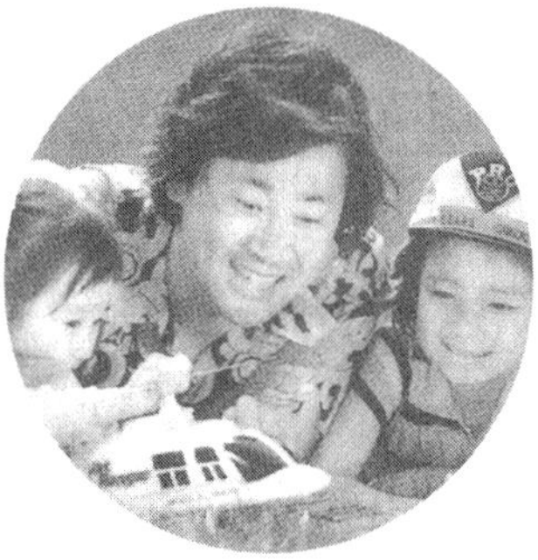
가정에서 아빠의 위치가 점점 약화되지 말아야…

이와 같은 사회적 상황 속에서 부모들이 지금까지 지녀온 문화적 배경과 지금 자녀들이 처해있는 문화적 현실 사이에는 격차가 너무나 심하다. 그렇기 때문에 세대간의 가치관이 서로 맞지 않게 되어 결과적으로 그들이 본받을 수 있는 어떤 가치규범을 받지 못한 채 성장하게 된다. 한편 부모들은 자녀들이 생활하고 있는 문화세계를 사실 이해하지 못해 항상 "내가 젊었을 때는," 혹은 "내가 학생 때는" 등을 입버릇처럼 내세우기를 좋아한다. 그리고 미지세계에서 생활하고 있는 자녀를 좀더 객관성 있는 아량을 가지고 이해하지 않으려 하며, 이해하기 어려운 점이 많다. 여기에서 자녀의 반항이 생기고 부모와 자녀간의 대립과 갈등이 일어나게 되는 것이다.

라. 자녀를 존중하지 않는 경향

부모는 가정에서 자녀를 독립된 하나의 개체로 보지 않으려는 경향이 있다. 흔히 윗사람은 아랫사람에 대해서 마음대로 조작이 가능한 존재로 착각하여 상대를 존중하지 않는다. 이러한 착각이나 편견을 가지고 있는 부모의 권위에 대해서 자녀는 표면적으로는 복종하고 있는 것 같으나 사실은 공격적 감정이 짙다는 것이다. 그러므로 이러한 자녀들은 자기통찰력이 부족하며 방어적 성격이 형성되고, 성인이 되어 부모가 된 경우에도 공감적 부모-자녀관계를 가지기가 어렵다. 어린이는 어른의 축소물이 아니며, 독립적 인격체라는 의식을 지녀야 할 것이다.

마. 기성세대에 대한 불신

이재창(1983)은 우리 나라 청소년의 의식구조 연구를 통해 다음과 같은 지적을 하였다. 첫째, 청소년들의 가치관은 비교적 건전한 반면 이들의 현실에 대한 인식은 이들의 가치관과는 정반대의 현상을 보이고 있다. 즉 청소년들은 인간주의, 명분과 정당주의, 또 변화와 업적지향적인 가치를 추구하는 데 반해 이들이 인식하는 현실은 물질주의, 실리주의, 편법주의, 현상유지위주의 안정주의, 귀속주의 등이 지배하는 사회이다. 따라서 이들은 가치와 현실인식 간에 갈등을 경험하게 되고 이들이 인식한 현실에 대처하기 위해 부정적 태도를 갖게 되며 실제의 행동경향도 부정적으로 나타나게 된다. 둘째, 청소년들은 그들 자신을 비교적 근대적이고 긍정적이라고 보는 반면 기성세대는 전근대적이고 부정적으로 보고 있다. 즉 청소년 자신들은 개방적, 자유주의적, 이기적, 이성적, 개성적, 현실적, 저항적, 진취적, 그리고 건전하다고 생각하는 반면 기성세대는 폐쇄적, 권위주의적, 이기적, 감각적, 순종적, 보수적이라고 평가하여 기성세대에 대한 불신을 보이고 있다. 이는 청소년들이 현실을 부정적으로 인식하는 것과 일맥 상통하는 결과이다.

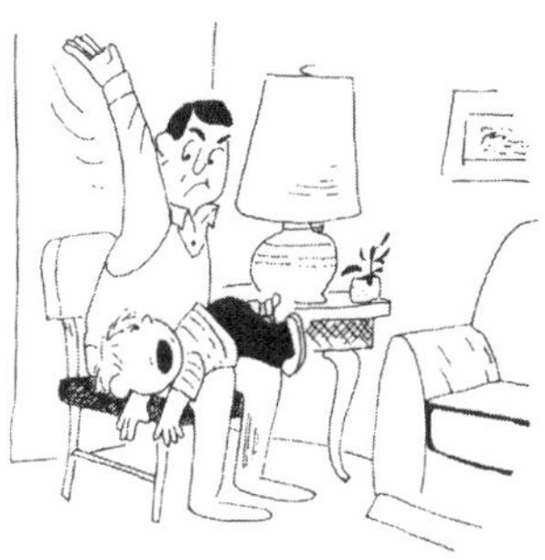

이 다음에 나도 내 아들을 가만 두지 않겠어요.
(나쁜 습관이 고쳐지기 커녕 억압되지는 않을까요?)

이상과 같은 부모-자녀간의 갈등을 해소하기 위해서는 무엇보다도 부모가 자녀의 세계를 이해해야 한다. 자녀들의 문화적 세계에 대한 부정적 태도보다는 그들의 문화 안에서 올바른 가치체계를 세워 주어야 한다. 부모는 자녀들의 발달적 특징을 알고 성장발달에 대한 올바른 이해와 건전한 가치관 형성을 위해 노력함으로써 자녀들 스스로가 올바른 행동양식이나 가치관을 가질 수 있게 될 것이다.

한편 부모에 대한 자녀의 태도에 있어서도 기성세대에 대해 무조건적인 불신이나 부정적인 태도를 버리고 부모의 입장을 이해하고 부모들과의 세대격차를 줄이기 위해 의식적으로 많은 노력을 기울여야 한다. 서로의 입장을 이해하려고 부단히 노력할 때 비로소 부모-자녀간의 갈등은 보다 완화되고 해소될 수 있다.

② 문제성을 지닌 부모

흔히 문제를 가진 어린이의 배후에는 반드시 문제를 가진 부모가 있다고 하는 바와 같이, 어린이의 문제는 가정에서의 부모-자녀 관계에서 규정되며 어린이에게 지각된 부모에 대한 반응이라고 볼 수 있다. 이에 따라 문제성을 지닌 부모의 태도와 그에 따른 어린이의 행동특성을 살펴보면 다음과 같다.

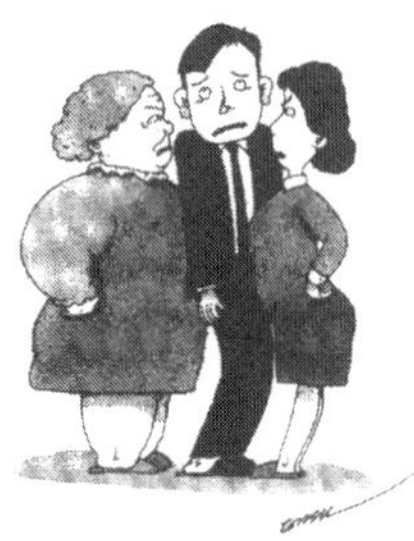

"남자는 강해야 한다".
지나친 강조에 압박감-어릴적부터 감정적인 것은 여자 전유물로 교육받아…

가. 자녀를 거부하는 부모

자녀를 거부(reject)하는 부모의 표면적 태도는 무관심, 부정, 적대감, 혐오 등으로 나타난다. 이러한 경우 어린이의 욕구충족은 물론 불가능하며 극도의 정서적 불안에 빠지게 된다.

자녀를 거부하는 원인으로는 불만스런 부부관계, 빈곤, 부부의 향락, 불구 또는 결함아, 자녀가 너무 많은 경우, 매력 없는 아이 등을 들 수 있다. 이 밖에도 과거 우리 나라에서 흔히 있었던 일로 아들을 원하는데 딸이 태어났다든지, 정상적 부부관계가 아닌 사이에서 태어난 경우도 거부의 원인이 된다.

이러한 원인에 의해서 자녀를 거부하고 수용하지 않으면 어린이는 애정획득적인 행동을 하고 무가치한 근심이 형성되어 부모에게서 받은 반감을 타인에게 같은 형식으로 발산하려고 한다.

부모에게서 거부되고 있는 자녀의 보편적인 행동형은 공격적이며, 타인에 대해서 역시 부정적이고 반항적이고, 불성실함으로 인해 싸움을 잘하는 반면 남의 호의에는 냉담하다.

나. 자녀를 과잉보호하는 부모

가정에서 어린이를 지나치게 돌봐주고 감싸주는 식의 애정관계를 맺는 경우이다. 자녀를 사랑하고 이해하여야 하는 것은 기본적으로 중요한 일이기는 하나 자녀의 성격발달의 저해요인이 될 때 문제는 심각해진다.

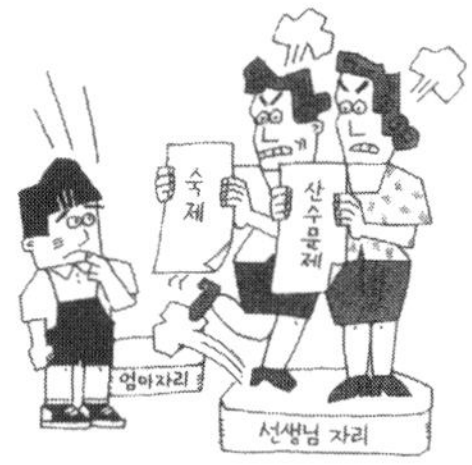

엄마품은 없고 회초리만 있다. 아직도 우리나라 부모들은 "영재 키우기 욕심에 공부만 닥달하니 우울, 불안 등" 정서장애 부작용이 우려된다.

자녀를 과보호하는 원인으로는 첫째, 불임이나 조산, 유아사망 등의 원인에서 둘째, 자녀가 연약해 보이고 장수하지도 못할 것 같은 불안에서 셋째, 성생활의 불만에서 넷째, 부부간에 공통적 관심의 결여 또는 사회적 접촉의 부족에서 다섯째, 모친 자신이 불행했던 어린 시절에 대한 보상 여섯째, 어린 시절 지나친 책임을 맡고 자란 관계로 발달된 지배성이 결혼 후에도 계속되는 경우 일곱째, 시집살이에서의 부적응 등을 들 수 있다.

자녀에 대한 과보호, 특히 간섭과 불안적 태도는 여러 가지 문제를 일으키게 된다. 부모의 지나친 간섭의 영향으로 어린이는 의존적, 소극적이고 훈련부족에서 오는 우둔성에서 눈치 없는 행동반응을 나타내게 된다. 성격은 비교적 순수하고 착하기는 하나 투지력이 없고 연구성, 창조성 등이 부족하다. 또한 불안적 태도를 보이는 부모는 일상생활에서 항상 과민하게 과보호하므로 그 과민성은 신경질적이 되어 어린이의 자율신경을 끊임없이 흥분시킨다. 따라서 어린이의 심신건강을 해치며 신경질, 과민, 식욕부진, 허약 등의 현상과 더불어 인내성이 부족하고 자기중심적, 유치한 태도, 침착성 결여 등의 현상이 나타난다.

다. 화목할 수 없는 부모

부부관계가 아동발달에 미치는 영향에 관해 많은 연구가 되고 있는데 부부불화로 인한 적대적 가정분위기가 아동을 얼어붙게 한다고 보고한다.

객관적으로 아무 결함이 없어 보이는 가정이지만 부부의 불화가 그치지 않는 가정이 있다. 이러한 가정에서 자녀들의 정서적 불안은 당연한 일이다. 대개 불화의 형태로는 언쟁을 하고 때려부수는 경우와 냉전을 들 수 있다. 우선 언쟁하고 소리내는 부모 사이에서 자녀는 항상 불안하고 두렵다. 부모가 언제 별거하게 될지도 모른다는 불안에서 자기장래에 대한 공포심을 느끼게 할 정도의 위험도 따르게 된다. 성인의 불안신경증의 사례를 볼 때 부모의 불화가 그의 생활사에 나타난 경우가 많다.

부모가 냉전을 자주하는 경우, 아버지에게는 접근하기 어렵고 어머니는 신경질적이며 가정은 항상 냉냉하고 침울하다. 이러한 틈에서 자라나는 아이들은 효성의 갈등을 느낄 뿐 아니라 자신도 원만한 성격으로 형성되기 어렵다. Nye는 부부가 불화한 가정은 결손가정보다도 자녀에게 더 나쁘다고 한다. 어느 면에서 보면 자녀의 성격발달에 결손가정보다 결손되어 있지 않으면서도 부모가 불화한 가정의 경우가 더 해로운 것이며, 심하면 신경증을 일으키는 결과가 되기도 하여 정신건강에 아주 해롭다.

라. 지나치게 높은 도덕적 수준을 가진 부모

도덕적 수준이 지나치게 높고 엄격한 가정에서 자라나는 자녀들은 항상 정신적 긴장감과 제한감에서 자유로운 생활을 방해당한다. 영화, 소설, 잡지 등에 대해 간섭을 받으며 용돈과 귀가시간 심지어는 전화까지도 감시받으며, 지나치게 높은 도덕적 수준을 요구받으며 엄격한 교육을 받는다. 이러한 가정의 자녀는 자유롭게 성장하지 못하며 항상 자기행동에 대해 자신이 없고 스스로를 비판하고 구속하게 되므로 사회에서 정상적인 사회관계를 유지할 수 없게 된다. 심하면 신경증적 경향마저 초래하기도 한다.

마. 자녀를 통해서 보상하는 부모

부모는 자신이 자란 어린 시절을 회상하여 자녀에게 곧 반응하고 싶어한다. 그러나 자녀는 항상 독립된 개체라는 사실을 잊어서는 안 된다. 자녀는 각각 다른 욕구, 능력, 적성, 소질 등을 가지고 있는 독자적 존재이므로 부모는 자녀가 타고난 가능성을 발견하여 발현시켜 줄 책임이 있다. 간혹 이와는 반대로 부모가 어린 시절 못했던 공부나 욕구 등 자신의 소원을 자녀에게 강요하는 경우가 흔히 있다. 이러한 현상도 지나치면 상호관계에서 갈등을 자아내게 하고, 자녀에게 도피증을 형성시키는 결과를 가져올 수 있다.

바. 지도에 있어서 모순성을 지닌 부모

이는 부모가 기분이나 그때 그때의 형편에 따라 칭찬하거나 벌을 주는 경우이다. 부모가 지나치게 엄격하거나 과보호를 하지는 않으나 지도에서 모순성을 띠어 태도에 일관성이 결여되어 있으므로 어린이는 불안에 떤다. 따라서 자기 행동에 자신이 없어지며 이런 경우 자기행동에 대해 꾸중을 듣지나 않을까 앞뒤를 너무 살피어 눈치꾸러기, 우유부단한 아이가 된다. 심하면 신경증이나 반사회적 경향에 빠져 목표없는 열등감만 조장된다.

사. 결손가정

결손가정(broken home)이란 가정의 정상성이 파괴되어 부모 중 한쪽만이 남는 경우를 말한다. 즉 부모의 별거, 이혼, 부모 중 한 사람이 사망했을 경우 등이다. 이 경우 결손가정 내의 부정적 사회관계로 인해 결손가정의 자녀들은 행동적, 정서적 부적응 현상을 일으키기도 한다.

우선 모친이 없을 경우, 우리 나라에서는 대개 부친이 재혼하게 됨으로써 가정이 다시 안정될 수도 있다. 그러나 이런 경우 계모와의 관계에서 발생되는 가족관계에서의 갈등은 면하기 어렵다. 어린이 자신들의 선입견에서 무조건 반항하려는 경우도 있을 수 있으며, 그 밖에도 부모들 스스로의 성격적 결함이나 문제적 태도에서 상호간에 조화가 쉽지 않다.

부친이 없는 경우, 우리 나라에서는 모친의 재혼은 부친의 경우보다 현실적으로 곤란한 문제가 많아 흔히 모자가정이 출현한다. 모자가정에서의 현실적 문제는 무엇보다도 경제문제이다. 모친 자신이 일하게 되어 경제적 타격을 면할 수 있는 경우도 있겠으나 대개의 경우는 경제적 빈곤이 기본적인 당면문제가 되어 어머니가 아버지 역할까지 하게 되는 과중한 부담으로 인해 항상 집이 비고 산만하며 안정감이 없어 자녀들이 탈선할 틈이 생기며 열등감이 생긴다. 또한 비교육적인 환경조건의 영향으로 인해 성품이 거칠어짐으로써 자녀들을 불행하게 만들기도 한다.

또 한 가지 문제는 결과적으로 발생되는 모친 자신의 일그러진 성격이다. 생활고와 불합리한 현실에서 성격이 신경질적으로 된다면 이는 자녀들의 성격적 결함뿐만 아니라 비행의 원인이 될 수도 있다. 그러나 불행한 현실을 잘 극복할 수 있는 모친이라면 보다 더 애정적이고, 협동적인 분위기에서 적극적이고 건전한 가정으로 발전시켜 나갈 수도 있다.

아. 자녀를 학대 · 방임하는 부모

부모에게 학대받는 아동이 있다는 것은 새로운 현상은 아니다. 그러나 최근에 공공연히 자행되던 학대나 방임에 대해 사회적 관심이 기울여지고 있다. 성장기의 자녀가 부모로부터 학대를 받게 되면 신체적, 심리 · 정서적, 행동적 차원 등 다양한 차원에서 장 · 단기에 걸쳐 부정적인 영향을 받게 된다. 이와 같은 문제의 심각성에 비추어 본 형태의 문제부모는 가정폭력의 아동학대 부분에서 자세히 논의하기로 하겠다(아동학대[p.36~41] 참조).

(2) 형제—자매관계

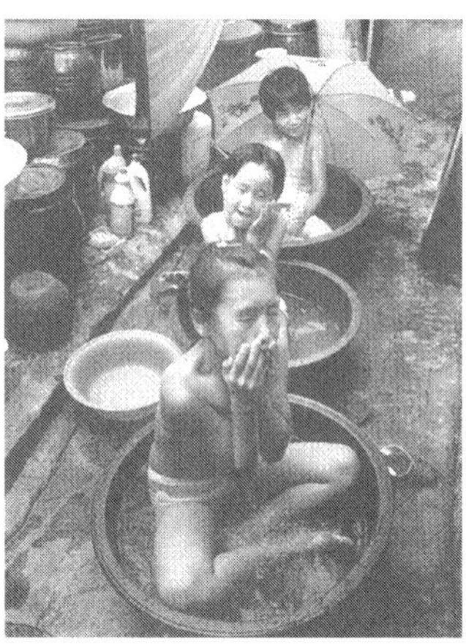

어쨌든 우리 형제 · 자매는 즐겁기만 합니다.

시대와 더불어 가정의 기능 또는 구조에 상당한 변화가 있었다. 확대가족에서 핵가족으로의 변화와 더불어 자녀수에 있어서도 절대적인 감소추세를 보이고 있다. 그런데 예나 지금이나 가족성원간에 있어서 부모 다음으로 중요한 인간관계는 형제－자매 관계이다. 형제－자매간의 갈등은 중요한 가정문제의 하나로 강조된다. 또한 형제－자매의 유무나 출생순위가 성격 발달에 미치는 영향은 매우 크다.

① 출생순위

대개 형제 수가 많으면 심한 경쟁심에서 의지가 강해지고 적극성이 있는 반면 경제생활, 학비, 잡비 등의 경제적 문제로 가정에 대한 애착심이 상실되거나 부모나 형제를 소홀히 여기기 쉬운 경향도 있다.

하지만 적당한 형제 수는 상호협조와 경쟁을 통해 자아의 성장, 타인에 대한 이해, 욕구불만에 대한 인내력, 집단에 대한 적응력 등을 촉진시키고 사회성 발달의 기초를 제공해 준다. 출생순위는 성격형성에 있어서 영향을 미치는 것으로 보고되고 있으며 가정에서의 어린이의 지위를 결정해 준다. Ausubel은 장남, 장녀와 막내는 현저한 성격의 차이가 있다고 했으며, Adler도 출생순위가 성격형성에 커다란 영향을 준다고 했다.

장남은 처음 태어난 아기로서 가족들의 총애의 대상이 된다. 그러나 동생이 생기면 부모나 기타 가족성원들의 관심이 동생에게 옮겨감으로 인해 새로운 환경에 대한 극복이 곤란하여 퇴행적 행동을 하기도 한다. 이런 경우는 장남뿐 아니라 어떠한 어린이도 새로 동생이 생겼을 때 당면하게 되는 문제이다.

일반적으로 장남은 동생들에 비해 심신능력이 우수하고 동생들의 표본이 된다. 심리적, 행동적으로 지나치게 적극적이 되며 동생들에 대해 극도의 우월감, 지배성, 횡포성, 증오성, 질투심 등이 나타나기 쉽고, 소극적인 경우에는 무기력, 신중, 세심, 내향성 등의 경향을 갖게 된다고 한다. 또한 장남이 성실하고 협조적인 성격을 가지게 됨은 새로 탄생되는 동생이 빼앗을지도 모르는 특수위치를 계속 유지하려는 의도가 반영된 것으로도 볼 수 있다(이훈구, 1985).

둘째, 이하의 중간 어린이는 경쟁의 상대가 양쪽에 있으므로 불안정하다. 이들은 장남에 대해서는 항상 열등감을 가지며 복종하게 된다. 중간에 있는 어린이들 중에도 특히 차남(차녀)의 경우, 출생시부터 형의 권력하에 있고 대외적으로 형의 보호를 받는다. 그는 적극적이며 사회성이 발달하고 형에게 지기 싫어하는 동시에 열등감을 갖게 된다. 흔히 친구간의 놀이에서 약자를 멸시하게 되는 것은 이렇게 불안정한 특수 위치에 있기 때문이라고 한다.

막내는 그 가정에서 가장 연소한 위치에서 언제나 어린아이 취급을 받게 된다. 따라서 익애형의 어린이의 특성을 갖기 쉽다. 의존심이 강하고 자기 중심적이고 자제심, 독립심의 발달이 늦어지고 형들과의 경쟁에서 위축당하기 쉽다.

형제간의 연령차이도 어린이의 정신건강에 영향을 줄 수 있는데, 쌍생아나 연년생의 경우에는 발달단계에 따르는 어느 면에서는 좋은 친구관계가 될 수도 있다. 반면에 10년 이상이나 차이가 있는 경우는 형제간이라기보다 오히려 보호자와 피보호자의 관계가 되기 쉽다. 따라서 10년 정도의 연령 차이가 있는 경우의 2인 형제는 독자와 같은 결과가 될 수 있다. 이상과 같은 문제들도 자녀를 둘이나 또는 외동이를 선호하는 경향이 이미 정착되어 가는 현대 가정에서 이미 현실적으로는 희석되어 가는 문제들이다.

② 한 자녀

현대사회에서는 두 자녀나 한 자녀의 문제에 관심을 기울이게 되었는데, 특히 한 자녀에 대한 관심은 보다 증가되고 있다. 자녀수와 성격발달 간의 관계에 대한 최근 연구들은 보다 긍정적인 면에서 한 자녀 문제를 다루고 있다.

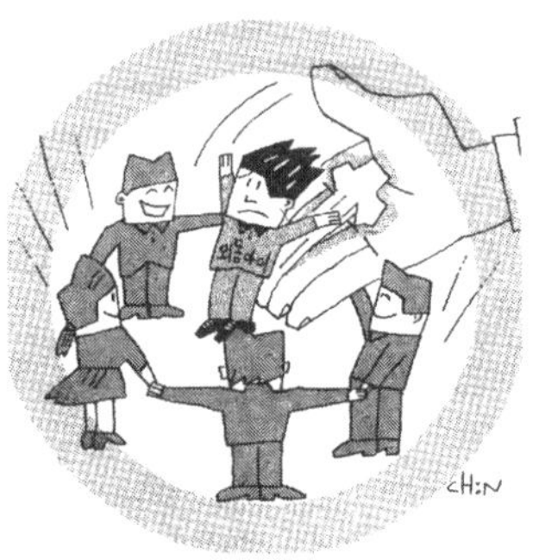

모난 외둥이 친구를 사귀게 하라. 또래 속에서 외로움 덜고 양보심을 배울 수 있다.

한 자녀의 경우에는 항상 같이 놀고 생활하는 형제가 없어 경쟁상대가 없고 성인들과 많이 접촉하게 되므로 조숙하고 영리한 반면 의타심, 의지박약, 자기중심적, 신경질적이 되기 쉽다고 한다. 예를 들면 형제가 여럿 있을 경우 부모의 관심을 얻기 위한 형제간의 경쟁, 또는 형제 사이 분쟁의 해결 등을 통해 자연스럽게 사회성이 길러질 기회가 많다. 그러나 한 자녀의 경우에는 사회성을 단련할 기회를 가정 내에서 제공받기가 어렵다. 한편 한 자녀의 문제행동은 손톱을 물어뜯거나 자주 울고 안정성이 적고 불안할 때는 과잉행동(overactivity)을 하는 것인데 이는 성장하면서 해소되므로 부모의 태도에 따라 문제아동 또는 훌륭한 인격의 소유자가 될 수 있다.

그러나 지금까지의 연구결과들을 보면 연구마다 그 결과가 다양하고 통일된 견해는 없으므로 모든 경우에 공통적으로 적용되는 것은 아니다.

최근에는 한 자녀 자체가 문제가 되는 것이 아니라 어떠한 가정환경에서 자라고 있느냐가 연구의 주요문제로 대두되고 있다. 한 자녀의 장점을 나타내는 최일섭(1986)의 연구결과에 따르면 한 자녀는 부모의 모델링을 통하여 형제가 있는 자기 또래보다 더욱 어른스럽고 지나친 우월감이나 열등감이 적으며 질투심이 적다고 한다.

많은 연구에서 자녀수에 따른 아동의 성격에 있어서 다(多)

자녀 아동들과 한 자녀 사이에 성격상 큰 차이를 발견할 수 없었는데, 이와 같은 결과로 형식적인 자녀수가 성격형성에 직접적인 요인으로 작용한다기보다는 오히려 가정내 인간관계의 역동적인 상호작용에 의해 더 많은 영향을 받고 있음을 추론할 수 있다.

따라서 한 자녀를 둔 부모들도 자녀가 하나라는 사실에 불안한 나머지 자녀를 지나치게 보호하고 지배한다면 자녀의 장래를 해칠 뿐 아니라 자신의 생활도 불행해질 가능성이 있다. 한 자녀가 신체적, 정신적으로 건강하게 그리고 친구들과 잘 어울리고 사회에 잘 적응하면서 살 수 있도록 길러내기 위해 부모들, 특히 어린이와 가장 오래 거의 독점적으로 접촉하게 되는 어머니는 우선 과보호적인 태도에서 벗어나야 한다. 지나치면 어린이의 자율성을 해칠 뿐만 아니라 어린이에게는 간섭처럼 되어 역효과가 나기 쉽다. 한 자녀를 두어 애정을 갖고 올바른 훈육을 할 때 가정생활과 자녀의 장래는 그만큼 밝아질 수 있다는 긍정적인 견해가 대두되어지고 있다(최일섭, 1986).

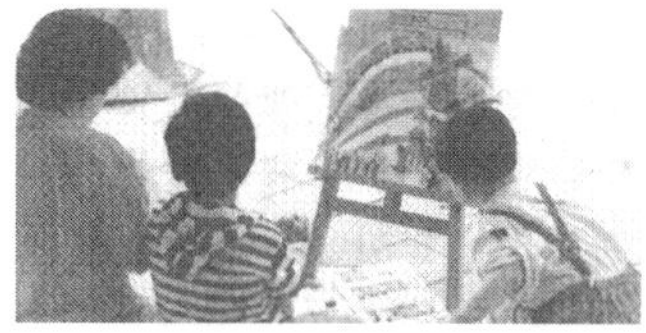

한자녀 가족이 한 팀으로 협동하여 그림솜씨를 발휘하던 진지한 모습이랍니다.

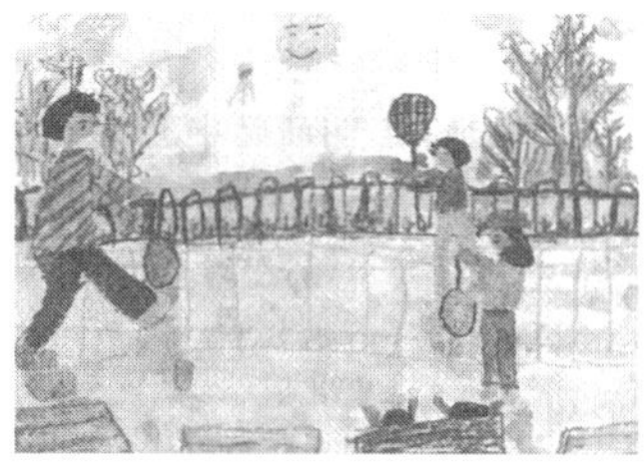

〈단란상〉에 〈김성민〉이라고 불렀을 때 저는 너무 기뻤어요. 함께 그리기 대회에서 그린 제 솜씨입니다. 어때요?

③ 성비의 불균형

최근 우리나라는 인구증가의 감소와 더불어 전국의 초등학교 취학아동도 해마다 감소하고 있는 가운데 심각한 성(性)불균형 현상이 가속화되고 있다. 이 같은 남녀 아동 성(性)불균형 때문에 초등학교에서는 남자아동이 여자아동보다 많아 모든 어린이들이 남녀로 짝지어 앉지 못하는 등 문제점이 나타나고 있다. 교육부 관계자는 이런 현상에 대해 "핵가족화 추세와 함께 대부분의 가정이 2자녀 이하로 출산을 제한하고 있고, 또 태아 성감별 등으로 남아 출산비율이 높아지고 있기 때문"이라고 분석하고 있다.

또한 통계청의 1998년 인구동태통계연보에 의하면 출생 순위별 출생성비의 불균형 현상이 첫째 아이, 둘째 아이, 셋째 아이, 넷째 아이로 갈수록 더욱 심해지는 것을 볼 수 있다.

이 같은 성불균형 현상은 우리나라 대부분의 가정이 자녀의 수를 제한하고 뿌리깊은 남아선호사상의 영향으로 인한 것이므

〈표 3-1〉 출생 순위별 출생성비

(단위 : 여아 100명당 남아수)

연 도	총출생성비	첫째아	둘째아	셋째아 이상
1989	111.7	104.1	112.4	185.0
1990	116.5	108.5	117.0	192.8
1991	112.4	105.7	112.5	182.2
1992	113.6	106.2	112.4	194.9
1993	115.3	106.5	114.7	207.4
1994	115.2	106.0	114.1	205.8
1995	113.2	105.8	111.7	180.6
1996	111.6	105.3	109.8	166.5
1997	108.3	105.1	106.3	135.8
1998	110.2	106.0	108.1	146.0

※자료 : 통계청, 1998년 인구동태통계

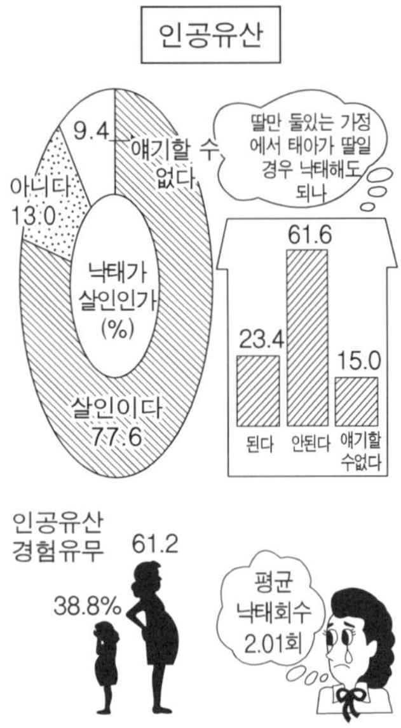

로 앞으로도 계속 심화될 것으로 전망되고 있다. 이러한 사태의 심각성에도 불구하고 성불균형 현상을 더욱 부채질하고 있는 것은 태아의 유전성 여부 규명을 위해 개발된 융모막검사, 양수검사, 초음파검사 등이 태아의 성감별에 악용되고 있다는 사실이다. 이와 같이 아들·딸을 골라 낳는 성 선택 임신을 부추기는 변태 의료행위가 자행되고 있는데, 이 같은 행위는 생명의 존엄성과 성별비율의 자연법칙을 근본적으로 파괴시키는 것으로 지나친 성비의 불균형은 결코 간과할 수 없는 큰 사회문제로 부각되고 있다.

따라서 성비 불균형에 의한 심각한 교육적, 사회적 문제를 완화시키기 위해서는 남아선호사상에 대한 의식개혁과 더불어 모든 면에서 여자도 남자와 똑같은 권리를 가질 수 있도록 하는 사회적·법적인 뒷받침이 있어야 하며, 변태적인 의료행위에 대한 강력한 제도적 장치가 필요하다.

이상과 같은 형제-자매관계에서 우리가 주목해야 할 점은 형제 수나 출생순위도 중요하지만 가정 내의 집단 역동성의 중요성을 신중히 고려해 볼 필요가 있다. 즉 부모와 자녀간의 상호관계, 부모의 자녀에 대한 일관성 없는 태도, 자녀간의 잦은 비교, 편애 등은 형제, 자매간의 갈등에 또 하나의 중요한 매개

변인으로 작용할 수 있음을 결코 간과해서는 안 된다.

2. 현대가정의 문제

1) 부부간의 문제

결혼생활이 늘 만족스럽고 행복한 것만은 아니다. 여러 가지 문제로 인해 갈등을 겪고 대립을 겪기 마련이다. 중요한 것은 이러한 갈등과 대립을 상호 노력에 의해 해소해 나가며 가정의 행복으로 이끌어 가는 방법이다.

(1) 갈 등

부부간의 갈등이나 갈등에서의 위기는 비단 권태기나 중년기에 접어들어서만 일어나는 것이 아니라, 부부관계도 하나의 인간관계이므로 크건 작건 문제는 부단히 있을 수 있다. 부부간의 갈등의 원인과 그 해결방안을 보면 다음과 같다.

① 갈등의 원인

부부간에 갈등을 일으키는 몇 가지 원인을 살펴보면 다음과 같다.

첫째, 생활사의 차이이다. 지금까지 각각 다른 사회, 경제, 문화적 배경에서, 그리고 각각 다른 가정 분위기와 다른 생활습관 속에서 성장해 온 남녀가 결합하여 하나의 가정을 이룬다는 것은 어느 면에서는 새로운 생의 시작이다. 즉 결혼은 각각 다른 이해와 방법을 가진 그들이 또 다른 생활양식에 적응해야 하는 삶의 새로운 시작이라고 볼 수 있다. 그러므로 그들은 적응상에 곤란을 맞게 되어 이러한 현실적인 생활사에서 감정적인 갈등이 생기기 쉽다.

둘째, 성격의 차이이다. 어떠한 인간관계에서든지 성격 차가 많은 어려움을 일으킨다. Apferbach는 남성 성격은 이지적, 독립적, 결단적, 가학적(psychosadismus)이고, 여성 성격은 감정적, 의존적, 피암시적, 모방적, 유행적, 피학적(psychomasochismus)이라고 남녀간 성격차이를 제시하면서, 사람들은 누구나 이 양성성(兩性性)을 가지고 있다고 하였다.

성격은 자라온 사회·문화적 환경, 부모의 양육태도 등 주위 환경요인과 생득적 요인에 많은 영향을 받으며 발달된다. 그런데 인간의 성격은 노력으로 변화시킬 수도 있지만 변화시키기 힘든 부분도 많다. 따라서 상대방에게 자기의 의견만을 고집하고 상대방이 변하기만을 기대함은 갈등을 증가시킬 뿐 전혀 도움이 되지 않는다.

셋째, 지배와 희생관계의 문제이다. 부부관계도 상대적이다. 한쪽이 지나치게 지배적이고 전제적이면 상대방은 자연히 자기주장을 희생시키고 후퇴적이고 의존적이 된다. 그러나 일시적이고 외형적으로는 화평을 이룬 듯 하나 이로 인해 누적된 감정은 심한 욕구불만과 반감에 차 있으므로 진정한 행복을 유지하기 어렵다. 그러므로 상호이해와 양보에서만이 행복하고 건전한 관계유지가 가능할 것이다.

넷째, 불합리한 상호기대이다. 부부간의 갈등은 상호 간에 지나친 기대가 계속될 때 일어난다. Klemer는 다음과 같은 네 가지 기대를 갈등발생의 주요 원인으로 들었다. 즉 과대한 기대(too great expectation), 혼돈된 기대(confused expectation), 충분치 못한 기대(not-enough expectation), 부부간의 기대 차이(partners differing expectation) 등이다. 현실적으로 가능하지 않은 기대는 하지 않는 것만도 못할 것이다.

다섯째, 경제적 문제이다. 가정에서 필요로 하는 충분한 수입이 없거나 수입이 많아도 더 큰 기대를 하여 항상 부족함을 느끼거나, 지나치게 사치스런 생활을 할 때 경제적 문제가 야기되어 싸우게 되는 경우가 많다.

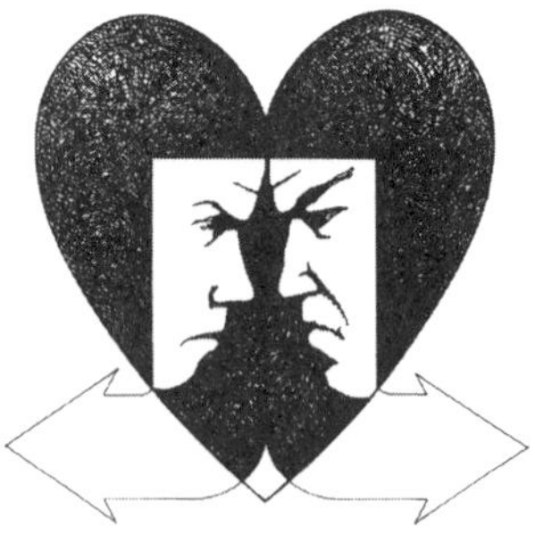

부부간의 사소한 갈등이 부부간의 도리킬 수 없는 큰 파탄으로 이어질 수 있다.

여섯째, 성생활의 불만이다. 부부간의 성적 부조화는 갈등의 원인이 된다. 뿐만 아니라 때로는 상호 간에 성격을 일그러지게 하며 이상반응을 일으키는 원인이 된다고 한다. 건전한 부부의 성생활을 위해서는 먼저, 성에 대한 정확한 지식을 갖는 일, 즉 인간의 성욕에 대한 올바른 이해가 필요하며 다음으로 성을 시인하는 태도를 갖는 일, 즉 성생활은 자연적이고 건강한 생활의 일면이라고 인식하는 일이고, 마지막으로 성적 욕구는 다른 여러 가지 욕구와 같은 평가를 하는 일, 즉 다른 모든 인간의 욕구와 같이 존중시해야 한다는 것이다(M. Sidney, 1963).

일곱째, 배우자 가족과의 원만하지 못한 관계에서 오는 문제이다. 결혼은 배우자뿐만 아니라 배우자의 가족과의 결합이다. 서로 가풍이 다른 환경에서 성장한 사람들이 전혀 다른 새로운 환경에 적응하고 서로를 이해하기 위해서는 많은 노력이 필요하다.

② 갈등해소 방법

어떤 원인에 의해서든 이런 부부간의 갈등이 심각한 경지까지 이르면 그 해결은 더욱 힘들어진다. 많은 학자들이 부부간의 갈등문제에 관심을 두고 연구하였다.

Mowrev는 동일시, 부부간의 역할 구분, 협동, 이상화 증진, 상호 습관연결 등을 제시하여 갈등해결 방안을 모색하였고, Landis는 갈등 해결 방법을 형태에 따라 세 가지 경우로 제시하였다. 첫째, 서로 타협하여 해결하는 형태 둘째, 조정형태로서 서로 상반된 견해를 가지고 있어 양립이 곤란한 경우 성격을 조정하는 방법 셋째, 갈등이 심화되어 서로 반목하고 적의로 발전되어 계속 적대적 감정의 대립이 심하여 갈등해결이 불가능한 상태 등이다.

최신덕(1981)은 부부간의 갈등 해결방법으로서 첫째, 권위적 해결을 들고 있다. 이 접근은 권위에 근거를 두며, 권위는 체력이나 법적 제재, 경제적 제재 또는 전통 등에 근거를 두고 있다. 그러나 오늘날의 결혼생활에서의 권위는 협정되어진 힘의 결과여야 하며, 이 권위적 해결은 언제나 승자와 패자를 낳게 하여 패자가 가지는 반감의 누적은 조만간 엉뚱한 데서 폭발되기 쉽다. 둘째, 허용적인 해결로서 이것은 자발적으로 상대방에게 지배권을 허용하는 것이다. 이것도 승자와 패자를 낳게 하는데, 종속되는 편에서 참으로 만족하는 수용이 아닐 것 같으면 그 관계에는 불가피하게 긴장이 있게 된다. 셋째, 창조적·내적

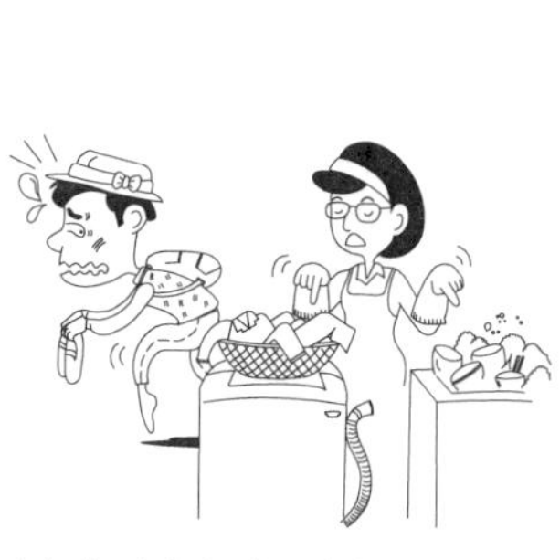

이웃집 남편과 비교하지 말아요….
(1996. 5. 15. 동아일보)

타협에 의한 문제해결로서 이기는 자도 패하는 자도 없는 가장 만족스럽고 완전한 해결양식이다. 이것은 서로의 분노나 상처받는 느낌을 버리고 협조적인 문제해결을 위한 토의를 하는 방법으로 반감의 씨앗을 심지 않을 뿐 아니라 서로를 보다 잘 이해하고 보다 가까운 역할의 상호작용을 하도록 인도한다. 이 접근의 첫번째 단계에서 문제에 대해 의견의 일치를 보고 두번째 단계에서 유혹을 버린다. 세번째 단계에서는 공동으로 문제에 착수하고 차이나는 영역이 무엇인지 발견하며 네번째 단계에서는 두 사람을 모두 만족시키는 타협적인 해결을 이루도록 노력한다. 창조적인 문제해결의 난점은 그 방법이 권위적 혹은 허용적 해결처럼 그렇게 분명하거나 시간절약이 되지 못하는 것이다. 한편 내적 타협은 "어느 방법이 나에게 중요할까", "내적 갈등의 어떤 것을 택할까"하는 방법이기에 내적 타협이라 한다. 이는 상대를 위하는 애타주의(愛他主義)와 관련되고 양자간의 감정적 긴장을 피하고자 하는 마음과 함께 결혼관계에 활력을 유지시키는 방법으로 부부관계에 매우 효과적이다.

부부간의 갈등에 특별한 해결기술을 요구하기 이전에 무엇보다도 상호 간의 인간적인 애정과 이해가 뒷받침되어야 할 것이다.

(2) 이 혼

이혼(divorce)이란 생존중인 부부가 서로의 합의나 재판상의 청구에 따라 부부관계를 해소하는 일이다. Burges는 이혼을 갈등(conflict), 긴장(tension)에서의 분리를 통해 일어나는 것이라고 말했다. 따라서 실질적으로 이혼은 불화, 분리를 통해서 부부가 전혀 관계없는 두 사람이 되기까지의 과정이라고 할 수 있다. 인간은 불완전하여 일생을 약속한 두 남녀가 예상치 못했던 일로 결혼생활을 해체(disorganization)시키는 일이 적지 않다. 부득이한 경우를 당하였을 때 도덕상의 문제는 논외로 하더라도 어떠한 구체적 협력도 무효가 된다면 그 이상의 불행을 막기 위해서는 도리어 부부를 분리시키지 않으면 안 되는 경우도 있다.

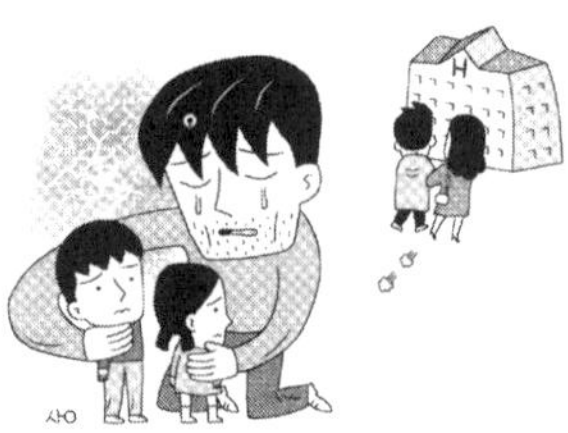

이혼이 탈선자녀 만든다.
(조선일보 2000. 2. 8)

이혼법학자인 Deerard는 "이혼은 분명히 답은 아니다. 그것은 악에 대한 구제이다. 그러므로 이혼은 악이라고 말할 수 없게 되었다. 왜냐하면 이혼은 반드시 필요한 구제방법이기 때문이다"라고 말하기도 하였다. 현대사회에서 나타난 가족구조의 변화와 여성의 사회경제적 독립과 비례하여 세계적으로 이혼율이 증가하는 추세를 보이는데, 이는 가정의 파괴는 물론 자녀양육에서 심각한 문제를 야기하므로 심각한 사회문제로 대두되고 있다.

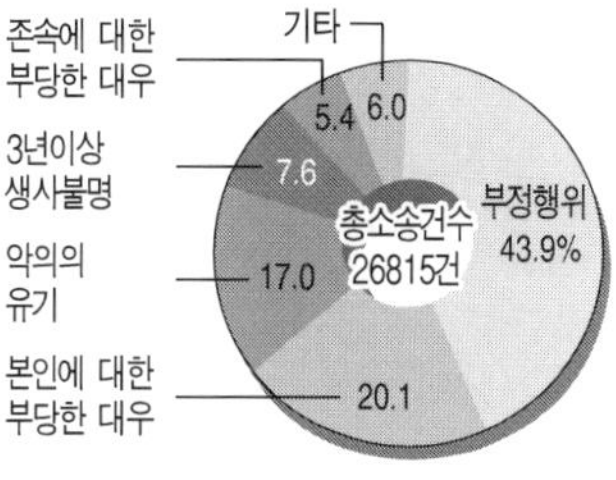

[그림 3-1] 이혼소송원인별 비율
(조선일보 2000. 2. 8)

① 이혼의 실태

우리나라의 이혼실태는 통계청의 인구동태통계결과(1998)에 잘 나타나 있는데, 1998년 연간 혼인은 36만 7천건으로 1일 평균 1,005쌍 결혼하고, 이혼은 12만 4천건으로 1일 평균 339쌍 이혼한 것으로 나타났다. 즉 3쌍이 결혼할 때 1쌍이 이혼한 셈이다. 이혼은 해마다 늘어 1996년에는 5쌍 결혼에 1쌍 이혼, 97년에는 4쌍 결혼에 1쌍 이혼 등의 비율을 보였다. 그런데 우리 나라는 법률혼주의를 취하므로 사실혼 해소까지 이혼율에 포함시킨다면 가정파탄은 공식통계치보다 더 많을 것이다〈표 3-2〉.

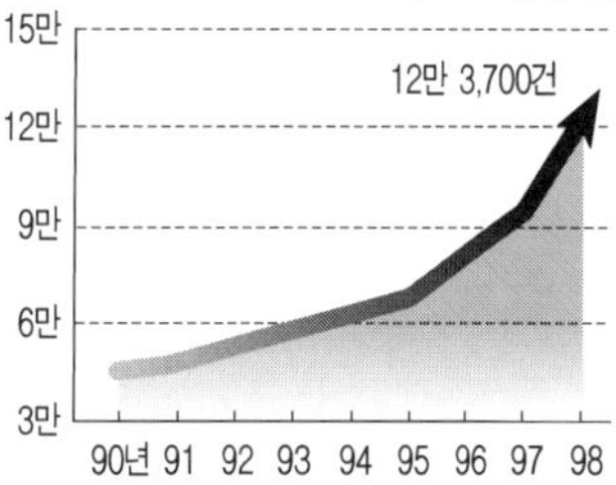

[그림 3-2] 90년대 이혼건수
(조선일보 2000. 2. 8)

〈표 3-2〉 혼인, 이혼 건수 및 조혼인율(인구천명당 혼인건수), 조이혼율(인구천명당 이혼건수)

(단위 : 천건, 인구천명당 건수)

연 도	혼인건수	조혼인율	이혼건수	조이혼율
1989	395.1	9.3	42.1	1.0
1990	404.4	9.4	45.0	1.1
1991	407.5	9.4	47.4	1.1
1992	414.5	9.5	52.6	1.3
1993	387.0	8.7	58.3	1.4
1994	383.1	8.5	63.9	1.5
1995	399.8	8.8	68.1	1.5
1996	387.4	8.4	80.0	1.7
1997	372.6	8.0	93.3	2.0
1998	366.6	7.8	123.	72.6

※자료 : 통계청, 1998년 인구동태통계

한편 1999년도 법원통계에 의하면 국제통화기금(IMF) 체제 이전인 1997년 94,386건이었던 것이 국제통화기금(IMF) 1년 차인 1998년에는 30.9% 늘어난 123,577건이었던 것으로 나타났다. 이는 가정경제의 어려움이 결국 가정 파탄으로 이어지

〈표 3-3〉 이혼에 대한 태도

(단위 : %)

	15세 이상 인구	이혼에 반대			경우에 따라 이혼할 수도 있고, 하지 않을 수도 있다	이혼에 찬성			모르겠다
			어떤 이유라도 이혼해서는 안된다	어떤 이유가 있더라도 가급적 이혼해서는 안된다			이유가 있으면 이혼은 하는것이 좋다	이유가 있으면 이혼은 반드시 해야 한다	
전 국	100.0	60.3	19.0	41.3	29.1	8.6	7.4	1.2	2.0
동 부	100.0	58.0	17.1	40.9	30.9	9.1	7.8	1.3	2.0
읍 면 부	100.0	70.2	27.2	43.0	21.1	6.6	5.6	1.0	2.1
남	100.0	63.7	19.9	43.8	26.7	7.3	6.3	1.0	2.2
여	100.0	57.0	18.1	38.9	31.4	9.7	8.3	1.4	1.9
초졸이하	100.0	75.2	36.1	39.1	17.0	5.3	4.4	0.9	2.6
중 졸	100.0	56.6	16.3	40.3	30.6	9.2	7.7	1.5	3.5
고 졸	100.0	55.8	13.5	42.3	32.8	9.7	8.4	1.3	1.6
대졸이상	100.0	56.3	13.6	42.7	33.8	9.3	8.2	1.1	0.7
15~19세	100.0	42.6	10.0	32.6	38.1	12.1	9.9	2.2	7.2
20~29세	100.0	47.6	9.5	38.1	38.4	12.1	10.4	1.7	1.8
30~39세	100.0	57.0	13.8	43.4	33.4	8.3	7.2	1.1	1.2
40~49세	100.0	65.2	17.9	47.3	26.5	7.4	6.5	0.9	0.9
50~59세	100.0	71.1	24.7	46.4	21.2	6.7	5.6	1.1	0.9
60세이상	100.0	81.0	44.0	37.0	12.4	4.6	4.0	0.6	2.1
계 미 혼	100.0	44.5	9.6	34.9	38.5	12.7	10.7	2.0	4.3
계 유배우	100.0	65.7	20.5	45.2	26.5	6.9	6.0	0.9	1.0
계 사 별	100.0	77.8	42.7	35.1	14.3	5.1	4.3	0.8	2.8
계 이 혼	100.0	34.3	8.4	25.9	42.1	22.0	18.5	3.5	1.6
남 미 혼	100.0	53.5	12.4	41.1	32.2	9.4	8.1	1.3	4.8
남 유배우	100.0	68.8	23.2	45.6	24.1	6.2	5.4	0.8	0.9
남 사 별	100.0	73.3	37.2	36.1	16.7	6.7	4.8	1.9	3.3
남 이 혼	100.0	41.4	10.3	31.1	37.6	18.6	15.9	2.7	2.3
여 미 혼	100.0	33.7	6.3	27.4	46.1	16.6	13.9	2.7	3.6
여 유배우	100.0	62.5	17.7	44.8	28.9	7.6	6.6	1.0	1.1
여 사 별	100.0	78.3	43.3	35.0	14.0	4.9	4.2	0.7	2.7
여 이 혼	100.0	28.3	6.7	21.6	45.9	24.7	20.6	4.1	1.0

※자료 : 통계청(1998)

고 있음을 실감하게 하는 대목이다.

통계청(1998)에서 조사한 이혼에 대한 태도는 다음 〈표 3-3〉과 같이 나타났다. "이혼사유가 발생한 경우 이혼에 대해 어떻게 생각하는가?"라는 질문에 대해 10명 중 6명(60.3%)은 이혼에 반대하고 있는 것으로 나타났고, 특히 이혼에 관하여 남자는 보수적인 데 비해 여자가 더 긍정적인 생각을 갖고 있는 것으로 나타났다.

② 이혼의 원인

우리나라의 경우 통계청의 인구동태보고(1998)에 의한 이혼의 원인은 부부불화 78.2%, 경제문제가 6.9%로 나타났다. 〈표 3-4〉에 제시된 바와 같이 1989년에 비해 부부불화, 건강문제로 인한 이혼은 감소한 반면 경제문제로 인한 이혼은 증가하고 있는 것으로 나타났다.

③ 이혼의 시기

이혼부부의 연령에서도 알 수 있듯이 이혼은 여전히 초년 이혼이 많다. 결혼 후 3~5년 사이의 이혼(26.2%)이 제일 많고 2~3년 사이(21%), 1~2년 사이(14%) 순이며, 결혼 후 1년 이내에 헤어진 부부도 8.6%에 이르러 대체적으로 결혼 5년 이

〈표 3-4〉 이혼의 원인

(단위 : %)

연 도	부부불화	가족간 불화	건강문제	경제문제	기 타
1989	82.0	3.4	1.5	2.2	11.0
1990	81.7	3.5	1.5	2.0	11.3
1991	82.5	3.4	1.2	1.9	11.0
1992	83.1	3.0	1.2	2.1	10.6
1993	82.2	2.9	1.1	2.4	11.4
1994	80.9	2.8	1.0	2.9	12.3
1995	82.2	2.9	0.9	3.2	10.8
1996	81.6	2.9	1.0	3.7	10.9
1997	80.5	2.9	1.0	4.4	11.2
1998	78.2	3.0	0.9	6.9	11.0

※자료 : 통계청, 1998년 인구동태통계

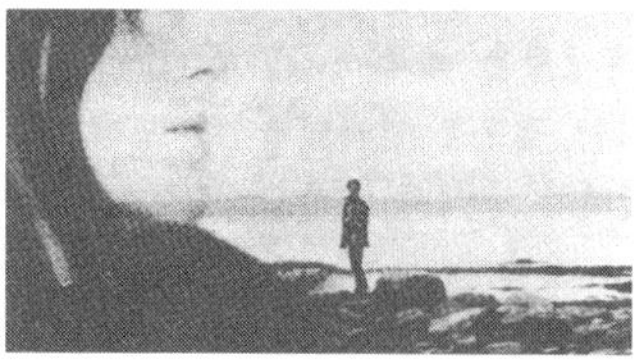

이혼후 얻을 수 있는 것은 무엇이란 말인가?

내에 파경을 맞는 부부가 69.8%에 이른다.

쉽게 결혼하고 쉽게 이혼하는 경향이 우리 사회의 한 문제로 대두되고 있는 현상은 결혼 1년 이내의 이혼이 1982년에 6.8%, 1983년에 7.3%, 1984년에 8.6%, 1985년에 10.2%로 계속 증가 추세에 있는 것으로도 알 수 있다(대법원, 1986). 이러한 현상은 젊은 남녀들이 결혼에 대해 가지는 너무나도 즉흥적이며 현실적인 가치관의 반영이라고 볼 수 있다. 결혼을 생활의 편리와 출세의 도구로 이용하여, 행복을 물질적이고 안일한 계산에 의해 찾으려는 성향의 표시라고 생각할 때 건전한 결혼과 가정의 의미를 회복하는 노력이 우리 사회 전반에 걸쳐 적극 고취되어야 겠다. 한편 〈표 3-5〉에 나타난 바와 같이 이혼 부부의 평균동거 기간은 10.1년이며, 10년 미만 동거자 이혼비중(51.4%)은 여전히 높으나 감소 추이를 보이고 있으며, 결혼 15년 이상 함께 산 부부의 황혼 이혼은 계속 증가하는 것으로 나타났다.

〈표 3-5〉 이혼사건 동거기간별 비교

(단위 : 연, %)

연 도	평균 동거기간	0~10년 미만	10~15년 미만	15~20년 미만	20년 이상
1989	7.5	69.2	18.0	8.0	4.8
1990	7.7	66.9	19.0	8.4	5.7
1991	8.0	64.5	20.0	9.3	6.2
1992	8.3	62.5	21.2	10.1	6.6
1993	8.6	59.8	21.7	11.2	7.3
1994	8.8	58.2	21.8	12.3	7.6
1995	9.1	56.8	20.6	13.9	8.7
1996	9.3	56.2	19.8	14.6	9.5
1997	9.6	54.6	19.8	15.1	10.5
1998	10.1	51.4	19.3	16.1	13.2

※자료 : 통계청, 1998년 인구동태통계

2) 가정폭력

현대가정의 병리현상으로서 이혼 못지 않게 심각한 문제로 대두되고 있는 것 중 하나가 바로 가정내 폭력이다. 아내를 구타하는 데 대해서는 일찍이 관심이 있어 왔으나 우리 나라에서는 유교문화와 가부장적 이데올로기의 관점으로 당연시 되었다. 얼마나 많은 여성이 어느 정도의 폭력에 시달리고 있는지는 정확히 밝혀지지 않으나 최근에 와서 가정 폭력 문제는 심각한 사회문제로 관심을 끌기 시작했다.

습관화 되다시피한 남편의 아내에 대한 폭력은 가족들을 공포에 떨게 하고 심각한 불안신경증을 유발하는 주요 원인이 되며, 이러한 절망적인 상황이 계속될 경우 아내의 가출, 자녀들의 가출, 자포자기로 이어져 더이상 가정의 기능을 유지할 수 없는 가족해체로 치닫게 된다.

이처럼 가정내 폭력문제의 심각성에도 불구하고 대부분 가정에서는 가정의 치부를 드러내는 것 같아 숨기거나 집에 남겨진 자녀 때문에 혹은 남편을 피하여 피신할 곳이 없다는 이유 때문에 남편의 폭력에 시달리는 악순환을 되풀이하고 있는 실정이다.

그런데 한편으로는 남편에게 구타당하는 아내가 이혼을 결심하지 못하고 폭력에 예속되는 경우가 많다. 폭력에 길들여지게 되는 경로로는 어린 시절 가정폭력을 경험했거나 건강상태가 나쁠수록, 경제력과 사회능력이 낮을수록 노예화되는 경향이 강하다. 이에 아내의 경제력과 사회능력이 중요한 변수로 작용한다. 즉 교육수준과 경제적 능력이 강할수록 폭력남편에게서 독립하려는 경향이 강하다. 그러나 아내의 예속 정도는 남편이 재산이나 직업이 없을 때, 구타빈도가 많고, 구타정도가 심할수록 더 심해진다고 했다(조선일보, 1994).

(1) 아내구타

아내의 구타에 관한 문제는 한국여성의 전화가 1983년 개원한 이래 꾸준히 그 실상을 발표하고 있다. 구타의 개념이나 기준은 아직 명확하지 않으나 '매맞는 여성'을 '배우자 혹은 동거인으로부터 상습적으로 완력이나 도구를 사용한 폭력 혹은 그러한 폭력에의 위협에 직면하여 있는 여성'으로 정의한다.

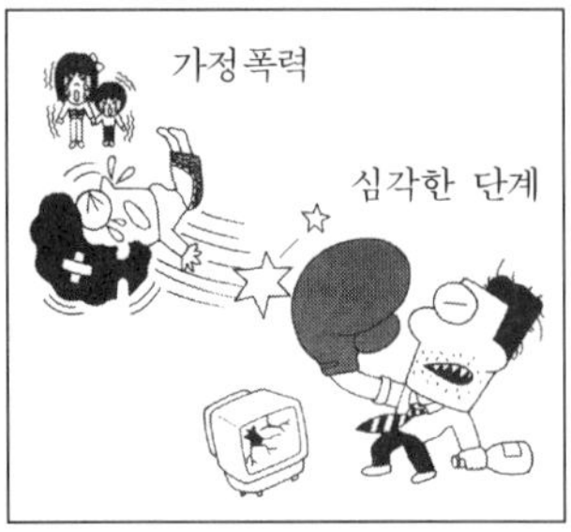

아내가 남편의 성기를 절단한 미국의 「보비트 사건」의 충격은 우리나라 40대 주부가 폭력을 휘두르는 남편을 살해하는 비극을 발생하게 했다(조선일보, 1994).

구타의 기준으로는 CRT(conflict resolution technique) 척도가 가장 널리 사용되고 있다.

◆ **CRT 척도**

K : 배우자에게 물건을 던지는 행위
L : 떠밀거나 움켜잡는 행위
M : 찰싹 때리는 행위
N : 발로 차고 물어뜯고 주먹으로 때리는 행위
O : 물건을 가지고 때리려 하거나 실제로 때림
P : 마구 후려침
Q : 총이나 칼로 위협함
R : 총이나 칼을 사용함

우리나라에서 아내구타는 얼마나 일어나고 있는가? 한국형사정책연구원(1992)에서 서울시에 거주하는 20세 이상의 기혼남녀를 모집단으로 하여 1,200명(여자 640명, 남자 560명)의 표본을 선정하여 조사한 결과에 의하면, 지금까지 총결혼 기간동안 640명의 여성응답자들이 남편들로부터 어느 정도 폭력을 경험했는가? 하는 질문에 손, 발, 주먹 및 몽둥이 같은 물건으로 한 두 대 맞아 본 적이 있는 여성응답자는 290명(45.3%)인 것으로 나타났고, 닥치는 대로 두들겨 맞은 적이 있는 여성응답자는 58명(9.1%), 칼 등의 위험한 물건으로 위협하거나 사용하는 폭력을 경험한 적이 있는 여성응답자는 30명(4.7%)인 것으로 나타났다. 그리고 결혼기간 중 이러한 남편의 폭력을 한 번이라도 경험한 적이 있는 여성응답자는 293명(45.8%)인 것으로 나타났다.

한편 남편들이 아내를 구타하는 것에 대한 이유는 서로 상당한 차이를 나타내고 있다. 〈표 3-6〉과 〈표 3-7〉에 나타난 바와 같이 남편은 '아내의 말대꾸'가 큰 이유라고 생각한 반면, 아내는 '남편의 열등감'을 그 이유로 들었다.

구타 후의 남편의 태도를 보면 '당당하다'가 42%로 가장 많고 그 다음으로 '사과한다'(41.6%), '성관계를 요구한다'(24.5%), '치료해 준다'(13.3%) 순으로 나타났다. 또한 구타자의 51.7%가 아내 외의 다른 사람도 구타하며, 그 대상자는

〈표 3-6〉 남편을 통해 본 아내에 대한 남편의 폭력 이유

	폭력의 이유	비율(%)
남편과의 관계	아내의 말대꾸	57.3
집안과의 관계	시부모 공경을 잘못해서	14.7
아내의 내부 요인	살림을 잘 못해서	14.0
	낭 비	7.1
	아내의 외도	6.8
자녀와의 관계	자녀 교육문제	8.4

〈표 3-7〉 아내를 통해 본 아내에 대한 남편의 폭력 이유

	폭력의 이유	비율(%)
남편 요인	남편의 열등감	54.5
	경제적 무능력	22.4
	사업 실패	9.8
	주 벽	31.5
	의처증	35.0
	성격 난폭	58.7
	남편 외도	8.4
아내 요인	아내 외도	2.8
집안 요인	시집 식구와의 문제	13.3

자녀가 38.5%로 가장 많았다.

이처럼 구타가 빈번하게 행해지고 있음에도 불구하고 결혼생활을 지속하는 이유로는 '아이들 때문'이라는 응답이 61.5%로 가장 많았고 '경제적으로 독립이 불가능해서'가 30.8%, '나아질 것을 기대해서'와 '사회적인 인식이 두려워서'가 각각 19.6%였다. 그러나 아내의 38.5%가 이혼을 원하고 22.4%가 별거를 원하나, 남편의 42%가 이혼을 원하지 않는다고 응답했다.

남편의 아내에 대한 구타는 아내로 하여금 여러 가지 신체적, 정신적 증상을 필연적으로 동반하게 되는데 불안하다 (68.5%), 가슴이 두근거린다(64.3%), 두통(46.2%), 현기증(32.9%), 소화불량과 불면증이 각각(28.0%), 사지동통(24.5 %), 기타(2.8%) 순으로 나타났다. 또한 언제 일어날지 모르는 구타에 대한 불안으로 인하여 고도의 스트레스를 받는 경우에 나타나는 다양한 정신적 고통에 시달리고 있는 것으로 나타났다.

그래서 어떤 남편이 아내를 상해를 입힐 정도로 때리는 일을 목격하는 가상적 상황을 주고 그런 경우 경찰에 신고하겠느냐고 물어보았더니 절반 이상(52.2%)이 신고하지 않겠다고 답했다.

신고하지 않는 이유에 대해 대다수가 '남의 가정 일에 끼어드는 격이어서(80.5%)'라고 대답했고, 소수가 '경찰에 신고할 만큼 심각한 일이 아니므로(7.0%)'라고 대답했다. 즉 아내구타를 사회적 문제로 보는 것이 아니라 사사로운 가정문제로 보는 사람들이 많고 대수롭지 않게 생각하는 사람들이 있다는 것이다. 또 일부는 경찰에 신고해도 별 효력이 없을 것 같아서(7.0%), 신고하는 일이 번거롭고 나중에 귀찮아지므로(2.8%)라고 대답했는데 이것은 형사사법 처리과정의 문제점을 지적해 주는 것이다(심영희, 1994).

따라서 사회적 교육과 홍보가 필요하다고 여겨진다. 많은 연구들이 구타당하는 여성들에게 제시하는 것은 '이혼'이지만 위에서 살펴본 바와 같이 경제적 능력이 없이 불가능하며 모성 이데올로기와 이혼녀에 대한 사회적 인식 때문에 이는 앞으로의 과제로 남게 된다(정애자, 1993). 즉 아내구타를 사적인 문제가 아니라 사회문제로 인식하는 것이 무엇보다 필요하다. 남편이 아내를 개인의 소유라고 생각하는 데서 벗어나고 아내구타를 사적인 부부관계의 문제가 아니라 폭력범죄로 간주하고, 여성 역시 아내구타를 자신의 경험이나 잘못 때문이라고 간주하는 데서 벗어나서 폭력범죄로 인식하는 것이 선행되어야 한다.

(2) 아동학대

가정 내 폭력문제 중에서 아내에 대한 폭력 이상으로 심각한 문제가 바로 자녀에 대한 폭력, 즉 아동학대이다. 그러나 한국사회에서는 부권을 중시하는 가부장제의 전통과 유교의 영향으로 인해 가정 내에서 자녀가 하나의 독립된 인격체라기보다는 부모의 가르침이나 양육을 받는 대상으로 여겨져 왔다. 그 결과 부모의 자녀에 대한 권리의 침해나 폭력은 훈육을 위해 필요한 것으로 여겨져 별다른 문제가 되지 않았을 뿐만 아니라 가정 내에서 자녀에 대한 폭력이 발생한다고 해도 가족의 사적인 문제로 생각하여 다른 사람이나 사회적 개입이 바람직하지 않은 것으로 인식되어 왔다.

그러나 가정 내에서 성장기에 있는 자녀들에 대한 부모들의 폭력에 대한 관용은 폭력을 당하는 자녀와 폭력을 행하는 부모 모두에게 심각한 심리·사회적 피해를 줄 수 있다. 즉 부모와 자녀 사이에서 발생하는 자녀폭력의 문제는 피해자가 신체적으로나 정서적으로 미성숙한 상태에 있는 어린 자녀로서 자기방어 능력이 없다는 점에서, 가해자가 신뢰하고 의존하는 보호자라는 점에서, 이런 폭력의 결과가 그 자녀의 전 생애에 부정적으로 영향을 미친다는 점에서, 그리고 폭력사회를 조장한다는 점에서 문제의 심각성이 크다고 볼 수 있다(김재엽·조학래, 1997).

이와 같은 문제를 지닌 아동학대를 유니세프 한국위원회(1991)에서는 신체적 구타, 부적절한 취급, 유기, 신체적·성적 착취 또는 가해 등 신체적, 정신적, 정서적 그리고 성적인 측면의 어느 한 부분 또는 그 이상에서 아동의 건강이나 복지를 위협하는 것으로 정의하고 있다. 이와 같이 아동의 신체적·심리적 잠재력의 발전을 저해하는 모든 조건을 학대로 볼 수 있으며, 그 유형에는 신체적 학대, 정서적 학대, 성적인 학대와 신체적·의료적·정서적·교육적 방임과 유기의 개념이 포함되어 있다고 볼 수 있다.

그런데 아동학대나 방임의 85% 이상은 친부모에 의해서 일어난다. 학대나 방임의 예를 보면 아동에게 매질하고, 화상 입히고, 내쫓는 등의 신체적 상처를 입히는 일이다. 또한 부모가 자녀를 등한시하거나 적절한 음식, 옷, 주거, 위생적인 환경을 제공하지 않는 경우도 이에 속한다. 학대하는 부모의 대부분은 상처받고, 외롭고, 죄책감을 갖고 있거나, 어려서 적절한 보살핌을 받지 못한 사람들이다. 그러므로 그들은 지지적이고 보호해주고 애정 넘치는 부모가 되는 방법을 모른다(이재연 외, 1992).

김광일(1992)은 아동에 대한 구타를 심각한 사회문제로 제기하고 있는데 그 이유로서 첫째, 부모로부터 구타당하는 아동의 수가 상상외로 많다는 사실이다. 대개는 그러한 사실이 숨겨져 있어 정확한 빈도는 알 수 없지만, 조사된 통계보다 실제는 훨씬 더 많으리라 여겨진다. 둘째, 구타의 결과가 치명적이라는 사실이다. 그 결과로 초래되는 신체적, 정신적 손상이 파괴적이고 치명적이라는 점에서 구타는 폭력행위이며 살인행위이다. 셋째, 아동구타가 온갖 폭력의 온상이 된다는 점에서 하나의 사회문제로 부각된다. 폭력가정에서 자란 아동은 폭력을 학습하게 되기 때문이다. 넷째, 아동구타 문제를 해결코자 할 때 그것을 가정 안의 문제 혹은 개인문제로만 다루어서는 해결이 불가능하다는 사실이다. 구타가 발생하는 가족이나 그 밖의 발견자는 경찰에 신고해야 하고 이를 발견한 의사나 변호사, 상담자는 신고해야 할 의무가 있으며 법원은 구타자를 법에 의해 처벌을 받거나 치료를 받도록 해야 한다.

아동학대의 실태를 파악하기 위해 18세 이하 자녀를 둔 20세 이상 결혼한 남녀 534명을 대상으로 조사를 실시한 김재엽과 조학래(1997) 연구에 의하면, 우리 사회에서 자녀에 대한 언어적 폭력이 48.9%로 나타나 2명 중 1명 정도의 부모가 신체적 폭력과 같이 외형적인 상처는 아니나, 자녀에게 심리적 상처를 줄 수 있는 언어적 폭력을 행사하고 있는 것으로 나타났다<표 3-8>. 즉 자녀의 일차적인 사회화의 책임을 담당하고 있는 부모가 의도적이든, 습관적이든 간에 자녀에게 언어적 폭력을 행사하고 있다는 사실은 부모가 자녀를 양육함에 있어 감정적인 표현을 많이 사용하고 있음을 짐작할 수 있다. 또한 신체적 폭력은 79.8%로 나타나 부모의 10명 중 8명 정도가 자녀에게 체벌을 포함한 신체적 폭력을 가하고 있는 것을 알 수 있다.

한편 아동학대를 일으키는 원인으로는 아동자신의 특성, 부

〈표 3-8〉 자녀폭력 발생정도

N=534

폭력 유형	빈도(%)
언어적 폭력(욕설 등의 심한 말 사용)	261(48.9)
신체적 폭력(체벌, 경미한 학대, 심한 학대 중 어느 한 가지라도 있는 경우)	426(79.8)
체벌(회초리나 자를 사용하여 때린 경우)	356(66.7)
경미한 학대(손이나 발로 때린 경우)	240(44.9)
심한 학대(몽둥이, 허리띠 등으로 때린 경우)	32(6.0)

모의 성장배경과 개인적 특성, 가정 내의 역동과 부부의 문제, 그가 속한 지역사회의 특성과 문화권의 특성, 그리고 이와 같은 요소들이 서로 영향을 준다. 특히 학대받는 아동들은 많이 울거나 수면에 문제가 있거나 하여 가족의 생활주기를 방해하는 아동인 경우가 많으며 신체적인 불구, 사생아 등이 그 원인이 되기도 한다. 또한 여아보다 남아가 더 많은 수를 차지한다.

아동학대의 결과는 단순한 타박상, 골절 등에 그치지 않고 정신지체와 언어장애를 유발하거나 심한 경우 상해나 죽음까지 초래되기도 한다. Green에 의하면 학대받은 아동은 자아기능 상실, 급성불안반응, 병적 대인관계, 원시적 방어기제, 충동조절 손상, 자아개념의 손상, 자학적, 파괴적 행동, 중추신경계 장애 그리고 학교적응의 어려움 등 심리적 후유증을 나타낸다고 한다.

이와 같은 아동학대의 심각성을 인식하여 1989년 한국아동학대예방협회가 창설된 이후로 국내에서도 아동학대의 예방과 대책에 관한 연구가 미흡하나마 이루어지고 있다. 하지만 여전히 한국 사회에서 아동학대가 얼마나 심각한 문제인지에 대한 인식이 절대적으로 부족한 실정이다. 특히 가정에서 발생하는 자녀폭력은 더이상 가정 내의 문제로 볼 수 없으며, 아동학대, 폭력의 심각성에 비추어 볼 때 이들을 보호하기 위한 예방책에 대한 활발한 논의와 더불어 사회가 보다 적극적으로 개입해야 할 사회문제로 인식하여 법적·제도적 장치가 이루어져야 하리라고 본다.

위에서 살펴본 바와 같은 아내구타와 아동학대와 같은 가정폭력의 특수한 문제들이 어떻게 이해될 수 있는가에 대해 간략히 살펴보면 다음과 같다(윤 진, 1987).

첫째, 인간의 공격성향은 생물학적·생리적 근거보다는 사회적·문화적 규범 내지 관습과 보다 커다란 관련이 있다. 그러므로 사회적으로 가정폭력이 금지, 혹은 억제되는 사회 혹은 문화보다는 이러한 폭력이 묵인 혹은 촉진되는 문화에서 더욱 많은 문제가 발생할 수 있다.

둘째, 개인이 갖고 있는 공격적 특성은 유아기부터 양육과정과 사회화과정(socialization process)을 통하여 형성되는 것이다. 그러므로 부모가 취하는 아동의 양육태도나, 부모가 보여주는 공격행동의 관찰학습을 통하여 새로운 공격행동기술을 습득하게 된다.

셋째, 가정 혹은 사회의 전반적인 공격행동 허용의 분위기는 결국 아동이나 성인을 막론하고 금지해제(禁止解除: disinhibition)를 유발하여 공격행동의 표출이 더욱 쉽게 이루어지게 한다.

넷째, 공격행동에 대한 좌절－공격 가설에서 볼 때, 개인이 처한 좌절의 상황(예 : 실직상태, 부부간의 별거 혹은 이혼 등)에서 그 감정해소창구를 가족구성원에게서 찾는 경우가 많다. 그러나 이런 경우 역시 공격성과 분노의 배출구를 가족이 아닌 다음 곳에서 찾아야 할 것이며, 가족을 희생양으로 이용해서는 결코 안될 것이다.

다섯째, 가정 내의 폭력은 공격자와 피해자 사이에 일종의 조건화와 습관형성이 이루어지는 경우가 많고, 그 결과 정신건강의 수준에서도 상당한 장애를 일으키게 된다.

여섯째, 가정을 한 사회의 구성요소로 본다면, 그 사회에 만연되는 공격성과 폭력이 가정 내에서도 그대로 표출될 수도 있다. 즉, TV·영화·비디오 등을 통한 폭력물, 지나친 선정적(煽情的) 자극물(pornography) 등, 그리고 사회전반의 공격 및 폭력사건들(살인사건, 폭력배의 무뢰한 행위 등)이 가정 내의 폭력을 직접 혹은 간접적으로 촉진·강화시켜 주게 된다.

일곱째, 특히 아동학대와 아내구타와 같은 가정폭력은 이들 피해자에 대하여 가해자인 남성이 갖는 태도와 신념과 관계가 있다. 가해자들은 이들 자녀와 아내가 하나의 독립된 인격체라기보다는 개인의 소유물 혹은 종속적 존재로 잘못 지각한 나머지 부당한 권리침해와 신체적·정신적 고통을 가하게 된다. 이러한 사실은 특히 부모－자녀, 부부간에 일종의 분화되지 않은 공생관계(共生關係)가 있다고 보는 데서 더욱 뚜렷이 나타난다.

여덟째, 아내구타를 비롯한 여성에 대한 남성의 폭력은 여성에 대한 사회적 고정관념과 분명한 관계가 있다. 다시 말하면,

법률상의 지위, 지능, 여러 가지의 능력과 업적, 성취동기, 남녀의 독특한 성역할, 교육 및 취업의 기회불균등 문제 등에 있어서 여성에 대한 편견과 부정적인 고정관념은 사회전반에 만연된 것이다. 그러므로 여성에 대한 남성의 폭력을 불러일으키는 원인이 될 수 있다(윤 진, 1985). 만일 여성에 대한 이와 같은 고정관념이 법적 지위, 교육제도, 재산소유, 고용기회 등에서 사라지게 된다면, 가정에서의 폭력문제도 그 정도가 크게 감소하게 될 것이다.

제 4 장

현대사회와 정신건강

1. 현대사회의 특징
  1) 도시화
  2) 가족구조의 변화
  3) 가치관의 변화
  4) 대중문화의 영향

2. 현대사회의 문제
  1) 정신건강 문제
  2) 청소년 문제
  3) 노인 문제
  4) 성 문제

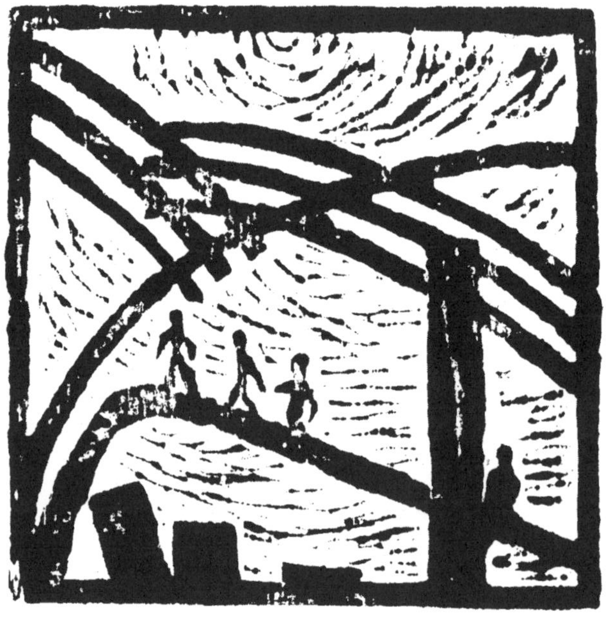

1. 현대사회의 특징

1) 도시화

우리 사회는 참으로 빠르게 변화하고 있다. 현대사회의 변동은 여러 가지 요인들이 복합적으로 작용한 결과이다. 특히 과학·기술의 발달은 현대 산업사회에로의 변동을 가져온 결정적 요인이다. 과학·기술의 발달은 여러 가지 측면에서 현대사회를 변화시켰는데 그중 가장 두드러진 특징의 하나는 도시화이다. 산업화, 공업화가 이루어짐에 따라 도시로의 인구이동이 급격하게 증가되고 있으며 도시화 추세는 전 세계적인 현상이다.

도시화는 두 가지 요인에 의하여 야기된다. 하나는 흡입 요인으로 도시내의 도시화 촉진 요인이다. 즉 취업기회, 교육기회, 주거환경, 문화환경 등의 요인이 도시로 인구를 집중시키는 것을 뜻한다. 다른 하나는 배출요인으로써, 이는 농촌의 여러 가지 어려운 조건들이 도시로 인구를 밀어내는 작용을 하는 것이다. 그 중 산업화, 공업화로 인하여 취업 기회가 도시에 집중되어 있음은 도시화를 유발하는 주요 요인이다.

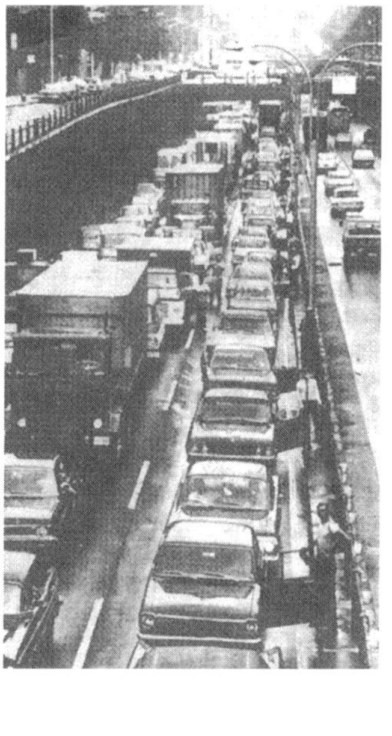

물론 산업화, 공업화가 이루어지기 전에 도시로 인구가 집중되는 현상이 생기기도 한다. 이 경우는 후진사회의 양상으로써 도시에 충분한 취업 기회가 없음에도 농촌 인구가 도시로 먼저 이동하는 경우인데, 이는 농촌의 문제로 인하여 인구를 도시로 밀어내기 때문이다. 예를 들면 농촌의 만성적 빈곤, 취업기회의 미분화 등으로 인한 도시로의 이동 현상을 들 수 있다. 이 경우에는 농촌의 문제가 도시의 문제로 대치되는 양상을 나타내 실업자 문제, 도시의 간접자본(도로, 주택, 하수도 등)의 문제를 파생시키게 된다. 즉 가도시화(假都市化, pseudo-urbanization) 현상으로 농촌에서 도시로 이주한 주민이 도시 변두리의 빈민지역을 형성함에 따른 문제들이다.

도시화는 다음의 세 가지 측면에서 특징을 나타내며 이는 사회의 제반문제와 관련되어 있다(Louis Wirth, 1938 ; Poplin, 1978).

(1) 도시의 인구과다

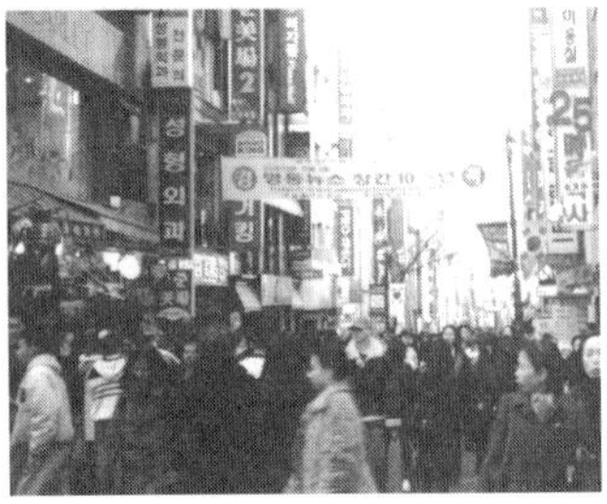

서울의 도시 인구과다 현상

도시인구의 증대는 인간관계의 분열, 사회통제의 공식적 기제활용 등에 따른 변화를 수반한다. 또한 주거환경의 악화로 도시인의 삶의 질이 낮아질 가능성이 높다. 예를 들면 교통은 더욱 복잡해지고, 사고의 위험성도 높아지며 매연으로 인한 공해의 문제도 심각하게 대두된다. 더욱이 도시로의 이주 인구들이 주택부족을 겪는 것은 물론 열악한 조건 속에서 도시빈민이 형성되어 사회의 또 다른 문제를 파생시키기도 한다.

또한 도시인구의 과다는 사회통제 기제를 변화시킨다. 농촌의 사회통제 유형은 대개 1차집단에 기초한 통제라는 특징을 지닌다. 즉 개개인은 끊임없이 친구나 친척의 주시아래 놓여 있다. 만약에 누군가 사회의 규범을 어겼을 경우에는 소문과 조롱과 배척을 당하게 될 것이다. 그러나 도시에서는 이러한 1차적 대면관계에서 이루어지는 제재는 약하거나 아예 없는 경우가 많다. 도시에서는 공식적 2차적 기제(formal secondary mechanism)에 의존하는 경우가 대부분이다. 즉 사회규범을 범한 사람에게는 법적 구속, 경찰, 법정 등에 의존한 제재가 주어진다.

이와 같이 사회통제가 2차적인 유형으로 변화하는 이유는 인구의 과다로 인한 익명성의 증대와 유대의식의 약화 때문이다. 이웃의 관계는 일시적이며 피상적이고 기능적 인간관계를 이루게 되어 전인격적인 만남이 적어지며, 이로 인하여 사회적 관계는 중요하나 인간적 만남의 기회는 풍요 속의 빈곤현상을 초래하게 된다. 이같은 조건은 인간의 소외감을 더해주고 전시효과적 인간관계 및 가시적 소비현상(conspicuous consumption) 등의 사회문제의 원인을 야기시키고 있다. 더 나아가서 이러한 도시 사회문제들은 일탈행동의 원인이 되기도 한다.

(2) 대도시의 인구과밀현상

동물들 사이에서도 과밀현상은 비정상적 행동을 촉진시킨다. 예를 들면 쥐를 좁은 공간에다 많이 놓았을 경우에 쥐들은 성적 비행을 유발하기도 하고 극단적인 공격성을 드러내기도 한다(J.B.Calhoun, 1963). 같은 조건아래서 비비(baboon)들도 역시 극단적인 공격성과 폭력성을 드러내고 종종 질투를 하기도 한다(Zuckerman, 1932).

인간에게서도 이러한 경향을 발견할 수 있다. 즉 일탈행동은 대도시의 고밀도, 인구과다 지역에서 높은 비율을 나타내고 있다. 그렇다면 사회적으로 파괴적인 일탈행위는 인구과밀 그 자체의 산물인가 아니면 과밀지역내의 다른 요인에 의한 것인가?

인구과밀의 빈민지역의 주민들이 대개 사회·경제적 지위가 낮다는 데서 과밀인구 지역과 일탈행위와의 관련성이 높은 것으로 예측된다.

(3) 도시인구의 이질화

도시는 다양한 구성원과 다양한 집단조직을 그 특징으로 한다. 사회·경제적 지위, 종교, 정치적 신념, 가치관, 생활양식 등이 다양한 집단으로 구성되어 있다.

도시인구의 이질성은 불평등 문제를 야기시킨다. 빈부격차는 한층 더 계층 및 계급의식을 고양시키게 한다. 도시의 현시적인 풍요와 중산층의 소비형태는 도시 빈민을 자극시키기에 충분하다. 일반적으로 소득의 불평등이 존재하고 결손 되어졌다는 느낌이 커지는 반면, 합법적으로 이를 획득할 만한 수단을 소유하지 못하는 경우 갈등의 가능성은 더욱 커지게 된다. '95년 통계청 조사에 의하면 조사대상 국민의 60%가 상대적 빈곤감이 높은 것으로 나타났다. 또한 우리나라에서 집단간의 갈등정도를 알아 본 결과 부자와 서민의 갈등이 가장 높다(전체 조사대상의 79%)고 생각하는 것으로 조사됐다(동아일보, 1994). 그리고 IMF 이후의 경제적 혼란기에는 고율의 이자소득과 주식투자 등으로 일부 계층만의 소득증가현상이 발생하므로 빈부간의 격차는 더욱 가중되어 중산층의 비율이 대폭 줄어드는 현상까지 나타나게 되었다(조선일보, 1999).

또한 이질집단 구성의 도시상황은 개개인의 역할갈등을 유발시킨다. 도시인의 삶의 양식은 다면적 인간관계를 맺는 가운데 구획화된 인성체계를 갖게 된다.

소속하는 집단에 따라 부분적으로 자신을 노출시키며 일시적인 인간관계를 형성하므로 각각의 상황에 따라 요구되는 역할을 수행하고 있다. 따라서 전체적이고도 통합된 역할수행보다는 분절적이고 일시적인 역할수행을 하게 된다. 이러한 가운데 분열된 자아상(自我像)을 형성하며 이에 따른 역할갈등을 경험하게 된다.

또한 도시인의 이질성은 도시의 주변인을 양산한다. 주변인이란 두 집단의 경계선에 위치하며 이중적 상황에 놓여 있는 집단을 말한다. 이 또한 도시생활의 단편성, 일시성, 유대의식의 약화에서 기인한다. 이같은 주변인의 상황은 개인의 분열적 성격을 초래하기도 하고 소외감을 유발시키기도 한다는데 문제가 된다.

이 외에도 도시인구의 이질화는 문화의 이질화도 야기한다. 그 대표적인 예는 청소년 인구의 대량이동으로 인한 청년문화의 대두 및 확산이다. 교육기회 및 취업기회에 접근하기 위하여 청소년들이 대거 도시로 이동함에 따라 청소년의 생활양식이 독특하게 형성됨으로 도시의 주류문화가 갈등상태에 놓이는 경우도 많다. 그 예로서 성윤리, 결혼제도 등의 문제에서 겪는 세대 간의 갈등양상을 들 수 있다.

2) 가족구조의 변화

근대화, 산업화로 인하여 야기되는 사회변동 중의 하나로서 가족구조의 변화를 빼놓을 수 없다. 산업화가 진전되고 도시화가 이루어짐에 따라 전통사회의 대표적인 가족제도인 확대가족제도가 줄어드는 대신 핵가족제도가 확산되고 있다(3장 가정생활과 정신건강 참고). 우리나라의 경우에 핵가족은 79.8%이며,

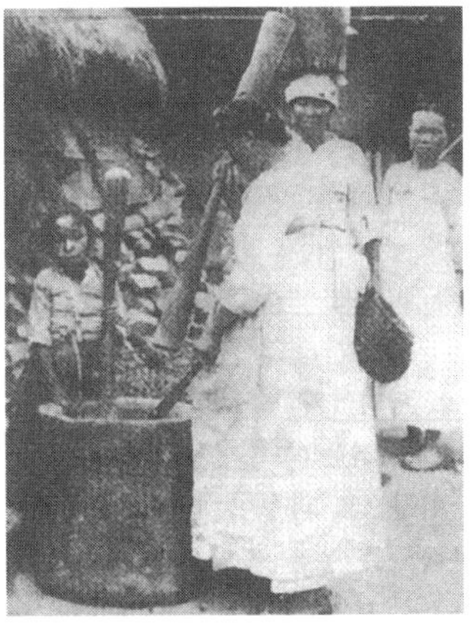

이미 찾아보기 어려운 우리나라 전통적 가정의 생활 양식이다.

핵가족제도가 가족제도로 널리 확산·정착되어 가고 있다. 그 시기로 보면 도시에서는 1960년대부터 핵가족화되어 갔으며 농촌에서는 1960년대 말부터로 보여진다.

이같이 가족제도가 핵가족으로 변화하는 이유는 노동시장으로의 이동이 가장 주된 이유가 되며, 그 외에도 개인주의적 가치관의 팽배, 가정 기능의 외부이양, 주택문제, 경제적 부담으로부터의 해방 등의 이유들이 작용하고 있다. 산업혁명 이후에 가속화된 가족구조의 변화는 몇 가지 중요한 변화를 수반한다.

첫째, 가정의 생산기능 약화 및 그로 인한 부(父)의 작업장의 변화다. 가정의 생산기능이 약화됨에 따라 가정은 더 이상의 작업장이 아니며 작업장이 공장이나 사무실로 이전됨으로써 가정에는 소비기능만 남게 되었다. 이로 인하여 자녀들이 기초적 생활기능을 습득하는 기회를 상실하게 되어 비현실적 자아개념을 형성하기 쉬우며, 더욱이 가정내의 부의 권위가 상실되는 결과를 초래하기 쉽다.

둘째, 산업화에 수반되는 개인주의는 핵가족화로 인하여 더욱 촉진된다. 산업사회의 주요특징으로서 개인주의는 가족의 응집성을 약화시키며 평등성을 확산시키는 요인이 되고 있다.

셋째, 산업화는 가족의 위치를 매우 불안정하게 하기도 한다. 그 원인은 취업기회를 찾아 빈번하게 이동을 하게 되고 사회적으로도 이동이 활발해 진데 있다. 이에 따라 이웃이 없어지고 사회규범의 통제로부터 해방감을 갖기도 한다. 이는 익명성을 증가시키는 요인으로 사회문제의 원인이 되기도 한다.

넷째, 산업화, 근대화는 가족생활을 이끄는 가치나 규범을 변화시키기도 한다. 일반적으로 사회의 존속을 위하여 가장 기본적인 가치나 규범이 가정에서 형성된다는 것은 이론(異論)의 여지가 없다. 종래 전통사회에서 가족의 유형은 대개 가부장적인 제도를 바탕으로 한 대가족이었으며, 이를 유지하는 데 종선주의적 가치관이 지배적인 역할을 하였다. 그러나 산업사회의 출현과 그로 인한 가족구조의 변화, 즉 핵가족화가 촉진되고 능력주의적 가치관이 사회의 보편적인 이념이 됨에 따라 가족을 지배하는 가치관 역시 개인주의적인 가치관으로 변화하고 있다.

이 외에도 남·녀간의 성역할(性役割)에 대한 변화도 가족내의 가치관, 규범의 변화를 대표한다. 남녀 평등관, 개인 존중의 사고방식 그리고 여성의 사회적 진출이 증대됨에 따라 가족간의 역할규범의 변화가 야기되는데, 그 중 남녀 역할의 엄격한 구별이 적어지고 기능을 중심으로 역할이 분화되고 있다. 즉 남·녀의 역할을 전통적으로 구분하는 대신에 여건에 따라 가정에서 요구되는 역할을 수행하는 방향으로 변화하고 있다.

3) 가치관의 변화

산업사회의 출현과 그로 인한 생태구조(生態構造)의 도시화, 정치구조의 민주화, 가족형태의 핵가족화 등의 사회구조의 변동으로 말미암아 가치관에도 커다란 변화를 초래하고 있다.

가치관의 변화는 주로 전통적 가치관으로부터 근대적 가치관으로 변화를 의미한다. 전통적 가치관이라 함은 대개 종선주의적, 권위주의적, 집합주의적, 인성주의적 가치관을 의미하며, 근대적 가치관은 물질주의, 평등주의, 개인주의 등의 가치관을 의미한다.

가치관의 변화를 조금 더 구체적으로 보면 다음과 같다.

첫째, 물질주의적 가치관의 만연이다. 현대 자본주의적 산업사회는 그 특성상 대량생산, 자본축적 등의 필요로 물질을 추구하게 된다. 이로 말미암아 사회구성원들에게 있어서 물질의 추구는 오늘날 사회에서 정당한 가치로 인정받고 있다. 이는 물질보다는 인간을 더 중시하는 전통사회의 인본주의적 가치관과는 질적으로 다른 유형이다. 특히 동양에서는 유교철학의 영향으로 물질보다는 인간 정신을 더욱 강조하고 안빈낙도(安貧樂道)하는 풍토였으므로 물질주의 가치관의 출현은 가치관의 변화 중 가장 큰 변화라고 할 수 있다.

우리나라에서도 1960년대부터 물질주의 가치관이 만연되어 가고 있음을 볼 수 있다. 가치관에 관한 연구들을 보면 한국에서 새로운 가치관의 등장 중 물질숭배사상(차재호, 1980)이 눈에 띄며, 개인적인 염원으로서 생활수준의 향상이 45%를 차지하는 것(이의철, 1969)에서도 물질주의 추구가 지배적이라는 것을 알 수 있다. 더욱이 이훈구(1980)의 연구에 의하면 청소년들이 세상에서 가장 중요한 것을 '돈'으로 꼽고 있는 현상에서도 물질주의, 물질만능의 생각을 드러내고 있다. 20년전의 대학생과 현재의 대학생간의 가치관의 차이를 살펴 본 연구결과 인생에서의 궁극적 가치는 무엇인가 즉, 무엇을 목적으로 인생을 사는가를 조사한 결과 '75학번의 학생들은 '마음의 평안'이 가장 높은 가치로, 양심에 부끄럼이 없는 삶, 인격수양, 자제력 순으로 나타난데 비해 '95학번의 학생들은 여유있고 편안한 삶'이 가장 높은 가치로 물질적 풍요, 독립심, 개인의 능력 순으로 나타났다(연세대 학생생활연구소, 1995). 이러한 결과를 통해 볼 때 요즘 청소년들과 20년전의 청소년들 사이의 가치관의 변화가 물질적인 것에 가치를 두는 사회의 변화와도 무관하지 않음을 알 수 있다.

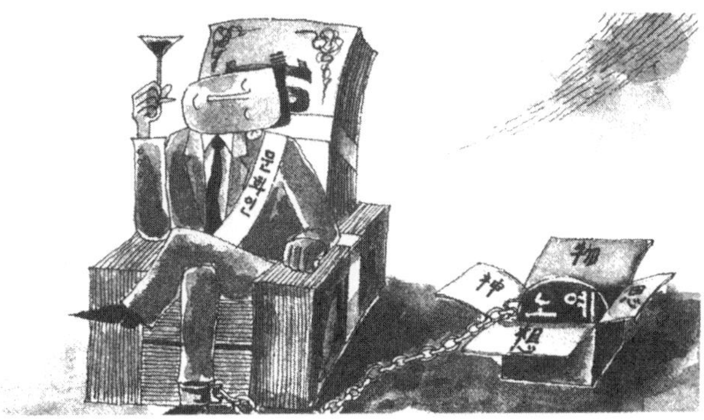

물질 만능에 노예된 현대인!
진정한 문화인은 머리(인식)와 기술(감성) 그리고 손발(행동)이 균형되어야 한다.

둘째, 개인주의적 가치관의 등장이다. 한 개인을 인격체로서 독립적이며 책임감있고 자존적인 존재로 파악하며 개인의 권리와 관심에 가치를 두는 가치관이 개인주의적 가치관이다. 이는 전통사회의 집합주의적 가치관과는 상반된다.

전통적으로 지배적이던 집합주의적 가치관은 개인보다는 집합체에 비중을 부여하는 가치관으로 가족주의, 혈연, 지연, 학연 등의 '우리의식'을 바탕으로 한 연고주의(緣故主義)를 특징으로 한다. 이는 몰개성적 정체의식(沒個性的 正體意識)을 형성하기도 하고 정에 의존한 인정주의(人情主義)와도 관계가 깊다.

이와는 달리 개인주의적 가치관은 집단보다는 개인을 우선적으로 중시하는 가치관으로서 개인의 자유, 개인의 관심에 더 비중을 두고 있다. 이는 개인적인 성취, 만족에 더 역점을 두는 것으로서 Fromm이 말하듯이 '산 것에의 가치'를 두는 현상이다. 이와는 달리 전통적으로 가치를 두어왔던 명예, 관습, 의무, 제도, 가문 등에 관심을 두는 것을 '죽은 것에의 가치'를 두는 현상이라고 할 수 있다. 이는 산업사회의 지배적인 이념, 즉 개인의 성취를 강조하고 개인이 획득한 능력의 결과를 중시하는 실력주의 이념과 부합하여 현대사회 가치관의 주류를 이루고 있다.

셋째, 경쟁주의(競爭主義) 가치관의 출현이다. 산업사회는 획득한 지식과 기술에 의해 지탱해 나가는 사회다. 그러므로 사회적 지위획득이 종래 전통사회와 같이 신분이나 출생순위, 남녀, 인종 등의 귀속적 요인(ascribed factor)에 의해 결정될 수 없는 사회가 곧 오늘날의 현대 산업사회다. 즉 현대 산업사회에서는 사회적 지위가 능력, 실력을 대표하는 학력 등의 성취적 요인(achieved factor)에 의해 획득되는 사회다.

산업사회의 지위획득의 이러한 특징으로 말미암아 경쟁이란 것은 보편적인 가치관이 되고 있다. 자유로운 경쟁을 통한 실력에 따른 지위분배가 산업사회를 지탱하는 기둥이 되므로 경쟁의 가치관은 정당하게 인정받게 되고 누구나 경쟁주의적 가치관을 수용하게 된다. 이러한 경쟁주의 가치관의 확산, 만연은 산업사회의 보편적 가치인 개인주의적 가치관과 부합하여 더욱 상승작용을 하고 있다.

넷째, 평등주의적 가치관의 팽배다. 평등주의 가치관은 산업사회의 실력주의 이념이 낳은 산물이라고도 할 수 있다. 또한 정치적 민주화, 세속화의 산물이기도 하다. 평등주의 가치관은 정치적 권력을 둘러싸고 제기되는 것 외에도 경제적 조건의 균등분배의식에서도 나타나고 있고, 남녀의 성역할 측면에서도 보편적으로 팽배되어 가고 있다. 즉 남아선호사상의 퇴조와 남존여비사상의 수정 등의 예에서 평등주의 생각이 생활의식에까지 확산되어 가고 있음을 알 수 있다. 이러한 생각은 가족의 수에도 변화를 일으켜 자녀수의 감소 현상을 수반한다.

전통적 가치관으로부터 근대적 가치관으로 변화하는 가운데 가치갈등을 경험하고 있는 현상을 볼 수 있다. 즉 전통사회를 지탱해 온 복종, 권위주의, 금욕주의, 귀속주의 등의 가치관이 와해되고 근대화에 따른 개인주의, 물질주의, 실력주의 등의 가치관이 정착되기 이전에 이질적 가치의 혼재현상과 이로 인한 혼란을 겪고 있는 실정이다. 전통사회와 현대사회의 차이를 도표화해보면 〈표 4-1〉와 같다.

〈표 4-1〉 전통사회와 현대사회의 차이

구 분	전 통 사 회	현 대 사 회
사회분류	농경사회 공동사회 전근대적 사회 봉건사회	산업사회 이익사회 근대사회 대중사회
사회집단의 성격	1차집단적 특징이 많이 발견되는 사회	2차집단적 성격이 강한 사회
사회단위	혈연, 지연에 의한 가족중심(부락중심) 생활단위	전체사회가 하나의 생활단위
경 제	농경위주의 개인적 생존 경쟁	공업위주의 대량생산 대량소비 경제
사회이동	계층이동이 폐쇄적	계층이동이 개방적
사회관계	혈연과 지연의 중요성을 강조 타인에 대한 포괄적 지식 영속적 관계 인격적, 비공식성	이질적인 개인들의 기능적 상호 의존관계 타인에 대한 제한된 지식 관계의 잠시성 비인격적, 공식성
가 치 관	가족주의 지방주의 권위주의 특수주의	개인주의 개방주의 평등주의 보편주의

※자료: 임희섭, 사회변동과 가치관, 1987.

4) 대중문화의 영향

산업화에 의한 테크놀로지의 발전과 도시화, 그리고 매스 미디어의 발달은 문화의 대중화를 촉진시키고 있다. 이는 과거에 소수 지배층에 국한되었던 사회의 중심문화가 일반대중에게 공개되고 대중이 향유하게 되는 현상으로서의 변화를 일컫는다.

그 중에서도 도시화와 매스 미디어의 발달은 문화를 대중화시키는 주요 조건이 된다. 도시화는 농촌인구의 도시유입 현상과 도시문화의 농촌확대 현상으로 나누어 볼 수 있는데, 여기에서는 후자에 관심을 둔다. 즉 농촌 공간으로 확대되는 문화의 양상이 지역성을 넘어서 도시적인 것으로 변화하게 되는데, 이 과정에서 도시적인 것이 획일성을 띤 전체사회의 보편문화가 됨으로써 문화의 대중화가 촉진된다(이강수, 1980; K. Young, 1946).

매스 미디어의 출현은 과학·기술의 발달에 힘입은 전자매체 발명에서 비롯되는데, 이는 신속하고 광범위한 지역에 걸쳐 대량의 정보전달을 가능하게 함으로써 사회를 개방사회로 전환시켰다. 매스 미디어의 발달은 문화의 대중화를 가능케 하고 문화의 보편화를 도모한다. 매스 미디어의 대량보급은 사회적으로 바람직한 문화를 일반대중에게 대량으로 전파시켜 사회변동을 도모한다. 이러한 매스 커뮤니케이션 활동은 분화되고 확대된 현대사회에서 산재되고 고립화되어 있는 전 인구층에게 단기간에 걸쳐 지식 또는 문화내용을 전파·보급시킴으로써 사회적 통합, 합의를 가져오는 데 공헌하고 있다.

그러나 테크놀로지의 발달, 도시화, 매스 미디어의 발달을 통한 문화의 대중화는 다음과 같은 역기능을 초래하여 문제로서 지적된다.

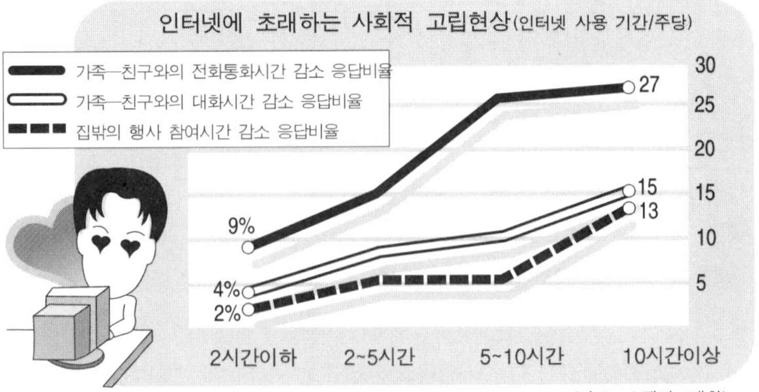

인터넷에 빠질수록 인간은 고독해 진다(조선일보, 2000.2.19).

첫째, 문화의 대중화에 내포되어 있는 문화의 획일화, 규격화의 문제다. 도시문화의 획일적 보급, 상업주의 문화의 대중확산은 인간의 의식 및 가치, 신념체계를 조잡하게 하여 인간의 몰인격성과 소외성을 유발하는 일면도 있다는 점이다. 이는 Merton이 말하는 아노미 현상을 초래하는 요인이므로 사회문제를 유발할 가능성과 관계가 깊다.

둘째, 문화의 대중화는 대중의 허위의식을 형성하고 개인을 수동적 존재로 만들어 간다는 점이다. 그 이유는 대중문화는 자본주의적 매스컴을 통해 대량생산되고 상품화되므로 문화의 기계화, 규격화, 형식화를 도모하여 대중에게 허위의식을 확산, 형성케 한다. 특히 대중문화는 광범위하고 이질적인 대중에게 호소하는 문화이므로 대중들의 상상력을 허용하지 않는다. 그러므로 대중의 의식은 마비되고 통제되어 가며, 이로 인하여 개인은 수동적 존재가 되어 가고, 결국 대중문화는 인간이 체제의 이데올로기를 형성하는 수단이 되며 전체주의(全體主義)사회를 형성케 한다는 것이다.

셋째, 문화의 대중화는 대중을 사이비적으로 만족시킴으로써 정서적으로 파괴적이며, 폭력과 성을 강조함으로써 대중을 저속하게 만들고 찰나주의에 빠지게 하기도 한다. 이는 오늘날 널리 퍼져 있는 쾌락적 소비문화라든가 성윤리 문제 등과 밀접하게 관련되어 있다.

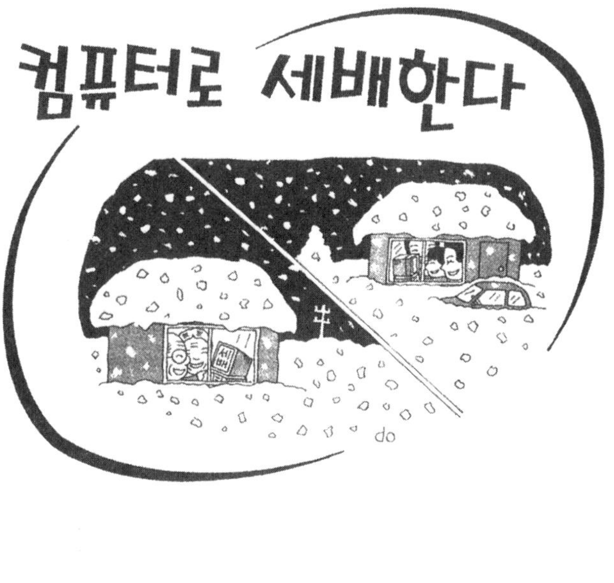

눈부시게 변화되고 있는 사회

2. 현대사회의 문제

근대화, 도시화, 핵가족화, 가치관의 변화, 문화의 대중화 등의 현대사회변동으로 말미암아 야기되고 있는 사회문제는 여러 가지로 논의될 수 있으나 여기서는 크게 현대인들이 경험하는 정신건강문제, 청소년문제, 노인문제, 성문제 등으로 나누어 살펴본다.

앞서 살펴 본 현대사회의 특징인 대도시의 익명성, 생태조건의 악화, 고밀도 주거환경 등은 공동체의식을 약화시켜 자살, 정신병, 범죄, 노인문제 등과 같은 사회문제를 유발시키는 원인이 된다. 또한 현대산업사회의 특성이 물질을 기반으로 하는 사회이므로 여기에서도 인간은 좌절감과 소외감을 경험한다. 물질추구가 정당하게 인정받고 있는 현대 자본주의 사회에서는 인간의 가치가 경제적 가치로써만 평가된다. 이로 인하여 상호간에 느끼는 상대적 박탈감은 물론, 인간존재에 대한 회의 등은 인간을 더욱 무력하게 한다. 그리고 기존의 가치관이 경제적 가치관 앞에서 무력해짐으로써 개인이 행동을 규제하는 원리가 상실되고 비행이나 범죄 등의 윤리적 문제가 제기된다. 또한 매스 미디어의 발달도 인간의 생활양식을 변화시킴으로써 사회문제의 요인이 된다. 특히 오늘날과 같이 상업문화, 질이 낮은 대중문화를 기반으로 전개되는 매스 미디어를 통한 문화보급은 인간을 찰나주의, 향락주의로 이끄는 역할을 하게 되어 청소년문제, 성문제의 원인이 되고 있다.

1) 정신건강 문제

현대사회에서 도시화가 진전됨에 따라서 인간의 소외감은 더 한층 유발되고 있다. 도시의 익명성, 가시적 소비성, 집단결속을 위한 우리의식의 약화 등은 인간의 자기 상실을 촉진시키는 요인이 된다. 특히 도시화로 인한 인구이동은 인간의 정체의식

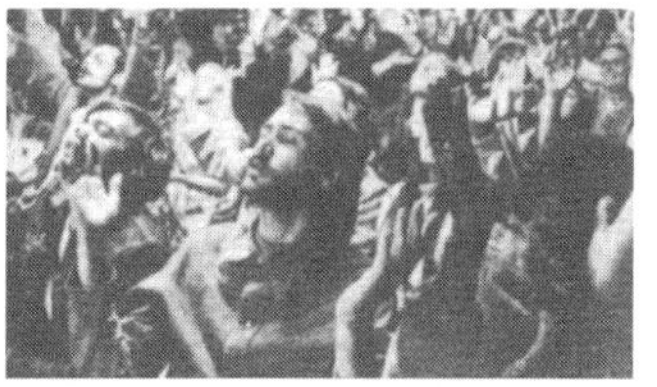

휴거를 기다리는 종말론자들

에 대한 확고한 인식을 저해하기도 한다. 한 장소에서 고정적으로 살아가는 전통사회에서는 개인의 지위나 역할이 명료하며 지속적이었다. 그러나 지리적 이동이 빈번하게 이루어지는 현대 산업사회에서는 개인의 사회적 위치가 변화하기 쉽고 역할변동이 끊임없이 요구된다. 그리고 여러 가지 역할을 동시에 수행해야 하는 경우도 많다. 이 때 새로 제시되는 역할에 대한 규정이 명료하지 않거나 때로는 다양한 역할간의 갈등과 상충을 경험하기도 한다. 이에 따른 개인의 정체의식의 상실과 무력감의 증대, 그로 인한 욕구불만 등 현대인이 경험하는 정신건강의 문제를 쉽게 예상할 수 있다. 즉, 이러한 현대사회의 특징들은 개인의 심리적 좌절감을 팽배시키고 현실도피를 유도함으로써 여러 가지 정신건강 상의 문제를 초래할 수 있는데, 정신질환, 자살, 알콜중독, 약물중독, 종말론 등 사이비종교에의 심취, 비행, 범죄 등이다. 여기에서는 현대인의 대표적 정신과적 문제인 우울과 자살, 약물복용에 대해 살펴본다.

(1) 우울증

우울증은 정동장애의 한 종류로 우리나라 성인의 약 20%가 가지고 있을 정도로 흔한 장애이다. 이 증상의 특징은 비애감, 슬픔, 비관, 죄책감, 무기력 등이며, 대개 사랑하는 것을 잃었을 때, 일에 실패했을 때, 그리고 사회경제적 기반을 상실했을 때 나타난다(제6장 참조). 우울증이 사회변화와 관련이 깊다는 것은 지난 98년 IMF 1주년을 맞은 해에 우울증 환자가 크게 증가했다는 사실로도 확인 할 수 있다. 즉, 대학병원 정신과의 경우 내원환자의 40~50% 정도가 우울증이며 이들의 70~80%가 IMF관련 환자인 것으로 나타났다. 이들은 실직, 부도, 실업, 심각한 소득감소 등이 주요 원인이며 당사자 외에도 부인, 가족과 함께 찾아오는 경우가 많았다고 한다. 이러한 종류의 우울증 환자는 불안, 초조, 식욕부진, 불면 등 일반적인 증상 외에 장래에 대한 근심이 심하다. 방치할 경우 환자는 약물남용, 자살기도로 이어진다(조선일보, 1998). 또한 대학입시를 앞두고 학업에 많은 부담을 갖는 고등학교 학생들 4명중 1명이 우울증으로

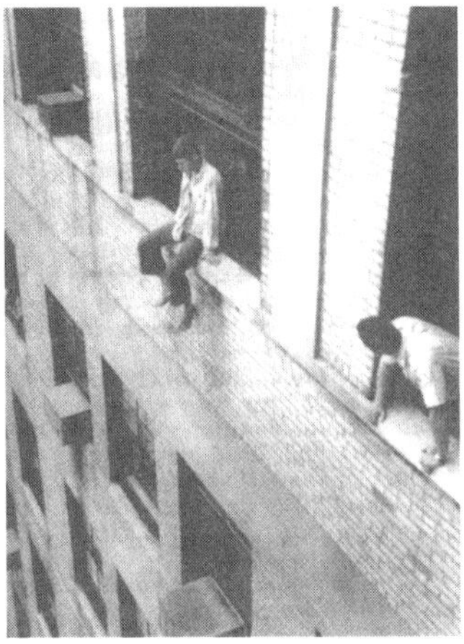

우울증을 경험하는 사람중에는 자살을 시도하려는 사람들이 많다.

진단된다는 연구결과도 주목할 수 있다(서울대 병원, 1995).

다음은 미국 국립정신건강연구소(NIMH)의 우울증 척도를 우리 현실에 맞게 개작한 것이다(이홍식, 1998).

◆우울증 자가진단 법◆

지난 1주일간 다음 20개 항목을 경험했는지 체크하시오.

전혀 없었으면 1점, 1~2회 있었으면 2점, 3~4회 있었으면 3점, 5~7회 있었으면 4점을 부과한다.

① 평상시 아무렇지도 않던 일들이 귀찮게 여겨졌다.
② 입맛이 없었다.
③ 가족, 친구를 만나보고 얘기를 했지만 울적한 기분을 떨쳐 버릴 수 없었다.
④ 나는 다른 사람들과 마찬가지로 착한 사람이라고 생각했다.
⑤ 내가 하는 일에 마음을 집중하기 힘들었다.
⑥ 살맛이 나지 않으면서 기분이 불쾌했다.
⑦ 내가 하고자 하는 일 모두가 불쾌했다.
⑧ 미래에 대해 희망적으로 느꼈다.
⑨ 내 인생은 실패였다고 생각했다.
⑩ 두려움을 느꼈다.
⑪ 잠을 시원하게 못잤다.
⑫ 행복한 편이었다.
⑬ 평상시보다 말을 적게 했다.
⑭ 외로움을 느꼈다.
⑮ 사람들이 다정하지 못하다고 느꼈다.
⑯ 생활을 즐겁게 보냈다.
⑰ 울었던 적이 있다.
⑱ 슬픔을 느꼈다.
⑲ 주위사람들이 나를 싫어한다는 생각이 들었다.
⑳ 무슨 일이든 활발하게 참여할 수 없었다.

각 문항별 점수를 더해 24점 이상이면 우울증이다.

(2) 자 살

자살(suicide)이란 라틴어의 sui(자기 자신)와 caedo(죽인다)라는 2단어로부터 그 어원을 찾을 수 있다. Durkheim은 자살은 행위자가 그 자신의 죽음을 초래하려는 의도를 가지고 주도한 행위에 의해 초래된 죽음이라고 보아 '자살이란 그의 행위가 이러이러한 결과를 낳으리라는 것을 알면서 희생자 자신이 행하는 긍정적 혹은 부정적 행위로부터 직접적 또는 간접적으로 초래되는 죽음'이라고 정의하였다(심영희, 1980).

이러한 지극히 개인적인 행위라고 볼 수 있는 자살이 사회문제로 야기될 수 있는 이유는 자살이 인간의 10대 사망원인의 하나이며 지구상에는 매일 4명씩 그리고 연 50만명씩 자살하고 있으며 15~30세에는 암, 사고 다음가는 사망원인이고 대학생에게는 사고 다음가는 사망원인이라는 것이다(조두영, 1984). 그리고 자살이 개인 및 그 가족에게 손실과 슬픔을 주는 행위일 뿐 아니라 한창 활동적으로 일할 사람이 자살함으로써 사회적으로 손실을 준다는 것이다. 또한 자살로 인한 사망이 10~39세의 젊은층에서 운수사고 다음가는 원인으로 밝혀지고 있다(통계청, 1999)는 데서 자살이 사회문제의 하나로서 간주될 수 있을 것이다. 또한 우리나라는 자살로 인한 사망비율이 OECD 회원 21개 국가중 5위안에 드는 것으로 나타나므로써 다른 나라에 비해서도 높은 자살률을 보이고 있음을 알 수 있다(통계청, 1999).

① 자살의 원인 및 유형

자살의 원인에 대해, Durkheim은 《자살론(1897)》에서 인간과 사회와의 관계에서 자살이 발생한다고 보고 다음과 같이 세 가지 자살유형으로 구분하였다(조두영, 1984).

첫째, 이기적 자살(egoistic suicide): 어느 개인이 그가 속한 사회에 융화하는 정도가 부족한 경우에 일어나는 것으로 오늘날의 정신의학적 견지에서 보면 편집형의 정신분열증, 분열성 성격, 경계선상태, 만성정신분열증, 우울증 같은 것을 지칭하는 것이다.

둘째, 이타적 자살(altruistic suicide): 개인이 그가 속한 사회에 지나치게 융화결속된 나머지 그 사회를 위해 자기를 희생할 심정에서 일어나는 자살로 전쟁터의 육탄돌격대가 이에 속한다고 볼 수 있다.

셋째, 무통제적 자살(anomic suicide): 사회에 대한 개인의 적응이 돌연히 차단되거나 와해된 경우에 오게 되는데 파산한 다든가, 반대로 벼락부자(복권 당첨 등)가 된 경우에 일어나는 자살이다.

Durkheim은 자살의 주 원인이 사회에 있는 것으로 보고 개인이 사회집단과의 결속에서 단절되었을 때 생기는 사회심리적 고립현상을 아노미(anomie)라 하고, 이 아노미가 현대사회에서 자살을 이해하는데 가장 중요한 요소라고 하였다.

심리학적 측면에서 보는 자살은 주원인이 사회가 아닌 개인에게 있다. 즉 자살이란 자기 자신에게로 화살을 돌린 공격성경향(self-directed aggression)에서 온다는 것으로 Freud(1917)는 한 인간이 사랑과 증오의 감정을 갖고 대하던 어떤 것을 잃고 나면 사랑하던 감정은 영구히 그 상실한 것을 따라가지만 증오하던 감정은 방향을 자기 자신에게로 돌려서 자신을 미워하게 된다고 보았다. 즉 공격욕 또는 무의식적 가학성(unconscious sadism)이 자신에게로 방향전환을 하게 되어 자살에 이른다는 것이다. Fenichel은 나를 학대하는 초자아(super-ego)에게 어쩔 수 없이 의존치 않을 수 없는 상태에서 빠져나와야 되겠다는 필요성의 소산물이 자살이라고 하였으며, Wahl(1957)은 동일시(identification)의 갈등이란 관점에서 자살을 보았다. 즉 어린이가 한창 동일시를 할 시기에 부모가 죽었거나, 곁에 없었다든지, 따뜻이 받아주지 않았을 경우 어린이의 마음 속에 부모에 대한 적개심·증오심 또는 부모가 죽어버렸으면 하는 바램이 생기며 이 때문에 죄책감이 오고 이 죄책감을 억압(repress)해두게 되는 데, 후에 이것이 자살을 야기하는 중요 역할을 하게 된다는 것이다.

② 우리나라의 자살유형과 원인 및 특성

다음은 신문, 잡지, 라디오 등 보도매체에서 나타나는 몇몇 사례를 통해본 우리 사회에 독특한 자살유형이다(심영희, 1986).

첫째, 우리 사회의 자살은 그 이유가 정서적 · 표출적이기 보다는 도구적 · 목적지향적인 경우가 많다. 다시말해 세상사에 대한 허무감, 또는 생의 의미 상실로 인한 자살보다는 대학입시 실패, 사업의 실패, 다른 경쟁에 져서 자살하는 경우가 많다는 것이다. 즉 성취동기가 너무 강한데 경쟁에 지거나 실패함으로써 자살하는 경우가 많다는 것이다.

둘째, 우리 사회에 흔한 것으로 동반자살은 매우 독특한 자살유형으로 볼 수 있다. Durkheim은 자살유형 관점에서 동반자살은 이기적 자살과 이타적 자살이 혼합된 자살형태로 이기적인 면은 개인이 사회규범에 잘 통합되어 있지 않고 이기주의가 강해서 자살을 한다는 것이고, 이타적인 면에서는 개인이 사회에 잘 통합되어 있지 않기 때문에 자살을 하는데 어린 자식들에 대한 책임 때문에 자식들까지 모두 함께 자살시킨다는 점이다.

또한 이러한 자살유형별 차이를 고려해서 자살의 원인을 살펴보면 첫째, 산업화로 인하여 테크놀로지가 발전한 사회일수록, 도시화된 사회일수록 사회의 분업이 강조되고 인간관계가 파편화 · 기계화 · 사무화되어 삶의 의미가 상실되기 쉽다. 한국사회는 1960년대 이후 급격한 산업화에 따른 지나친 경쟁사회의 전개로 이러한 사회에서 실패했을 경우 자살을 하게 된다는 것이다.

예를 들어 대학입시에 실패한 재수생의 자살, 사업에 실패한 사업가의 자살, 소값 폭락으로 인한 농민의 자살 등이 여기 속한다.

둘째, 일반적으로 경제공황이나 전쟁 시기보다 경제적으로 호황시기, 평화시기에 자살이 많이 일어나게 되는데, 이는 절대적 박탈감이나 상대적 박탈감이 자살률을 증가시켰다고 볼 수 있다(심영희, 1986).

한국사회는 1960년대 이후 산업화의 추진으로 경제적으로 풍요로워지면서 자살률이 높아지고 있다.

(3) 약물남용

① 약물남용의 개념

지속적인 경제성장과 급속한 도시화를 경험한 한국사회는 범죄의 양상에 있어서도 큰 변화를 겪게 되었다. 그 중에서도 약물범죄의 급증은 사회 문제화되기에 이르렀다.

법으로 규제되어 있는 약물의 불법 사용에 대한 용어로는 약물남용(drug abuse), 약물중독(drug addiction), 약물오용(drug disuse), 약물의존(drug dependence), 약물사용(drug use)등의 개념이 혼재되어 사용되고 있다. 전체적으로 볼 때 약물의 불법적 사용을 지칭하는 위 개념들 중에서 약물사용, 약물남용, 약물오용은 약물사용행위를 강조하는 과정적 개념인 반면 약물중독, 약물의존 등은 약물사용 결과로서 나타나는 상태적이며 결과적인 개념에 가깝다고 하겠다. 그런데 약물남용이란 다소 상이한 유형의 약물 사용을 언급할 때 사용된다. 즉 비의료적인 목적으로 약물을 불법적으로 사용하는 것을 뜻하거나 또는 불법약물이든지 합법적인 약물이든지 어느 약물이든지 간에 그 약물을 사용자의 육체적 혹은 정신적 안녕에 위협이 되는 지점까지 사용하는 것 혹은 교육, 직업, 결혼과 같은 주요한 삶의 목표나 임무에 해를 끼치는 수준까지 사용하는 것을 뜻한다(Kupper & Kupper, 1985).

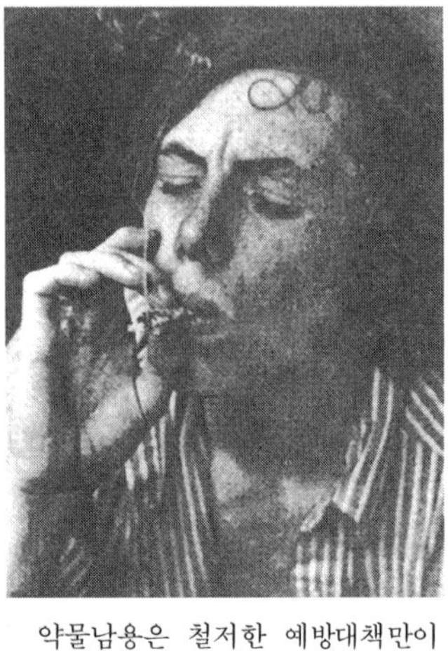

약물남용은 철저한 예방대책만이 건강한 개인과 사회를 이룰 수 있는 가능성을 제공해 준다.

일반적으로 현행법에서 사용되고 있는 약물중독이라는 개념은 과학적으로 상당히 모호한 개념이기 때문에 약물남용이라는 개념을 더 선호하고 있다.

약물을 남용하게 되는 이유와 그 과정, 약물의존 그리고 약물중독 등에 대한 이론적 논의와 경험적 조사는 오랜 시간 동안 다양하게 전개되어 왔지만 일관되며 정확한 단일 이론은 없는 실정이다.

약물남용에 관한 논의는 그 강조점에 따라서 의학적 질병 혹은 행태적 문제(behavioral problem)로 보는 입장, 유전적 기원이나 환경적 결정요인을 강조하는 입장, 문화적 맥락 속에서 설명하려는 시도와 개인적인 적응반응으로 보려는 입장 그리고 심리사회적인 문제로 보려는 입장 등 다양하다.

한편 약물범죄를 법률에 규정된 것으로 분류하여 약물남용에 따라서 대마남용, 향정신물질남용 그리고 마약남용에 대한 연구들이 있다.

약물남용 행위에 대해 우리나라의 경우 사회적 법익에 관한 죄 중에서도 공중의 건강에 관한 죄로서 규정하고 있는데, 구체적으로 약물에 '중독되어 자제심을 상실하거나 사회질서를 문란케 하는 행위를 하여서는 안된다'(마약법 제47조, 향정신성의약품관리법 제30조)는 금지규정을 두고 있다.

약물남용행위를 범죄로 금지하는 것은 국민의 건강과 국민생활의 퇴폐방지를 목적으로 하기 때문이다. 약물남용행위를 위태범으로 보는 것은 첫째로 국민의 건전한 보건생활을 침해할 가능성이 있다는 것과, 둘째로 약물남용 결과로서 나타날 수 있는 자제심의 상실이나 정신이상으로 인하여 사회질서를 문란하게 할 가능성이 있다는 특성때문이다. 혹자는 약물을 남용하였다는 사실 그 자체가 이미 형법에 규정되어 있는 법익을 침해한 범죄행위에 해당함으로 논의의 여지가 없다고 주장할 수도 있지만, 약물남용행위가 구체적인 위험성 여부보다는 추상적인 위험성을 전제로 하여 범죄시 되기 때문에 실제적이며 경험적인 차원에서는 논란의 여지가 있다(이은모, 1992). 왜냐하면 약물남용행위를 사회적 위태범으로 볼 경우 이는 미래에 법익침해가 발생할 수 있는 개연적인 위험성만으로 예방적 관점에서 범죄라고 규정하는 것인데 실제로 약물을 남용한 자가 그러한 일을 행하는 것의 여부를 과학적으로 증명하기가 어렵기 때문이다(Chaiken & Chaiken, 1990).

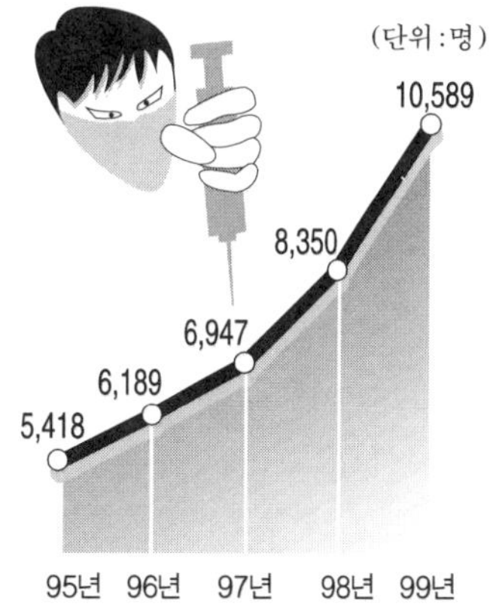

연도별 마약사범 증가현황
마약사범 1만명 넘어서 …
(한국일보, 2000.1.27)

② 청소년의 약물남용

특히 청소년 약물남용의 실태에 관한 전국적인 조사가 1988년에 실시된 이래 청소년 약물남용에 관한 학계 및 국민의 관심은 고조되어 왔다.

전국의 9세에서 24세의 청소년의 수는 약 1,400만명으로 추산되는데 이 중에서 약물의 초기 사용자가 집중되어 있는 층은

13~14세로 대부분 중학생 층이다(김성이 외, 1989). 1990년 중학생 총수는 약 250만명인데, 이 중에서 약물남용자들의 수는 초기약품 사용형태인 본드, 부탄가스 등의 흡입제를 사용하는 비율인 6.3%를 적용할 때 약 15만명으로 추산할 수 있다(체육청소년부, 1991). 이 중 매일 또는 1~2주 내에 1번 이상 사용하는 비율은 26.6%로서 약 4만명의 중학생들이 흡입제를 습관적으로 사용하고 있음을 알 수 있다(김성이 외, 1989).

그러나 이와 같은 실태에도 불구하고 약물남용청소년의 예방교육프로그램이 빈약하다. 즉 약물남용청소년이 증가하는 데 비해서 약물남용청소년들을 보호, 예방하는 구제적 대책이 마련되어 있지 못하다. 지금까지 정부단체와 정부부서에서 약물남용청소년들을 위한 대책으로 실시한 것이 대한적십자사와 체육청소년부의 약물남용에 대한 전국조사와 서울시 교육연구원 등에서 예방교육책자의 발간(약물남용 예방지도, 1992)이 있었으며, 일부 법인체에서의 약물예방 대책연구가 전부였다고 할 수 있다.

이러한 실태는 미국의 경우 8,690개에 달하는 수용 및 이용시설과 전국약물남용부모회 등의 전국적인 조직체가 형성되어 있는 것과도 엄청나게 차이를 보이고 있다.

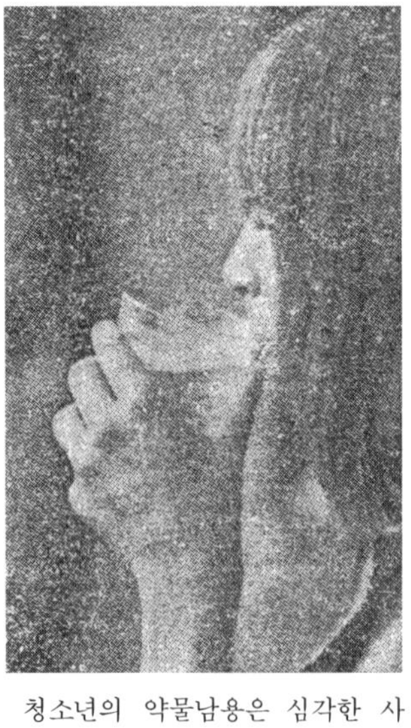
청소년의 약물남용은 심각한 사회문제로 되고 있다.

또한 청소년들이 약물을 사용할 경우에는 초기에 예방치료하는 프로그램이 없다. 청소년들이 약물을 남용하는 경우 이에 대한 공적 대책은 학교의 경우 정학 등의 처분이나 경찰의 훈방 또는 소년원 송치가 일반적인 조치이다. 이러한 조치는 처벌중심적 사고에서 나온 것으로 청소년 당사자를 위한 교육이나 보호적인 접근과는 거리가 먼 것이다.

청소년의 약물남용문제는 일시적인 유행이 아니며 동시에 집중적인 노력을 기울인다고 해서 일시에 없앨 수 있는 비행행위도 아니다. 청소년의 약물남용행위는 현대사회의 일탈행위의 하나로서 지속적으로 증가되는 특성을 가지고 있다. 따라서 청소년의 약물남용예방교육을 위한 사회적 연계체계를 마련할 뿐만 아니라 사회제도화된 프로그램을 마련하여 꾸준히 약물남용행위를 억제하도록 하여야 한다.

○ **청소년의 상담사례 및 현황분석**

청소년들은 학습위주의 교육환경, 점점 즉흥적이고 감각적으로 되어가는 사회문화적 환경, 그리고 발달과정상에서 겪게 되는 여러 가지 심리적 고통과 또래집단의 역동성속에서 불안, 실패, 절망, 지루함 등에 대한 대처수단으로 혹은 쾌락수단으로 환각제(본드, 가스, 신나 등)를 사용하게 된다.

일단 환각제에 빠지면, 습관이 누적되어 이로 인해 많은 문제가 일어나게 된다. 당사자에게는 비행, 중독, 모든 관계의 악화, 희망의 상실 등을 일으키며, 주변 가족에게는 매우 큰 물질적, 심리적 고통을 초래한다.

환각제 사용 청소년들은 환각제를 사용하지 않고 있으면 초조하고 불안해하며, 반항이 생기기 시작한다. 이 때 심화되는 성격장애와 건강염려증과 더불어 심신이 쇠약해지는데 특히 심리적 좌절상태에 떨어지는 가운데 또다른 몸부림으로 환각제 사용을 반복하게 된다.

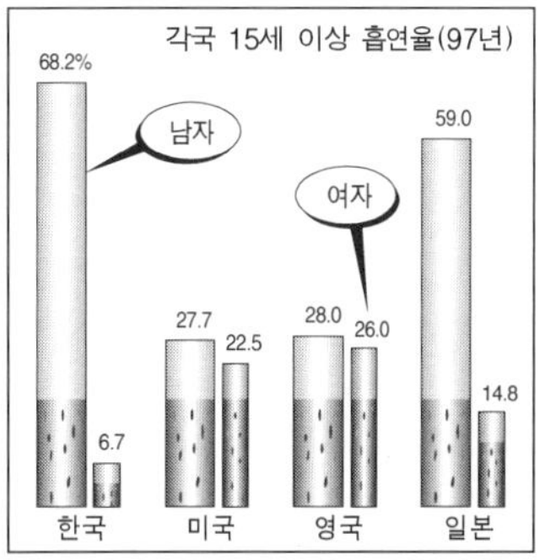

<자료 : 세계보건기구>

한국 중-고생 흡연율

		91년	97년
중학생	남 자	3.2%	3.9
	여 자	1.2	3.9
고교생	남 자	32.4	35.3
	여 자	2.4	8.1

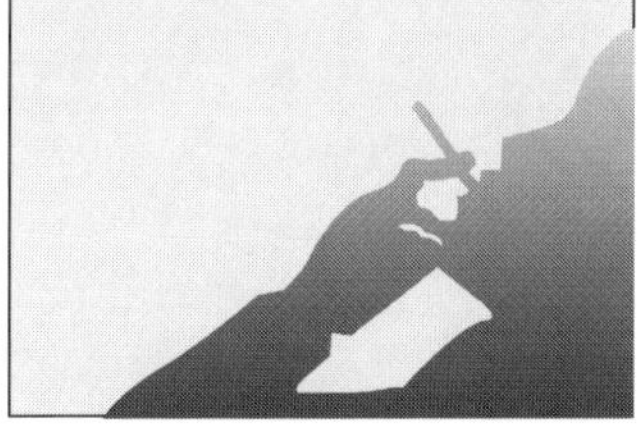

[그림 4-2] 남성 청소년 흡연 세계 1위 (조선일보, 1999. 9. 6)

○ 다음은 서울시립 동부 아동삼담소에서의 상담사례이임.

사례 청소년 약물복용

본드 흡입으로 인해 병원에 입원했던 성형(가명)이는 "본드하면요. 의사선생님이 그러시는데 정신병에 걸릴 확률이 80%래요. 기억력도 없어지고 이상한 것은요 상처가 나면 오래도록 아물지가 않아요."라고 말한다. 또 재성(가명)이는 다음과 같이 말한다. "저는 성격도 충동적으로 되는 것 같아요. 집 나가야지 하고 생각하면 그냥 나가요. 그리고 싸움해야지 하면 그냥 아무하고 싸움해요. 그렇게 돼요. 뇌가 녹아내리나 봐요. 애들이 술마시자 하면 '그래'. 애들이 돈 뺏자 하면 '뺏자'. 본드하면 진이 빠져서 그런지 움직이기 싫구요. 하기가 싫어요. 내가 하고 싶지 않으면 안해요. 그리고 기다리지를 못하겠어요. 2시에 약속해놓고 10분전에 가서 기다리다가 2시되면 더 이상 기다리지 않고 그냥 나와요. 더 큰 문제는 사람을 믿을 수가 없어요. 누가 나에게 말하면 유도심문하는 것 같아요. 그래서 본드하고 부터 누가 나에게 물으면 단 한마디로 답해요. '몰라요'라고요. 친구까지도 못믿는다니까요."(서울시립 동부 아동상담소)

이와 같이 자아정체감을 상실하고 쾌락추구와 좌절의 열등감적 악순환 속에서 고통스러워하고 있는 환각제 청소년들을 돕기위해서 서울시립 동부아동상담소에서는 1차적으로 환각제와 접촉할 수 없도록 본 상담소에 입소시키며, 동시에 개별상담(놀이치료, 모래놀이치료, 과제 중심모델 등), 심리검사, 부모상담, 생활교육 등 구조적이고 비구조적인 다양한 프로그램을 다각적으로 적용함으로써 올바른 가치관을 정립하도록 배려, 환각제 흡입을 끊도록 돕고 있다.

2) 청소년 문제

(1) 일탈행위의 증대

일탈행위란 사회규범과 다른 사람들의 기대로부터 벗어난 행동을 말한다. 일탈행위를 이같이 정의내리고 보면 이는 반드시 병리적인 현상으로서 설명될 수는 없다. 초기에는 기능주의적 시각에서 사회의 안정을 해치는 행위를 일탈적이라고 하고 사회해체의 징후로 파악했었다. 그러나 어떤 사회현상이 어떤 집단에서 역기능적으로 작용하느냐에는 절대적 기준이 있을 수 없다. 사회집단의 규범이 갈등적 양상을 띨 때 일탈을 규정하는 것은 정치적으로 결정할 일이기 때문이다.

그러므로 오늘날 사회학자들은 일탈을 상대주의적 관점에서 파악하고 있다. 이 관점에서 일탈행위란 인간들이 자신들의 지위에 부과된 규범으로부터 크게 빗나간 행위를 의미한다(Merton, 1971). 한 예로서 이슬람교를 신봉하는 사회에서는 일부다처제가 정상적인 사회제도이지만 우리 사회에서는 일탈로 규정지워 지는 경우이다.

그러나 일탈행위가 반드시 역기능적이지만은 않다. 인간 사회가 유지되고 변화하는 것이 일련의 지속적인 일탈에 의해서 가능하기 때문이다. Durkheim에 의하면 일탈행위가 있음으로써 공동체 구성원의 집단결속과 유대를 증진시키는 결과를 얻을 수 있고, 이를 통하여 사회규범의 영향권을 재규정하여 명료화할 수도 있으며, 기존의 규범과 질서를 더 한층 강화시켜줌으로써 집단의 유지, 존속, 변화에 기능적으로 작용하기도 한다는 것이다.

그러나 일탈행위의 과다증대는 집단결속을 약화시키며 사회

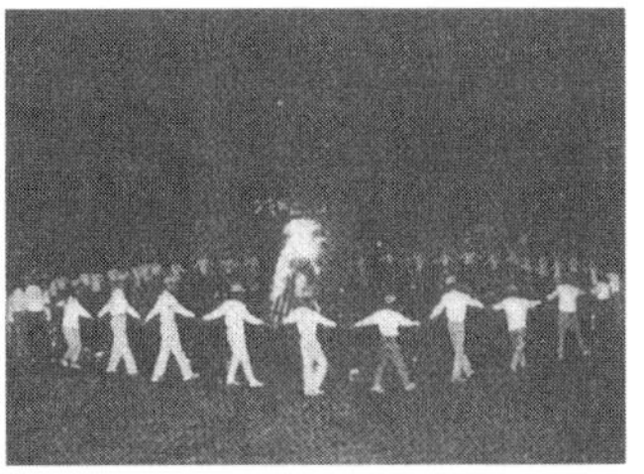

한국 4-H후원회의 중앙 4-H연합회 수련회의 봉화식 모습(건전한 집단소속은 일탈행위를 예방한다)

안정을 깨는 사회병리적인 문제이기도 하다. 일탈행위를 논할 때는 주로 사회문제의 차원에서 다루어진다. 역기능 차원에서 문제되고 있는 일탈행위의 대표적인 것으로는 병리, 비행, 매춘, 부랑, 마약, 알콜중독 등이 있다.

최근 들어 각 사회마다 이같은 일탈행위들이 늘고 있는 추세다. 우리나라의 예를 보더라도 대표적인 일탈행위에 해당되는 범죄건수가 해마다 증가하고 있다. 대검찰청 자료에 의하면 1975년부터 1985년까지 10년 동안에 범죄건수가 두 배 이상 늘었다. 1975년에 387,207건이었던 범죄건수가 해마다 증가하여 1985년에는 810,416건에 해당된다. 범죄 유형별로 보면 형법은 1981년까지 현저하게 증가했다. 최근들어 감소 추세를 보이나 그 가운데서도 절도, 강간 등은 여전히 증가하고 있다(한국의 사회지표, 1986).

또한 범죄자의 평균 연령이 점차 낮아지고 있는 것도 주목된다. 특히 강간의 경우 1969년에는 27.9세였던 것이 점차 낮아져 1985년에는 24.4세로 나타나고, 1994년에는 10대로 낮아지고 있다. 이 추세로 볼 때 청소년 비행·범죄의 문제가 심각해지고 있음을 알 수 있다.

문제가 되는 것은 이 외에도 주요범죄의 재범률이 높아져 간다는 것이다. 즉 1970년의 13.0%에서 1975년에는 18.9%, 1980년에는 23.8%, 1985년에는 35.8%로 계속 증가되어 가고 있다. 이 또한 교도대책의 문제를 제기하는 예이기도 하며 사회통제 수단의 약화를 나타내는 예이기도 하다.

그렇다면 이와 같은 범죄, 비행 등의 일탈행위의 원인은 어디에 있는가? 이를 설명하는 이론으로서 아노미 이론, 문화접촉차이 이론 등이 있으나 대개 사회변동에 그 원인이 있다는 데는 이론(異論)의 여지가 없다.

즉 도시화, 핵가족화로 인한 사회해체 및 가치관의 혼란이라든가 자본주의 발전의 원동력인 물질주의의 만연, 그로 인한 욕구불만, 상대적 박탈감의 야기, 개인적 이기주의로 인한 일탈행위의 증대 등에 의한 것이라 보여진다.

(2). 청소년의 비행

① 비행의 개념과 분류

비행(非行)이란 복잡한 뜻을 가진 개념으로서 법률이나 학교의 규칙을 위반한 행위들을 포함하나 한마디로 정의하기에는 어려움이 있다. 광의로는 모든 반사회적 행위를 포함하는 것이라고 할 수 있고, 협의로는 청소년비행(juvenile delinquency)을 의미한다고 하겠다. 비행은 단 한 가지의 탈선행동이나 범칙행위를 가리키기도 하지만 여러 가지 범칙행위나 탈선행동이 하나의 사건으로 나타날 수 있으며 또한 반복적으로 되풀이되어 일어나는 생활의 양식을 가질 수도 있다. 비행은 살인, 강도, 강간 등과 같은 강력범죄에서부터 흡연, 음주, 극장출입 등의 경미한 일탈행동에 이르기까지 무척 다양한 행동을 가리킨다(Weiner, 1982). 비행의 대상을 청소년으로 국한하였을 때는 형법에 저촉되지 않는 문제행동들도 비행에 포함된다. 예컨대 음주·흡연·무단결석·극장출입 등 성인의 경우에는 하등의 법적제재를 받지 않는 행위들까지도 청소년 비행에 해당하게 된다. 따라서 비행청소년이란 "형벌법령특별법에 저촉되는 행위를 했거나 또는 환경에 비추어 볼 때 장래 이에 저촉되는 행위를 할 우려가 있는 12세 이상 20세 미만의 소년"을 말한다(한국카운슬러협회, 1987). 비행을 크게는 집단화된 것과 단독적인 것으로 분류하기도 하고, 집단화된 비행(the socialized delinquency), 정신병적 비행(the psychotic delinquency)·상황적 비행(the situational delinquency) 등으로 나누기도 한다(교육학 용어사전). 일반적으로 범죄란 법에 의해 규정된 불량행위를 뜻한다면 비행은 범죄의 범주보다 포괄적인 개념이며, 범죄는 경찰·검찰·소년원·교도소 등에서 주로 다루는 문제이고 비행은 경찰·지역사회·선도보호기관 등에서 주로 다룬다고 할 수 있다.

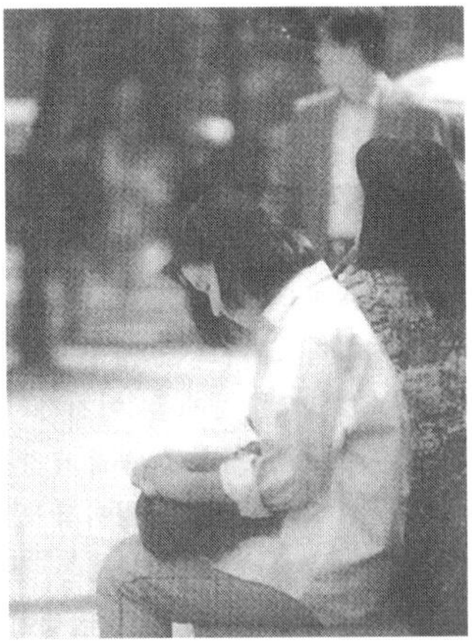
부모의 인내심만이 청소년 자녀들의 비행을 치유할 수 있다.

여기에서는 청소년 비행의 문제를 중심으로 살펴보고자 한다. 청소년기의 연령범위에 대해서는 학자에 따라 사회에 따라 다르다. 그러나 우리나라의 경우 일반적으로 학제상으로 볼 때,

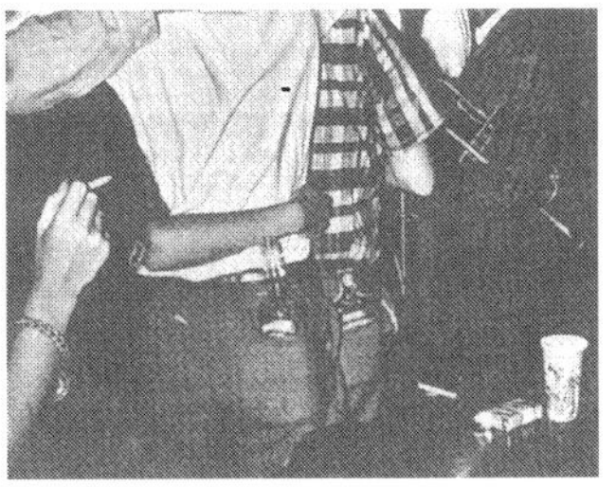

우리나라 청소년 범죄는 예방이 우선되야 하겠는데…….

소년기는 초등학교 아동(6~12세)을 가리키며, 청년기는 중·고등학교·대학교 시기(13~23세)의 학생 및 이에 준하는 연령층을 말한다. 청소년기는 신체적·정신적으로 급성장하는 시기일 뿐만 아니라 아동기에서 성인기로 넘어가는 과도기적 성격을 띄고 있다. 내면적으로는 자아정체감의 추구 및 가치관과 인생관의 확립을 위해 노력하는 시기이므로, 이러한 과정 속에서 좌절과 갈등을 경험하기 쉽고 그것이 원인이 되어 여러 가지 문제행동을 일으킬 가능성이 높다.

② 청소년 범죄의 동향

청소년 범죄에 대한 대검찰청 통계에 의하면 1996년 청소년 범죄의 유형별 분포상황을 보면 폭력범이 36.2%, 재산범이

〈표 4-2〉 청소년 범죄 유형별 현황(1996년)

(단위 : 명)

구 분		1992	1993	1994	1995	1996
계		99,301	110,604	108,342	124,244	146,986
강력범	소 계	3,324	4,662	6,101	4,349	4,566
	살 인	93	116	62	65	69
	강 도	2,074	2,762	3,464	2,684	2,840
	강 간	1,069	1,696	2,522	1,526	1,599
	방 화	88	88	53	74	58
폭력범	소 계	36,622	40,380	40,559	47,523	53,165
	폭행·상해	36,369	40,088	40,140	46,696	52,359
	공갈·협박	253	292	388	802	769
	감금·유인등			31	25	37
재산범	소 계	26,073	28,099	30,247	32,338	34,044
	절 도	23,455	25,428	26,841	28,616	29,936
	횡령·배임	581	684	921	1,056	955
	장 물	694	624	812	739	757
	사 기	1,343	1,363	1,673	1,927	2,396
소 계		22,875	21,457	23,485	30,808	39,378
기 타		10,407	16,006	7,950	9,226	15,833

*폭행·상해에는 폭력행위등처벌에관한법률위반 사범이 포함되어 있음
*강간에는 94.4.1부터 시행된 성폭력범죄의처벌및피해자보호등에관한법률위반 사범이 포함되어 있음.

※자료 : 대검찰청

23.2%, 살인, 강도, 강간 등 강력범이 3.1%, 교통사범이 26.8%로 나타나고 있다. 1992년에 비해 강력범은 37.4%, 폭력범은 45.2%, 재산범은 30.6%, 교통사범은 72.1%가 각각 증가하였고 그 중 교통사범은 전체 청소년 범죄의 증가율(48.0%)을 상회하고 있다. 재산범은 1993년도에 7.7% 증가하여 94년이후 매년 5-7%의 증가추세를 보이고 있고, 교통사범은 1995년까지는 34.7%증가에 그쳤으나 96년도에는 72.1가 증가하는 등 대폭적인 증가추세를 보이고 있다.

비행 유형별 동향을 살펴보기 위해 대검찰청 자료를 중심으로 청소년 비행의 범죄유형별 동향을 살펴보면 다음과 같다(〈표 4-2〉참조).

청소년 범죄자의 연령별 상황을 보면 15세이하의 범죄소년은 1992년에 20.8%이던 것이 1996년에는 29.1%로 8.3% 높아진 반면, 18-19세의 범죄 소년은 1992년에 47.9%에서 1996년에는 34.8%로 13.1% 낮아졌다. 따라서 청소년 범죄자의 연령이 연소화 되어 가고 있음을 알 수 있다.

이같은 청소년 범죄의 동기별 현황을 살펴보면, 청소년들의 개인적인 비행원인은 여러 가지가 있을 수 있으나 〈표 4-3〉에 제시된 바와 같이 대검찰청 통계에 의하면 우발적인 범행이 23.5%로 가장 많고, 다음으로 유흥비 충당 등 이욕범행이 17.0%, 부주의가 13.6%, 취중(호기심)이 10.6%의 순으로 나타났다.

청소년의 건전한 성장·발달에 대한 가정, 학교 및 사회적인 환경요인의 영향은 익히 밝혀진 사실이므로 여기서는 생략하기로 하고, 사회구조적인 요인에 대해서만 간략히 살펴보기로 한다. 청소년비행과 관련해서 사회구조적인 요인을 강조하는 입장에서는 청소년비행을 그것이 발생한 사회문화적인 구조를 반영하는 것이라고 본다. 예컨대 어느 사회에서 청소년 비행이 증가하고 또 그것이 질적으로 바람직하지 못한 조폭범화(組暴犯化)하고 있다는 것은 사회적 구조 내의 모순과 갈등이 심화되고 있음을 암시하는 것으로 간주된다. 청소년 비행과 관련하여 한국사회의 구조적인 문제점들로 지적할 수 있는 요인은 빈부의

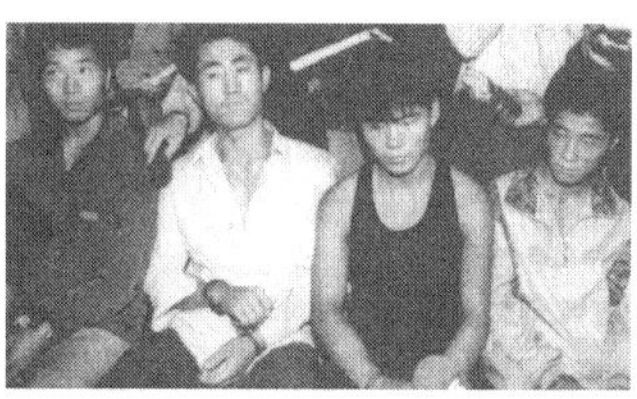

"지존파" 이들은 한때 사회를 공포로 몰아 넣게 한 잔인무도 했던 사악한 범행자들이었다.

격차 · 불평등한 사회구조 · 물질주의 사고방식의 보편화 등일 것이다.

이상에서 설명된 내용들을 기초로 하여 청소년 비행을 사전에 방지하기 위해서는 다음과 같은 대책들을 강구할 수 있을

〈표 4-3〉 청소년 범죄의 동기별 현황(1996년)

(단위 : 명)

연 도		1992	1993	1994	1995	1996
계		99,301 (100)	110,604 (100)	108,342 (100)	124,244 (100)	146.986 (100)
이욕	소 계	9,761 (9.8)	10,840 (9.8)	20,629 (19.0)	22,122 (17.8)	12,030 (17.0)
	생활비	1,571 (1.5)	1,651 (1.5)	1,967 (1.8)	1,691 (1.4)	2,474 (1.7)
	유흥비	6,023 (6.8)	7,464 (6.8)	9,432 (8.7)	9,155 (7.4)	9,472 (1.7)
	허영사치심	2,167 (2.2)	1,725 (1.6)	1,638 (1.5)	1,738 (1.4)	2,471 (1.7)
	기 타			7,592 (7.0)	9,538 (7.7)	11,613 (7.9)
사행심		1,597 (1.6)	1,633 (1.5)	1,036 (1.0)	1,066 (0.9)	1,383 (0.9)
원한분노		2,091 (2.1)	1,897 (1.7)	1,756 (1.6)	1,492 (1.2)	1,870 (1.3)
취중(호기심)		7,260 (2.1)	7,284 (6.6)	9,711 (9.0)	12,346 (9.9)	15,637 (10.6)
우발적		25,407 (25.6)	25,877 (23.4)	26,786 (24.7)	30,813 (24.8)	34,537 (23.5)
유 혹		1,790 (1.8)	2,961 (2.7)	1,251 (1.2)	1,278 (1.0)	1,596 (1.1)
가정불화		129 (0.1)	136 (0.1)	135 (0.1)	134 (0.1)	153 (0.1)
부주의				12,725 (11.7)	16,366 (13.2)	19,925 (13.6)
현실불만				973 (0.9)	1,117 (0.9)	1,693 (1.2)
기 타		51,226 (51.6)	59,576 (54.2)	33,341 (30.8)	37,510 (30.2)	44,162 (30.0)

* 94년도부터는 대검찰청 전산실에서 자료를 작성한 것으로 이욕난의 '기타'와 '부주의', '현실불만' 범행동기로 추가되었음.
* 이욕난의 '기타' 도박비 마련, 치부와 그외의 이용 목적 범행임.

※자료 : 대검찰청, ( )안은 점유율임.

것이다.

첫째, 가정과 청소년 간의 관계 개선을 위한 부모교육, 가치교육, 가정의 심리적 환경에 대한 배려, 대화적 분위기의 조성 등이 필요하다.

둘째, 청소년에 대한 학교생활의 영향력과 관련하여 청소년 지도 전문요원의 양성 및 카운셀링 지도의 확대 · 교우관계를 위한 특별지도, 바람직한 성교육프로그램의 활성화, 공부에 대한 재평가 및 지나친 경쟁의 지양 등이 고려되어야 할 것이다.

셋째, 사회적 환경 요인의 문제로서 사회교육기관을 통한 사회교육 또는 평생교육의 확대, 청소년 복지를 위한 예산기구의 설립, 교육기회 및 노동기회의 평등화, 매스컴의 교육적 기능 강화, 비행을 재발하지 않도록 하기 위한 사회적 여건의 조성 등이 이루어져야 할 것으로 본다.

(3) 가 출

가출은 자녀가 보호자의 허가를 받지 않고 보호감독에서 이탈하여 집에 돌아오지 않는 행위(양만우, 1984)를 지칭한다. 청소년 가출이 위법행위는 아니나 문제행동에 포함되며, 비행의 원인이 될 수 있다는 점에 문제의 심각성이 있다. 최근에 여러 가지 이유로 청소년 가출이 증가하고 있고, 그러한 가출은 그 자체 및 결과에 있어서 중요한 사회문제를 내포하고 있기 때문에 청소년 선도의 대상으로 부각되는 문제라고 하겠다. 비행과 가출경험의 관계에 있어서 비행 소년들은 일반적으로 가출 경험이 많은 것으로 밝혀졌다. 김기두의 연구(1976)에서는 무비행자의 9%만이 가출 경험이 있었는데 비해, 비행자는 57%가 가출을 했었다. 이장현의 연구결과 비행집단의 66%가 가출경험이 있는데 비해서 집단의 7%만이 가출경험이 있다는 응답을 하고 있다.

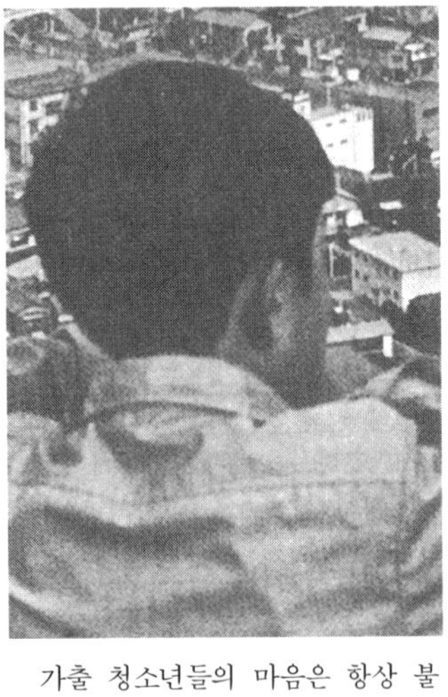

가출 청소년들의 마음은 항상 불안하고 외롭다.

가출의 형태는 다양하여 미수성 가출 · 탐구적 가출, 일차적 가출, 반사회적 가출, 정신장애성 가출로 나누어질 수 있다(김헌수, 1981). 미수성 가출은 가족과 심리적 결속이 강하여 가출을 해도 몇 시간내에 방황하다 돌아오는 경우이고, 탐구적 가출은 반사회적 또는 정신의학적 문제를 야기하지 않고 쾌락이나 독립심을 찾기 위해 또는 모험심에 부풀어 가출을 하는 경우이다. 일차성 가출은 가정내에서의 정서적 문제로 인해 가출하나 심한 반사회적 행동은 나타나지 않는 경우이고, 이와 대조적으로 반사회적 가출은 가출 후의 비행이나 교정하기 어려운 반사회적 행동을 하는 경우이다. 정신장애성 가출은 가출자가 정신박약·정신분열 등의 정신장애로 인해 집을 이탈하거나 방황하는 경우이다.

최근 청소년 가출에 관한 추세를 보면 가출연령의 하양화, 여학생 가출, 향락형 가출의 증가로 요약될 수 있다. 즉, YMCA의 95년 통계에 따르면 14～17세의 청소년이 주류를 이루고 있으며, 중학생과 여학생이 많이 증가한 것으로 나타났다. 실제 청소년 가출의 현황을 살펴보면 98년도 서울 YMCA가 서울시내 중·고교생 2천3백47명을 대상으로 조사한 가출실태조사 보고서에서는 설문조사 대상자의 77.4%가 가출충동을 느껴본 적이 있다고 대답했다. 680명의 청소년을 대상으로 한 조사결과에서는 조사대상자의 19.4%가 가출경험이 있는 것으로 조사됐고〈표 4-4〉, 3번 이상 10번까지 집을 나온 경우도 115명이나 됐다. 가출한 이유에 대해서는 응답자 중 32.3%가 '부모와의 갈등'을 가장 중요한 원인으로 응답했고, 그 다음은 '친구들의 유혹'(16.5%), '부모와의 불화'(13.4%), '개인의 참을성이나 의지부족'(8.4%)순이었다(그림 4-3 참조). 중요한 점은 가정적 요인이 45.7%로 가장 높게 나타났다는 것이다. 따라서 가정의 중요성이 재확인된 것으로 이혼으로 이어지는 부모의 갈등 속에 자녀들은 심한 정신적 충격을 받고 방황하기 쉽다. 사회의 기초단위인 가정이 뿌리부터 흔들리는 것이다. 청소년들의 가출에 대해 전문가들은 구조적 결손에 따른 가정해체 못지 않게 부모역할을 제대로 못해 가정이 무너지는 기능적

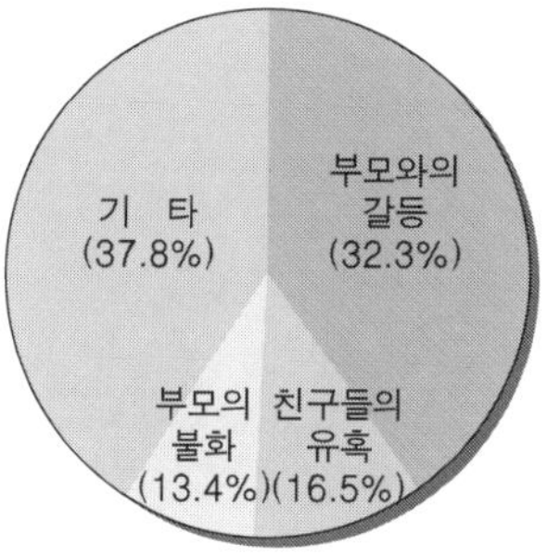

[그림 4-3] 가출 이유

〈표 4-4〉 가출의 경험

(단위 : %)

사 례 수	있 음	없 음	계
680	19.4	80.6	100.0

※자료 : 한국 갤럽 조사(1999)

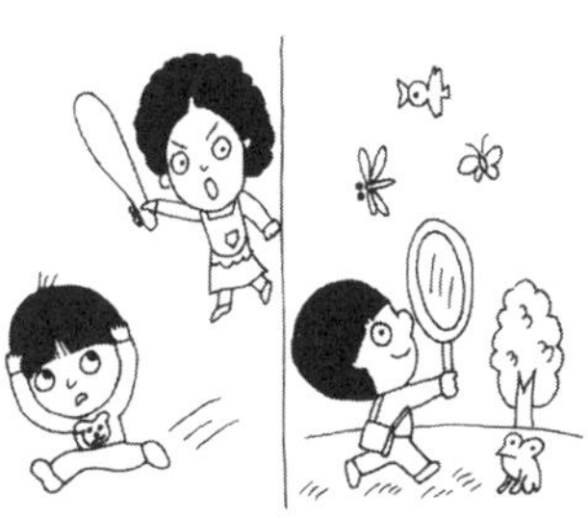

가출은 고통으로부터 도피하거나, 새로운 세계의 탐색을 위한 두 가지 유형이 있다.

결손 현상을 우려한다. 또한 청소년들이 무방비상태로 노출되어 있는 현시점에서 제도적인 장치의 마련도 시급한 과제로 지적했다. 청소년 가출문제는 비단 청소년 자신과 그 가족만의 문제가 아니라 우리 사회의 문제라는 것을 알아야 한다. 이러한 관점에서 청소년 가출은 그 해결점을 모색 할 수 있을 것이다(http : //seoul2.seoul.kr).

청소년의 가출을 예방하고 지도하기 위한 방법으로서 다음과 같은 점들이 제안될 수 있다.

첫째, 가출과 가정환경과의 관계에서 가족 상호간에 신뢰감을 갖고 대화로서 이해하는 화목한 분위기를 조성하는 것이 필요하며, 부모와 자녀의 관계가 친애적이고 수용적인 것이 바람직하다. 특히 부모의 엄격한 훈련방식과 부친의 자기중심적이고 처벌위주의 태도는 자녀의 가출률을 높이는 요인이 되므로 양육방식에 있어서 세심한 배려가 필요하다.

둘째, 가정내에서 뿐만 아니라 학교 및 사회에서도 청소년보호법 등을 제정하여 정책적인 후원을 해주고 청소년들의 문제점에 계속적인 관심과 노력을 기울여야 할 것이다.

3) 노인문제

(1) 노인인구의 증가

오늘날 의약의 발달, 생활환경의 개선, 영양공급의 호전 등으로 인하여 인간의 평균수명은 현저하게 증가하였다. 따라서 고령인구도 증가추세에 있다. 고령의 노인인구 증가현상은 동양이나 서양이나 그 양상을 같이 하고 있다. 흔히 노인인구가 전체 인구의 7%에 이르면 '고령화 사회', 14%선이면 '고령사회'라고 부른다. 고령화사회에서 고령사회로 넘어가는데 프랑스는 115년, 영국과 독일은 45년씩 걸렸다. 그런데 한국은 일본보다 더 빠를 전망으로 23년 정도 걸렸다. 한국의 65세 이상 노인인구는 2000년 7.1%를 넘어 고령화사회에 진입하고 2022년에 14.3%를 넘어서 고령사회가 된다(주간조선, 2000).

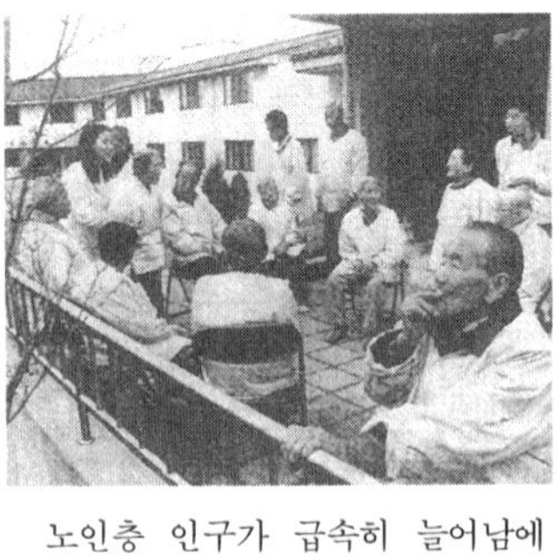

노인층 인구가 급속히 늘어남에 따라 노인문제가 2,000년대의 가장 심각한 사회현안 중 하나로 대두되고 있다.

통계청에서 5년마다 행하고 있는 인구센서스 결과 한국 인구

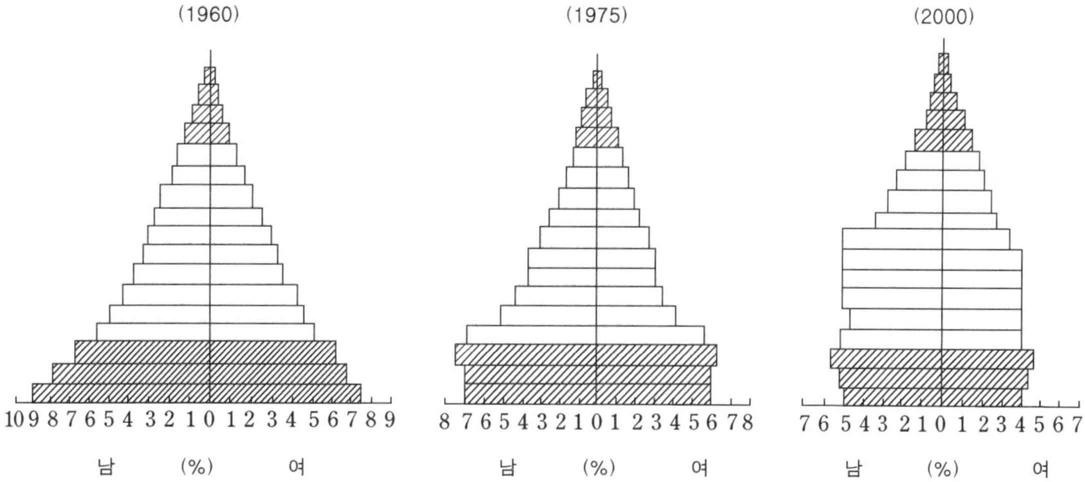

[그림 4-4] 우리나라 연령구조의 변화(1960, 1975, 2000)

구조의 가장 큰 특징은 '고령화'이다. 인구의 고령화란 한 국가의 인구 중에서 65세 이상 노인인구의 비율이 높아지는 것을 말한다. 99년도 한국의 사회지표에 의하면 국민 평균연령, 평균수명, 노령화지수가 계속 증가하고 있어 인구노령화 현상을 반영하고 있음을 실증적 자료를 통해 제시하고 있다. 99년 우리나라 국민의 평균연령이 70년에 비해 8.6세, 97년 평균수명은 11.2세 늘어났고, 노령화지수는 3배이상 증가하여 노령화 현상을 보이고 있는 것으로 조사 됐다(한국의 사회지표, 1999)〈표 4-5 참조〉.

이러한 인구의 고령화는 매우 급속하게 진전되고 있기 때문에 노인계층의 소득보장이나 의료보장문제가 가장 심각한 사회문제로 등장할 것으로 예상된다. 또한 핵가족화의 진행으로 가정에서 주로 담당해왔던 노인부양이 점차로 공공부문으로

〈표 4-5〉 국민 평균연령, 평균수명, 노령화 지수

	국민 평균 연령(세)		평균 수명(세)		노령화 지수(%)	
	70년	99년	71년	97년	70년	99년
계	24.0	32.6	63.2	74.4	7.2	31.4
남자	23.1	31.4	59.8	70.6	–	–
여자	24.8	33.7	66.7	78.1	–	–

※주 : 노령화지수=(65세이상 인구/0~14세 인구)×10

이전되는 경향이 있으며 이에 따라 빈곤노인이나 질병을 가지고 있는 노인에 대한 대책이 중요한 정책과제로 대두될 것이다.

(2) 노인복지문제

우리는 지금 과거에 비하면 놀라울 정도로 풍요로운 사회를 구가하며 선진국으로 진입해 가고 있다. 그러나 우리나라는 경제국인 면에서는 중진국 상위권에 속한다고 하지만 노인복지정책에 있어서는 후진국 하위그룹에 속한다.

앞서 제시된 것처럼 노인인구가 증가되고 있으나 이들 노인 중 70.0% 이상은 스스로 노후 생계를 꾸려 나갈 경제적 여력이 없다. 뿐만 아니라 사회구조가 산업화됨에 따라 노인은 가족에 의해서 부양받을 수 있는 여건마저 감소되었다. 즉, 우리나라 전체 혈연가구 중 핵가족의 비중은 79.8%로 증가세에 있으며, 직계가족비중은 9.1%로 감소추세이다(통계청, 1995). 부부끼리만 사는 가구는 계속 증가하여 전체 혈연가구 중 12.6%를 차지하고 부부와 미혼자녀만 사는 이른바 핵가족은 58.6%이다. 65세 이상인구중 홀로 사는 노인의 비율은 13.7%로 95년 현재 34만9천명이며, 부부 모두 65세 이상이면서 부부끼리만 사는 비율은 16.4%로 41만9천명이다(한국의 사회지표, 1999).

우리나라의 경우 1970년대 초까지만 해도 노부부끼리 살든가 또는 노인단독으로 생활하는 세대는 전체 노인의 7.0%에 불과하였다. 그러나 1980년대에는 그 수가 배로 증가하였고, 98년도 통계청의 조사결과 가구주의 부모와 같이 사는 경우가 54.5%이며, 따로 사는 경우는 44.9%로 조사됐다(통계청, 1999). 이 조사에 따르면 94년과 비교하여 부모가 자녀와 같이 사는 비율은 변화가 거의 없으나(54.7% → 54.5%), 부모가 장남과 같이 사는 비율은 줄어든 반면(36.3% → 30.8%), 장남이외의 아들(14.9% → 19.4%), 딸(3.5% → 4.3%)과 같이 사는 비율은 늘어났다〈표 4-6 참조〉.

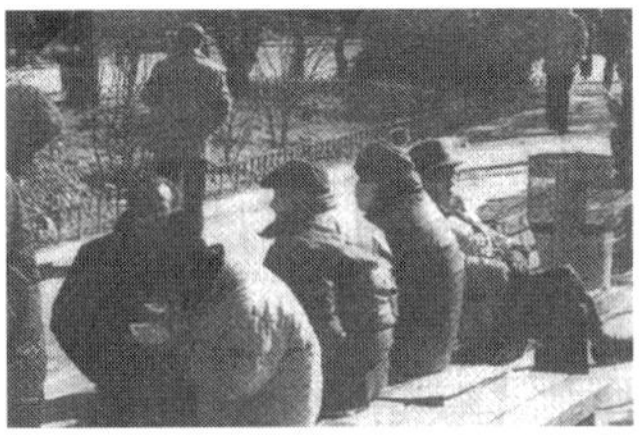

노부모 부양료청구소송은 이제 더이상 노인부양문제가 단순히 도덕이나 윤리를 강조하는 것만으로는 해결될 수 없음을 보여준 사건이었다.

따라서 이제까지 노인들의 부양은 일차적으로 가족이 담당해 왔으나 산업화, 도시화, 핵가족화로 전통적인 가족의 개념이 약

〈표 4-6〉 부모 부양 여부

(단위 : %)

	가구주(가구)	부 모 안계심	부 모 계 심	부모 동거여부		부모의 동거자					
				같이 살지 않음	같이 살고 있음	자 녀	장남	장남이외의 아들	딸	따로삶	기 타
98	100.0	34.0	66.0 (100.0)	(84.3)	(15.7)	(54.5)	(30.8)	(19.4)	(4.3)	(44.9)	(0.5)
94	100.0	31.8	68.2 (100.0)	–	–	(54.7)	(36.3)	(14.9)	(3.5)	(44.9)	(0.4)

※자료 : 한국 갤럽 조사(1999)

해지고 있다. 자녀와 별거하여 노인이 혼자 살거나 노인부부만 사는 가정이 늘어나고 있으며, 나이든 부모를 모시지 않으려는 성향도 강해지고 있다. 최근 확대되고 있는 여성의 사회참여는 개인의 능력개발이나 잠재인력의 활용이라는 측면에서 긍정적인 효과도 있으나 다른 한편으로는 가족 내에서 노인을 주로 부양해온 이들 여성의 사회참여 확대로 인해 가족 내 부양기능이 축소될 것이다. 따라서 인구의 고령화로 인해 급격하게 늘어날 노인복지수요에 능동적으로 대처하기 위해서는 노인복지정책의 방향전환이 필요하다고 하겠다. 이와같은 관점에서 앞으로의 노인복지 증진을 위한 주요 정책과제는 다음과 같다(한국보건사회연구원, 1997).

① 노인의 의료보장

노인은 다른 연령계층과 구별되는 특징적 의료욕구를 갖고 있으므로, 인구의 고령화에 따라서 사회는 의료공급과 재원조달에 관하여 새로운 과제에 당면하게 된다. 우리나라는 아직 노인의료가 당면과제로 제기되고 있는 형편은 아니지만, 인구의 고령화가 빠른 속도로 진행되고 있기 때문에 지금부터 노인의 의료보장문제를 해결해야만 한다. 우리나라의 노인의료보장과 관련된 문제점으로서는 네 가지를 지적할 수 있다. 첫째, 노년인구는 증가하고 가족의 부양능력은 감소하는 경향을 보이고 있으며, 둘째, 노년인구의 의료수요와 의료비가 다른 연령계층에 비하여

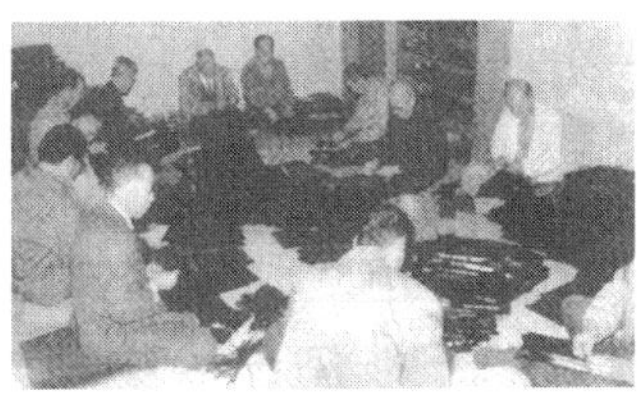

고령사회의 도래는 노령복지나 의료등 많은 사회문제를 초래한다.

빠른 속도로 증가할 것으로 전망되며, 셋째, 우리나라 의료공급 체계는 노인의 특징적 의료욕구를 충족시키는데 부적합하고, 마지막으로 노인의료비 부담이 특정계층에 편중된다는 점이다.

② 노인소득보장

오늘날 노인문제가 심각한 사회문제로 부각되고 있는데, 그 중에서 노인 개개인의 생존에 직결되는 기본욕구인 빈곤문제가 가장 우선적으로 해결되어야 한다. 특히 문제발생의 배경에 드리워져 있는 사회적 의의를 분석한다면, 노인빈곤문제는 노인이나 그 가족에게 맡겨 둘 것이 아니라 사회적 국가적인 책무로 수용되어야 한다. 그동안 우리나라는 이러한 맥락에서 노인복지정책을 수립하여 실천하고 있으나, 노인 소득보장의 경우 체계적인 해결방안도 미흡할 뿐만 아니라 급여수준 역시 낮아, 건강하고 인간다운 노후생활보장에 미치지 못하고 있는 실정이다. 노인 소득보장대책의 일환으로서 무 갹출 노령연금제도를 지금이라도 단계적으로 실시하는 정책이 요구된다. 또한 기존의 연금제도, 생활보호사업, 노령수당과 함께 무갹출 노령 연금제도가 노후소득보장을 위해 통합된 노인 소득보장정책으로 체계화될 필요가 있다.

③ 노인주거보장정책

노인인구의 급속한 증가, 노인가족형태의 급속한 별거형 지향적 변화, 장기요양보호노인의 증가로 인하여 노인주택정책은 장기적인 안목에 체계적으로 추진되어야 한다. "1가구 1주택의 거주"를 원칙적으로 보장하고, 다양한 형태의 노인전용 주택을 개발하는 것이 바람직하다. 3세대 동거주택, 중산층 이상의 퇴직자를 위한 노인촌, 저소득층 노인을 위한 소규모 노인의 집의 개발이 필요하다.

④ 노인의 사회참여 및 여가활동

노인이 되면 정신적, 신체적 기능의 저하, 사회적 역할의 상실 및 가족내의 지위변화 등에 의해 그 활동영역이 크게 제한

받게 된다. 노인으로 하여금 지역사회와의 교류를 통하여 보람 있는 삶을 찾도록 하는 것이 사회참여활동의 목적인데, 이러한 활동에는 취업, 여가 및 자원봉사 등이 있다. 현재 노인취업대책으로 노인공동작업장과 노인능력은행이 설치, 운영되고 있으나 형식적인 지원으로 노인취업욕구의 해결에 크게 기여하지 못하고 있다. 재정부족, 프로그램의 미비, 지역사회와의 미약한 유대 등으로 활성화되지 못하고 있다. 또한 노인자원봉사활동은 조기청소, 자연보호, 교통정리 등 주변적인 활동에 국한되어 있으며, 노인의 축적된 경험과 능력을 활용할 수 있는 활동은 미미한 실정이다. 그러나 선진국에서는 정부가 실버산업(silver industry) 육성을 위한 다각적 노력을 하고 있으나 우리나라의 경우는 실버산업에 대한 정책이 마련되어 있지 못한 실정이다.

사회구조가 도시화, 분업화, 핵가족화되고 있는 산업사회에서는 실버산업의 일환으로 설치·운영되는 효도대행센터(Aging Service Center)의 출현이 불가피하다.

우리 정부는 올림픽이나 잼보리, 또는 엑스포를 개최하는데는 천문학적인 거액을 투입하면서도 절대빈곤, 상대적 빈곤으로 고통받는 노인들을 위해서 버스표 몇장씩 더 달라거나 경로당 연료대를 몇푼씩 증액시켜 달라거나 극빈노인을 위한 생계비 지급과 관련된 예산의 증액을 요구하는 등 노인 복지를 위한 예산 할당을 요구하면 돈이 없다는 이유로 일언지하에 거절당한다(박재간, 1994).

위와 같은 사실은 우리나라의 정책결정자들이 노인문제의 유형, 심각성, 그리고 노인문제의 제기 원인이 무엇인지를 제대로 파악하고 있지 못하기 때문이다. 노인문제란 가족에 의해서 해결되지 못하므로 제기되는 사회문제이다. 가족과 사는데 적지않은 문제를 가진 노인들을 몇푼의 부모 부양수당을 주거나 세제(稅制)혜택을 부여함으로써 가족 품으로 돌려 보내려는 정책을 추구하는 것은 이론적으로 큰 모순점이 있다.

이는 국가가 책임져야 할 일마저 가족에게 떠 맡기는 책임회피성 정책이라는 비난을 면치 못하게 된다. 고령화사회에서 제기되는 노인 문제는 공적(公的)대응 일변도, 또는 사적(私的)대응일변도 만으로는 해결하기가 곤란하다. 이에 따라 공적 기관이 행·재정적으로 책임을 지는 기반위에서 가족 부양과 지역복지의 자원을 최대한도로 활용하는 정책의 추구가 요망된다. 또한 경제력있는 노인들의 문제는 민간기업이 실버산업의 일환으로 문제 해결의 일익을 담당하는 방향으로의 정책발전도 있어야 할 것으로 본다.

4) 성문제

오늘날 우리 사회에서 성개방의 문제는 점점 그 심각성을 더해 가고 있다. 이는 현대사회가 산업화, 도시화로 더욱 다원화, 복합화되어 감에 따라 사회생활에서 이성교제의 폭이 넓어지고 있으며, 서구문명의 급격한 유입과 더불어 서구사회의 성개방 풍조가 밀려들어온 결과 때문이라고 볼 수 있다.

이러한 성개방의 대표적인 문제가 성폭력과 더불어 미혼모의 증가이다. 우리나라의 미혼모는 최근 수년간 약 38.4%의 증가가 통계적으로 입증되고 있다(김근조, 1985). 조사자에 따라서 다소 통계가 다르게 나타날 수 있으나 미혼모의 수가 급격하게 늘어나고 있다는 사실은 모두 지적하고 있다(안순덕, 1985). 이러한 미혼모의 계속적이며 급격한 증가추세는 미혼모 자신이나 출생된 아기 그리고 사회 전체에 미치게 될 영향을 고려해 볼 때 심각한 사회문제가 아닐 수 없다. 여기에서는 우선 미혼모의 개념과 그 특징을 살펴보고 발생원인과 미혼모의 실태 그리고 해결방안 등에 대하여 한림대학교 허남순 교수의 연구를 중심으로 알아보고자 한다.

(1) 미혼모

① 미혼모의 개념 및 실태

미혼모란 "아기를 갖게 한 상대방 남자와 합법적이고도 정당한 결혼절차없이 아기를 가지게 된 여자"를 말한다(김근조, 1985). 즉 결혼전 성행위로 어머니가 된 여성을 말하며 혼인한 사실이 없고 사생아를 가진 어머니를 말한다.

이러한 미혼모의 특징에 대해서 Young은 미혼모는 부모와의 관계가 좋지 않으며 동성 또는 이성간에 가까운 관계를 맺을 능력이 없고 사랑과 미운 감정의 갈등 속에 있으며 자신을 나무라는 경향이 높다고 하였으며, Panner는 미혼모와 미혼부에 관한 연구를 통하여 사회적·심리적으로 미혼모와 미혼부의 특징이 거의 일치한다고 하였다(손의육, 1983).

미혼모의 문제는 어제 오늘 시작된 문제가 아니다. 하지만 사회가 산업화되고 서구화 되면서 점점 더 심각하게 되어가는 문제가 미혼여성들의 혼전 임신과 그들에게서 태어난 아기들의 문제이다. 남녀 칠세 부동석을 사회적인 규범으로 생각해왔던 한국 사회에서는 미혼모와 그 아기들을 죄인시 하고 냉대하였으며 이와 같은 사회의 태도는 아직도 크게 변하지 않은 것 같다.

한국의 경우 미혼모의 숫자는 1980년대 중반까지 계속 증가하였으나 1980년도 후반부터는 점차 감소하였다. 보사부 통계에 의하면 1985년에는 4세 미만의 기아가 11,600명이었던 것이 1994년도에는 미혼모가 친권을 포기한 아동이 1,781명, 그리고 기아가 1,386명, 전체 3,100여명으로 감소하였다. 이와 같은 통계만 살펴보면 그동안 국가에서 벌려왔던 가족계획정책이나 청소년을 위한 성교육이 성공한 것으로 생각할 수 있다. 그러나 이들 사업은 미혼모에게서 태어나는 아기의 절대적인 숫자를 줄이는 데는 성공했다고 할 수 있지만 그것이 미혼여성의 임신율을 줄이거나 그들의 성에 대한 지식이나 가치관에 영향을 주었다고는 생각할 수 없다. 이는 기아나 미혼모의 아동의 숫자가 줄어 드는 것에 비하여 미혼여성의 인공유산율이 높아지고 있고 또한 미혼모의 연령이 낮아지는 것으로 가늠하여 짐작할 수 있다.

얼마전 학교에 등교했던 여학생이 진통을 겪고 아기를 분만한 사실이 며칠 간격으로 신문에 크게 보도된 적이 있다. 이 신문을 읽은 대부분의 사람들의 처음 반응은 어떻게 그런 일이 있을 수 있을까하는 경악에 가까운 놀라움이며, 그 다음은 부모가 어떤 사람인데 임신 열달동안 그 사실을 모르고 있었을까 하는 부모에 대한 비난이고, 다음으로 그 학생이 얼마나 괴로

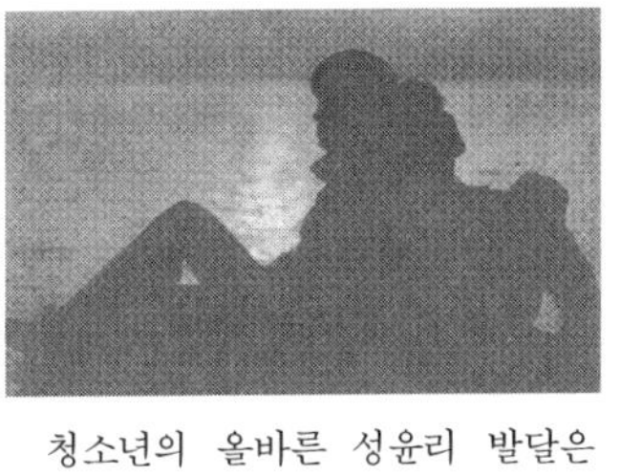

청소년의 올바른 성윤리 발달은 건강한 가정 학교 사회에서만이 기대할 수 있다.

워 했을까 하는 어리석도록 혼자만 고민해온 학생에 대한 연민과 동정이다. 어떻게 부모가 그때까지 몰랐을까 하는 비난에는 부모가 알았으면 일찍 임신 중절을 해주었던지 아니면 적어도 학교에서 진통을 겪는 일을 방지했을 것이라는 의미가 내포되어 있다.

그러나 아무도 혼전에 임신을 한 학생이나 젊은 여성이 어디에서 누구에게 마음놓고 상담을 할 수 있는지, 또는 학교나 사회에서는 얼마나 정확하게 성교육을 시키고 있는지에 대하여 묻지 않고 있다. 또한 이들 미혼여성을 임신하게한 남자의 무책임성을 비난하는 경우도 많지 않다. 텔레비젼이나 비디오 잡지들이 성에 대하여 자극적인 광고와 기사를 실으며, 청소년들을 자극하는데 비하여 과연 가정이나 학교 또는 일반 단체들이 이들에게 제대로된 성교육을 시키고 있는가도 의문이다. 또한 이들 미혼모들이 과연 일반 다른 미혼모가 되지 않은 청소년들에 비하여 더 성적으로 타락된 사람들인가 하는 것도 의문이다. 오늘날 사회는 미혼여성이 임신을 하고 낙태를 하는 것에는 관대한데 비하여 미혼여성이 아기를 낳는 것에 대하여는 죄인시하는 경향이 있다. 최근에 보도된 자료에 의하면 오늘날 한국에는 출산하는 아기가 80만명인데 비하여 낙태 되는 아기가 210만명으로 더 많다고 한다. 그러면 사회의 질타를 받으면서 아기를 분만하는 이들 미혼모들은 누구이며, 사회는 그들에 대하여 왜 관심을 가져야 되는가? 그리고 그들을 위한 복지정책이나 서비스는 어떠하며 어떻게 변화되어야 하겠는가가 문제가 될 것이다.

② 미혼모의 실태

우선 애란원에서 전국 7군데의 미혼모 보호시설, 3개의 입양기관을 대상으로 조사한 보고서와 두 곳의 입양기관에서 제시해준 통계를 중심으로 미혼모의 실태를 살펴 보면 다음과 같다 (허남순, 1999).

첫째로 우선 80년대의 조사들과 크게 다른 현상이 미혼모의 저연령화 현상이다. 애란원 조사의 경우, 19세미만의 미혼모가 전체 미혼모의 50% 정도를 차지하고 있었고, 입양기관의 경우는 저연령화가 더 심하게 나타나서 15~16세 미만의 나이 어린 미혼모가 전체 미혼모의 6%나 되었다. 미혼모의 연령이 어린 경우 미혼모나 아기에게 발생할 수 있는 여러 문제 중에서 의료적인 문제가 심각하다. 한국의 경우는 정확한 통계가 없어서 알 수 없지만 외국에서 발표된 자료에 의하면 십대 임신의 경우 임신중독, 빈혈, 조산아 또는 미숙아, 기형아 분만 또는 자연유산, 사산 등의 비율이 일반 임신에 비하여 상당히 높다고 보고되고 있다. 조산아 또는 미숙아 분만은 아동의 뇌성마비, 정신지체, 간질, 학습기능장애 또는 다른 뇌의 장애와도 관련이 깊다. 십대의 미혼모나 그 아기가 다른 성인 미혼모에 비하여 더 어려움을 겪는 가장 큰 이유는 십대들이 임신에 대한 지각이 늦어서 제대로 식사를 하지 않거나, 음식물이나 약물을 조심하지 않고 먹거나, 건강에 대한 주의가 부족하고 심지어는 미혼모 자신이 아직 발육이 제대로 되지 않은 상태임으로 아기나 산모의 건강에 위험을 갖고 오게되는 것이다.

두번째로 나타나는 특징은 미혼모들의 고학력화 현상이다. 조사에 의하면 약 20세 이상의 미혼모의 경우, 70% 이상이 고졸이상의 학력을 가지고 있었다. 입양기관의 통계에 의하면 현재 대학교 재학중인 미혼모도 6%나 되었다. 20대 이상의 미혼모의 학력이 과거 85년도 보다 높아진 것은 전체 국민의 학력이 높아진 데에도 큰 원인이 있다고 하겠다. 이제 미혼모의 발생은 과거와 같이 성에 무지하고 판단력이 부족한 사람들에게서 발생하는 것이 아니라 정상적인 교육을 받은 고학력의 인구에서도 많이 발생하고 있다는 것이다.

세번째의 특징은 20대의 미혼모의 경우 학력이 높아진 것에 비하여 19세 미만인 미혼모의 경우는 학력이 상대적으로 낮다는 것이다. 19세 미만의 경우 약 80%의 미혼모가 고등학교 중퇴나 중학교 졸업 또는 중퇴였다. 한 입양기관의 통계에 의하면 미혼모 중의 약 14%가 고등학교 재학중이거나 심지어 중학교 재학중인 학생들이었다. 이들 십대의 미혼모의 경우는 학력이 낮고 특별한 기술이나 직업이 없으며, 그위에 임신과 분만이라는 고통을 겪게 됨에 따라 임신후에 특별한 지도가 없으면 자포자기하여 다시 임신을 하게 되거나 쉽게 돈을 버는 유흥업 등의 일을 하게 되기가 쉽다. 학교에 재학중인 미혼모의 경우도 분만으로 인한 심리적인 갈등과 학교의 친구나 선생님들이 알게되는 것에 대한 두려움 등으로 가족의 특별한 배려가 없으면 쉽게 학교를 중단하거나, 심리적인 장애 또는 사회적인 부적응의 문제를 가져올 수 있다. 사실상 조사 대상 미혼모의 50%정도가 사춘기의 충동, 친구의 유혹, 학교생활 부적응 등으로 가출한 경험이 있다고 한 것으로 미루어서도 문제의 심각성을 짐작할 수 있겠다.

네번째의 특징은 미혼모의 학력이 높아지고 그동안 사회나 학교에서 성에 대한 교육을 강조 하였음에도 불구하고 아직도 성에 대한 지식이나 성에 대한 지식의 습득경로가 과거 10년전에 비하여 거의 달라지지 않았다는 것이다. 성에 대한 지식을 얻는 최고의 경로는 친구이며 그외에 잡지, 비디오, 텔레비젼 등으로 나타났다. 가정은 여전히 성교육이 거의 이루어지지 않는 곳이었으며 학교는 그보다는 훨씬 좋아서 30% 정도가 학교에서 정보를 얻었다고 하지만 이는 절반도 못되는 적은 수였다. 이들의 피임에 대한 지식은 피임약이나, 질좌약 또는 생리조절법 등에 대하여서도 전혀 들어본적도 없거나 들어본적이 있다는 정도로 부족하였고, 실제로 피임방법을 사용해본 경우도 84년도에 비하여 더 감소하였다. 이는 그 동안의 성교육이 젊은 세대의 성의식이나 성문화가 바뀌어 가고 있는 것에 비하여 너무 피상적이고 교과서적인 교육만을 답습한 결과라고 생각된다.

다섯번째는 첫번 성관계의 연령이 저연령화 된 것이다. 자료에 의하면 약 68%의 미혼모가 19세 미만에 성관계를 경험한 것으로 나타났다. 이와 같이 일찍 성경험을 하는 경우 결혼을 전제로한 관계이기 보다는 즉흥적이고 충동적인 경우가 많고 따라서 그 관계가 불안정하고 깨어지기 쉬우며, 따라서 결혼전에 여러 사람과 불규칙적으로 성관계를 가질 수 있는 높은 가능성을 내포한다. 따라서 이와 같은 불규칙적인 성관계는 피임을 어렵게 하며 또한 다양한 성병을 일으키게 하는 중요한 요소가 될 수도 있다. 미국의 경우도 나이가 어려서 성관계를 할수록 여러 남자와의 불규칙적인 관계를 맺기 쉬우며 혼전 임신 등의 가능성이 높아진다고 보고하고 있다. 실제로 애란원의 조사도 성관계를 갖게 된 동기로 순간적인 충동 또는 사랑하여서가 많다. 그러나 강간 또는 설득과 강요도 23%로서 십대의 미혼모들이 사회의 성폭력에 노출되어 있음을 알 수 있다.

여섯번째는 미혼모들의 나이가 많을수록 임신횟수가 증가하는 것이다. 19세미만의 경우는 94%가 첫번째 임신인데 비하여, 20세에서 26세사이는 62%만이 첫번째 임신이고 27세가 넘으면 30% 만이 처음 임신이었다. 심지어는 4회까지도 임신을 한 경험이 있다고 하였다. 이들 대부분이 먼저번의 임신을 인공유산으로 처리하였으며 아기분만의 이유도 더 이상 유산을 하는 것이 다음에 임신하는데 지장이 있어서인 경우도 많다. 이와 같은 혼전의 유산은 불임의 근원이 될뿐 아니라 산모의 건강을 해치고 심리적으로도 그에 대한 죄책감과 불안 등으로 결혼후에도 불임, 불감증, 또는 심한 우울증 등을 유발하여 결혼생활에 불행을 갖고 올 수 있는 근원을 제공한다.

일곱번째의 사실은 임신을 인지하는 시기가 매우 늦다는 것이다. 임신 3개월이전에 임신을 인지하는 경우가 40%이내였으며, 임신한지 6개월 정도되었을 때 임신사실을 인지한 사람들도 30%나 되었다. 이는 이들이 임신이나 성에 대해 얼마나 무지한가를 이야기 해줄 뿐만 아니라 이들의 경우 모자보건을 위한 진료는 커녕 임신시에 주의해야 할 조치도 전혀 하지 못했다는 이야기이다. 이를 나타내는 단적인 예로서 입양기관에 의뢰되는 아동들 중 미숙아, 조산, 또는 기형아가 과거에 비하여 훨씬 증가됐다고 한다. 이는 태어나는 아동의 불행일 뿐만 아니라 사회전체의 문제가 되기도 한다.

여덟번째는 한국인의 생명경시 사상과 의료계의 부도덕성이다. 십대 미혼모일수록 70% 이상이 출산동기를 임신중절의 시기를 놓쳐서라고 하거나 또는 인공유산할 돈이 없어서라고 한다. 이들의 경우 다시 임신을 하는 경우 인공유산을 할 가능성이 많으며 이로 인해 건강을 해칠 염려가 많이 있다. 인공 유산은 임신초기에만 행해지는 것이 아니라 임신 8-9개월에도 행해지고 있다는 것은 미혼모 상담을 하는 전문가들에게는 이미 알려진 사실이다.

아홉번째는 미혼부들의 무책임성과 미혼모들의 자의식의 부족이다. 자료에 의하면 40%이상의 미혼부가 아직 25세 미만의 어린 나이로서 학생, 재수생, 군인 또는 무직 등으로서 아직 생활능력이 없는 사람들이 많았다. 그러나 미혼부중 21%는 회사나 직장을 다니는 31세 이상의 성인들이었고 가정을 가진 유부남의 경우도 많이 있었다. 그러나 미혼모가 미혼부에게 임신사실을 알린 경우가 57% 밖에 되지 않았으며 그나마 이들과의 관계도 끊어진 경우가 많았다. 따라서 미혼부들의 경우 자신들의 무책임한 행동으로 미혼모나 아기가 어떠한 어려움을 당하고 있는지 조차 인지못하고 있는 경우가 반이상이었고 그나마 임신사실을 알리자, 연락을 끊어 버리는 무책임한 사람들이 많았다. 그럼에도 불구하고 많은 미혼모들이 그에 대한 책임을 자신에게 돌림으로써 미혼부와의 적극적인 해결방법을 얻지 않고 있다. 이와 같이 미혼부가 미혼모의 임신사실을 인지하지 않고 있으며 그에 대한 죄책감내지 책임감을 전혀 느낄 수 없는 상황이라고 하면 이들 미혼부들은 결혼할 때가지 또는 결혼해서도 계속해서 제2, 제3 의 미혼모를 만들어 낼 가능성이 많다.

열번째는 과거에 비하여 많은 부모들이 자녀들의 임신사실을 알고 있다는 것이다. 조사에 의하면 60%가 넘는 부모나 가족들이 임신 사실을 알고 있으며 그중 어떤 부모들은 집을 나가라고 하거나 냉대를 하는 경우도 있지만 부모의 과반수가 미혼모에 대하여 동정적이라는 것이다. 또한 미혼모들의 많은 수가 분만후 집으로 돌아가기를 원한다는 것이다. 특히 십대 미혼모의 경우는 40% 이상이 집으로 돌아가기를 원하며, 실제로는 70-80%가 집으로 귀가 하는 것으로 되어 있다. 따라서 이들을 맞는 부모들의 역할이 어떠하냐가 미혼모의 재임신을 예방하거나 원만한 사회복귀를 꾀하는데 중요한 역할을 할 수 있겠다. 그럼에도 불구하고 이들 부모들을 위한 상담과 교육에 대한 프로그램은 없는 것으로 알고 있다.

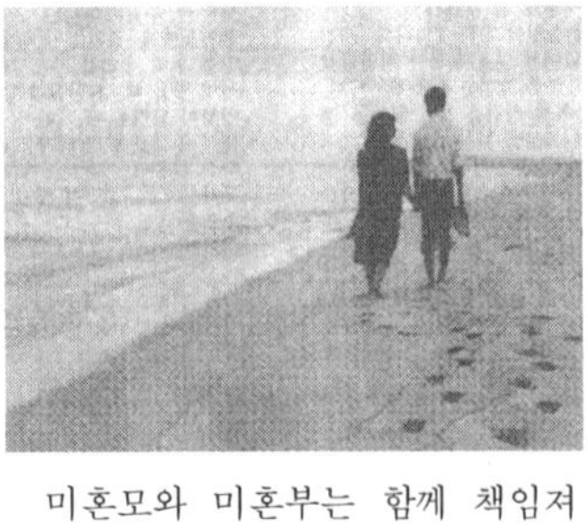
미혼모와 미혼부는 함께 책임져야 한다는 도덕적 의식의 변화가 있어야만 문제해결에 도움을 준다.

열한번째는 미혼모의 경우 분만후 취업을 원하는 경우가 십대의 경우 25%, 20대의 경우 40%가 넘는 높은 숫자임에도 불구하고, 이들의 취업에 대한 대책이 막연하다는 것이다. 특히 십대의 경우 고등학교도 졸업하지 않은 저학력에 기술도 없는 상태에서 집으로 귀가하지 않고 취업을 하기원하는 경우 그들이 취업하여 생계를 유지할 수 있는 길은 극히 제한되어 있는 형편이다. 그들을 위한 사후 보호나 상담 등의 제도가 잘 마련되어 있지 않으면 특별한 기술이나 전문지식이 없어도 취업이 가능한 서비스 업종으로 들어갈 가능성이 많다.

열두번째는 임신이후 미혼모들이 겪는 가장 큰 어려움은 마음의 혼란, 가족과의 관계, 주위의 시선 또는 아기의 문제였으며 출산후에 가장 큰 필요한 도움도 대부분의 미혼모들이 정신적인 위로와 격려 또는 가족의 용서로서 미혼모들이 임신으로 인하여 얼마나 큰 어려움을 겪고 있는가를 단적으로 나타내는 것이라고 할 수 있다. 그외에 산전 산후 보호 또는 병원 알선등이 이들 미혼모들에게 필요한 것으로 나타났다. 10대의 미혼모는 의료보험이 없거나 부모에게 얹혀 있는 경우가 많음으로 산전 진료나 분만시에 의료 보험을 이용할 수가 없고 따라서 십대로서는 부담하기 어려운 진료비나 분만비때문에 어려움을 겪는다. 20대의 경우도 그 정도는 10대에 비하여 덜하기는 하지만 그 심각도는 마찬가지다.

열세번째는 십대의 미혼모가 증가하고 많은 미혼모들의 부모가 임신의 사실을 인지하고 있음에도 불구하고, 미혼모나 미혼부 또는 이들의 가족을 위한 상담 교육의 제도는 과거와 거의 변함이 없으며, 도리어 미혼모들이 분만 직전에 또는 그후에 상담기관에 연락함으로써 상담이 더 어렵게 된다는 것이다.

③ 원인 및 대책

미혼모의 발생요인은 규정짓기 어려우리만큼 복합적이다. 안순덕(1985)의 사회복지기관에 수용된 미혼모 1,406명을 대상으로 실시한 연구결과를 보면, 가정의 교육정도가 낮고 가족의 소득수준이 낮으며 부모의 성에 대한 태도가 보수적이고 폐쇄적일수록, 친구의 성태도가 개방적일수록, 자아정체감이 안정되어 있지 못할수록, 결손가족일수록 미혼모 발생가능성이 높은 것으로 나타나고 있다.

이러한 가정적 요인외에도 학교교육적인 측면에서는, 학교에서의 성교육의 미흡이 청소년의 성에 대한 무지와 잘못된 성관념의 원인이 된다고 볼 수 있다.

사회적인 측면에서 미혼모의 발생요인을 보면 사회변화에 따르는 정신적인 불안정, 급속화된 경제발전, 선진문화의 도입 등 가속화되는 환경변화속에서 나타나는 사고의 혼미, 기성세대와 미성년자와의 사고방식과 행동에서 오는 세대간의 격차, 가치관의 혼란과 청소년의 가출, 성도덕의 문란 등을 주요 요인으로 들 수 있을 것이다.

미혼모 발생을 예방하기 위하여 정부에서는 미혼모 복지 사업의 일부로 고등학교나 근로자들 2-3백명을 대상으로 대단위 집단의 성교육을 포함한 계몽 교육을 실시하고 있다. 뿐만 아니라 현재 청소년 성교육의 일환으로 학교에서도 정규 교과목 과정 중에서 또는 가족계획 협회 등과의 연결을 통하여 성교육을 실시하고 있다. 과거에 비하여 사회나 학교에서 성교육을 실시하는 경우가 많아졌다. 하지만 아직도 학교별, 지역별 차이가 커서 구체적으로 성에 대한 교육을 받은 학생들이 있는가 하면 거의 여성의 생리에 대한 교육외에는 다른 성교육을 못받은 학생들도 많다. 또한 남녀간에도 차이가 커서 여학생 위주의 성교육이 실시되고 있는 경우가 많다. 또한 어떠한 내용을 어느 시기에 할 것인가도 시대의 조류를 반영하지 못하고 있다. 젊은 사람들의 성의식이나 행동이 급진적으로 발전해 가는데 비하여 학교에서 가르치는 성교육의 내용은 아직도 구태의연한 진부한 상식의 수준에 머물러 있는 것이라고 할 수 있다. 이는 모대학의 조사에서도 여실히 나타났다. 모대학에서 남녀학생 등을 대상으로 조사한 내용에 의하면 “서로 사랑하는 사이면 성관계를 가질 수 있다”가 여학생의 경우 30%가 넘고, 남학생의 경우는 50%가 넘었다. 또한 “처음 만난 사람과도 기회가 주어진다면 성관계를 할 수 있다”고 한 경우가 남녀 모두 20%가 넘는 수준이었다. 이와 같이 그들의 성의식이나 행동이 진보적인데 비하여 그들의 구체적인 피임지식은 전무한 형편이었다. 그들의 대부분이 피임약을 어떻게 사용하는지, 심지어 어떠한 피임도구가 있는지도 모르는 형편이었다. 그동안 국가에서는 성교육을 실시한다고 하였지만 대부분의 미혼모들이 피임에 대하여 들어보지도 못한 사람이 많고 임신을 하고도 5개월이 넘어서야 임신을 했는지 알게 되는 것으로 보아 성교육이 제대로 이루어졌다고 볼 수 없다.

미혼모 문제를 해결하기 위한 대책은 예방과 당면문제에 대한 해결책이 병행되어 직접·간접적인 해결책을 갖도록 해야 할 것이다(김용숙, 1982).

• 교육적인 측면에서의 예방책

올바른 성교육을 통해 건전한 성에 대한 가치관을 확립시켜 건전한 이성교제를 할 수 있도록 가정, 학교, 사회의 보다 많은 관심이 있어야 한다. 또한 가정에서는 청소년기 성장단계에서 오는 심리적인 욕구 등에 대한 관심과 이해로 신체변화에 따르는 불안감이나 긴장감을 해소할 수 있는 부모의 교육적인 배려가 요청된다.

• 치료적 측면에서의 해결책

미혼모를 대상으로 상담전문가에 의한 상담서비스가 이루어져야 하며 미혼모를 보호할 수 있는 보호시설과 입양기관이 확충되어 미혼모가 직업교육 등을 통하여 스스로 사회생활에 적응할 수 있도록 하는 사회제도적 뒷받침이 필요하다.

(2) 성폭력

현대사회가 산업화, 도시화됨에 따라 새로이 급증되고 있는 사회병리현상의 하나가 성폭력(성추행)문제이다. 성폭력, 그 중에서도 특히 강간이란 여성학적 관점에서 볼 때 '어떤 사람(여성)에게 그 사람의 동의없이 성교행위를 하는 것'이라고 정의할 수 있다. 여기에서 '동의없이'란 반드시 신체적 저항만이 아니라 싫다는 의사표시를 한 경우를 포함한다(심영희, 1990).

① 실 태

공식통계를 기초로 한 인구 10만명당 강간사건 발생건수는 1988년 현재 10.9명인데 비해 (법무 연수원, 범죄백서, 1989). 한국형사정책연구원이 2,264명을 대상으로 실시한 설문조사에 나타난 강간 피해자는 인구 10만명당 485.9명이였다. 이를 통해 숨은 범죄가 공식범죄의 44.6배에 이른다는 사실을 알 수 있다. 이와 같은 사실을 통해 볼 때 강간신고율은 2.2%에 불과한 것으로 추산된다.

② 유형별 정도

여성들이 생애동안 경험한 성폭력 피해를 유형별로 보면, 육체적·물리적 강제에 의한 성폭력의 경우, 심한추행이 15.7%, 강간미수 30.2%, 강간 40.9%, 어린이 성추행이 9.2%로 나타났으며, 심리적·경제적 강제에 의한 성폭력의 경우는 심한추행이 23.4%, 강간미수 68.2%, 강간 56.1% 그리고 어린이 성추행이 14.9%로 나타나 어린이 성추행도 예상보다 많음을 알 수 있다〈표 4-7 참조〉.

〈표 4-7〉 성폭력 가해자의 행위방식

단위 : 명(%)

성폭력 유형 가해자의 방식		심한추행	강간미수	강 간	어린이 성추행
육체적 물리적 강 제	합	84(15.7)	92(30.2)	67(40.9)	13(9.2)
	폭력이나 협박	11(2.1)	48(15.7)	28(17.1)	13(9.2)
	술, 약물을 먹임		10(3.3)	12(7.3)	
	무력상태 이용	73(13.7)	34(11.1)	27(16.5)	
심리적 경제적 강 제	합	125(23.4)	208(68.2)	92(56.1)	
	위 력	7(1.3)	21(6.9)	10(6.1)	
	위계나 속임수	43(8.1)	70(23.0)	51(31.1)	21(14.9)
	애 원	75(14.0)	117(38.4)	31(19.1)	
복잡한 장소 이용		39(7.3)			
한적한 장소 이용		270(50.6)			
순진함 이용					105(74.5)
기 타		16(3.0)	5(1.6)	5(3.0)	2(1.4)
합		534(100.0)	305(100.0)	164(100)	141(100.0)

※자료 : 한국 성폭력 상담소(1998)

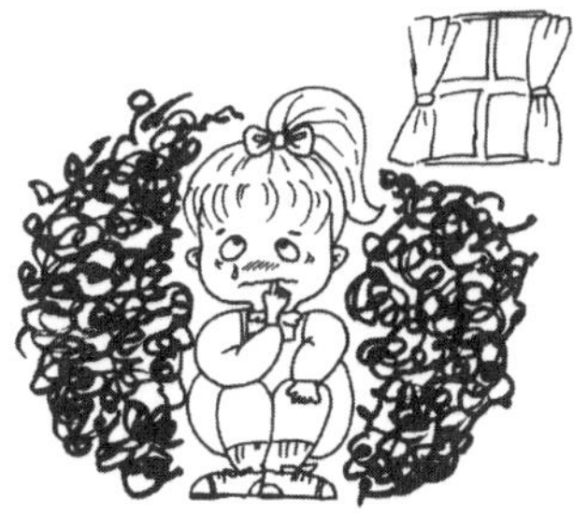

여기서 13세 미만의 어린이 성폭행에 대해서 구체적으로 살펴보면, 1990년 한국형사정책연구원에서 보고한 성폭행실태에 관한 조사에 의하면 2,262명의 응답여성 중 146명(6.5%)의 여성이 어린이 성폭행을 경험한 것으로 나타났고,

성폭력을 경험한 피해 어린이에게 나타날 수 있는 증상은 다음과 같다(한국성폭력상담소, 1991).

첫째, 악몽을 꾸거나 밤에 잘 때에도 불을 켜 놓으려고 하고 잠자는 것을 두려워 한다.

둘째, 오줌을 싸거나 손가락을 빠는 등 이전보다 어린애 같은 행동을 한다.

셋째, 밥맛을 잃거나 반대로 음식을 너무 많이 먹기도 한다.

넷째, 화를 잘 내거나 불안해 하며 신경이 예민해 진다.

다섯째, 평소보다 더 많은 안전과 보호를 요구하며 부모에게 매달린다.

여섯째, 낮에도 혼자 있는 것을 두려워하고 문을 꼭꼭 닫아 놓는다.

일곱째, 집중력과 학교 성적이 떨어지고 친구들과 잘 어울리지 않으려고 한다.

여덟째, 자주 배가 아프다거나 머리가 아프다고 한다.

아홉째, 특정인물, 장소, 물건을 두려워한다.

열째, 계속해서 자위행위를 하기도 한다.

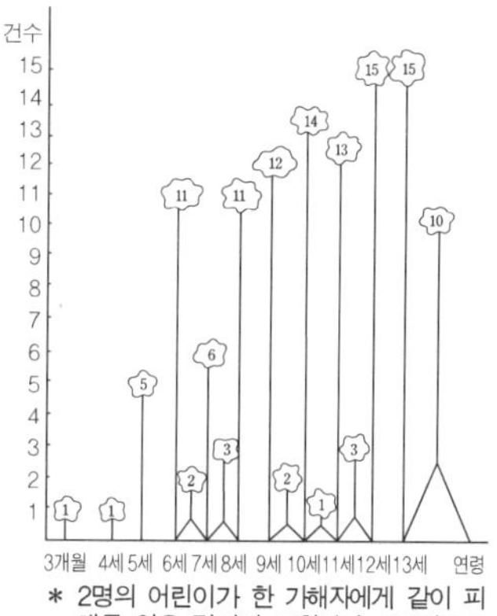

* 2명의 어린이가 한 가해자에게 같이 피해를 입은 것까지 포함하여 127건으로 처리하였습니다.

[그림 4-5] 피해자의 연령별 성폭력 건

③ 가해자와의 관계

일반 사람들이 성폭력, 특히 극단적인 유형의 성폭력에 관해 가지고 있는 통념에 의하면 성폭력은 모르는 사람이 천진한 여성을 공격하는 것으로 알려져 있다. 그러나 실제 조사결과 가해자와의 관계는 이런 통념과는 상당히 거리가 멀다. 특히 정도가 심한 성폭력들은 대부분 아는 사람에 의해서 행해졌다는 점을 주목할 필요가 있다.

또한 '성폭력 발생률 세계 3위'(1993, 동아일보)라는 우리나라의 경우에 친아버지, 의붓아버지, 형제, 친척 등에 의해 저질러진 성폭행이 16%에 달하는 것으로 조사되어 친족 성폭력이 심각한 정도에 이르고 있음이 밝혀졌다. 따라서 74개 여성 및 사회단체 등에서는 정기국회에 통과될 성폭력 특별법안에 친고죄 폐지조항의 첨부를 강력하게 주장하고 있다.

1993년 4월, 한국성폭력상담소가 발표한 상담통계분석결과에 따르면 2년간 상담소에 접수된 성폭력사례 1,260건 중 친족 성폭력은 모두 210건으로 전체의 16.7%를 차지하고 있다. 친족성폭력의 피해자들 중에는 13세 미만의 어린이가 전체의 56.5%를, 20세 미만의 미성년자가 80.8%를 차지했으며, 친아버지, 의붓아버지에 의해 성폭행을 당한 피해자들 중 74.4%가 협박과 구타에 의해 지속적으로 피해를 보았음이 밝혀졌다.

④ 성폭력 피해자의 현 직업

현 직업별 성폭력 피해경험자의 비율은 심한 추행, 어린이 성추행, 강간미수, 강간 모두에 있어서 서비스직이 가장 높고, 그 다음으로 성폭력 유형에 따라 다소 다르게 나타나긴 하지만, 대체로 생산직, 사무직의 비율이 높으며, 주부, 여대생의 비율이 보다 낮다. 서비스직에 종사하는 여성들이 모든 성폭력 유형에서 가장 높은 피해자 비율을 보이고 있는 것은 이들 대부분이 매춘여성임을 고려할 때 성폭력이 매춘으로 이끌어 가는 중요한 요인으로 작용하고 있음을 시사해 준다고 할 수 있겠다. 서비스직 다음으로 생산직과 사무직 여성들이 많은 피해를 입고 있다는 사실은 직장내 성폭력이 심각한 상태임을 시사하는 것이라 할 수 있다.

⑤ 성폭력 피해자의 연령분포

성폭력 피해자의 현재 연령분포는 심한 추행, 어린이 성추행, 강간 미수, 강간 네 가지 유형 모두에 있어서 19세 이하인 여성의 비율이 가장 높고, 그 다음 20대, 30대, 40대, 50대 이상의 순으로 일관성 있게 나타나고 있다. 나이가 많은 사람들이 성폭력에 노출된 기간이 더 길었음에도 불구하고, 나이가 어릴수록 성폭력을 경험한 사람이 많다는 것은 성폭력이 계속 증가해 왔고, 특히 최근에 급증했다는 것을 말해준다고 할 수 있다.

⑥ 가해자의 행위방식

가해자가 사용하는 방법에는 폭력이나 협박, 위력, 위계나 속임수, 무력상태 이용 등의 여러 가지가 있는데 이들은 크게 육체적, 물리적 강제와 심리적, 경제적, 사회적 강제의 두 가지로 나누어 볼 수 있다. 전자는 눈에 보이는 폭력의 사용이지만, 후자는 피해자가 주관적으로만 파악할 수 있는 눈에 보이지 않는 폭력의 사용이라는 특징이 있다. 조사결과 육체적, 물리적 강제보다는 심리적, 경제적, 사회적 강제의 사용이 많은 것을 알 수 있다.

⑦ 성폭력 피해의 심각성

첫째, 성기노출, 성적희롱, 가벼운 추행, 심한 추행으로 인한 피해 후유증.

각 성폭력을 경험한 여성들은 일과 공부에 지장을 받거나 행동에 제약을 받는 등의 사회적 피해와 불쾌감, 불면, 우울증, 사건 재발에 대한 두려움 등 정신적 피해, 그리고 남성에 대한 혐오감, 여성으로서의 자괴지심, 더 극단적으로는 성행위에 대한 거부감 등의 성별(Gender)의식과 성(Sexulity)관념의 왜곡이라는 의식상의 피해에 시달리고 있다. 이 중에서 성기노출, 성적 희롱 및 가벼운 성추행 등의 성폭력을 경험한 여성들은 일과 공부에 지장을 받고 있다고 응답한 비율이 가장 높고(각각 38.2%, 37.4%, 45.5%), 그 다음으로는 불쾌감, 두려움 등의 정신적 피해를 호소하는 비율도 각각 19.8%, 18.6%, 19.8%로 높다.

그런데 심한 추행의 경우에는 그 순서가 바뀌어 정신, 정서적 피해를 호소한 여성의 비율이 36.3%로 가장 높고, 업무에 지장을 받고 있다고 보고한 여성의 비율은 19.0%이다. 그러나 정신적 피해와 업무지장등 사회적 피해는 서로 밀접하게 연관된 것임을 고려할 때, 성폭력 경험 여성들의 60~70%가 정신적 피해와 그로 인한 사회적 피해를 받고 있다고 할 수 있다.

한편 상대적으로 낮은 응답비율을 보이고 있지만 여성들이 성폭력을 경험함으로써 남성을 혐오하고 스스로 여성임을 불운

하게 여기며, 특히 성행위에의 거부감을 가지는 등 성별의식과 성관념의 왜곡을 겪게 되는 경우도 9~18%에 달해 이 문제도 대단히 심각한 것임을 짐작하게 한다.

둘째, 강간 미수, 강간으로 인한 피해 후유증.

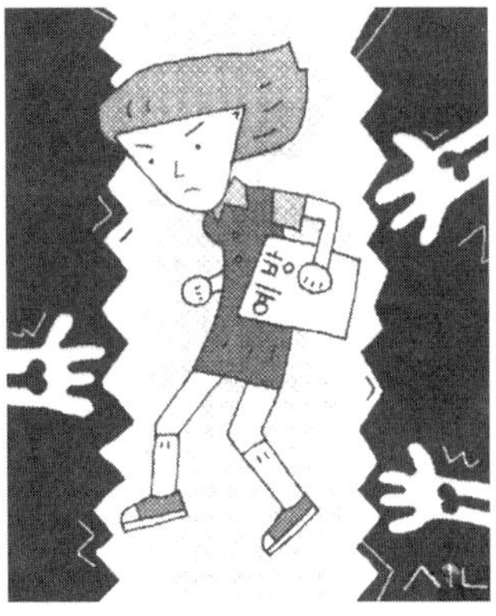

"성희롱 예방엔 자기주장이 분명히…"

강간 미수와 강간 경험자들이 보고한 각 피해 유형들을 신체적, 경제적, 정신적 피해로 재분류하여 살펴보면 정신적 피해가 강간 미수의 경우 72.7%, 강간의 경우 66.7%로 나타나 압도적인 다수의 피해여성이 정신적 후유증으로 고생하고 있음을 알 수 있다. 특히 강간의 경우에는 정조를 상실했다는 고통 때문에 노이로제 등의 정신질환에 걸리는 사람도 나타나는 동시에(각 0.7%) 이러한 고통을 이기기 위해 술과 약물을 복용하기도 하고(강간미수 2.4%, 강간 5.3%), 심지어는 자살을 기도하는 등의 자해행위를 하였던 여성도 강간 미수의 경우0.7%, 강간의 경우 4.7%였다.

정신적 피해 다음으로 많은 피해내용은 신체적 피해였다. 즉 강간미수의 경우는 피해여성의 4.4%인 13명이 '몸이나 성기에 상처를 입거나'(3.7%), '성병에 걸렸다.'(0.7%)고 응답했고 강간의 경우에는 23.3%에 달하는 여성들이 상해(10.0%) 임신(12.0%), 성병(1.3%)등의 신체적 피해를 입었다고 보고하였다. 신체적 피해에 관해서는 강간을 당하였던 여성들이 강간미수만을 당하였던 여성들에 비해 거의 다섯 배에 이르고 있다는 점을 중요하게 지적할 수 있는데 그 중에서도 원치 않는 임신을 당한 경우가 가장 많다.

⑧ 성폭력으로 인한 불안

오늘날 한국 사회에서 범람하고 있는 성폭력범죄는 직접적인 피해자 뿐만 아니라 거의 모든 여성들을 심리적으로 위축시키고 있을 뿐 아니라 더나아가 일상생활과 여가활동에 대하여 심한 제약을 가하고 있는 것으로 드러나고 있는데, 이는 매우 심각한 일이라 하지 않을 수 없다.

조사결과 응답자의 약 22%는 무서워서 혼자 극장이나 공원에 가지 않는다고 했고, 13.9%는 여자들끼리 여행하지 않으며,

7.0%는 밤에 혼자 외출하지 않고, 6.7%는 한적한 곳에 가지 않으려고 하며, 밤이거나 심지어는 낮에도 무서워서 혼자서 집에 있지 않는다고 응답한 사람들이 각각 3.1%, 2.3%였다,

⑨ 성폭력의 예방과 대책

이와 같이 성폭력 문제가 심각한 사회문제로 대두됨에 따라 성폭력을 예방, 근절 또는 억제하기 위한 실제적인 대책마련이 시급하다. 성폭력에 대한 대책으로는 첫째, 사회 구조적, 문화적 예방책을 들 수 있다. 즉 올바른 성교육과 성적 자극물, 향락산업 규제를 통한 건전한 성문화 확립이 예방적 차원에서 가장 필요하다. 둘째, 법규정 및 사법처리 과정상의 개선책이 마련되어야 한다. 성폭력이 발생했을 경우에 피해자의 편에 설 수 있는 제도가 기대되며 또한 강간에 대한 법정 양형 및 판사의 선고형량도 보다 무겁게 할 필요가 있다. 셋째, 피해자들에 대한 보호책 마련으로서, 성폭력 피해자에게 실질적으로 도움을 줄 수 있는 상담소 및 피난처가 설치되어야 한다.

현재는 한국성폭력상담소 등 각종 여성사회단체에서 정신과, 산부인과, 법조계, 경찰 등으로 구성된 전문가들이 이들 성폭력 피해자들의 심리·신체적 문제에 대한 해결을 위해 최선의 노력을 기울이고 있다. 또한 예방교육 차원에서 성적 자기결정권을 존중하게 하고, 성폭력 상황에 처했을 때의 당당한 거부자세와 주위에 알리고 도움을 요청하게 하는 행동방식 등을 가르쳐야 할 것이다.

제 5 장

현대인과 스트레스

1. 스트레스의 개념
   1) 스트레스의 개념
   2) 스트레스의 의미
2. 스트레스의 원인 및 평가
   1) 심리사회적 원인
   2) 생물생태학적 원인
   3) 성격적 원인
3. 스트레스에 대한 반응
   1) 생리적 반응
   2) 심리적 반응
4. 스트레스 대처방법
   1) 문제중심적 대처
   2) 정서중심적 대처
   3) 생리중심적 대처
   4) 기타 스트레스 대처방법

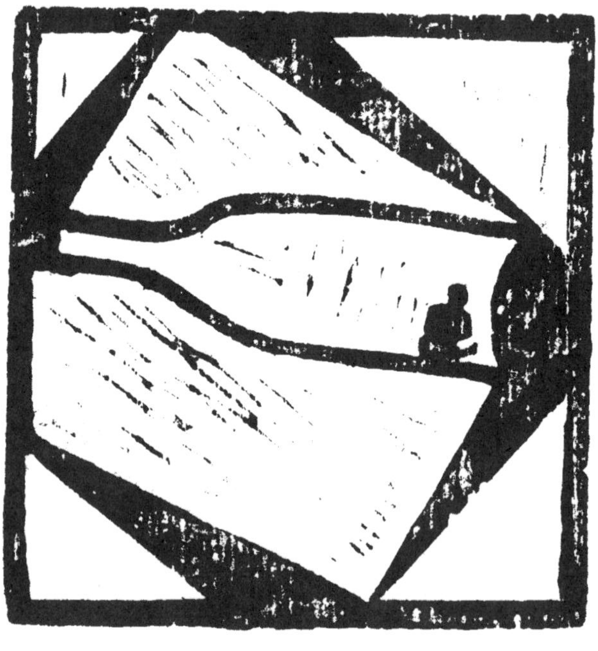

1. 스트레스의 개념

1) 스트레스의 개념

현대 산업사회가 점점 복잡해져 감에 따라, 우리는 이 시대를 '스트레스의 시대'라고 부른다. 일상대화에서 또는 신문, 방송, 잡지 등 각 매스컴에서 현대인의 스트레스는 정신건강과 관련된 대표적 용어로 등장되고 있다. 현대인의 일상은 스트레스의 연속이다. 직업, 가정, 건강, 교육, 환경, 그리고 타인과의 인간관계 등 모두 적응이 요구되어지는 일들이다. 이런 주변 환경의 요구는 우리에게 긴장이 된다. 스트레스는 내외적 요인에 의해 발생되는 심신의 긴장상태를 의미한다(박천식, 1999).

한편 학문적으로는 정신의학을 비롯하여 병리학, 생리학 등의 의학분야에서 심리, 사회, 경영 등의 행동과학 분야에서 120,000여 개의 논문과 저서가 출판되었으며, 최근에는 스트레스학(stressology)이라는 학문의 한 영역으로 등장하게까지 되었다(최해림, 1986).

그러나 이렇듯이 많은 분야에서 스트레스를 말하고 있으나 스트레스의 개념이 아직 명확하지 않으며, 학자마다 다르게 정의하고 있다. 이는 1990년 한양대학교 정신건강연구소 주최의 '스트레스' 세미나에서 발표된 논문들의 서론에서 제기됨으로써 이러한 문제점이 있음이 입증되었다.

스트레스는 원래 라틴어에서 유래된 말로, 영어권에서는 15C경부터 압력(pressure), 또는 물리적 압력(physical strain)의 의미로 쓰여지다가 17C에는 어려움, 곤란, 역경 또는 고생으로 받아들이기 시작했으며, 20C에는 질병이나 정신질환의 원인으로 간주되기 시작했다(백기청, 1990). 1930년대 후반과 1940년대 전반에 Selye는 과학적 영역에서 최초로 스트레스 개념을 제시하였다. 그는 스트레스를 일으키는 외부적인 자극을 스트레스 요인(stressor)이라 하고, 이러한 스트레스 요인에 의한 유기체의 비특이반응을 스트레스라고 칭하였다. Selye는 이러한 반응은 부신피질 호르몬과 관계가 있고 신체적 불균형 상태에 의해 초래된다고 보았으며, 긍정적 또는 부정적 사건 모두가 스트레스를 일으키므로 긍정적 스트레스는 '유스트레스(eustress),' 부정적 스트레스는 '디스트레스(distress)'라고 한다. 또한 그는 심리적 사건들도 물리적 스트레스 요인과 동일한 스트레스 반응을 일으킬 수 있으며, 스트레스는 항상 정도의 문제로서 너무 오래 지속되거나, 혹은 그 강도가 높을 때 질병의 원인이 될 수 있다고 하였다. 따라서 의학과 생리학 영역에서 최초로 스트레스 개념이 제시되었을 뿐만 아니라 과학적 용어로서 스트레스가 제시된 것도 Selye의 영향이라 하겠다(양병환, 1990).

앞서 언급한 것처럼 스트레스의 개념은 학자마다 달리 사용되고 있으나 그 개념에 대한 학설은 대체로 세 가지의 모델에 수행시켜 설명하고 있다(최해림, 1986; 양병환, 1990; 백기청, 1990 등).

첫째, 반응으로서의 스트레스(stress as a response).

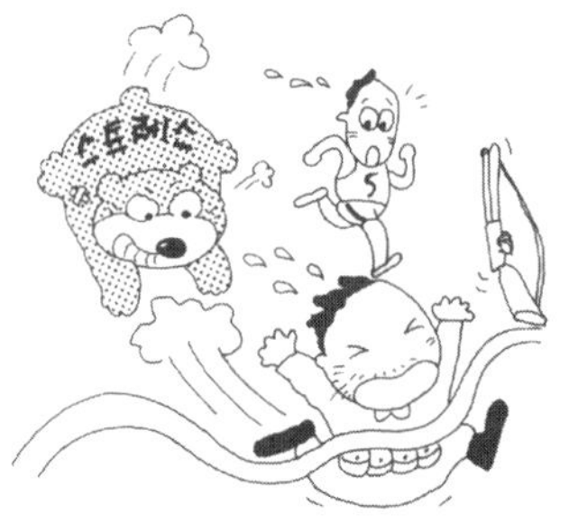

스트레스는 만병의 근원인가? 적당한 고민자극은 생활의 활력

이 모델에서는 스트레스를 항상성의 붕괴라는 용어로 정의하고 있다. 이는 생물학적 모델에 뿌리를 두고 있으며, 고전적 스트레스 정의의 반응모델로 Selye의 연구로부터 유래된다. Selye(1982)는 스트레스를 적응을 요구하는 모든 것에 대한 반응으로 보았다. 이 적응과정을 경계반응기(alarm reaction stage), 저항기(resistance stage), 소진기(exhaustion stage)의 3단계로 구성되어 있다고 하는데 적응자원이 모두 소실되면 심리적 또는 신체·생리적 결과로 나타난다고 본다. 반응으로서의 스트레스에 대한 연구는 주로 유해한 자극과 신체 생리적 기능의 변화와의 관계에 초점을 두었다. 우리가 흔히 자율신경계 활성화(심장박동증가, 발한, 현기증 등)의 증상이나, 감정적 고통의 느낌, 또는 기능 장해 등을 근거로 '스트레스상태에 있다(under stress)'고 결론짓는 것이 바로 이러한 신체기능의 변화가 스트레스를 경험하고 있다는 증거이다. 그런데 이러한 관점

도 스트레스 적응과 생리과학, 해부학, 신경조직에 대한 이해를 증진시키는 데 큰 공헌을 하였으나, 스트레스 적응 과정에서 동반되는 인지적, 정서적 요소를 포함시키지 않았다는 제한점이 있다.

스트레스를 일상에서의 기능변화라고 보지만, 각개의 반응이 항상 일정하지 않고 복잡하다. 또 생활의 모든 측면에서 항상성 유지는 늘 도전을 받고 있으므로 아주 심각한 경우를 제외하고는 스트레스 반응과 일상생활에서의 반응을 구별하기 어렵다. 또한 동일한 스트레스 반응이라도 서로 다른 자극에 의해서 유발되었을 가능성이 있는데, 이 개념에 의하면 무엇이 스트레스 자극요인인지 아닌지를 구별하기 애매하다는 한계점이 있다.

둘째, 자극으로서의 스트레스(stress as a stimulus).

환경 내의 자극특징을 스트레스로 보는 모델이다. 우리가 사용하는 가장 보편적인 의미에서의 스트레스 정의이다. 여기에는 외적인 환경조건으로부터 내적인 생리적 현상까지 다양한 자극들이 포함되는데, Selye는 이를 반응으로서의 스트레스와 구별하기 위하여 '스트레스 요인(stressor)'이라고 따로 정의하고 있다. 스트레스를 환경적 자극으로 보는 접근방법은 생활사건(life event)을 연구하는 것으로 Holmes와 Rahe(1967)는 개인의 적응과정에서 의의있는 변화를 요하는 생활사건 43개를 모아 스트레스의 정도를 측정하였다. 그러나 각각의 생활사건에 따라 스트레스 강도에 차이가 있으므로, 이를 반영하여 각 생활사건에 다른 비중을 할당하여 생활 점수(Life Change Unit : LCU)의 총합이 스트레스 정도를 나타낸다고 보았다. 우리나라의 스트레스에 관한 연구도 Holmes와 Rahe의 방법을 기초로 한 것이 대부분이다(최해림, 1987).

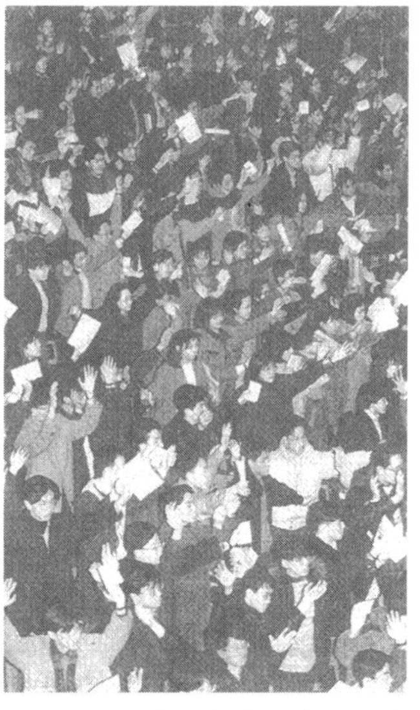

밀집된 공간과 경쟁 속에서 현대인들은 많은 스트레스를 받고 있다.

자극으로서의 스트레스는 반응으로서의 스트레스 정의보다는 뜻이 명확하지만, 여기에도 몇 가지 문제가 있다. 즉 스트레스 요인을 개체와 관계없는 객관적이고 독립적인 것이라고 말하지만 개인에 따라서는 특수한 반응을 보이기도 한다. 또한 스트레스 요인에 대한 반응을 측정할 측정기준을 찾기 어려워서 일치

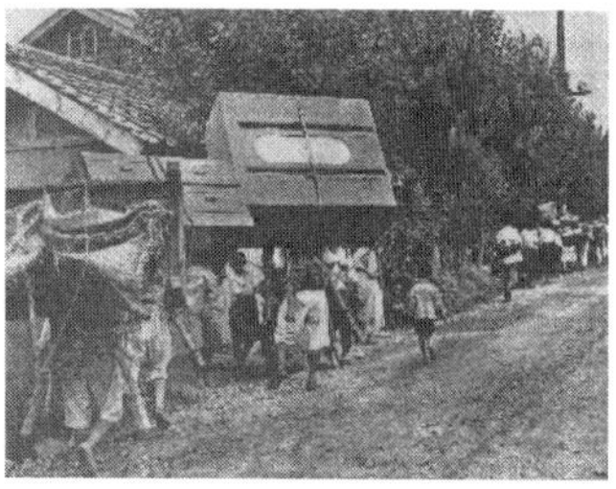

6.25 전쟁시 피난민들
전쟁은 우리에게 크나큰 스트레스를 준다.

된 기준이 마련되지 못했다. 생활사건에 대한 연구에서도 역시 개인에 대한 주관적 의미나 변량이 다를 수 있다(양병환, 1990).

셋째, 관계론적 개념에서의 지각된 스트레스를 중시하는 역동적 상호작용으로서의 스트레스(transactional model of stress).

상호작용으로서의 스트레스는 사회과학에 기초를 둔 모델로 개인과 주위 생활환경의 특성에 관련지어 스트레스를 정의한다.

따라서 상호작용 모델은 스트레스를 개인과 환경과의 복잡하고 역동적인 상호작용이라고 보아 개인의 심리과정에 근거를 두었다. 다시 말해 환경 내의 자극특성과 이에 관한 반응의 매개체로서 개인의 특성을 강조하고 있는데, 개인은 환경의 자극요소와 스트레스에 대한 대처능력 등도 환경의 주요한 일부분이 되며 환경에 영향을 준다는 견해로서 단순한 작용이 아니고 상호작용 또는 역동적 작용으로 보는 것이다.

Lazarus와 Folkman(1984)은 이 관점에서 개인의 자원이 모자라서 자신의 안녕(well-being)이 위험하다고 평가내려지는 개인과 환경과의 구체적인 관계를 스트레스로 보았다. 즉 스트레스란 개인이 외적 또는 내적 요구가 이 요구를 다룰 적응자원보다 지나치다고 판단이 내려질 때 경험하게 된다.

상호작용으로서의 스트레스 개념은 스트레스를 새롭게 이해하도록 하였고, 특히 스트레스 역동 안에서의 개인의 역할을 강조하였다.

상호작용으로서의 스트레스에 대한 정의도 스트레스를 개인의 주관적 해석과 보고(인지평가)에 의하는 것으로 정의할 때, 스트레스의 객관적인 측정은 기대할 수 없다는 한계점을 갖고 있다(양병환, 1991).

2) 스트레스의 의미

스트레스는 모든 병의 원인이라는 말이 많이 쓰이고 있다. 사람이 스트레스를 받는다는 것은 심리적, 육체적 불안이나 위협, 자극 같은 것을 받는 상태를 말한다. 그러나 정신의학적으로 스트레스나 불안은 생산성있는 삶을 영위하는데 필수적 동반자 요소들이다. 단지 그 개념들이 병을 일으키는 원인이 되거나 병적으로 이해되기 때문에 우리는 어떻게 해서든지 스트레스를 피해야 한다고 오해하고 있다.

그러나 Quick 등(1984)은 스트레스가 이러한 부정적 가치뿐만 아니라 긍정적 가치도 가지고 있음을 제기하고 있다. 즉 스트레스가 부정적 가치를 지닐 때 이를 역기능 스트레스라 칭하고, 긍정적 가치를 지닐 때 이를 순기능 스트레스라 한다. 따라서 스트레스의 수준이 지나치게 낮거나 높으면 건강이나 작업에 부정적 영향을 미치게 되어 역기능 스트레스로 작용할 가능성이 높아지고, 어느 정도 적정 수준을 유지하면 건강이나 작업에 긍정적 영향을 끼치게 되어 순기능 스트레스로 작용할 가능성이 높다는 것이다. 이러한 개념을 그래프화한 것이 Yerkes-Dodson 곡선이다(이종목, 1989).

적당한 긴장, 오히려 활력소

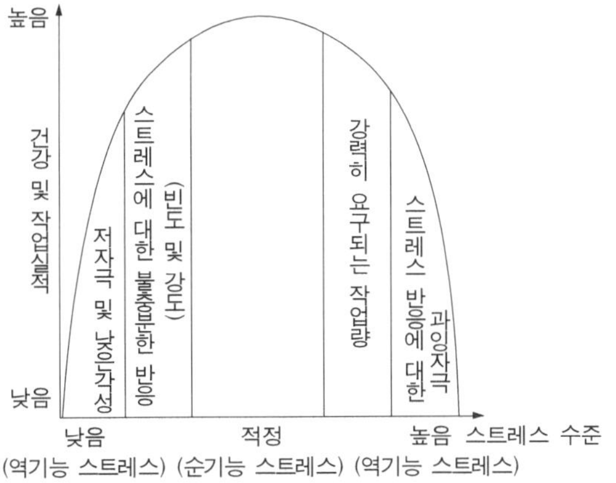

[그림 5-1] Yerkes-Dodson곡선

[그림 5-1]에 제시된 바와 같이 어느 정도의 스트레스나 불안의 경험이 인간의 적응력을 높여 준다. 즉 우리가 어떤 스트레스나 위험에 처하게 될 때 이 상황을 극복하고 적응하려는 노력이 시도된다. 따라서 어떤 문제에 직면해서 이에 도전하는 동기가 생기고 이 때 일어나는 심신의 긴장이야말로 유기체가 살아가는 원동력이 된다고 볼 수 있다.

따라서 적당한 스트레스와 긴장이 성취의 원동력이 되고 적응성을 높여주는 것이라면 우리가 스트레스를 두려워하고 조그만 스트레스를 피할 필요가 없다.

2. 스트레스의 원인 및 평가

우리가 스트레스를 받는 상황은 매우 다양하며, 또 구체적인 원인 또한 복잡하다. 앞에서 언급한 것처럼 스트레스란 어떤 자극 즉 어떤 사건, 사물 또는 사람에 대한 반응이라고 말할 수 있다. 이러한 스트레스 반응을 일으키는 자극이 스트레스 유발자이며 원인이다. 그런데 스트레스 원인에 대한 연구가 어려운 이유는 어떤 동일한 자극이 모든 사람에게 스트레스 유발 요인이 될 수 없을 뿐만 아니라 개인이 처한 상황, 특성 등에 따라 어떤 사람에게는 긴장·불안의 반응을 보일 수 있는 반면에 어떤 사람에게는 동기로 작용하여 도전해 볼 만한 요인으로 받아들여질 수도 있기 때문이다. 따라서 여기에서는 스트레스 원인을 세 가지의 일반적 범주로 구분하고, 각 개인이 자신의 스트레스 원인을 이해하는 데 도움을 줄 수 있도록 객관적 자기평가 질문지를 각 절마다 제시하였다. 자신의 전체적 스트레스 프로파일을 작성한 후에 자신이 어떤 요인에 의해 스트레스를 받고 있는지, 즉 자신의 스트레스 유발자에 대한 취약성 수준을 일목요연하게 볼 수 있게 된다.

스트레스 원인에 대한 세 가지 일반적 범주를 다음과 같이 구분하여 살펴본다.

첫째, 심리사회적 원인으로 스트레스 유발자들은 사회적인 행동과 그러한 행동을 해석하여 일어나는 우리의 마음의 반응과의 복잡한 상호작용의 결과로 볼 수 있다. 즉, 우리가 겪는 대다수의 스트레스는 우리가 생활하는 과정에서 일어나는 사건들에 대한 의미에 의하여 결정된다. 다시 말하면 스트레스는 각 개인이 동일한 상황을 각기 다르게 해석하거나 혹은 제각기 다른 의미를 부여하는 데 따라 각 개인의 사회적 스트레스 유형이 다르다는 것이다.

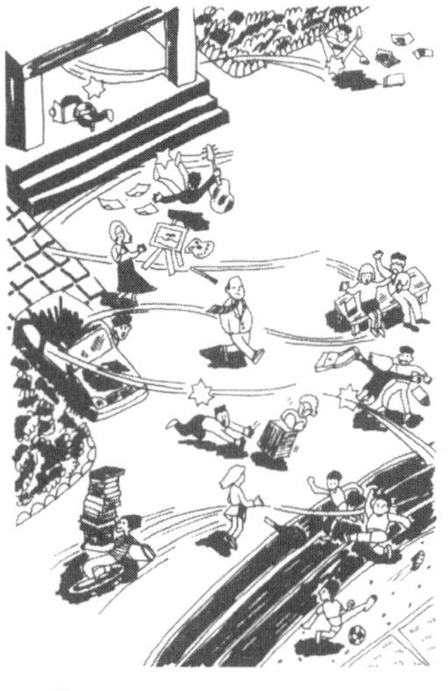

사회적 자극과 스트레스

둘째, 생물생태학적 원인으로 우리가 겪는 스트레스 유발자들은 생물학적인 것과 분리시킬 수 없으며 우리 주변 환경과의 관계로부터 발생한다는 것이다.

셋째, 성격적 원인으로 개인의 자기에 대한 지각이라든지, 독특한 태도 및 행동 유형이 스트레스 유발의 원인이 된다는 것이다.

1) 심리사회적 원인

(1) 적 응

적응의 의미는 원래 생물학에서 출발하며 적응이라는 개념에서 유래되어 변화된 것이다.

즉 생물학적 차원에서는 환경변화에 사용하는 의미로서 나방종류가 산업화된 영국 도시에서 증가되는 공해에 적응하기 위해서 점차로 까맣게 되는 것과 같이 종족보존을 용이하게 하는 생물학적 변화를 일컫는다(김인자, 1982). 그러나 심리학적 차원에서 적응이란 이러한 생물학적 변화라기보다는 개체의 기능적인 혹은 학습된 변화라고 할 수 있다. 즉 개체의 욕구와 환경과의 조화를 이루어 욕구를 충족시켜 가는 행동과정이며, 욕구좌절이나 갈등을 합리적으로 해결해 나가는 행동과정이다. 그러나 훌륭한 적응이란 환경과의 수동적 관계 이상을 의미한다. 즉 개체와 환경과의 능동적인 상호관계이다. 따라서 적응이란 환경여건에 대한 수동적이고 소극적인 순응이 아니라 개체와 환경과의 관계에서 조화를 이루는 역동적 과정이며 적극적인 노력의 과정이다. 이렇듯 환경여건 변화에 맞추어 조화적 관계를 이루는 과정을 Lazarus(1976)는 '주변환경 속에서 살아남기 위한 각 개체의 투쟁'이라고 지적하고 있다. 특히 현대사회의 다양한 요구와 변화의 속도가 개인적 적응을 더욱 어렵게 만들기 때문에 이것이 스트레스를 야기시킬 수 있다. 20세기를 한마디로 '변화의 시대'라고 부르듯이 일반적으로 변화란 생산적인 삶을 영위하는데 매우 필요한 것이다. 그러나 Toffler(1970)는 비록 변화가 사회적인 행동에서 필요한 요소라 할지라도, 그것이 지나치게 맹렬한 속도나 엄청난 규모로 일어난다면 변화에 참여한 사람들이 변화의 보상을 획득하지 못한 채 변화가 일어나므로 이는 파괴적으로 작용하게 된다고 주장하고 있다.

따라서 긍정적이든 부정적이든 변화가 너무 과도하면 인간의 신체적, 심리적 평형상태를 파괴하므로 이에 대응하여 적응하려는(평형상태로 되돌아가려는) 경향이 생기는 과정에서 스트레스가 발생할 수 있다.

개인이 겪는 변화의 양을 정신적 스트레스 유발자로 보는 개념에 근거하여 Rahe와 Holmes(1967)는 그들이 만든 사회 재적응 평정척도(Social Readjustment Rating Scale: SRRS)로 자료를 모았다. SRRS는 각 개인에게 지난 12개월 동안 자신이 43개 문항 중에서 얼마나 많은 것을 경험했는지를 표시하게 한다. 그 다음 체크한 모든 문항들의 생활변화단위(Life Change Unit: LCU)의 점수를 합산하여 LCU총점을 얻는다. 이 척도는 여러 가지 생활상의 스트레스 잠재성을 평가하는 도구로서 스트레스 유발 원인들이 신체적·정신적 질병을 매우 잘 예언해 준다는 것이 입증되었다.

여기서 중요한 것은 한 가지 사건만이 질병과 관련되는 것이 아니고, 집중된 기간 내에서 일어나는 수많은 사건들의 누적된 요소가 질병을 예언한다는 점이다. 따라서 높은 누가 점수를 나타내는 사람들이 질병에 가장 걸리기 쉽다. Holmes와 Rahe의 연구결과 LCU 총점이 300점 이상이면 그 중 약 80%가 1년 이내에 병을 앓았으며 200~300정도이면 약 50% 정도가 건강상의 문제가 있는 것으로 나타났다.

자기평가척도 1의 평가 결과 1년간의 총점이 150점 이하이면 생활변화에 근거한 당신의 스트레스 수준은 낮은 편이다. 150~199인 사람은 '경미한 생활위기'에 처해 있으며 200~299는 '견딜만한 위기,' LCU 총점이 300이 넘는 사람은 '심각한 위기'에 놓여 있다고 할 수 있다. 150점에서 300점 사이의 스트레스 수준은 경계선에 있으므로 생활에서 다른 변화를 최소화해야 할 것이다. 300점이 넘는다면 당신의 스트레스에 관련된 생활변화 수준이 높기 때문에 다른 변화들을 없애야 할 것이다.

결론적으로 변화라는 것은 성장을 위해 긍정적인 힘이 될 수도 있으나 정신 및 신체를 악화시키는 부정적인 힘이 될 수도 있다. 변화가 긍정적이냐 부정적이냐에 그 관건이 있는 것이 아니라, 오히려 그 변화가 얼마나 급격하게 오고 얼마나 오랫동안 지속되느냐가 문제이다. 상당수의 연구결과들이 너무 지나친 변화는 정신 및 신체적 질환의 발병이나 결과에 큰 영향을 미친다고 보고하고 있다.

자기 평가 척도 1

아래에 열거된 사건들은 대학생들의 생활에서 일어나는 것들입니다. 지난 12개월 동안에 당신에게 일어났던 일들을 왼쪽 빈칸에 표시하시오.

생활 사건	득점치
____가까운 가족의 사망	100
____수감(복역)	80
____대학입학이나 졸업	63
____임신(임신했거나 임신시킴)	60
____심한 개인적 질병이나 상해	53
____결혼	50
____대인관계 문제	45
____경제적 고충	40
____친한 친구의 사망	40
____방 친구와의 말다툼(이틀에 한번 이상)	40
____가족과 중요한 의견의 불일치	40
____개인적인 습관의 변화	30
____생활환경의 변화	30
____직업을 새로 갖거나 그만둠	30
____상사나 교수와의 문제	25
____뛰어난 개인적 성취	25
____몇 가지 교과목의 실패	25
____기말시험	20
____데이트 횟수의 증가나 감소	20
____작업(연구)조건의 변화	20
____전과	20
____수면습관의 변화	18
____수일간의 휴가	15
____식사습관의 변화	15
____가족과의 재결합	15
____레크레이션 활동의 변화	15
____사소한 질병이나 상해	15
____사소한 법규의 위반	11

(2) 좌 절

심리학자들은 사람이 어떤 바라던 목적을 이루지 못한 상황을 나타내기 위해 좌절이라는 용어를 사용한다. 좌절은 우리가 하려고 원하는 어떤 행동을 못하게 될 때 나타나며, 정서적으로는 좌절에 대해 분노와 공격감정으로 반응한다. 일반적으로 좌절은 어떤 것을 원하지만 그것을 가질 수 없을 때 일어난다(김시업, 1996). 좌절을 가져다 주는 요소로는 행동과정의 지연, 자원의 부족, 상실, 실패, 인생의 무의감을 들 수 있다. 내일 까지 제출해야 할 보고서를 시작도 못하고 있을 때 우리는 좌절을 경험한다. 자원은 경제적, 심리적 요소를 지칭한다. 사랑하는 사람과의 이별, 대학입시에 실패한 입시생 등은 모두 좌절을 경험한다(박천식, 1999).

또한 좌절에 기여하는 주된 심리·사회적 요인은 아마도 밀집일 것이다. 도시가 점점 대형화됨에 따라 증대되는 인구밀도가 전반적인 생활의 질적 특성에 미치는 영향을 의미한다. 그러나 밀집이란 단순히 공간과 사람간의 함수만이 아니라, 타인이 자신의 자연적인 행동이나 목표를 저지할 때 일어나는 밀집되어 있다는 느낌이나 지각까지도 포함한다. 이러한 지각은 극히 상대적인 것으로 어떤 상황에서는 3명이 밀집되었다고 할 수 있으며, 다른 상황에서는 33명도 밀집된 것이 아닐 수 있다. 즉 자신이 밀집되어 있는 것으로 지각하면(타인의 존재에 의해) 이것이 심리·사회적 스트레스 유발자가 된다.

여러 가지 동물연구에서 밀집이 스트레스 호르몬과 아드레날린의 과다분비 및 혈압상승을 일으키는 것으로 밝혀졌으며, 밀집된 생활조건이 동물들에게 있어 이상행동, 생식능력의 쇠퇴, 질병, 심지어는 죽음까지 유도하는 스트레스를 준다고 밝히고 있다. 이러한 연구결과들이 인간에게도 적용되는지는 아직 미지수이다.

편견과 차별 또한 좌절의 근원이 된다. 차별은 종교, 출신지역, 사회계층, 성, 신체적 특성 등을 기초로 해서 타인들에게 정당하지 못한 행동을 하는 것을 의미한다. 이러한 차별이 비민주적이며 비인간적이라는 많은 비난을 받음에도 불구하고 아직도 사회조직 곳곳에 존재하고 있다.

경제적인 요인 역시 좌절에 관련되는데 즉, 인플레이션, 과중한 세금 및 일반적 경기후퇴 · 침체로 인한 고용 인원 감소, 실업률 증가 등 사회경제적으로 곤란할 때 정신장애, 자살, 범죄 및 질병이 급증하고, 가족 및 부부관계에서도 역시 갈등을 겪게

자기 평가 척도 2

다음 10개의 진술문을 읽고 자신에게 해당하는 가장 적절한 답을 선택하여 질문의 왼쪽 빈칸에 해당되는 답을 써 넣으시오.

____1. 어떤 일을 "내 방식" 대로 할 수 없을 때, 나는 그것을 가장 쉬운 방식으로 간단히 조정한다.
(a) 거의 항상 그렇다. (b) 자주 그렇다.
(c) 가끔 그렇다. (d) 거의 그렇지 않다.

____2. 내가 탄 차 앞에서 어떤 사람이 차를 천천히 몰 때, 나는 "속이 상한다."
(a) 거의 항상 그렇다. (b) 자주 그렇다.
(c) 가끔 그렇다. (d) 거의 그렇지 않다.

____3. 내 계획이 다른 사람들의 행동에 의해 좌우될 때는 괴롭다.
(a) 거의 항상 그렇다. (b) 자주 그렇다.
(c) 가끔 그렇다. (d) 거의 그렇지 않다.

____4. 가능하다면 많은 사람이 있는 곳을 피하는 편이다.
(a) 거의 항상 그렇다. (b) 자주 그렇다.
(c) 가끔 그렇다. (d) 거의 그렇지 않다.

____5. 길에 줄서서 기다리는 것이 불편하다.
(a) 거의 항상 그렇다. (b) 자주 그렇다.
(c) 가끔 그렇다. (d) 거의 그렇지 않다.

____6. 논쟁을 하면 속이 상한다.
(a) 거의 항상 그렇다. (b) 자주 그렇다.
(c) 가끔 그렇다. (d) 거의 그렇지 않다.

____7. 계획이 순탄하게 진행되지 않을 때, 나는 불안해진다.
(a) 거의 항상 그렇다. (b) 자주 그렇다.
(c) 가끔 그렇다. (d) 거의 그렇지 않다.

____8. 나는 생활하고, 일하는데 많은 방(공간)을 필요로 한다.
(a) 거의 항상 그렇다. (b) 자주 그렇다.
(c) 가끔 그렇다. (d) 거의 그렇지 않다.

____9. 어떤 일로 바쁠 때, 방해받는 것을 몹시 싫어한다.
(a) 거의 항상 그렇다. (b) 자주 그렇다.
(c) 가끔 그렇다. (d) 거의 그렇지 않다.

____10. "좋은 일은 모두 기다릴 만한 가치가 있다"고 믿는다.
(a) 거의 항상 그렇다. (b) 자주 그렇다.
(c) 가끔 그렇다. (d) 거의 그렇지 않다.

채점 : 1과 10 : a=1, b=2, c=3, d=4
2~9 : a=4, b=3, c=2, d=1 점수 : ________

된다는 사실은 여러 실제적 연구결과 나타나고 있다. 또한 개인적으로 사회경제적 지위가 낮은 수준에서 살고 있는 대부분의 사람들은 무력감과 절망감을 느끼며, 인생의 무의미한 역할을 맡고 있다고 생각하여 심각한 스트레스 상황에 있게 된다.

자신이 이상과 같은 요인으로 받는 스트레스는 어느 정도인지 자기평가척도 2를 통해 알아보도록 하자.

자기평가척도 2를 통해 산출된 가장 높은 점수는 40점이고 가장 낮은 점수는 10점이다.

점수가 높을수록 좌절감을 더 크게 지각하며 스트레스를 주는 좌절이 또한 많아진다. 점수 수준별로 해석을 하면, 26~40점은 높은 좌절감을 통해 높은 스트레스를 경험하고 있는 것이며, 20~25점 사이는 중간 정도 좌절, 중간 정도의 스트레스, 그리고 10~19점은 비교적 생활에서 느끼는 좌절이 낮으며 따라서 스트레스 또한 낮음을 의미한다.

(3) 과잉부담

과잉부담이란 주변의 요구수준이 그 요구들을 실현시킬 자신의 능력을 벗어난 상태를 말한다. 이러한 과잉부담은 시간적 압력, 과도한 책임감이나 사명감, 사회적 지지 결여, 자신과 주위 사람들의 지나친 기대 등이 주요한 요인이 된다. 이 요인들 중 어느 하나나 혹은 요인들 간의 조합이 과잉부담으로 인한 스트레스를 일으킬 수 있다.

자기평가 척도 3을 통해 과잉 부담에 기인한 스트레스 수준을 평가하게 된다.

총점이 26~40점이면 높은 스트레스 수준을 나타내며, 이러한 지나친 수준은 그 수준을 낮추려는 조치가 없을 경우 심리적으로 뿐만 아니라 신체적으로도 쇠약하게 한다. 20~25점은 보통 수준의 스트레스, 10~19점도 과잉부담에 의한 스트레스 수준이 낮음을 의미한다.

(4) 탈핍성

앞에서 과도한 변화로 인한 스트레스를 살펴보았으나 과소한

자기 평가 척도 3

다음 10개의 진술문을 읽고 가장 적합한 답을 선택하여 질문의 왼쪽 빈칸에 해당되는 답을 써 넣으시오.

당신은 얼마나 자주……

____1. 어떤 일을 "내 방식" 대로 할 수 없을 때, 나는 그것을 가장 쉬운 방식으로 간단히 조정한다.
(a) 거의 항상 (b) 매우 자주
(c) 가끔 (d) 전혀 그렇지 않다.

____2. 한꺼번에 너무 많은 일들이 일어나기 때문에 혼란스러워 분명하게 생각할 수가 없습니까?
(a) 거의 항상 (b) 매우 자주
(c) 가끔 (d) 전혀 그렇지 않다.

____3. 모든 일을 하려면 도움이 필요합니까?
(a) 거의 항상 (b) 매우 자주
(c) 가끔 (d) 전혀 그렇지 않다.

____4. 주위의 사람들이 당신에게 지나치게 너무 많은 것을 기대한다고 생각합니까?
(a) 거의 항상 (b) 매우 자주
(c) 가끔 (d) 전혀 그렇지 않다.

____5. 당신에게 주어진 요구 때문에 압도된 느낌을 갖고 있습니까?
(a) 거의 항상 (b) 매우 자주
(c) 가끔 (d) 전혀 그렇지 않다.

____6. 당신의 일이 당신의 여가시간을 침해한다고 생각합니까?
(a) 거의 항상 (b) 매우 자주
(c) 가끔 (d) 전혀 그렇지 않다.

____7. 당신의 주의 집중이 요구되는 일들을 생각하면 우울해집니까?
(a) 거의 항상 (b) 매우 자주
(c) 가끔 (d) 전혀 그렇지 않다.

____8. 당신에게 주어진 과도한 요구가 끝이 없다고 보십니까?
(a) 거의 항상 (b) 매우 자주
(c) 가끔 (d) 전혀 그렇지 않다.

____9. 일을 끝마치기 위해 식사를 거르십니까?
(a) 거의 항상 (b) 매우 자주
(c) 가끔 (d) 전혀 그렇지 않다.

____10. 너무 많은 책임을 지고 있다고 생각하십니까?
(a) 거의 항상 (b) 매우 자주
(c) 가끔 (d) 전혀 그렇지 않다.

채점 : a=4, b=3, c=2, d=1 점수 : ________

자극도 동일한 스트레스 반응을 유발하고 건강을 악화시킬 수 있다. 이런 상태를 탈핍성 스트레스라고 한다.

풍족한 사회에서는 기술문명으로 인해 사람들로 하여금 여러 가지 일에서 벗어날 수 있게 해 주지만 그 일에 몰두했던 시간과 흥미는 종종 기계가 일하는 것을 들여다 보는 지루함으로 대치된다. 예를 들어 상대적으로 일을 많이 한다는 독일 여성이 하루에 하는 가사노동 가지 수가 99가지였는데 1980년 이후 33가지로 축소되었다고 한다. 플라스티에가 쓴 ≪4만 시간≫이라는 책에 인생을 평균 60만 시간을 사는 것으로 볼 때 가전제품 등의 발전, 보급으로 인해 노동시간은 7만 시간에 불과하므로 나머지 53만 시간을 어떻게 쓰느냐가 문명사회에서 해결해

자기 평가 척도 4

다음 10개의 진술문을 읽고 왼쪽 빈칸에 가장 적합한 답을 쓰시오.

____1. 나의 강의 시간에 20분 이상 주의를 집중하기가 힘들다.
(a) 거의 항상 그렇다. (b) 자주 그렇다.
(c) 가끔 그렇다. (d) 거의 그렇지 않다.

____2. 내가 누군가를 기다려야 된다고 생각할 때는 대체로 분주하게 일을 한다.
(a) 거의 항상 그렇다. (b) 자주 그렇다.
(c) 가끔 그렇다. (d) 거의 그렇지 않다.

____3. 나는 반복되는 일을 싫어하기 때문에 항상 다른 일을 하고 싶다.
(a) 거의 항상 그렇다. (b) 자주 그렇다.
(c) 가끔 그렇다. (d) 거의 그렇지 않다.

____4. 바쁘게 해야 할 일이 없을 때는 불안해진다.
(a) 거의 항상 그렇다. (b) 자주 그렇다.
(c) 가끔 그렇다. (d) 거의 그렇지 않다.

____5. 나는 바빠야만 마음이 편하다.
(a) 거의 항상 그렇다. (b) 자주 그렇다.
(c) 가끔 그렇다. (d) 거의 그렇지 않다.

____6. 나는 가족과 친구로부터 떨어져 있는 것이 쉽다.
(a) 거의 항상 그렇다. (b) 자주 그렇다.
(c) 가끔 그렇다. (d) 거의 그렇지 않다.

____7. 나는 헌옷이나 헌가구, 기타 잡다한 헌 물건들을 잘 버리지 못한다.
(a) 거의 항상 그렇다. (b) 자주 그렇다.
(c) 가끔 그렇다. (d) 거의 그렇지 않다.

____8. 나는 낯선 곳에 잠시 머무를 때에도 향수병에 걸린다.
(a) 거의 항상 그렇다. (b) 자주 그렇다.
(c) 가끔 그렇다. (d) 거의 그렇지 않다.

____9. 나는 혼자 있는 것을 정말 싫어한다.
(a) 거의 항상 그렇다. (b) 자주 그렇다.
(c) 가끔 그렇다. (d) 거의 그렇지 않다.

____10. 나는 사회 집단에 소속하는 것을 중요시 여긴다.
(a) 거의 항상 그렇다. (b) 자주 그렇다.
(c) 가끔 그렇다. (d) 거의 그렇지 않다.

채점 : a=4, b=3, c=2, d=1 점수 : ________

야 할 가장 큰 일이라는 것이다. 여기서 4만 시간이란 2,000년대에 가서는 노동시간이 4만 시간으로 줄어들 것을 의미한다. 결국은 할 일이 많다는 것은 할 일이 적다는 것보다는 못하다. 그러나 할 일이 없다는 것은 할 일이 많다는 것보다 훨씬 더 못하다는 사실이다.

유사한 맥락에서 외로움 또한 무서운 스트레스 유발자이다.

James Lynch는 외로움이 얼마나 스트레스를 주는지를 밝히는 조사에서 미국에서 주요 사망 원인에 있어(심장병, 암, 사고) 사망률은 독신자, 미망인, 이혼한 사람들에게 더 높다는 것을 지적하고 있다. 이와 같이 생활에서의 무료함과 외로움에 대한 탈핍성 스트레스가 어떠한가는 다음 자기평가척도 4를 통해서 알 수 있다.

연습문제결과 총점이 26～40점 사이이면 탈핍성 스트레스를 경험하고 있으며 이를 피하기 위해 자극을 받을 필요가 있다.

20～25점 사이이면 보통 수준이고, 10～19점 사이이면 생활에서 적은 자극을 받음에도 불구하고 이를 견디는 힘이 크다고 볼 수 있다. 문항을 세부적으로 살펴보면, 문항 1～5까지는 무료함을 평가하고, 6～10까지는 외로움을 다루고 있다. 어느 쪽의 점수가 높은가에 따라 무료함 아니면 외로움이 탈핍성 스트레스 유발요인이 될 수 있다.

2) 생물생태학적 원인

스트레스의 생물생태학적 원인이란 개인이 갖고 있는 원래의 생물학적 기제를 통해 스트레스 반응을 일으키는 스트레스 자극이다. 생물생태학적 스트레스 유발자는 개인의 고등 정신능력과 사고과정의 영향을 최소한으로 받는다는 점에서 스트레스의 심리적 원인 및 성격적 원인과는 큰 차이가 있다.

생물생태학적 원인과 관련되어 스트레스를 야기시키는 유발자는 다음과 같다.

(1) 생물학적 리듬

생물학적 리듬은 신경계와 호르몬 체계가 지배하는 생물학적인 활동들의 자연스러운 주기이다. 인간 신체의 모든 체계는 주기성을 가지고 있어서 해가 뜨고 지는 것이나, 계절처럼 시간에 따라 변화한다(홍숙기, 1992). 예를 들어 체온 변동을 보면 하루 중 가장 생산적인 시간과 일치한 이른 오후에 체온이 가장 높으며, 이른 아침 시간에 제일 낮다.

마찬가지로 신진대사와 호르몬 과정도 일정한 시간간격으로 바뀐다. 이렇듯 개인이 생체적으로 갖고 있는 생물학적 시간이나 리듬보다는 사회적 시간 또는 경제적 효용성에 맞추려다 보면 신체의 자연적 리듬이 파괴되고 따라서 스트레스를 받게 된다.

(2) 식습관

특정 음식물을 취함으로써 스트레스 수준이 높아지는 경우를 스트레스 유발성 식습관이라 볼 수 있다. 일상적으로 접할 수 있는 몇 가지 예를 열거해 보면 다음과 같다.

첫째, 우리가 흔히 많이 마시는 커피에 들어있는 카페인은 교감신경자극 성질을 갖고 있는 크산틴 약물군에 속하는 화학물질이다. 크산틴은 신진대사를 증가시키고 높은 각성수준과 활동상태를 일으키는 강력한 흥분제로 심장박동수를 촉진하거나 혈압을 올리고, 심장박동에 따른 산소소모를 증가시킬 수 있는 스트레스 호르몬을 방출시킨다. 약 170g 정도의 커피 한잔에는 평균 108mg의 카페인이 함유되어 있는데, 하루에 250mg 이상의 카페인을 섭취하면 인체에 역효과를 줄 수 있다. 만약 단번에 20잔의 커피를 마시면 치사량이 될 수 있다. 커피를 지나치게 많이 마신 경우에 가장 흔하게 나타나는 부작용으로는 불안, 안절부절, 설사, 불규칙적 심장박동, 주의력 상실 등 외에도 많은 스트레스 반응 증상들이 나타난다. 그 외에 카페인이 들어있는 음식물로는 홍차, 콜라, 코코아, 초콜릿 등이 있다. 이러한 음식물의 과잉 섭취 또한 커피를 많이 마신 경우와 같은 증상들이 나타난다고 볼 수 있다.

둘째, 비타민 고갈에 관여하는 음식물을 들 수 있는데, 스트레스를 받을 때는 신경계와 내분비계가 원활하게 기능을 발휘할 수 있도록 하기 위해 특정 비타민이 고도로 요구된다. 특히 B-복합 비타민은 스트레스 반응에 중요하다.

필수적 B-복합 비타민을 고갈시키는 주요 식품성분은 설탕이다. 당분이 많이 들어있는 케이크, 파이, 과자 및 캔디의 과다섭취는 불안, 흥분 및 전반적인 신경질 등 스트레스 증상들이 나타난다.

셋째, 염분의 섭취 또한 스트레스에 관여하는데 염분을 과다섭취하면 체내에 수분이 많아지고, 수분이 많이 보유되면 대개 혈압이 상승한다. 스트레스 반응에 가장 흔한 표현이 혈압상승이다.

넷째, 흡연도 카페인과 마찬가지로 교감신경 자극성 화학물질로 스트레스 반응을 야기시킨다.

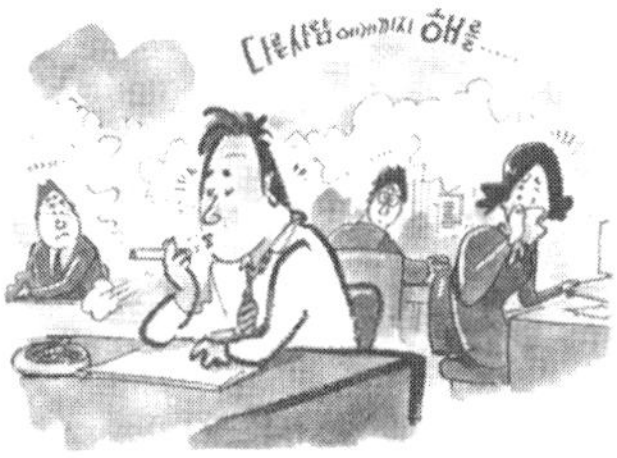

금연석으로 가셔야지…….

다음의 자기평가척도 5는 일상 식습관이 어느 정도 스트레스에 영향을 주고 있는가를 알아본다.

자기평가 연습문제 5에서 총점이 30~40점이면 식습관이 스트레스에 영향을 주고 있다고 볼 수 있으며, 20~29점은 중간 정도 스트레스에 이바지하고, 20점 이하면 식습관에 의한 스트레스 수준이 낮음을 알 수 있다.

(3) 소 음

소음은 우리가 앞서 살펴본 바이오리듬이나 식습관보다 강한 환경적 요소를 갖고 있는 동시에 생물학적이라고 볼 수 있으며, 소음은 다음과 같은 방식으로 하나 이상의 스트레스 반응을 야기할 수 있다.

- 교감신경계를 자극하여 생리학적인 반응을 야기시킴
- 지겨움과 주관적 불쾌감
- 진행중인 활동의 방해

자기평가척도 6에 열거한 것도 우리가 일상생활에서 경험하는 일상활동의 소음수준이다. 이는 청각 측량척도인 데시벨

자기 평가 척도 5

아래의 진술문 중 가장 적절한 응답을 선택하여 왼쪽 빈칸에 써넣으시오.

____1. 나는 보통 점심으로 햄버거 등 인스턴트 식품과 같이 에너지가 많고 빨리 흡수되는 것을 먹는다.
(a) 주 2회 이내 (b) 주 3~4회
(c) 주 5~6회 (d) 매일

____2. 나는 날마다 ____잔의 콜라 등의 음료수를 마신다.
(a) 주 2회 이내 (b) 주 3~4회
(c) 주 5~6회 (d) 매일

____3. 나는 하루에 적어도 ____잔의 커피나 차를 마신다(약용 차는 제외).
(a) 주 2회 이내 (b) 주 3~4회
(c) 주 5~6회 (d) 매일

____4. 나는 보통 하루에 설탕을 ____순가락(찻순갈) 먹는다.
(a) 주 2회 이내 (b) 주 3~4회
(c) 주 5~6회 (d) 매일

____5. 나는 식사할 때 음식에 소금을 몇번 치는가(식탁용 소금 셰이키의 총 수)?
(a) 주 2회 이내 (b) 주 3~4회
(c) 주 5~6회 (d) 매일

____6. 내가 먹는 초콜릿은(보통크기)?
(a) 주 2회 이내 (b) 주 3~4회
(c) 주 5~6회 (d) 매일

____7. 나는 아침 식사만으로 음료수 이외에 도너츠나 페이스트리를 먹는다.
(a) 주 2회 이내 (b) 주 3~4회
(c) 주 5~6회 (d) 매일

____8. 나는 담배를 ____피운다.
(a) 주 2회 이내 (b) 주 3~4회
(c) 주 5~6회 (d) 매일

____9. 내 주위에 다른 사람들이 피우는 담배냄새를 ____맡는다.
(a) 주 2회 이내 (b) 주 3~4회
(c) 주 5~6회 (d) 매일

____10. 나는 담배 연기를 조금만 맡아도 눈이나 코가 자극을 받는다.
(a) 주 2회 이내 (b) 주 3~4회
(c) 주 5~6회 (d) 매일

채점 : a=1, b=2, c=3, d=4 점수 : ________

(dB)로 측정된다. 이 척도는 하루 8시간 동안의 평균 시간당 소음수준을 알아보는 것으로, 하루 어느 때든지 가장 바쁜 8시간을 선택해서 그 시간 동안에 다음에 열거된 소음에 노출된 시간을 dB(A)에 곱한 다음 총점을 계산해서 8로 나누어 시간당 평균적인 소음노출 수준을 구해본다.

자기 평가 척도 6

활 동	dB(A)	시간/일
로켓엔진	180×	=
제트기이륙	150×	=
100피트 내에서의 경찰, 소방차 사이렌	138×	=
5피트에서의 공기압축드릴	125×	=
생음악(로크)연주	125×	=
고성의 로크음악(음반)	115×	=
보일러실	110×	=
10피트에서의 기차소리	108×	=
중공업 공장	100×	=
35피트에서의 리벳 박는 기계	100×	=
90피트에서의 대형 트럭	98×	=
가정용 기계장치	90×	=
50피트에서의 10마력 선외모터	88×	=
5피트에서의 복잡한 무료고속도로나 시내교통	85×	=
버스승차	85×	=
속기실	75×	=
보통 일반작업공장의 내부	70×	=
백화점	65×	=
보통 사무실	65×	=
교 실	64×	=
3피트에서의 대화	63×	=
보통 주거지역의 도로	55×	=
에어콘	55×	=
집안에서의 조용한 라디오	42×	=
도서관	38×	=
조용한 강당	30×	=
5피트에서의 속삭임	20×	=
	총 소음수준	=

소음이나 소리가 당신을 괴롭히거나 일에 주의집중하지 못하도록 방해하면 각 시간에 10분을 더하시오.

총 소음수준÷8 = 이것이 시간당 당신의 소음수준이다.

* 1피트≒33cm

시간당 평균 소음수준 척도를 보면, 120 dB 이상이면 귀조직이 상처를 입는 정도이고, 85 dB 정도면 청각상실에 대한 높은 잠재성을 갖고 있고, 전신에 스트레스 반응을 일반화시키기도 한다.

3) 성격적 원인

성격은 개인이 환경에 대해서 대처하는 독특한 방법을 반영하는 특징적 사고, 감정 및 행동양식의 총체적 패턴이다. 개인이 갖고 있는 이러한 성격구조를 언급하지 않고는 스트레스에 대해 논할 수 없으며, 인간의 행동을 설명하기는 더욱 힘들다. 우리가 자신에 대해 스스로 생각하는 것, 그리고 행동하고 반응하는 방식이 스트레스의 주요 결정요소인 성격적 원인들이다.

(1) 자기 지각

자기에 대한 지각, 즉 자아개념은 인격을 구성하는 중요한 부분이며 많은 심리학자들은 자아개념을 개인 행동결정의 중요한 요인으로 간주하고 있다. 이러한 자아개념은 주로 타인과의 상호작용에서 얻은 정보를 근거로 자기자신을 평가하며, 형성된다. 자아개념은 스트레스 반응에 중요한 역할을 하는데, 특히 부정적 자아개념(자기비하적이고 무력하고 희망이 없는 자아상)은 실제로 병 유발과 밀접한 관계가 있다. 대부분의 암환자를 대상으로 한 성격검사에서 이러한 부정적 자아개념이 많이 발견되고 있다. 또한 어떤 사람이 특정한 상황에서 자신을 무력하고 실패를 잘 하는 사람으로 평가하고 지각한다면, 이러한 지각이 실제 상황에서의 실패를 초래한다는 자기 충족적 예언이란 개념으로 설명될 수 있다. 이러한 무력감 역시 스트레스에 영향을 주는데, Lazarus(1966)는 사람들이 그들 자신이 어떤 상황을 통제할 수 있다고 지각하는 정도가 크면 클수록 그들의 스트레스 반응이 약해진다고 하였다. 이것은 통제 소재로도 설명이 가능한데 자신이 보다 많은 통제력을 갖고 있다고 생각하는 내적 통제자는 통제력을 갖고 있지 않다고 생각하는 외적 통제자에 비해 스트레스 상황에서 위험을 덜 느끼기 때문에 스트레스를 덜 받게 된다.

다음 자기평가척도 7은 자신의 자아개념을 평가하게 된다.

자기평가척도 7의 총점이 10～19점은 강한 자아개념을 나타내고, 20～25점은 적당한 자아개념을 가리키며, 26～40점은 자아개념이 보강될 필요가 있다.

자기 평가 척도 7

당신이 대개의 경우 어떻게 행동하는지를 가장 잘 요약하고 있는 것을 골라서 왼쪽 빈칸에 써 넣으시오.

____1. 나는 어려운 일에 직면하면 최선을 다하려 하며, 대개는 성공적이다.
(a) 항상 그렇다. (b) 가끔 그렇다.
(c) 좀처럼 그렇지 않다. (d) 전혀 그렇지 않다.

____2. 나는 이성들이 주위에 있을 때 마음이 편하다.
(a) 항상 그렇다. (b) 가끔 그렇다.
(c) 좀처럼 그렇지 않다. (d) 전혀 그렇지 않다.

____3. 나는 나를 좋아하는 사람들이 많다고 느낀다.
(a) 항상 그렇다. (b) 가끔 그렇다.
(c) 좀처럼 그렇지 않다. (d) 전혀 그렇지 않다.

____4. 나는 내 능력에 상당한 자부심을 갖고 있다.
(a) 항상 그렇다. (b) 가끔 그렇다.
(c) 좀처럼 그렇지 않다. (d) 전혀 그렇지 않다.

____5. 나는 누군가가 나를 위해 결정해 주는 것에 항상 반대되게 행동하기를 좋아한다.
(a) 항상 그렇다. (b) 가끔 그렇다.
(c) 좀처럼 그렇지 않다. (d) 전혀 그렇지 않다.

____6. 나는 윗 사람이 옆에 있으면 안심이 되고 마음이 편안하다.
(a) 항상 그렇다. (b) 가끔 그렇다.
(c) 좀처럼 그렇지 않다. (d) 전혀 그렇지 않다.

____7. 나는 낯선 사람들 앞에서는 지나치게 수줍어한다.
(a) 항상 그렇다. (b) 가끔 그렇다.
(c) 좀처럼 그렇지 않다. (d) 전혀 그렇지 않다.

____8. 뭔가가 잘 안될 때, 나는 나 자신을 비난하는 경향이 있다.
(a) 항상 그렇다. (b) 가끔 그렇다.
(c) 좀처럼 그렇지 않다. (d) 전혀 그렇지 않다.

____9. 나는 성공하지 못하면 당연히 느낄 수 있는 것 이상으로 우울해지는 편이다.
(a) 항상 그렇다. (b) 가끔 그렇다.
(c) 좀처럼 그렇지 않다. (d) 전혀 그렇지 않다.

채점 1~6 : a=1, b=2, c=3, d=4
7~9 : a=4, b=3, c=2, d=1 점수 : ________

(2) A형 행동

A형 행동은 행동-정서 복합(action-emotion complex)이라는 개념으로 설명하는데(Matthews, 1982), 이러한 행동유형의 사람들은 짧은 시간 내에 더욱더 많은 일을 성취하려는 만성적이고 지칠 줄 모르는 노력을 한다. 외면적으로 드러난 행동적

특징으로는 설명적이면서 빠르게 말하고, 느린 것에 참지 못하며, 동시에 한 개 이상의 활동에 집중하고, 자아선입견적인 생활에 만족하지 못하며 사람들의 행동을 여러 차원에서 평가하고, 비경쟁적 상황에서조차 타인과 경쟁한다. 따라서 A형 행동유형은 자기자신에게 과도한 목표와 요구를 부과하며, 어떤 일

자기 평가 척도 8

다음의 질문에 대해 가장 적절한 응답을 선택하여 왼쪽 빈칸에 써넣으시오.

____1. 나는 줄서서 기다리는 것을 싫어한다.
(a) 항상 그렇다. (b) 가끔 그렇다.
(c) 좀처럼 그렇지 않다. (d) 전혀 그렇지 않다.

____2. 시간을 절약하기 위해 시간에 쫓기고 있는 나 자신을 종종 발견한다.
(a) 항상 그렇다. (b) 가끔 그렇다.
(c) 좀처럼 그렇지 않다. (d) 전혀 그렇지 않다.

____3. 나는 시간이 오래 걸린다고 생각되면 마음이 편치 못하고 당황하게 된다.
(a) 항상 그렇다. (b) 가끔 그렇다.
(c) 좀처럼 그렇지 않다. (d) 전혀 그렇지 않다.

____4. 압력을 받고 있을 때는 화를 내기도 한다.
(a) 항상 그렇다. (b) 가끔 그렇다.
(c) 좀처럼 그렇지 않다. (d) 전혀 그렇지 않다.

____5. 나의 친구들은 내가 쉽게 흥분한다고 한다.
(a) 항상 그렇다. (b) 가끔 그렇다.
(c) 좀처럼 그렇지 않다. (d) 전혀 그렇지 않다.

____6. 나는 경쟁적으로 할 수 없는 일은 좀처럼 하려고 하지 않는다.
(a) 항상 그렇다. (b) 가끔 그렇다.
(c) 좀처럼 그렇지 않다. (d) 전혀 그렇지 않다.

____7. 해야 될 일이 있으면 세부적인 일이 구체적으로 계획되기도 전에 내가 제일 먼저 시작한다.
(a) 항상 그렇다. (b) 가끔 그렇다.
(c) 좀처럼 그렇지 않다. (d) 전혀 그렇지 않다.

____8. 내가 실수를 하는 경우는 대개 충분한 생각과 계획이 없이 무모하게 덤벼들었기 때문이다.
(a) 항상 그렇다. (b) 가끔 그렇다.
(c) 좀처럼 그렇지 않다. (d) 전혀 그렇지 않다.

____9. 나는 일하면서 식사를 한다거나 운전이나 목욕을 하면서 계획을 세운다든가 하는 식으로 가능만 하다면 언제나 두 가지 일을 동시에 하려고 노력한다.
(a) 항상 그렇다. (b) 가끔 그렇다.
(c) 좀처럼 그렇지 않다. (d) 전혀 그렇지 않다.

____10. 나는 뭐든지 적극적으로 추진해 나가지 않으면 죄책감을 느낀다.
(a) 항상 그렇다. (b) 가끔 그렇다.
(c) 좀처럼 그렇지 않다. (d) 전혀 그렇지 않다.

채점 : a=4, b=3, c=2, d=1 점수 : ________

이 생기기 전에 미리 걱정하는 특성으로 말미암아 스트레스를 유발하게 된다. 이는 A형 행동을 요구하는 A형 환경의 문제라고도 볼 수 있다. 즉 개발도상국에서는 선진국이 잠자는 시간에 일하기를 요구한다. 극히 경쟁적이며 강박적 업무 및 생활태도를 필요로 하기 때문이다. 또한 이러한 사회 분위기 뿐만 아니라 가정에서의 부모의 기대, 과업성취에 대한 높은 기준 및 행동의 비판 등이 A형 행동 특성의 형성에 관련될 것이다.

다음 자기평가척도 8은 A형 행동특성에 관한 평가척도이다.

자기평가척도 8의 총점이 26~40점은 A형 행동을 나타내고, 20~25점은 보통 수준, 20 이하의 점수는 A형 개념에 있어서 매우 낮은 점수이다.

(3) 불안 반응성 성격

불안은 스트레스의 기본 요소이며, 스트레스의 증상 내지는 표현인 동시에 심한 스트레스의 원인이기도 하다. 불안 반응성 성격의 사람은 불안을 지속시키는 불안 피드백의 고리 때문에 괴로워한다.

한편 이들은 스트레스 반응에 지나치게 민감한 사람들이며, 문제(스트레스 요인)를 가장 최악의 상태에서 항상 극단적으로 지각한 사람들이다.

다음 자기평가척도 9는 불안 반응성 성격에 대한 질문지이다.

자기평가척도 9에서 총점 26~40점은 불안 반응이 높은 것이며, 20~25점은 보통수준이며, 20점 이하는 불안 반응이 낮다.

지금까지 9개의 스트레스 자기평가척도를 통하여 자신의 스트레스 점수를 산출하였는데, 이 점수들은 다음에 있는 개인 스트레스 프로파일 용지에 옮겨 놓음으로써 자신의 스트레스 원인에 대한 전체적인 윤곽을 그려볼 수 있을 것이다. 각각의 척도에 점수를 표시한 후 그 표시된 점들을 모두 연결시키면, 스트레스 프로파일을 나타내는 그래프가 만들어진다. 이 그래프를 통해 9개의 스트레스 요인 중 어떤 특정 스트레스 요인에 높은 점수를 나타냈는가를 앎으로써 자신의 스트레스 원인을 파악하

자기 평가 척도 9

당신이 불안할 때 대개 어떻게 반응하는지를 가장 잘 요약해서 설명하고 있는 것을 골라 왼쪽 빈칸에 써 넣으시오.

____1. 처음부터 어떠한 '위기'가 나를 불안하게 만들어서, 나타날 수 있는 가장 최악의 사태를 모두 상상하는 경향이 있다.
(a) 항상 그렇다. (b) 가끔 그렇다.
(c) 좀처럼 그렇지 않다. (d) 전혀 그렇지 않다.

____2. 문제를 해결하기 위해 내가 할 수 있는 모든 것을 즉시 한다 ; 만약 그렇지 못하면 나중에 그것을 매우 걱정하게 된다.
(a) 항상 그렇다. (b) 가끔 그렇다.
(c) 좀처럼 그렇지 않다. (d) 전혀 그렇지 않다.

____3. 위기가 끝나고 해결되어도 계속해서 마음 속으로 그 위기를 되새긴다.
(a) 항상 그렇다. (b) 가끔 그렇다.
(c) 좀처럼 그렇지 않다. (d) 전혀 그렇지 않다.

____4. 위기가 지나간 일주일 후에도 그 위기를 마음 속에 생생히 그려볼 수 있다.
(a) 항상 그렇다. (b) 가끔 그렇다.
(c) 좀처럼 그렇지 않다. (d) 전혀 그렇지 않다.

____5. 가슴에서 심장이 고동치는 것을 느낄 수 있다.
(a) 항상 그렇다. (b) 가끔 그렇다.
(c) 좀처럼 그렇지 않다. (d) 전혀 그렇지 않다.

____6. 가슴이 철렁 내려앉고 입술이 바짝바짝 마른다.
(a) 항상 그렇다. (b) 가끔 그렇다.
(c) 좀처럼 그렇지 않다. (d) 전혀 그렇지 않다.

____7. 땀이 척척히 난다.
(a) 항상 그렇다. (b) 가끔 그렇다.
(c) 좀처럼 그렇지 않다. (d) 전혀 그렇지 않다.

____8. 손과 손가락이 떨린다.
(a) 항상 그렇다. (b) 가끔 그렇다.
(c) 좀처럼 그렇지 않다. (d) 전혀 그렇지 않다.

____9. 말을 잘 못한다.
(a) 항상 그렇다. (b) 가끔 그렇다.
(c) 좀처럼 그렇지 않다. (d) 전혀 그렇지 않다.

____10. 근육이 긴장되는 것을 느낄 수 있다.
(a) 항상 그렇다. (b) 가끔 그렇다.
(c) 좀처럼 그렇지 않다. (d) 전혀 그렇지 않다.

채점 : a=4, b=3, c=2, d=1 점수 : ________

게 될 것이다.

① 개인 스트레스 프로파일 요약 용지

다음은 여대 3학년에 재학중인 학생들이 자신의 스트레스 프로파일을 해석한 것이다. 이 프로파일이 각 학년 또는 전공 영역을 대표한다고는 볼 수 없으며, 실제 이러한 프로파일을 해석하는 예로 사용된 것이다.

〈표 5-1〉 개인 스트레스 프로파일 요약 용지

연습문제	1	2	3	4	5	6	7	8	9
	적 응	좌절감	과잉부담	박탈감	영양섭취	소 음	자기지각	A형행동	불안반응성
스트레스 유발자에 매우 민감함을 나타냄	400 350 300	40 35 30	40 35 30	40 35 30	40 35 30	120 105 95	40 35 30	40 35 30	40 35 30
스트레스 유발자에 적당하게 민감함	250	25	25	25	25	85	25	25	25
스트레스 유발자에 대한 민감성이 낮음	200 150 100	20 15 10	20 15 10	20 15 10	20 15 10	75 65 10	20 15 10	20 15 10	20 15 10

내가 좌절감이 높게 나온 이유는 소극적 성격으로 인한 인간관계의 실패 때문으로 볼 수 있다. 과잉부담으로 인한 스트레스는 4형제 중 장녀이기 때문에 부모님의 기대감, 그리고 나 스스로 자신에 대한 기대감이 높은 데 기인하며, A형 행동유형을 보이는 것은 부모님의 과잉기대, 나 자신의 지나친 경쟁의식 등이 그 원인이라고 생각하며, 불안반응성은 졸업을 1년 앞두고 취업이나 진로에 대한 걱정 때문인 것 같다[그림 5-2].

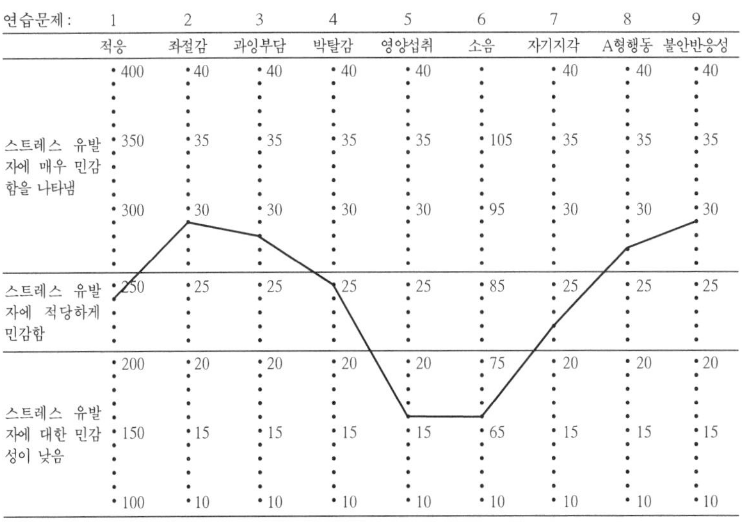

[그림 5-2] 개인 스트레스 프로파일

적응수치가 높은 것은 일상생활에서의 변화가 많은 것으로, 기숙사에서 살다가 학교와 거리가 떨어진 곳으로부터 통학을 하고 있기 때문이다. 소음은 통학거리가 긴 관계로 지하철 소음 등에 노출되어 있는 시간이 많기 때문이다. 불안반응은 늘 걱정이 많은 나의 성격 탓인 것 같다[그림 5-3].

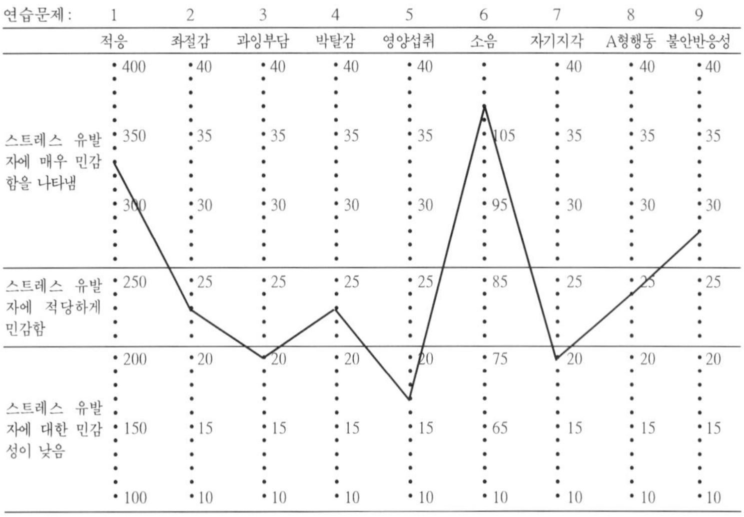

[그림 5-3] 개인 스트레스 프로파일

3. 스트레스에 대한 반응

1) 생리적 반응

스트레스가 한 개인의 적응능력을 능가할 정도로 강하면 누구나 스트레스 반응을 일으키게 된다. 그러면 우선 신체에 이상이 생기게 되는데 식욕을 잃고, 쉽게 피로해지며 두통, 소화불량 등의 증세가 나타난다.

최근 의학계의 연구들은 스트레스가 여러 질병의 원인이 된다고 밝히고 있는데, 극도의 스트레스하에서는 신체의 면역기능이 저하되기 때문이라는 것이다.

우리의 내장기능들을 통제하는 자율신경계통은 두 부분으로 이루어져 있는데, 신체의 에너지를 동원시키는 교감신경계와 다시 회복시키는 부교감신경계가 그것이다. 스트레스를 받게 될 때 발생되는 생리적인 반응은 교감신경계의 작용으로 인해 심장은 빨리 뛰고, 많은 양의 혈액이 근육으로 흘러 들어가게 된다. 또한 호르몬 체계에도 영향을 주어 부신수질이 에피네프린 같은 신체의 각성 수준을 증가시키는 스트레스 호르몬을 방출하게 된다. 즉 화가 많이 났을 때 심장이 쿵쾅거리고, 얼굴에 열이 확 달아오르거나 핏기가 없어지고 근육이 긴장되거나 풀리는 듯한 경험들이 바로 이에 해당된다.

스트레스는 신체의 질병과도 관련이 높은데, 앞서 언급한 것처럼 스트레스를 받으면 신체의 면역기능이 전반적으로 저하되기 때문이다. 즉 심장병, 암, 각종 위장장애, 두통, 피부질환 등이 스트레스와 관련된 질병으로 밝혀지고 있다. 이 중에서 요즈음 20~30대 연령층의 사람들에게서 발견되는 원형탈모증의 경우도 정신적 긴장으로 인한 스트레스에 기인된 피부 증상으로 나타나고 있다. 20 ~ 30대의 연령층에서 많이 발견되는 이유는 이 때가 인생의 중요한 고비로서 정신적인 스트레스를 가장 심하게 경험하기 때문에 정신과 치료와 병행하는 경우가 많다고 한다.

2) 심리적 반응

스트레스에 대한 심리적 반응은 생리적 반응과 관련되어 있다. 특히 Russek 등(1958)에 의하면 심리적 반응이 생리적 반응에 선행해서 일어난다고 한다. 몇 가지 대표적인 심리적 증상 중에서 먼저 우울을 들 수 있는데, 스트레스가 우울과 관련이 있다는 것은 여러 연구에서 밝혀지고 있는 사실이다(김정희, 1987; 안귀여루, 1988 등). Seligman은 우울이란 아무리 해도 안된다는 체험을 할 때 느끼는 무기력(helplessness)상태로서 만사에 의욕과 흥미를 잃고, 문제를 해결할 수 있는지 없는지 생각도 안하고 자포자기해 버리기가 쉽다. 따라서 우울이 너무 심하면 자살이라는 심리적 결과를 유발할 수 있는 잠재력을 갖게 된다.

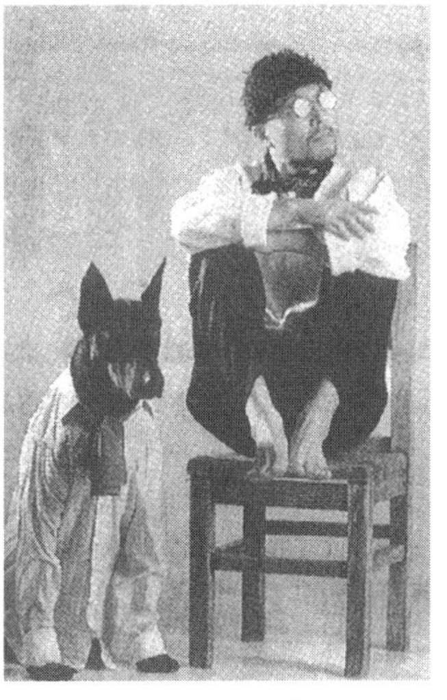
일상생활에서의 스트레스는 때로 현실도피의 반응으로 나타난다.
(연극 황구도의 한 장면)

불안과 공포 또한 스트레스와 관련지워 생각할 수 있는 심리적 증상이다. 두려움같은 무서움이라도 심리학에서는 불안

(anxiety)과 공포(fear)로 구별한다. 공포는 긴박한 위험이 실재일 때의 두려움으로, 어떤 구체적 자극과 연결되어 있는 정서인 반면 불안은 두려울 때 구체적으로 무엇이 두려운지 모르는 상태에 있는 것이다. 예를 들어 대부분의 학생들은 중요한 시험을 앞두고 있을 때 긴장하고 걱정한다. 무엇을 걱정하는가 알아보면 어려운 시험, 낙제가능성, 까다로운 교수 등을 언급한다. 이것은 시험에 대한 공포라고 할 수 있으며, 반면에 공부도 잘하고 성실하여 도저히 낙제할 것 같지 않은 학생이 시험 때문에 지나치게 초조해 하고, 잠도 못 자고, 밥도 못 먹는다고 하면 이러한 학생들의 대부분은 구체적으로 무엇이 두려운지를 모르는 경우가 많다. 이러한 상태가 불안이라고 볼 수 있다(홍숙기 외, 1992).

이 외에도 스트레스로 인한 보편적인 정서의 상태를 살펴보면, 짜증, 분노, 격노 등을 들 수 있다. 어떤 스트레스는 경미한 짜증에서부터 통제할 수 없는 격노에 이르기까지 다양한 강도의 분노를 일으키는 경향이 있다. 특히 좌절을 포함한 스트레스 상황은 분노를 가장 잘 일으킨다. 많은 사람들이 사소한 좌절조차 참을 수 없으며 교통체증으로 인한 사소한 지체에도 격노를 폭발한다(김시업, 1996).

4. 스트레스 대처방법

다변화되고 있는 현대사회에서는 스트레스가 불안과 소외못지 않게 관심의 대상이 되고 있으며, 스트레스가 문제되는 것만큼이나 대처(coping)의 문제도 중요하다. 대처의 개념은 Lazarus(1985)에 의해 소개되었는데, 개인이 스트레스적 경험에 적응하기 위하여 쏟는 심리학적 노력을 의미한다.

많은 학자들(Lazarus, 1980 ; Moos & Billings, 1982)에 의해 이론적으로 구분된 스트레스 대처방법은 대처방법의 초점 또는 목표에 따라 문제중심, 정서중심, 생리중심 대처방법으로 나누어 볼 수 있다. 이를 구체적으로 살펴보면 다음과 같다.

1) 문제중심적 대처

문제중심적 대처방법은 문제에 초점을 두고 문제를 보다 잘 변경시키기 위해 책략을 사용하고, 수정하고, 고치거나, 극복하려는 노력이다. 여기서의 목표는 위협이나 문제 자체를 직접적으로 관리하는 것이다(김시업, 1996). 문제 중심적 대처는 개인이 문제가 되는 행동을 변화시키거나 환경적 조건을 변화시켜 스트레스를 처리하고자 하는 노력이다. 문제 중심적 대처방법은 환경 지향적 대처와 내적 지향적 대처로 볼 수 있다. 환경 지향적 대처는 문제를 규정하고 대안적 해결책들을 내놓고, 이익과 부담의 관점에서 대안책들을 비교하여 검토해 보고 대안들 중에서 선택을 하고 선택된 대안을 실행에 옮기는 행동들로 이루어진다. 내부지향적 대처는 자신의 포부수준을 바꾸거나 대안적인 만족원을 찾거나 새로운 행동기준을 개발하거나 새로운 기술을 배우는 것과 같이 환경을 바꾸는 것 대신 자신에 관한 어떤 것을 바꿈으로써 스트레스에 대처하려는 전략이다(송인섭 외, 1996).

즉, 문제 중심적 대처방식은 체계적으로 문제해결의 계획을 세우고 체계적으로 문제를 해결하고자 노력할 때 친구, 가족, 동료 등으로부터 원조를 청하는 적절한 도움구하기와 대안적으로 보상을 줄 수 있는 것을 개발하고 여러 가지 인생문제를 극복하기 위한 행동적 자기통제를 발전시켜 가는 과정을 통해 스트레스에 대처하는 방법이다.

2) 정서중심적 대처

정서중심적 대처방법은 스트레스를 유발하는 문제를 직접적으로 다루기보다는 스트레스에 의해 유발된 정서적 반응 즉, 불안이나 초조 등의 정서적 고통을 감소시키는 노력을 말한다. 이 방법의 목표는 정서적 균형을 되찾는 데 있다. 정서 중심적 대처는 스트레스를 유발하는 상황 자체를 변화시키기보다 그

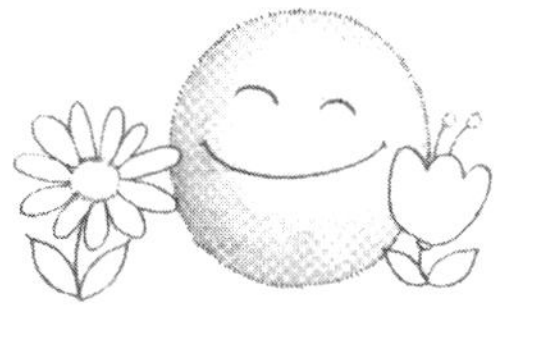

◆긍정적 사고를 위한 10계명◆

1. 작은 것에서도 즐거움을 찾으라(꽃잎 하나에서도…).
2. 좋은 감정은 몸에 보약보다 더 효과가 있음을 잊지 말라.
3. 늘 좋은 기분임을 먼저 시인하고 그렇게 살라.
4. 친절함과 명랑함이 습관이 되게 하라.
5. 어떤 일을 불평하기 전에 감사할 조건을 먼저 찾으라.
6. 지금 이 순간을 보람 있게 살라.
7. 힘든 상황에서도 미소를 잊지 말라.
8. 사람들을 좋아하라.
9. 반드시 해결책이 있음을 확신하라.
10. 당신의 일생은 감정에 좌우됨을 알고, 좋은 감정을 갖고 계속 일하라.

상황에서 경험하게 되는 정서적 고통을 감소시키기 위해 스트레스의 원인을 회피하거나 스트레스 상황을 인지적으로 재구성하는 대처방식이다. 정서 중심적 대처방법이 현실을 있는 그대로 받아들이면서 스트레스 상황에서의 불안을 감소시킬 수도 있으나, 때로는 현실을 왜곡하여 받아들임으로써 자신을 기만하게 되는 문제를 발생시키게 된다(송인섭 외, 1996). 이를 정신분석학 입장에서 설명하면 무의식적으로 위협적인 상황에서 자신을 방어하기 위해 사용되는 방어기제들이 이에 해당된다고 볼 수 있다.

3) 생리중심적 대처

생리중심적 대처방법은 스트레스에 부딪힘으로써 신체적 요구의 충격을 감소시키려는 노력을 말한다. 그것의 목표는 스트레스에 의한 신체의 손상을 최소화하는 데 있다(김시업, 1996). 우리의 신체는 스트레스에 대한 반응과 밀접하게 관련된다. 잠재적인 스트레스에 대처하기 위해서는 신체를 매우 건강하게 유지해야 한다. 즉, 영양적으로 균형적인 음식을 취하고, 적당한 수면을 취하고, 적당한 양의 운동을 하고, 과식과 담배, 술, 다른 약물복용을 통제하는 방법을 습득하는 일이다. 육체가 지치거나 피로할 때 스트레스가 더욱 가중된다. 건강한 육체에서

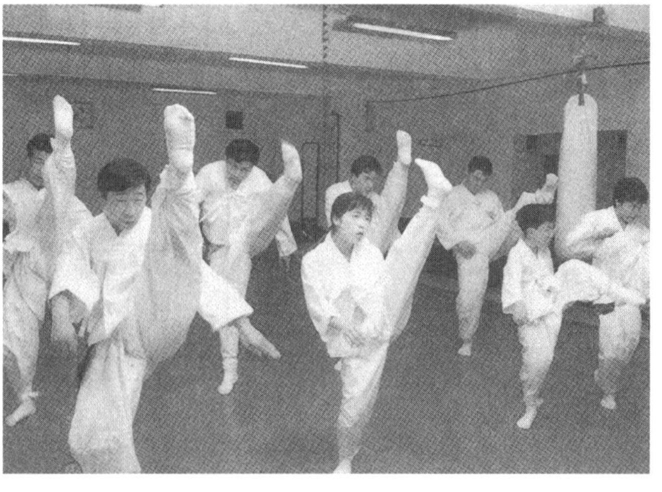

규칙적 운동은 효과적으로 스트레스를 극복하도록 도움을 준다.

건강한 정신이 나온다고 했듯이 몸이 건강할 때는 스트레스를 적게 받는다. 신체건강을 위한 활동으로는 규칙적인 운동, 적당한 수면과 휴식, 균형잡힌 식사, 규칙적인 활동 등이 있다. 달리기를 포함하여 모든 활기찬 신체운동은 효과적으로 스트레스를 극복하도록 도움을 준다(U.S. Public Health Service, 1979). 누적된 긴장과 관련된 에너지는 적당한 신체 운동을 통해서 방출되어야 하며 긍정적으로 처리되어야 한다.

또한 적절한 수면과 충분한 휴식은 인간에게 안정감을 주며 에너지를 보존시키기 때문에 지친 신체를 회복시키고 정보처리를 도와준다. 수면시간과 휴식이 부족하면 환각증세, 이상행동, 정신분열증과 비슷한 증세를 나타낸다.

특히 균형잡힌 식사습관을 통해서 사람은 자신의 신체적 욕구를 충족시키게 되고 자신이 찾고 있는 모든 형태의 긴장을 보다 효과적으로 다룰 수 있게 될 것이다.

4) 기타 스트레스 대처방법

다음은 위의 분류체계에는 구분되어 있지 않으나 스트레스 해소에 효과적이라고 알려진 몇 가지 대처방식에 대해 살펴본다.

① 심리공학적 대처방법

심리공학적 대처방법은 환경이 부과한 위협을 다루기 위한 자원인 개인적 특성들을 자기자신으로부터 끌어내는 것이다. 이 특성들은 자기확신(self-confidence)과 자아존중감(self-esteem)이다. 자기확신감과 자아존중감이 있으면 쉽게 무력감에 빠지지 않고 스트레스를 극복할 수 있다.

대인간의 상호작용상 어려움이란 적절하고 효과적으로 자신을 표현할 수 없음을 의미한다. 그 결과 자기자신이나 남에 대해 노여움을 가지게 되고, 그 노여움을 참아 버리거나 부적절하게 외부로 표출함으로써 많은 심리적 스트레스를 느끼게 된다. 즉 나 자신에게 진실했고, 또 내가 받는 것에 대해 예의바르고 확고하게 언급할 수 있는 자기 확신감이 있었더라면 표현할 수 있고, 따라서 스트레스를 받지 않았을 수 있다는 것이다.

이와 같은 어려움은 자기주장 훈련을 통해서 해소할 수 있다. 자기주장 훈련의 필요성을 역설하고 주장 훈련을 최초로 개발한 사람은 Wolpe(1958)이다. 그러나 구체적인 프로그램을 만들어 최초의 실험연구를 한 사람은 Lazarus(1966)이다. 여기서 말하는 자기 주장이란 자신의 감정뿐만 아니라 자신이 요구하는 것을 솔직하게 털어놓음으로 책임을 남에게 전가하지 않을 뿐만 아니라 다른 사람들이 들어도 감정에 손상이 가지 않도록 하며 상대방이 이에 대해 반응할 기회를 주는 것이다. 또한 자기 주장은 직접적, 자기존중적이고, 자기 표현적, 솔직함 등을 갖춘 정직한 자세로 매우 적절하게 행동하고 반응하는 것이다. 따라서 자기 주장적 행동은 자신감을 갖게 하는 행동이고, 목표 지향적인 행동이며, 자신과 타인의 권리를 존중하는 공평정대한 협상이라고 정의할 수 있는 행동이다.

따라서 자기 긍정적인 사람은 자기 자신이 생각하고 느끼고 원하는 바를 솔직담백하게 표현할 권리를 가지고 있다고 생각한다.

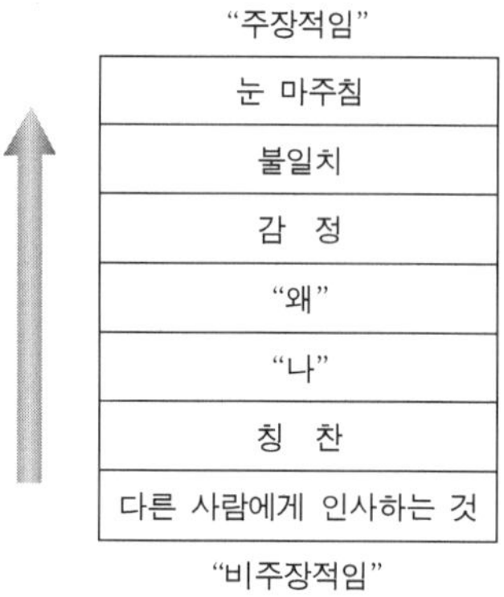

[그림 5-4] 주장사다리

[그림 5-4]의 "주장사다리"는 당신이 다른 사람들과 매일매일의 접촉속에서 시도할 수 있는 주장연습훈련의 위계이다. 연습훈련은 가장 쉬운 것부터 가장 어려운 것의 순서로 적혀져 있다. 맨 밑에서부터 천천히 시작하여 목록을 따라 쭉 진행해 나가보라. 당신은 각 단계를 연습하는데 대략 1~2주일을 소비할 것이다. 만약 당신이 불안을 경험하기 시작하면 따로 한 주일 동안 그 이전의 연습훈련으로 되돌아가 반복하고 목록대로 계속 시도해 나가도록 한다.

자아지각(自我知覺)은 과업행동에 영향을 미칠 뿐 아니라 스트레스 반응과 그 결과로써 유발되는 병의 진행과정에도 크게 영향을 미칠 수 있다. 따라서 통제와 자기가치에 대한 자신의 지각을 향상시킴으로써 스트레스를 제거할 수 있다. 예를 들어 대학입시를 앞둔 수험생이 자신의 능력을 낮게 평가하고 시험에 대한 불안만을 택하기보다 자기 스스로 인정하고 자신이 노력만 한다면 능히 통과할 수 있다는 통과의례 정도로 생각하는 것이 심리적인 스트레스를 제거하는 데 효과적이고 좋은 결과를 얻는 데에 일조를 기할 것이라는 것은 자명한 일이다.

독립도 중요한 대처방법의 하나이다. 만일 우리가 정서적으로 독립하여 남들에게 의존하지 않는다면 정서적 좌절을 피할 수 있고, 스스로 중요한 욕구들을 충족할 수 있는 기술을 익힌다면 역시 많은 좌절을 피하게 된다.

일반적으로 그 개인이 위험하다거나 도전적이라고 인정하지 않는 한 그 환경은 스트레스가 될 수 없다. 따라서 어느 정도의 낙천성은 살아가는 데 대단히 중요한 대처방법이다. 예를 들어 직업상 큰 재난에 처한 사람이 그 일을 위기로 보지 않고 이보 전진을 위한 일보 후퇴로 받아들인다면 오히려 전화위복이 될 것이다. 이 밖에도 심리공학적 대처에는 성격특성, 사고방식 등도 예를 들 수 있다. 어차피 스트레스 자체를 피할 수 없다면 스스로 강인해지고 독립성을 키우는 수밖에 없는 것 같다.

② 명상법

명상에 관한 과학적 관심은 1950년대말과 1960년대초 동양의 명상 수련자들, 예를 들어 선(禪) 수행자나 요가 수행자들이 의식상태를 수의적(隨意的)으로 변경할 수 있고 또한 신체통제조차 수의적으로 가능하게 할 수 있다는 사실을 과학적으로 입증한 후부터라고 할 수 있다(Anand, Chinna & Singh, 1961 ; Kasamatsu, Okima, Takenaka, Koga & Ikada, 1957). 명상은 짧은 기간 동안 일상생활의 의식양상을 억제하고 인간에 잠재된 새로운 양상의 의식개발을 하는 것이다. 인간의 모든 스트레스의 근원은 자기의 생각과 상상에 지나치게 집착하는 데 있다. 따라서 이러한 집착에서 자유로워진다면 인간은 자기내면을 지각하고 끊임없는 욕구충동을 초월함으로써 마음의 평정을 얻는다.

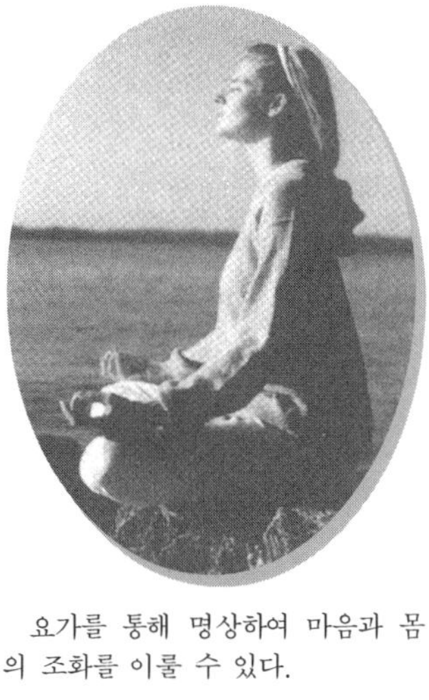

요가를 통해 명상하여 마음과 몸의 조화를 이룰 수 있다.

명상을 하는 목적은 몸과 마음의 조화를 이루는 것이다. 하버드 의과대학 심장 전문학자인 Benson(1975)은 명상에 대한 다양한 접근을 연구한 후에 유익한 이완은 명상에 의해 이루어진다고 했다. 다음은 Benson이 제안한 이완반응의 네 가지 기

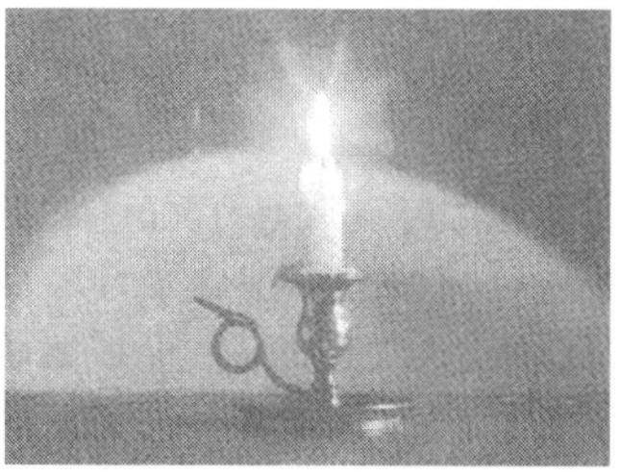

호흡에 집중하는 대신, 활짝 핀 한송이의 꽃, 만다라, 동양의 상징적인 분위기의 문양, 혹은 깜빡거리는 촛불 등 한 가지 사물을 응시하는 명상을 선호할 수도 있다.

본조건이다.

첫째, 주위가 산만해지는 것을 막기 위해 조용한 환경을 선택한다.

둘째, 주의집중을 위해 정신적 책략을 사용한다. 고정된 어떤 단어나 음절을 반복해서 말하거나, 고정된 어떤 대상을 계속 응시하는 것이 좋다. 대상을 응시하지 않을 때에는 주의산만을 막기 위해 눈을 감는다.

셋째, 다른 자극에 대해 수동적인 태도를 취한다. 혼란스러운 생각이 머리 속에 떠오를 때마다 무시하도록 한다.

넷째, 근육의 긴장을 최소화하기 위해서 편안한 자세를 취한다. 눕는 자세는 잠에 빠지게 할 수도 있기 때문에 요가나 선(禪)에서 책상다리의 자세를 취하게 하는 것은 잠에 떨어지는 것을 막기 위해서이다.

③ 기타 스트레스 대처방법

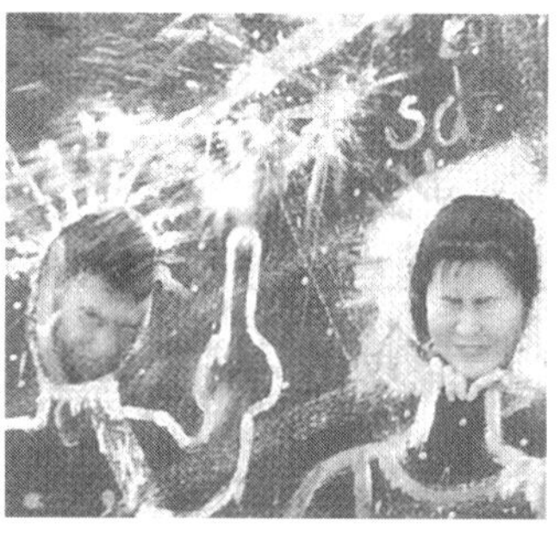

울고 싶어라!

불안이나 우울상태가 심할 때 신경안정제의 사용이나 항우울제의 사용은 불안과 우울상태를 완화시키게 되므로 적응력을 높일 수 있다. 그러나 이와 같은 약물의 사용은 반드시 의사의 진단과 처방이 선행되어야만 한다.

또한 최근에 유행하고 있는 방법은 집단을 형성하여 집단 속에서 상호작용하는 방법이다. 즉 인간과 인간이 만나는 집단이라는 뜻의 '엔카운터 그룹'(encounter group)이라 한다. 감정적인 대립이나 상호경쟁에서 생기기 쉬운 인간관계의 부적응은 허심탄회하게 서로가 느낀 점을 솔직하게 털어놓는 기회를 갖는다면 스트레스 해소에 절대적일 뿐만 아니라 자기 향상을 위해서도 바람직하다.

특히 일상생활에서 스트레스로 인한 긴장을 해소하는 방법에는 남자의 경우 음주, 흡연을 들 수 있고, 사람에 따라서 실컷 울거나 육체노동, 성행위, 유머구사, 음악듣기, 친구에게 털어놓기 등이 있다. 이런 방법들은 스트레스를 주는 환경 그 자체에 대해서는 별로 영향을 미치지 못하지만, 흥분과 긴장을 가라앉혀 주어 평온한 마음으로 실제에 대처할 수 있게 해준다.

스트레스로부터 벗어 나고자 하는 노력은 스트레스 해소를 목적으로 한 각종 상품과 서비스를 제공하는 탈 스트레스 산업의 등장에서도 찾아볼 수 있다. 즉, 노래방, 게임방, 또한 청소년들이 즐겨하는 D.D.R.(Dance Dance Revolution), 중년성인들이 즐기는 찜질방, 사우나실, 스피드가 아닌 넓고 쾌적한 공간을 자랑하는 우등고속버스, 낮시간을 뺏긴 직장인의 휴식공간인 24시간 편의점, 출근시간에 쫓기는 사람들의 부담을 덜어주는 아침대용식 및 지나친 정보홍수에 빠지면서 겪는 스트레스를 해소해주기 위한 개인용 정보관리기기인 전자수첩 역시 스트레스로부터 벗어나고자 하는 사람들에게 많은 도움을 제공해 주고 있다.

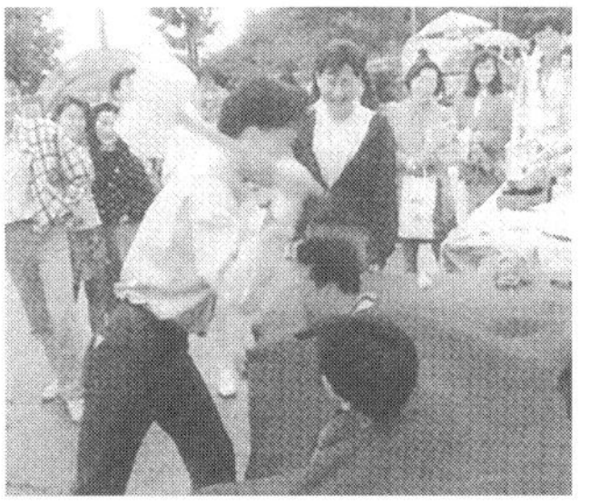

두더지 잡기, 아이 시원해라.

제 6 장

행동장애

1. 행동장애의 의의

2. 행동장애의 원인

   1) 행동장애의 설명모델

3. 행동장애의 분류

   1) 정신분열증과 기타 정신증적 장애
   2) 기분장애
   3) 불안장애
   4) 신체형 장애
   5) 성격장애
   6) 물질관련장애

4. 행동장애의 치료

   1) 의학적 치료
   2) 정신분석적 치료
   3) 행동치료
   4) 인지적 행동치료
   5) 집단치료
   6) 음악치료
   7) 무용치료

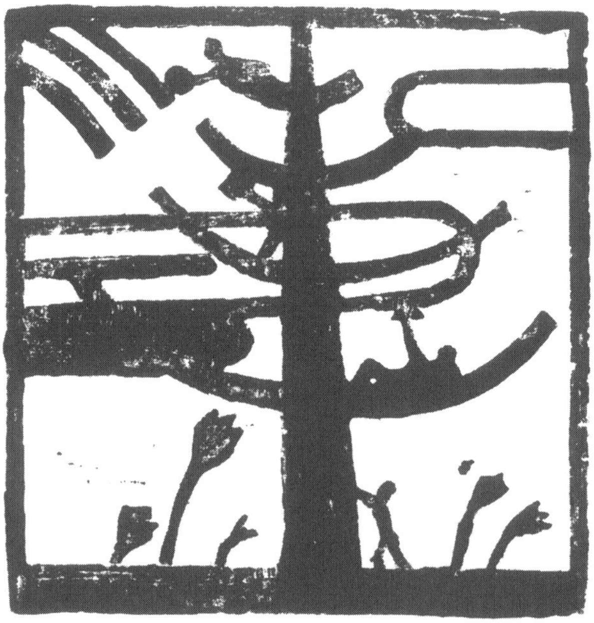

1. 행동장애의 의의

행동장애(行動障碍)란 좁게는 정신장애를 지칭하는 말이나 우리 사회에서는 정신장애, 이상행동 등을 포함하여 그 의미가 대단히 넓게 사용된다. 행동장애는 정신장애, 정신적 질병, 정서장애, 그리고 이상행동이라는 말과 거의 같은 뜻을 지니고 있으나 사람에 따라 달리 표현하므로 크게 신경 쓰지 않아도 된다. 흔히 쓰이는 것은 이상행동이라는 말인데 정상인에게서 나타나는 행동일지라도 좀 특이하게 보이면 이러한 명칭으로 특징짓는 경우가 많다. 심리학자들 중에는 정신적 질병이라는 말을 즐겨 쓰는 사람도 있는데 이는 행동장애라는 말이 마치 신체적 질병과 같은 의미를 풍기기 때문이지 다른 뜻은 없다(이현수, 1991). 주로 행동장애는 정상행동 이외의 행동을 말하는데 어떠한 것들이 행동장애냐 하는 점은 판단을 하는 사람이 가지고 있는 규준에 따라 다르다. 그러므로 어떤 사람의 행동이나 정서적 반응 또는 사고양식이 정상에서 벗어났다고 말하기 위해서는 어떠한 판단규준을 사용했는지 밝혀야 한다(김정희 외, 1993). 따라서 행동장애의 정의를 위해 여러 관점의 규준을 살펴볼 필요가 있다. 여기서는 제1장 정신건강의 개념에서 다루고 있으니 참고바란다.

2. 행동장애의 원인

행동장애에 대해 간단하게 정의내릴 수 없듯이 행동장애의 원인이 무엇이며 어떤 치료법이 효과적인지에 대해서도 많은 이론(理論)이 있다. 행동장애에 대한 이론은 행동장애에 대해 우리가 알고 있는 것을 조직화하고 그 의미를 설명하는 데 필요하다. 오늘날에는 행동장애에 관한 여러 가지 다른 관점들이 있으며, 각 관점들에는 상당한 추종자들이 있다. 행동장애를 설명하는 이론은 개인의 특성을 통계적 규준에 따라 구별하는 통계학적 모델, 신체적 과정의 역할을 강조하는 생리학적 모델, 불안의 역할과 내적 갈등을 강조하는 정신분석학적 모델, 환경이 행동에 미치는 영향을 강조하는 행동주의 심리학적 모델 등으로 나누어 볼 수 있으며 그 외 개인으로서의 독특성과 스스로 결정을 내릴 수 있는 자유 및 자아실현을 강조하는 인본주의 심리학적 모델이 있다(김정희 외, 1993).

1) 행동장애의 설명모델

(1) 통계학적 모델

통계학적 모델은 성격특질이나 행동특성의 분포에 관심을 갖는 모델이다. 제 1 장에서 언급한 바와 같이 통계적 준거를 사용하여 사람들의 성격특질이나 행동양식 또는 성격특성의 분포를 설명하고자 하는 접근방법이다. 이 모델의 대표적 주장자는 성격이론가인 Eysenck로, 정상적인 사람이 남과 다르게 행동하는 방식을 정의하기 위한 분류를 시도하였다. 그는 성격분포를 외-내향성(外-內向性), 신경증적 경향성, 정신병적 경향성의 세 차원으로 분류하였으며 이 세 차원에서의 극단적인 일탈을 정신장애로 보았다. 즉 이 세 차원 중에서 특정 차원들이 너무 높거나 낮게 평가되면 이상에 속한다고 하였다. 예를 들면 한 개인이 신경증적 경향성이 높으면서 외향적인 사람들은 히스테리로 명명하였으며, 신경증적 경향성이 높으면서 내향적인 사람은 불안장애나 강박장애, 정신병적 경향성이 높으면서 외향적인 사람은 정동장애로 명명하였다. 그러나 이러한 통계학적 모델은 행동장애의 발달에 관련된 변인이 무엇인지에 대해 충분한 정보를 제공하지 못하므로 이 모델만으로 행동장애를 정확히 판단하기는 어렵다.

(2) 생리학적 모델

생리학적 모델에서는 유전 및 생리학적 문제때문에 정상적 기능의 장애가 일어난다고 본다. 행동장애란 신경계와 내분비선의 기능이상 뿐만 아니라 적어도 부분적으로는 유전요인 때문이라고 본다. 이 모델은 의학적 모델 또는 질병모델이라고도 불린다. 왜냐하면 그 동안 이상행동의 연구는 의학의 영역에 속해 있었고 의학에서는 이상행동을 생리학적 장애에 기인하는 일반 질병과 같은 것으로 간주하였기 때문이다(고영희 외, 1990). 생리학적 모델이 근거로 삼고 있는 질병의 개념은 시대에 따라 변화되어 왔다. 중세 암흑기에는 발진이나 고열 등 관찰될 수 있는 증상을 질병으로 생각하였으나 최근에는 정신분열증이나 우울증을 뇌의 신경전달 물질의 분비량과 관련지어 설명하고 있다. 또한 주의결핍-과잉활동장애 아동을 미소대뇌기능장애(微小大腦機能障碍) 때문이라 보기도 한다. 그러나 생리학적 모델은 질병의 존재를 확인할 수 있는 독립된 방법이 부족하고 질병과 질병의 원인을 독립적으로 평가하기 어려운 점이 있다. 또한 신체질병의 증상과 정신병 증상간에 뚜렷한 차이가 있는데 신체질병만을 강조한 점이 제한점이다. 왜냐하면 신체질병은 객관성을 가지고 있어서 문화나 사회적인 요인에 의한 영향은 적게 받지만 정신병의 증상은 주관적으로 위의 요인에 의한 영향을 많이 받는다. 따라서 생리학적 모델에 의해 질병으로 간주되는 것이 이상행동으로 받아들여지지 않는 경우도 많기 때문이다(김영희 외, 1993).

(3) 정신분석학적 모델

생리학적 모델과 극단적으로 반대의 관점을 가지고 있는 것이 정신분석학적 모델이다. 이 모델은 이미 앞에서 제시한 바와 같이 Freud와 그의 추종자들이 발전시킨 것으로 행동장애를 무의식적인 내적 갈등의 상징적 표현으로 보는 입장이다. 받아들여질 수 없는 욕망이나 충동, 기억이나 갈등 등은 의식적으로 참아낼 수 없기 때문에 무의식이 되며, 이 무의식적 내용들은 표출되기 위하여 자아와 투쟁한다. 이때 자아 그 자체는 합리성을 유지하고 있지만 맞서 싸우는 무의식적 내용이 고도의 불합리성을 내포하고 있기 때문에 부적응 행동이 유발된다는 것이다. 특히 자아가 충동을 방어하려는 갈등과정에서 나타나는 불안을 이상행동의 주된 원인이라 본다. 불안은 현실불안, 신경증적 불안 및 도덕적 불안의 세 종류로 나누어지는데, 현실불안(現實不安)은 현실세계로부터 오는 위협에 대한 반응으로 생긴 불안이며, 신경증적 불안(神經症的 不安)은 원초아가 의식 속으로 나오려는 것에 대한 자아의 과도한 반응에 의한 불안이며 도덕적 불안(道德的 不安)은 원초아가 부도덕한 방식으로 충족을 얻으려고 위협하는 경우 초자아의 처벌위협 때문에 생기는 불안이다. 이러한 불안들은 여러 가지 증후들을 통해 무의식적 충동을 억압된 상태로 유지시킴으로써 경감될 수 있다. 예를 들어 수음(手淫)과 관련된 강박장애(强迫障碍)는 받아들여질 수 없는 욕망과 관계있는 죄의식을 경감시키기 위해 항상 손을 씻게 하는 증후를 형성시킨다는 것이다. 특히 정신분석적 모델에서는 사람들이 자신의 문제의 원천이 자신의 아동기 및 유아기에 있음을 깨달아야 하며, 그렇게 함으로써 그 문제들을 더 효과적으로 해결할 수 있다고 주장한다.

(4) 행동주의적 모델

행동주의적 모델은 행동이 조건화 이론에 따라 학습되는 것과 같이 이상행동도 학습의 결과로 본다. 즉 부적응 행동은 적응적 행동을 습득치 못했거나 부적응적 행동을 습득한 결과 또는 극복하기 어려운 스트레스 장면에 노출된 결과로 본다. Wolpe(1969)와 Bandura(1969)같은 학습이론가들은 인간은 환경과의 상호작용을 통해 정신병리를 획득한다고 본다. 즉 어떤 개인은 세상을 잘 다루는 것을 학습하는 반면에 또 어떤 개인은 파괴적이고 더욱 갈등을 일으키는 부적응적 행동을 학습한다는 것이다. 이 학습된 부적응적 행동이 바로 이상행동이다. 예를 들어 손을 강박적으로 씻는 행동은 학습된 것이다. 왜냐하면 감염될까 두려워하는 사람은 손을 자주 씻음으로써 더럽다는 불쾌한 상황으로부터 회피할 수 있기 때문이다. 따라서 이러한 강박장애는 회피학습의 결과라고 볼 수 있다(고영희 외, 1990).

행동주의 심리학의 기초가 되는 이론에는 고전적 조건화 이론과 조작적 조건화 이론이 있는데 이러한 이론들은 행동이 어떻게 발달되고 변화하는지에 대한 정보를 제공해주며 관찰을 정확하게 할 수 있는 틀을 마련한다. 즉 자극을 정확하게 측정할 수 있게 하고 반응을 신뢰롭게 기록할 수 있게 하며, 자극반응 및 결과간의 관계를 알 수 있게 해준다. 그러나, 이 모델에서 가정하고 있는 이상은 상대적인 개념으로 사회적·문화적 맥락에 의해 영향을 받는다. 예를 들면, 심리학자나 정신과 의사들은 환청을 지각의 장애로 보지만 무속신앙을 가진 사람들은 신이 내린 것으로 받아들이고 있는데, 이는 동일한 행동이 일어나게 된 원인에 대한 견해가 다르기 때문이다(김영희 외, 1993).

행동주의적 모델은 정신분석학적 모델과 마찬가지로 경험을 강조하며 이상행동을 건강하지 못한 경험의 결과로 본다. 그러나, 정신분석학적 모델에서는 주로 인생의 매우 초기에 일어나는 개인의 특별한 사건과 갈등에 초점을 맞추는 반면에 행동주의적 모델에서는 인생의 초기뿐만이 아니라 전반적인 과정에서 일어나는 경험을 다룬다(고영희 외, 1990).

(5) 인본주의적 모델

행동주의적 모델이 학습 및 환경과의 상호작용을 중요시하는 것과는 달리 인본주의적 모델은 개인을 중요시한다. 즉 개인을 자아실현과 성장가능성이 있는 긍정적인 존재로 보기 때문에 개인의 자유의지와 존엄성, 그리고 주관적 경험을 중요시한다. Rogers(1951)에 따르면 인간은 자아실현의 경향성을 선천적으로 지니며 자아성장을 위해 나아가는 능동적 힘이 있다고 보았다. 따라서, 자아실현의 욕구가 좌절된 채 타인의 평가와 기대에만 의존하거나 자신의 가치가 왜곡되고 부정되는 상황에 처할 때, 그리고 이상적 자아와 현실자아간의 불일치가 클 경우에 행동장애가 나타날 수 있다고 보았다.

이상에서 살펴 본 각 모형들은 행동장애를 각기 다른 관점에서 본다. 각 모델들은 행동장애의 원인 및 과정에 대한 기본가정을 달리 한다. 따라서, 어느 관점에서 행동장애에 접근하는가에 따라 이에 대한 이해 및 치료적인 접근방법도 달라진다. 그러나, 각 모델들은 행동장애에 대해 각기 나름대로 이해의 폭을 넓혀 주기 때문에 이들 관점을 종합해 살펴보아야 할 것이다.

3. 행동장애의 분류

정상행동과 행동장애의 구분이 뚜렷하지 않듯이 행동장애도 나타나는 증상이 다양하므로 어떤 종류의 장애인가를 진단하기는 힘들다. 예를 들어, 어떤 장애는 급성이고 일시적이나, 다른 장애는 만성적이고 계속적이다. 또 어떤 장애는 부모의 유전적 기질을 물려받은 것이나 다른 장애는 환경적 요인에 의한 것이다. 행동장애의 다양한 증상을 관찰 및 정리하고 증상의 유사성을 기준으로 이를 체계적으로 분류하면 행동장애의 원인규명과 진단 및 치료에 도움을 주며 임상연구에도 커다란 기여를 할 것이다.

미국 정신과학회에서는 행동장애의 체계적인 분류를 위해 미국정신의학회에서 정신장애의 진단 및 통계편람 제1판(diagnostic and statistical manual of mental disorders, first edition, 1952; DSM-Ⅰ)을 발표하였다. 미국뿐 아니라 세계각국에서 DSM-Ⅰ분류방식을 많이 채택하였으나 세월이 흐름에 따라 수정을 가할 필요성을 느껴 1968년에 DSM-Ⅱ를 발표하였다. 그 후 세계보건기구(WHO)가 1979년에 국제질병 분류체계 9판(international statistical classification of diseases and related health problems, mineth edition, 1979; ICD-9)을 발표하였으며 1979년 다시 DSM-Ⅲ가 발표되었다. 현재 주로 사용하고 있는 분류체계는 DSM-IV(APA, 1994)와 ICD-10(WHO, 1993)이다.

가장 보편적으로 사용되는 DSM-IV에서는 행동장애를 17개의 주요진단유형으로 분류하고 있으며〈표 6-1참조〉, 다음과 같은 특징을 가지고 있다(Kaplan, Sadock, & Grebb, 1994 ; 오세진 외, 1999).

첫째, 행동장애의 원인과 정의를 임상적인 특징을 중심으로 기술하였다.

둘째, 각 장애에 대한 구체적인 진단준거를 마련함으로써 객관적이고 신뢰롭게 진단할 수 있게 하였다.

셋째, 각 장애와 관련된 부가적인 특징 즉, 발병연령, 문화 및 성별에 따른 특징, 그리고 유병률, 병의 진행과정, 합병증과 선행요인, 그리고 감별 진단에 필요한 특징을 세분하여 행동장애를 이해하고 치료계획을 세우는데 도움이 될 수 있게 하였다.

넷째, 진단을 위한 정보가 부족하거나 환자의 임상적 상태나 병력이 진단준거와 완전히 일치하지 않는 경우에는 진단을 유보하거나 분화시키지 않을 수 있는 방법을 제시하였다. 따라서 DSM-IV에서는 비정형(atypical), 미분류형(not otherwise specified), 잔여형(residual)과 같은 진단명을 발견할 수 있다.

다섯째, 환자를 종합적으로 진단하기 위해서 다양한 변인을 평가하기 위한 다음과 같은 다섯 개의 진단축을 이용하여 평가한다.

- 축 Ⅰ: 임상적 장애와 임상적 관심의 초점이 되는 장애로서 정신분열증, 기분장애, 불안장애 등과 같은 주요 진단명을 기록한다.
- 축 Ⅱ: 지속성이 있는 장애로서 주로 성격장애나 정신지체 등의 진단명을 기록한다.
- 축 Ⅲ: 일반적인 의학적 상태로, 현재 장애의 원인이나 결과로서 관계가 있을 것으로 생각되는 신체장애나 일반적인 의학적 상태를 기술한다.
- 축 Ⅳ: 심리사회적, 환경적 문제로서 현재의 장애를 발병하게 하였거나 악화시킨 것으로 생각되는 심리사회적 스트레스원을 기록한다. 예를 들어 실직, 사랑하는 사람과의 이별, 시험의 실패 등이 이 축에 기록된다.
- 축 Ⅴ: 전반적인 기능수준으로서 특정 기간 동안에 환자가 유지하고 있었던 적응 수준을 임상가가 평가하여 100점 척도로서 나타낸다.

〈표 6-1〉 DSM-IV의 주요 진단유형

- 유아기, 소아기, 청소년기에 흔히 처음으로 진단되는 장애
  (disorders usually first diagnosed in infancy, childhood, or adolescence)
- 섬망, 치매, 그리고 기억상실장애 및 기타 인지장애
  (delirium, dementia, and amnestic and other cognitive disorders)
- 다른 곳에 분류되지 않는 일반적인 의학적 상태로 인한 정신장애
  (mental disorders due to a general medical condition not else there clas-sified)
- 물질관련장애(substancerelated disorders)
- 정신분열증과 기타 정신증적 장애
  (schizophrenia and other psychotic disorders)
- 기분장애(mood disorders)
- 불안장애(anxiety disorders)
- 신체형장애(somatoform disorders)
- 허위성장애(factitious disorders)
- 해리성장애(dissociative disorders)
- 성적장애 및 성적체감장애(sexual and gender identity disorders)
- 섭식장애(eating disorders)
- 수면장애(sleep disorders)
- 다른 곳에 분류되지 않는 충동조절장애
  (impulsecontrol disorders not else where classified)
- 적응장애(adjustment disorders)
- 성격장애(personality disorders)
- 임상적 관심의 초점이 될 수 있는 기타상태
  (other conditions that may be a focus clinical attention)

행동장애를 이상과 같이 분류하면 임상장면에서 분류학적 학명이 기반이 되므로 임상학자들 서로간에 효과적인 의사소통을 할 수 있다는 장점이 있다. 예를 들면 정신분열증이라는 진단은 그 개인의 이상행동에 대해 많은 정보를 준다. 즉 개인의 특별한 증상, 진행과정, 치료방법, 예후 등을 알 수 있다. 또한 분류체계를 통하여 연구를 위한 임상적 지식을 축적할 수 있다는 장점이 있다. 그러나 이같은 장점에 비해 분류체계는 다음과 같은 단점도 가지고 있다(유재봉 외, 1990). 첫째, 진단명칭은 개인의 독특하고 중요한 실제적인 정보를 놓치기 쉽게 한다. 둘째, 개

인에 대한 진단명은 이상행동자에게 별로 도움이 되지 않는다. 진단적 병명들은 고착성이 있어서 퇴원한 후에도 계속 따라 다닌다. 셋째, 진단을 너무 강조하다 보면 개인에게 수치심만 주게 되고 또한 잘못 진단되면 강제입원이나 법률문제가 따른다. 즉 진단의 신뢰성이 떨어진다. 넷째, 진단에 너무 의존하다 보면 임상가의 융통성과 창의적인 치료방법을 저해하기 쉽다.

본 절에서는 행동장애를 정신분열증(精神分裂症)과 기타 정신증적 장애, 기분장애(氣分障碍), 불안장애(不安障碍), 신체형장애(身體型 障碍), 성격장애(性格障碍), 물질관련장애(物質關聯障碍)로 분류하여 각 장애의 증상을 설명하기로 한다.

1) 정신분열증과 기타 정신증적 장애

행동장애를 신경증과 정신병으로 구분해서 진단하는 것은 DSM-III 이후 공식적으로 사라졌지만 치료 계획을 세울 때에는 신경증과 정신병을 구분하는 것이 도움이 된다. 신경증은 불안이나 이에 관련된 증상으로 일상생활 기능은 크게 상실되지 않은 편으로 이에 속하는 장애에는 불안장애나 정신생리성 장애 등이 있다. 반면 정신병을 현실을 왜곡하여 지각하여 검증력을 상실한 상태이기 때문에 사회생활 기능과 직업기능 수행에 장애가 있어 독립생활을 하기 어려운 경우가 많으며 이에 속하는 장애로는 정신분열증, 편집장애 등이 있다.

(1) 정신분열증

정신분열증(精神分裂症, schizophrenia)은 사고, 정서, 감각, 운동 등 성격의 여러 측면에서 특이한 와해가 특징적으로 나타나는 주요 정신병의 하나이다. schizophrenia는 희랍어 schizein(분열되는 것)과 phren(마음)에서 나온 것이다. 분열은 다중성격을 말하는 것이 아니라 사고과정의 분절을 말한다. 정신분열증은 정신장애 영역에서 가장 심각한 범주에 속하는 장애로 치료가 어렵고 재발이 자주 일어나 완전한 치유는 어렵다. 실제로 발병빈도는 0.5~0.6%에 불과하나, 이 장애는 심리

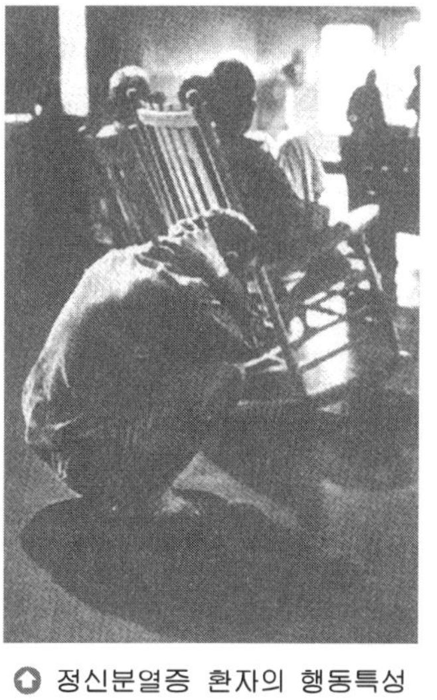

정신분열증 환자의 행동특성

적인 요인뿐 아니라 유전적 요인이나 사회환경적 요인 등이 복합적으로 영향을 주기 때문에 예후가 좋지 못하다.

정신분열증은 대개 성인기 초에 나타난다. 발병의 정점은 25세에서 35세 사이에 있다. 이 병은 때로는 천천히 부적절한 행동이 증가되며 점차적인 과정을 거쳐 일어나지만 때로는 갑자기 발병되어 강한 혼란과 정서적 소동을 일으키기도 한다. 그런 사례들은 대개 고립, 자기몰두 및 불안정감의 경향이 있는 생활을 하는 사람들에게서 긴장기간에 의해 촉발된다. 병이 느리게 또는 빨리 생기는지에 대한 신호는 많고 다양하다.

정신분열증이라고 진단된 모든 사람에게 나타나지는 않으나 주요 특징은 다음과 같다.

첫째, 사고와 사고내용의 장애이다. 사고내용의 장애는 개념이나 신념, 자극의 해석에 혼란을 일으킨 것으로 실제 상황과는 현저하게 다르거나 매우 기괴한 신념을 강한 확신을 가지고 믿는 장애이다. 다음 환자의 글에서 나온 발췌문은 정신분열증적 사고를 이해하기가 얼마나 어려운가를 예시해 준다(홍대식 역, 1982).

나는 '파란 아기'일 수 있다. 그러나 '사회적 아기'는 아니다. 그러나 아직 파란 심장의 아기는 전쟁 전에 발간된 파란 책에 있을 수 있다.

이 환자는 심장병으로 고생했었고 그 사실을 표현하기 위해서 "나는 파란 아기였다"라는 말로 시작하였을 것이다. "파란 아기"를 사회적 지위의 의미에서의 "파란 피"에 연결시킨 것은 "사회적 아기가 아니다"라는 말의 삽입을 촉진시켰을 것이다.

가장 대표적인 사고내용의 장애는 망상으로, 타인이 자신을 감시하고 해치려고 한다는 피해망상, 자신이 매우 위대하고 전능하다고 믿는 과대망상 등이 있다.

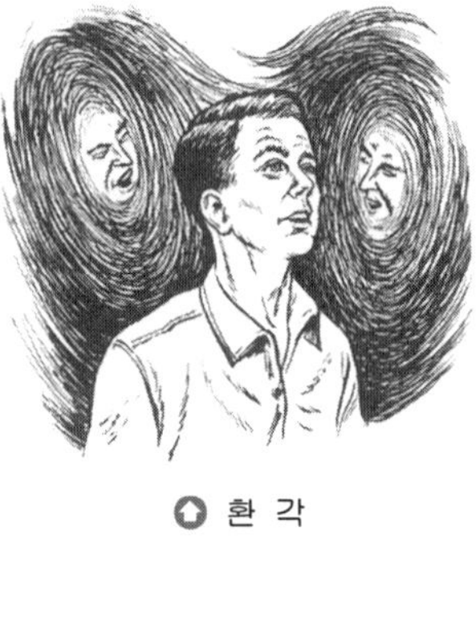
환 각

둘째, 지각 및 주의장애이다. 정신분열증 환자들은 청각, 시각, 후각, 촉각 등의 감각적 환각을 나타낸다. 가장 흔하게 나타나는 환청(幻聽)은 청지각에 왜곡이 일어난 것으로 환자는 자신의 머리 밖으로 나오라는 목소리를 듣기도 하며 어떤 계시를 듣기도 한다. 촉각이 왜곡된 경우에 나타나는 환촉(幻觸)은 피부 밑에 벌레가 기어가는 느낌을 호소하거나 전기가 오는 느낌, 불에 타는 듯한 느낌을 호소하기도 한다. 또한 어떤 일에 정신 집중을 할 수가 없으며 현실에 대한 왜곡된 견해를 갖는다.

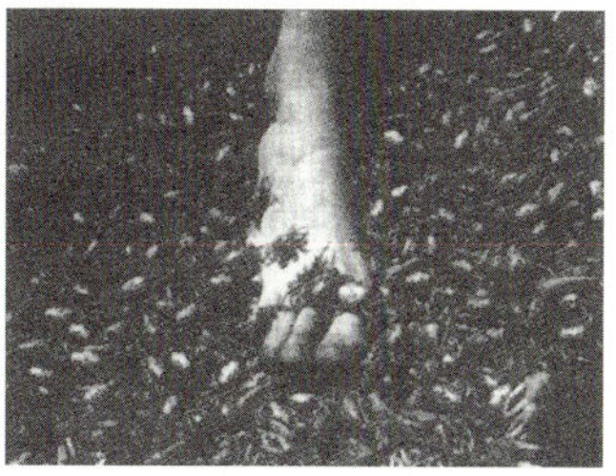

환각의 형태

셋째, 감정표현과 정서의 장애이다. 정신분열증 환자에게는 정서반응이 관습이나 상황에 맞지 않게 과장된 부적절성 등이 나타나며, 자신과 우주가 일체가 된 기분이나 신체가 와해되는 느낌, 지구가 붕괴하는 듯한 불안 등 기괴한 정서를 경험한다. 또한 정신분열증 환자의 얼굴표정은 냉정하고 무기력하게 보이며 아주 낮은 목소리로 단조롭게 이야기한다. 슬픈 이야기를 듣고 웃거나, 기쁠 때 울거나 화를 내는 등 주변상황에 맞지 않게 부적절한 정서상태를 나타낸다.

넷째, 운동행동의 장애 및 생활기능의 손상이다. 이는 정신운동행동의 장애로 환경에 대한 반응성이 뚜렷이 감소되거나 자발적인 운동의 감소를 보이는 것을 말한다. 극단적인 경우 어떤 환자는 몇 시간 동안 긴장형 부동자세를 취하고 있거나 의미 없는 한 가지 행동만을 반복하는 경우도 있다.

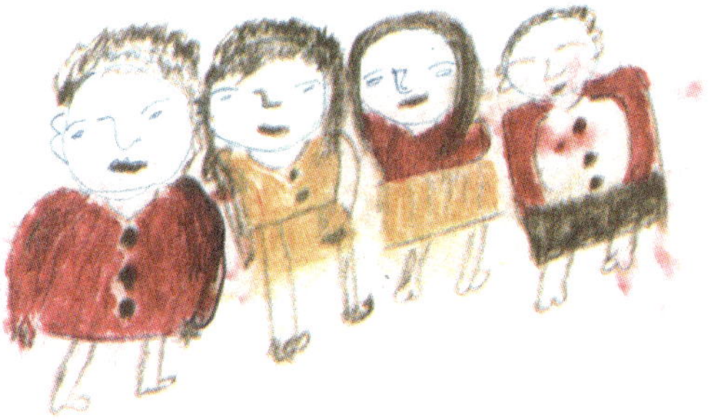

정신분열증환자의 그림
(61세 남자)

다섯째, 심한 의욕의 저하이다. 정신분열증 환자들은 자신이 스스로 어떤 활동을 시작하거나 목표지향적인 활동을 하는 데 장애가 있으며 일이나 역할에서 기능의 손상을 보인다.

정신분열증의 원인을 설명하려는 이론들은 다양하다.

첫째, 정신분열증의 원인을 유전적 소인에 두는 연구자들은 정신분열증의 발병률이 일반 모(母)집단에서보다 정신분열증의 부모를 가진 집단에서 더 높다는 사실을 제시한다. Kety 등(1968)은 덴마크 국민들의 생활사가 있는 덴마크의 시민기록부를 조사하여 그 기록부에서 두 개의 목록을 작성하였다. 즉 양육된 이후에 정신분열증에 걸린 아동들의 목록과 정신분열증에 걸리지 않고서 양육된 아동들의 목록이다. 정신분열증에 걸린 양육가족들에게서는 정신분열증의 발병률이 정신분열증에 걸리지 않은 양육가족들의 경우처럼 낮았다. 그러나 정신분열증아동들의 친가족들에게서 생기는 정신분열증의 발병률은 정상아동의 친가족의 경우보다 매우 높았다. 이유는 정신분열증아동들이 양육가족에게서 길러졌고 친가족에서 양육되지 않았기 때문에 학습이 정신분열증의 발생에 역할을 한다는 결론을 내릴 수 없었다. 오히려 정신분열증은 유전의 결과로 보인다(김유진, 1991).

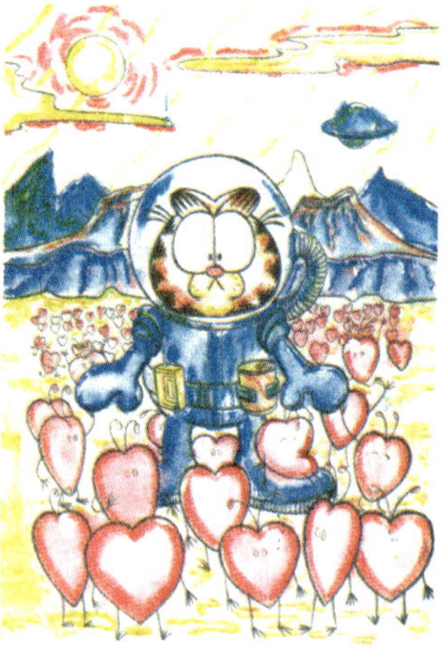

과대망상

둘째, 정신분열증의 원인을 생화학적 요인에 두고 설명하려는 입장이다. 만일 정신분열증에 유전적 요소가 있다면 그것은 아마도 신체의 화학적 성질에서의 어떤 종류의 결함이나 불균형을 통해서 표현될 것이다. 이 가능성에 관심을 둔 연구자들은 정신분열증과 정상인을 구별해 줄 가능성이 있는 정신분열자의 혈액과 뇨의 성분을 조사하였다. 그런 많은 차이들이 발견되어져 왔고 그 각각은 정신분열증의 이해에 돌파구를 약속하고 있다. 그러나 불행스럽게도 이러한 발견들의 대부분은 일정하게 재현되지 않거나 환자의 병 이외의 어떤 조건에 관련되어 있다는 것이 발견되어 왔다. 예컨대 한 연구는 정신분열자들이 혈중에 쎄루로프라스민이라는 화학물질의 수준이 증가되어 있다는 것을 발견했다. 그러나 그 뒤 연구는 그것이 비타민 C의 결핍에 기인된다는 것을 보였다. 이런 예는 생화학적 설명에 대한 탐구에서의 주요문제의 하나를 예시해 준다. 정상 피험자에서는 발견되지 않으나 정신분열증 환자에게서 발견되는 생화학적인 이상은 병의 원인이 될 수도 있고, 병의 결과일 수도 있으며, 또는 어떤 치료의 측면에서 나올 수도 있다. 예컨대, 정신분열자의 첫 입원에는 분명히 많은 신체적 변화를 일으키는 수 주일간의 강한 혼란과 흥분이 흔히 선행되어 있다. 이런 변화는 병의 원인으로 간주될 수는 없다. 그러나 다른 생화학적 이상들은 치료와 관련이 있을 수 있다. 대부분의 정신분열증 환자는 진정제를 먹는데 이 약의 흔적이 한동안 혈액 속에 남아 있을 수 있다.

정신분열증을 생물학적으로 설명하려는 입장에서는 이 증상이 신경전달 물질의 신진대사에 이상이 있어서 나타난다고 설명하고 있다. 신경전도 물질인 도파민을 수용하는 연접부(synapse)가 정신분열증 환자에게서 과도하게 활성화되어 증상을 나타낸다는 보고가 있지만 생화학적 설명에 관한 연구들은 비판을 받고 있는데 그 이유는 이러한 실험들이 모두 병원에 입원한 정신분열증 환자들을 대상으로 했기 때문이다. 즉 시설에의 수용과 그로 인해 야기되는 낮은 활동성이 정신분열증 환자의 정서적 및 생화학적 조직에 영향을 줄 수도 있다는 것이다(고영희 외, 1990).

비록 도파민 가설을 지지해주는 간접적인 증거가 상당히 있지만 직접적인 증거는 없다. 현재까지 정신분열자가 정상인보다 더 많은 도파민을 생산한다는 것을 증명한 사람은 없다. 수많은 화학물질이 신경전도물질의 역할을 하고 정신분열증은 아마 이들 중 몇 가지의 복잡한 상호작용을 내포할 것이다. 따라서 정신분열증의 생화학적 성질에 대해 분명히 이해하기 위해 그러한 전달물질들이 어떻게 행동에 영향을 주고, 그것들이 긴장에 의해 어떻게 영향받으며, 그것들이 서로 어떻게 상호작용하는지에 대해 더 알 필요가 있다. 최근에는 새롭고 중요한 전달물질의 집단인 것 같이 보이는 엔돌핀이라는 것에 관심이 집중되고 있다. 엔돌핀은 몰핀과 같은 물질로서 대뇌에서 특히 시상하부에서 자연적으로 생긴다. 이것들은 아편의 효과와 비슷하고, 정서와 행동에서 중요한 역할을 하는 것 같다. 예비연구의 보고들은 쥐에게 주입된 여러 엔돌핀은 정신분열증의 몇 가지 증후와 유사한 행동을 일으킴을 나타냈다. 엔돌핀의 작용을 막는 물질을 정신분열증 환자에게 주었을 때 그들의 환각은 감소되었고 더 명료하게 사고할 수 있었다고 한다.

셋째, 환경적 측면을 강조하는 입장에서는 정신분열증환자의 가족 중 모자관계나 가족간의 의사소통 장애를 발병 요인으로 보고 있다. 정신분열증환자의 어머니들은 공격적이고 거절적이며 지배적이고 안정감을 주지 못하는 성격을 가지고 있다. 반면

정신분열증 환자의 내면적 경험에 대한 체험수기

나의 생각은 모두 뒤죽박죽이다. 나는 어떤 것에 대해서 생각하거나 말하기 시작하지만 결코 그것에 도달하지 못한다. 그대신, 나는 틀린 방향에서 방황하다가 내가 말하기 원하는 것들과 연관된 것 같은 모든 종류의 잡동사니들이 내가 설명할 수 없는 방식으로 머릿속에 꽉찬다. 내 말을 듣고 있는 사람들은 나보다도 더 갈피를 못 잡는다….

나의 고민은 내가 너무나 생각이 많다는 것이다. 당신도 무언가에 대해 생각할 것이다. 그것이 저 재떨이라고 하자. 예, 그것은 담배를 놓는 곳이다. 그러나 나는 그런 점에 대해서 생각하지만 그와 동시에 그것에 연결된 많은 잡생각들에 대해서도 생각난다(자료 : 이봉건 역, 1988, p305).

에 아버지들은 약하고 수동적이며 무관심한 성격을 보인다(김정희 외, 1993). 그러나 초기 아동기 양육방식을 정신분열증의 발전에 연관시켜 보려는 대부분의 연구는 자녀가 정신분열증환자가 되지 않은 부모의 통제집단을 사용하지 못했다. 따라서 정신분열자들 부모의 행동이 다른 부모의 행동과 실제로 차이가 있는 지는 분명치 않다. 더욱이 적절한 통제집단을 사용한 연구들에서도 부모의 태도가 정신분열증을 일으켰는지, 또는 아동이 시초부터 정신분열증이었고 부모의 행동이 이 이상에 대한 반응에서 나온 것인지 결정짓기가 어렵다. 이러한 제한점에도 불구하고 혼란된 가정생활과 어릴 때의 외상은 정신분열자의 배경에서 빈번히 발견된다. 어렸을 때 부모의 한쪽이나 모두의 사망, 행동이 비이성적이고 일관성이 없는 정서적으로 혼란한 부모, 부모 사이의 불화와 싸움은 모두 정신분열자의 배경에서 정상빈도보다 훨씬 더 많이 발견되는 요인들이다. 가정환경은 두 부모가 지배적이 되려고 하고 상대편을 무시하는 강한 갈등이나 더 혼란된 부모가 가정생활을 지배하는 매우 편향된 결혼관계의 특징이 잦다. 쌍생아가 같은 집에서 키워졌음에도 불구하고 그 가운데에서 한 명만이 정신분열증이 된 일란성 쌍생아들에 대한 한 연구는 정신분열증 쌍생아는 심리적으로 건강이 더 나쁜 부모와 더 강하게 동일시함이 발견되었다.

또한 사회학적 이론가들은 정신분열증이 사회적 문제임을 주장한다. 사회는 개인에게 많은 요구를 하며 때로 이러한 요구는 그 요구를 받아들일 개인의 능력 이상일 수 있다. 사회학자들은 정신분열증이 항상 청년 후기나 중년기에 일어난다는 것을 지적하였다. 이 두 시기는 사람들이 자신의 역할과 자기지각에 있어서 많은 변화에 직면하는 시기인데 이 때의 사회적 고립이 정신분열증 발병의 주요 원인이 된다는 것이다.

(2) 편집장애

편집장애(偏執障碍, paranoid disorders)는 사고장애나 환각을 경험하는 일이 없이 특히 망상만 두드러지게 나타나는 장애이다. 그러나 편집장애의 망상은 정신분열증의 망상과는 달리 비교적 논리적이며 체계가 잡혀 있다. 또한 편집장애환자는 한 가지 지속적인 망상을 하는 것을 제외하고는 완벽한 현실접촉력을 가지고 있기 때문에 생활상의 다른 기능은 지극히 정상적이다(고영희 외, 1990). 편집장애는 성인의 모든 연령층에서 볼 수 있으며 남녀 모두에서 볼 수 있고 또 여러 가지 사회문화적 상황에서 흔히 볼 수 있는 장애이다. 편집장애 증상들은 일시적일 수도 있고 간헐적일 수도 있고 또 일생동안 지속되는 경우도 있다. 또한 임상질환에 있어서도 기질성 정신장애, 우울증, 인격 장애 및 정신분열증에서도 흔히 볼 수 있다.

편집장애환자는 앞에서도 설명하였듯이 망상과 관계없는 인격기능은 정상적이며 적절한 직장생활이나 사회생활을 영위할 수 있는데, 망상은 주로 어느 한 가지의 주제나 또는 그 주제와 연관된 일련의 주제로 구성된다. 망상의 예는 다음과 같다.

첫째, 부부간 편집장애는 배우자에게만 관계되는 망상을 지니는 경우, 즉 의처증과 의부증을 말한다.

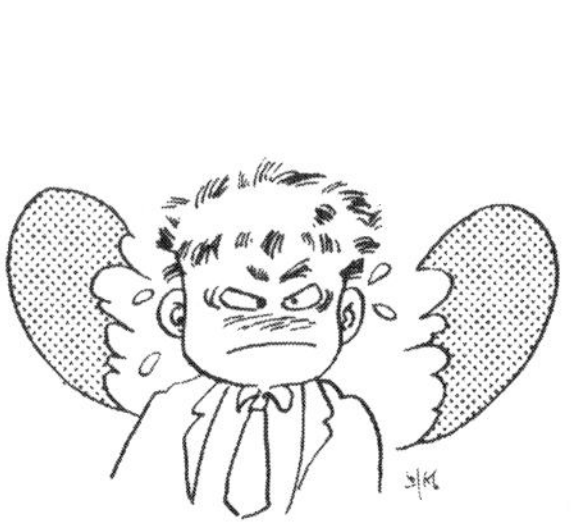

의처증의 몰골

둘째, 건강염려증적 편집성 정신병은 자기의 신체증상에 지나치게 집착하여 막연한 신체적 고통을 계속하여 호소하는 경우이다.

셋째, 색정형(色情型) 편집반응은 이성이 자기를 사랑하면서도 사정 때문에 고백하지 못한다는 망상을 가지고 있는 경우로 망상의 대상은 주로 사회적 명성이 있는 경우가 많다.

넷째, 과대형 편집반응은 문학 등에서 망상의 소재를 얻어 자신이 능력 있는 발명가·예언가라는 망상을 가지게 되는데, 주로 정치적·종교적 광신자가 되는 경우가 많다.

다섯째, 피해형 편집반응은 편집상태 중에서 가장 흔한 것으로, 타인으로부터 부당한 박해를 받고 있다는 피해망상이 주증상이다.

여섯째, 소송형 편집상태는 근거가 거의 없는 자기의 권리를 지나치게 주장하는 사람에게서 나타나는 증상이다.

2) 기분장애

기분장애란 일정기간 동안 우울하거나 들뜨는 기분의 장애가 주된 특징으로 나타나는 정신장애를 말한다. DSM-IV가 개정되기 이전판인 DSM-III까지는 정동장애로 불리다가 DSM-III-R을 거쳐 DSM-IV에서는 기분장애로 명명되었다. 기분장애의 종류로는 조적장애, 울적장애, 그리고 조증과 울증의 교체인 양극장애가 있다.

(1) 조적장애

조적장애(manic disorder)에 걸려 있는 동안 어떤 사람들은 갑자기 기분이 아주 즐거워지면서 대단히 활동적이고 자신만만하며, 계획들이 머리속에 가득 차게 되는 경우가 간혹 있다. 울적장애는 전혀 없고 조적장애만 경험하는 사람들에 대한 임상보고도 있지만 그런 증세는 아주 희귀하다. 조적장애의 특징은 말이 많고 주의가 산만하며 안절부절 못하고 지나치게 활동적이다. 또한 자기자신을 훌륭하고 매력적으로 보며 사고의 비약과 무절제, 난잡한 성생활을 하며, 환각이나 망상을 경험한다. 조적장애자들은 때로 자신의 지나친 자신감이 비현실적인 것으로 판명될 때 타인에게 공격적이 되거나 적개심을 보인다. 급성상태에서 조적행동을 하는 사람은 쇠진해서 허탈해질 때까지 거칠고 폭력적이 될 수가 있다.

◈ 조적장애의 반응

56세된 치과의사 로버트는 치과재료가 늦게 도착한다고 화를 내고, 마지막 환자를 본 다음에, 소매를 걷어붙이고 자기의 치과 사무실의 벽을 부수기 시작했다. 그가 이 목적을 위해 미리 사두었던 대형 망치로 이 일을 해낼 수 없다는 것을 알자, 그는 좌절되어 세면기와 X-레이 장비를 부수기 시작했다. 그는 다음과 같이 말하면서 그런 행동을 정당화시켰다. "이 잡동사니는 내 성미에 적합칠 않아. 이것들은 어떻게든 갈아 치워야 해." 그는 지난 일주일 동안 이러한 일에 대해서 가족에게 아무 말을 하지 않았으며, 그의 부인은 사무실에서 돌아온 환자로부터 광란적인 전화를 받았다. 그는 잠시도 쉬지 않고 움직였으며 목소리는 지나치게 흥분되어 있었다. 그가 소리지르는 것을 멈춘 유일한 이유는 목이 쉬어서 목소리가 안나왔을 때라고 그녀는 뒤에 진술하였다(자료 : Kleinmuntz, 1974, p234).

(2) 울적장애

우울증(depression)이라고도 불리우는 울적장애(depressive disorder)는 우리나라 성인의 약 20%가 가지고 있을 정도로 흔한 장애이다. 이 장애는 대개 사랑하는 것을 잃었을 때, 일에 실패했을 때, 그리고 사회경제적 기반을 상실했을 때 나타난다. 일시적으로 느끼는 우울한 감정은 오히려 정상이지만 정도가 심하고 그러한 경험이 반복되면 특별한 치료를 받아야 한다.

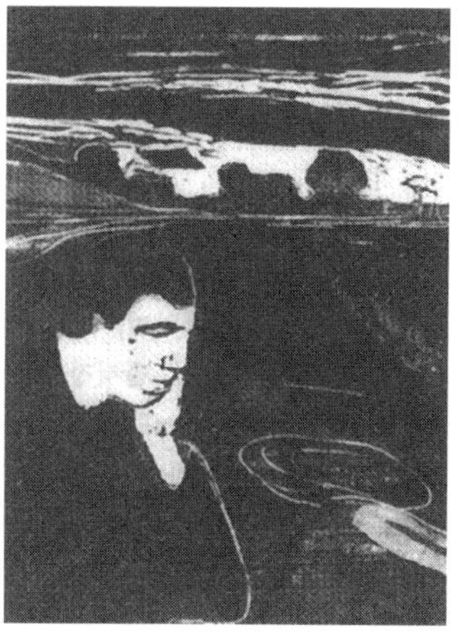

이 남자는 왜 이렇게 우울증에 시달리고 있을까?

울적장애 증상의 특징은 비애감, 슬픔, 비판, 죄책감, 무기력, 무감각, 수면 및 섭식장애, 섭식증가 및 체중증가, 자기비난, 비활동성과 느린 활동, 부정적 자기개념, 주의집중 장애, 자신의 위생상태와 외모에 무관심, 신체적인 고통 호소, 허무주의, 낙담, 자살 등이다(유재봉 외, 1990). 그러나 이 증후들이 항상 나타나는 것은 아니다. 외관상 극단적으로 느리다든가 말소리가 낮은 것으로 나타나는 경우가 많고 자기의 감정을 위장하기 위해서 가식적인 활동을 많이 하기도 하며 유머를 쓰기도 한다. 주의를 집중하는 것은 우울증 환자들에게는 대단히 힘든 활동이다. 그들은 읽는 것과 다른 사람들이 자신에게 말한 것을 수용할 수가 없다. 대화도 귀찮은 것이어서 대부분의 우울증환자들은 혼자 앉아서 가만히 있기를 좋아한다. 이들은 한참씩 쉬어가면서 천천히 말하고 단어를 거의 사용하지 않으며 느리며 단조로운 목소리를 낸다. 어떤 우울증환자들은 너무 흥분되어 있어서 가만히 앉아 있지를 못한다. 그들은 시종 한숨쉬거나 신음하

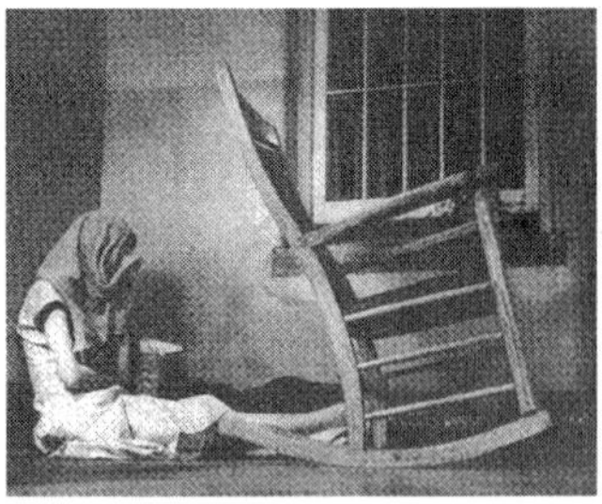

심한 울적장애로 병원에 입원중인 환자

면서 걷는다. 우울증에 걸린 사람들은 어떤 문제에 직면하게 되었을 때, 그 문제의 해결책이 떠오르지 않는다. 또한 자신의 위생상태와 외모에 관심을 기울이지 않기 쉬우며 외견상 신체적인 원인이 없는 건강염려적(hypochondriacal) 아픔과 고통을 많이 호소하는 경향이 있다. 또한 대부분의 시간은 불안하고 걱정하며 낙담해 있는 상태 속에서 보내기 쉽다(이 봉건 역, 1988).

울적장애는 그 증상에 따라 단순우울증, 급성우울증 및 우울성 혼미 등으로 분류한다. 단순우울증 환자들의 말씨는 강도와 음량에 거의 변화가 없으며 자신의 우울한 감정을 이겨내려고 노력하는 편이기 때문에 입원하지 않고도 치료가 가능하다. 급성우울증 환자들은 절망적인 정서반응을 하며 주위환경에 대해 전혀 관심을 가지지 않는다. 불면증이 심하며, 식욕이 없고, 성욕이 감퇴하며, 그 밖의 신체적 증상을 호소하는 경우가 많다. 우울성 혼미는 가장 정도가 심한 것으로 환자들은 전혀 반응하려 하지 않고 식사를 거부하는 경우도 있기 때문에 튜브 급식을 해야 할 정도이다.

우울증에 관한 이론은 정신분석적 견해, 인지이론, 학습이론, 그리고 생리적 이론들이 있다. 정신분석적 견해들은 슬픔 및 상실과 연관된 무의식적 갈등을 강조한다. 인지이론들은 자기패배적인 사고과정에 초점을 맞춘다. 학습이론들은 우울증과 연관된 활동의 감소를 고려한다. 그리고 생리학적 이론들은 신경화학적 수준에서 중추신경계의 활동에 초점을 맞춘다(이봉건 역, 1988).

울적장애의 예

50세의 한 미망인이 지역사회 정신건강센터에서 옮겨져 왔는데, 이 센터에서 그녀는 심한 초조, 손떨기, 심한 자기질책이 수반되는 우울감정, 불면증, 6~8Kg의 체중감소 등으로 3주간 입원해 있었다. 그녀는 자기의 이웃이 자기에게 적대적이며, 자기 커피에 독을 넣고, 자신의 사악함 때문에 자기에게 처벌을 가하려고 홀렸다고 믿었다. 7년전 남편이 죽었을 때에도 그녀는 극도의 죄책감, 초조, 불면증, 자기를 무가치한 사람이라고 비난하는 듯한 환청, 자살에 관한 생각에 몰두하는 것 등을 수반하는 유사한 우울 때문에 입원한 적이 있었다(자료 : Spitzer Skodal, Gibbon, & Williams, 1981, pp. 28-29).

(3) 양극성 장애

양극성 장애(bipolar disorder)의 주된 특징은 하나 이상의 조증일화가 나타나며, 대개 하나 이상의 우울일화를 동반하는 것이다. 이 장애를 조울증이라고도 하는데 대체로 우울증세가 먼저 나타나고 수 시간 혹은 몇 년 후에 조증이 주기적으로 나타나는 증세이다. 조증은 독자적으로 나타나지 않고 우울증과 교대로 나타난다. 이 장애는 남자보다 여자에게 더 많이 나타나지만 실제 성인인구의 1% 정도만 나타날 정도로 드물게 나타난다. 이 장애는 치료받지 않으면 재발할 가능성이 있으며 다른 정동장애와는 달리 유전될 가능성이 높다.

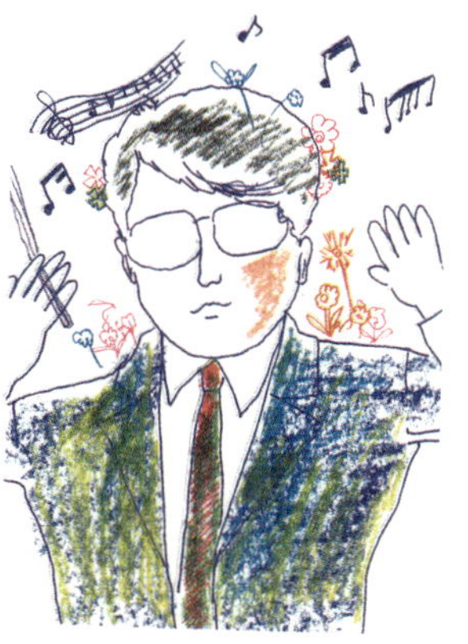

양극성 장애자의 그림 "지휘하는 나"(30세 남자)

기분장애의 원인은 대체로 몇 가지로 나누어 볼 수 있다.

첫째, 유전적 원인을 들 수 있는데, 정신분열증과 같이 기분장애는 유전적 요인과 관련이 있다. Rosenthal의 연구(1970)에 의하면 일차 친척 중에 기분장애를 가진 사람이 있는 경우, 정상적인 경우보다 10배정도 이런 장애에 걸릴 확률이 있다. 이 연구를 통해 기분장애에 걸릴 확률을 증가시키는 생리적 특질들이 유전될 가능성이 높다는 사실을 알 수 있다.

둘째, 정신분석학자들에 의하면, 아동기에 자신이 사랑 받고 있다는 확신을 가지지 못할 때 기분장애를 나타낼 수 있다고 한다. 이 이론에 의하면 한 개인이 타인에 대한 사랑과 신뢰감을 형성하지 못한 채 성장하는 경우 성장한 후에 갑작스러운

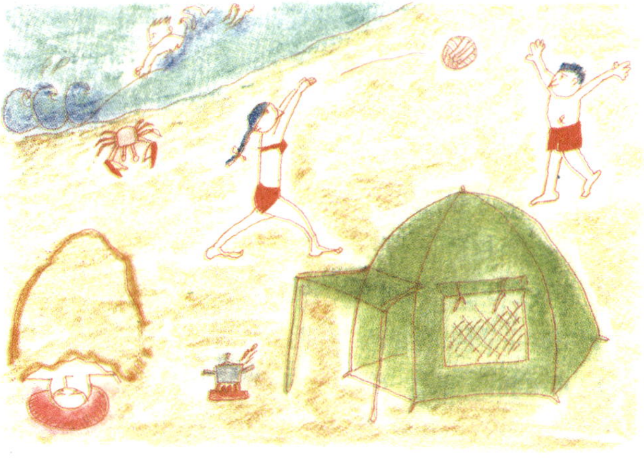

양극성 장애자의 그림 " 가족과 함께"(27세 남자)

상실감을 맛보게 되며, 사랑 받고 싶다는 과거의 욕구가 되살아 날 때 우울해진다는 것이다. 울적장애를 보이는 사람들은 사랑을 원하기는 하나 자기를 사랑하는 사람이 있다는 사실을 믿으려 하지 않으며, 자기를 사랑해 주기를 원하는 사람에 대한 원망을 나타내고 있다.

셋째, 행동주의 심리학자들에 의하면 통제할 수 없는 장면에 부딪쳐서 학습한 반응이 무기력의 상태로 나타난다고 주장하고 있다. 즉 울적장애를 보이는 환자들은 경험에 의해 인생의 성공과 실패를 자신이 통제할 수 없다고 믿게 되었다는 것이다. 따라서 이 환자들은 자신의 능력에 대해 과소평가하며 경쟁동기나 성취동기가 상당히 낮은 경향성을 나타내는데, 이러한 모든 증후들은 학습된 반응이라는 것이다.

넷째, 인지적 관점에 의하면 기분장애를 나타내는 환자들은 자신과 자신의 주변에 있는 세계에 대해 매우 부정적 신념을 가지고 있다는 것이다. Beck(1976)에 의하면 환자들은 자신을 가치 없는 사람으로 보며, 미래에 대해 비관적인 생각을 가지고 있으며, 자신의 주변에서 일어나는 모든 일들은 결국에 가서는 최악의 상태가 될 것이라고 하는 왜곡된 신념을 가지고 있기 때문에 이러한 인지적인 요인들이 기분장애의 원인으로서 작용하고 있다고 설명하고 있다.

3) 불안장애

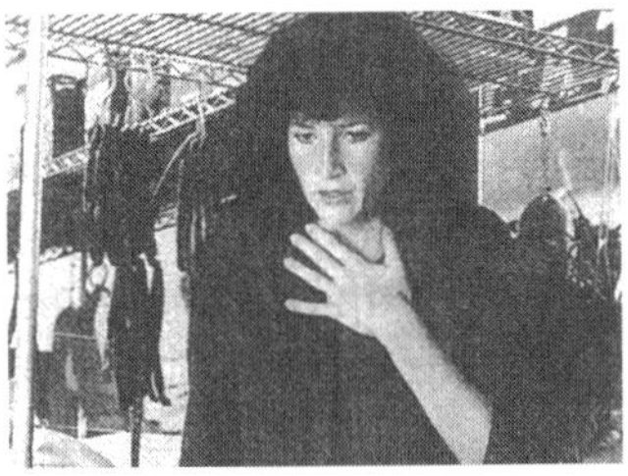

불안장애, 왜 이럴까?

불안장애(anxiety disorders)는 모든 사람이 힘겨워하지 않고 넘어가는 상황에서 혼자서 별다른 이유 없이 민감해지거나 두려워하거나 공포의 감정을 갖는 것을 말한다. 불안장애는 심장박동의 증가, 근육긴장, 발한과 같은 생리적 증상을 수반하며, 만성적으로 이러한 증상이 나타나면 일상생활을 방해한다. 이 세상에 두려움을 느끼지 않는 사람은 아무도 없지만 정상적인 사람은 자신이 왜 두려운 감정을 갖게 되었는지를 알고 있다. 그러나 불안장애자는 자신이 왜 그렇게 두려운지 알지 못한다. 정상인은 자신의 불안의 근원을 알고 있기 때문에 그 불안의 감정을 수습하고 줄일 수 있는 능력을 가지고 있다. 예를 들어 시험을 앞두고 불안한 것은 당연한 반응인데 이러한 두려움을 해소하기 위해 더 열심히 시험공부를 하게 되는 것이다. 그러나 불안장애자는 왜 불안한지 알 수 없기 때문에 자신의 불안을 다룰 수가 없을 뿐만 아니라, 불안의 근원을 알아도 효과적인 대응을 하지 못한다. 예를 들어 시험을 앞둔 불안장애자는 자신의 불안을 감소시켜 줄 것이라는 희망을 가지고 며칠 동안 하루에 20시간씩 공부를 한다. 그러나 이는 그를 너무 피곤하게 만들거나 더 불안하게 만들어 그는 시험에 참가할 수조차 없게 된다(고영희 외, 1990).

우리는 어떤 사람들이 왜 만성적으로 불안해지게 되는지를 모른다. 그러나 그들의 반응은 매우 위협적인 것으로 지각된 긴장에 당면하여 부적절감을 나타내는 것 같다. 정신분석이론은 불안의 원천이 내적이며 무의식적인 것이라고 가정한다. 사람들은 어떤 용인될 수 없거나 위험스런 충동들을 억압한다. 이러한 충동이 일어날 가능성이 있는 상황에서 강한 불안을 경험한다. 학습이론은 불안신경증은 어떤 이유로 그 사람이 다룰 수 없는 외적 사상들에 대한 하나의 반응이라고 가정한다. 그 사람은 어떤 상황에 대해서 어떻게 대응해야 되는지를 배운 일이 없거나, 비효과적이고 부적응적인 반응을 배웠을 수 있다. 예컨대 한 소년은 매우 수줍어서 대인접촉을 피하고 따라서 그는 모임을 즐기고 사람을 사귀는 사교기술을 결코 배울 수 없을 수도 있다.

불안장애에는 공포증, 강박증 등이 있다.

◈ 나찌 수용소 안의 죄수들의 반응

경비병들이 반복해서 한 말 - 즉 너희들에게는 희망이 전혀 없으며, 송장이 되기 전까지는 수용소를 결코 떠날 수 없다 - 을 믿게 되고 주변환경이 어떠한 영향력도 행사할 수 없는 대상이라고 생각하게 된 죄수들은 사실상 송장이나 다름없었다. · · · 이들은 감정, 자존심, 그리고 온갖 형태의 자유를 철저하게 박탈당했으며, 신체적 및 정서적으로 완전히 기진맥진해져서, 자신들에 대한 모든 통제력을 주변 환경에 주어버리고 만 사람들이었다(자료 : 이봉건 역, 1988, p. 110).

(1) 공포증

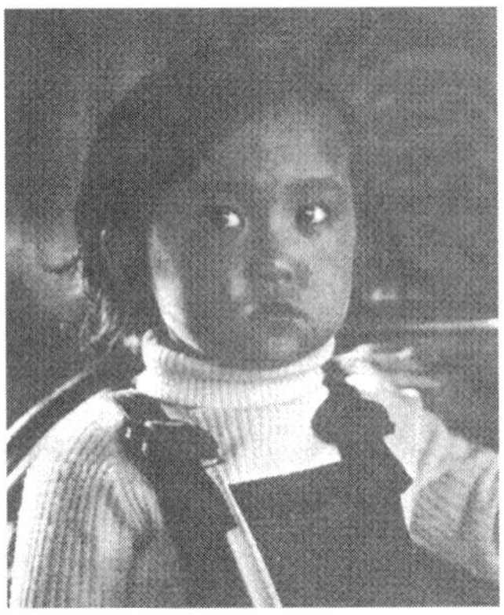

누구나 가진 공포심일지라도 지나치면 많은 부작용을 낳는다.

공포증(恐怖症, phobias)은 다른 사람들은 견디어 낼 수 있는 어떤 대상에 대해 실제 위험이 없는 데도 불구하고 강력한 공포를 느끼는 것이 그 특징이다. 공포증 환자는 불안장애자와 유사하나 이들은 일반적인 불안을 느끼는 대신에 특별한 상황이나 대상을 비정상적으로 두려워한다. 공포증에는 높은 곳을 무서워하는 것, 밀폐된 좁은 곳을 무서워하는 것, 그리고 사람이 많이 모이는 곳을 무서워하는 것 등 여러 가지 유형이 있다. 정상적인 사람들도 불합리한 공포를 가지고 있지만 불합리한 공포가 지나쳐서 일상생활에 장해가 될 때만 공포증이라 한다. 예를 들면 뱀을 두려워한 나머지 동물원에도 갈 수 없고 초원을 걷지도 못하며 뱀의 그림조차 볼 수 없을 때만을 공포증이라 한다.

정신분석학자들은 공포를 전위된 것으로 보고 있다. Freud에 의하면 공포증은 억압된 이드 충동에 의해 유발된 불안에 대한 방어이다. 이 불안은 환자 스스로 두려워하는 이드의 충동으로부터 그것과 어떤 상징적 연관이 있는 대상이나 상황으로 치환된다. 따라서 이 대상이나 상황들은 공포자극이 된다. 이들을 회피함으로써 공포증 환자는 억압된 갈등을 다루는 문제를 회피할 수 있게 된다. 공포증은 실제의 문제, 즉 억압된 아동기의 갈등에 직면하는 것을 회피하기 위한 자아의 처리방법이다. 공포증으로 고통받고 있는 사람은 자신의 무의식적 갈망을 두려워하고 있고 따라서 자신의 갈망을 행동으로 옮기게 해 줄 수도 있는 장소를 두려워 한다는 것이다. 예를 들면 자살하려는 동기가 강한 사람은 그 동기를 실행에 옮길 수도 있게 하는 높은 장소를 두려워 한다는 것이다.

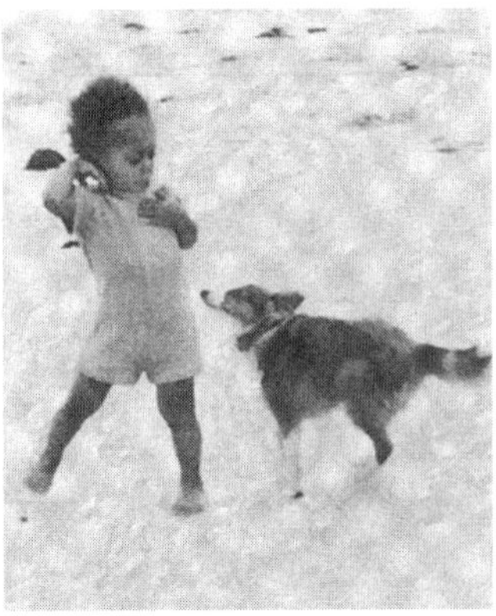

어린시절의 경험이 공포증의 원인이 될 수가 있다.

학습이론가들은 공포증을 개인의 끔찍한 경험에서 얻어진, 즉 학습된 것으로 보고 있다(고영희, 1990). 예를 들면 큰 개에게 잔인하게 물린 경험이 있는 사람은 모든 큰 개에 대해 극심한 공포를 나타내게 된다는 것이다. 그러나 공포증은 어떤 사건을 경험한 뒤에만 학습되고 일단 학습되고 나면 소거가 매우 어렵기 때문에 Seligman(1972)과 같은 학습이론가는 이를 준비된 반응으로 본다. 준비된 반응이란 진화를 통해 생물학적으로 설정된 반응을 말한다. 현대 생태학자들의 주장에 의하면 동물이나 인간에게 공포를 주는 대상은 극히 제한되어 있다. 즉 장기간의 진화과정을 거쳐 친숙해진 대상에 대해서만 공포를 느끼게 된다는 것이다. 어두움이나 뱀, 그리고 노출되어 있는 장소 같은 공포증의 일반적인 대상들은 오래 전에 우리의 생존을 실제로 위협하던 것들이었다. 반대로 전기 콘센트, 망치 그리고 칼 같은 대상에 대해서는 비록 불쾌한 경험을 가지고 있다 하더라도 공포증으로 발전되는 사람이 거의 없다. 왜냐하면 이것들은 진화과정을 통해 친숙해진 대상이 아니기 때문이다.

(2) 강박증

바라지도 않은 생각이 되풀이 되고 불합리한 행동을 하고 싶은 충동이 되풀이되는 현상을 강박증(强迫症, obsessive-compulsive disorders)이라 한다. 대부분의 사람들은 이와 비슷한 경험을 잠시동안만 겪는 반면에, 강박장애자들은 그 강도와 빈도가 너무 커서 정상적 생활에 큰 지장을 받을 정도이다. 강박장애 그 자체는 주로 초기 성인기에 시작되는 것이 보통이다. 즉 임신, 출산, 가정불화, 그리고 직장에서의 문제같은 스트레스를 겪은 후에 나타나는 것이 보통이다. 강박증 사고는 흔히 강박증 행동과 관련되어 있다. 강박증 사고의 예를 들면 외출중에 병균이 몸에 침입하지 않을까 걱정하거나, 어머니가 층계를 내려갈 때 굴러 넘어질까 걱정하거나, 학생이 시험지에 쓴 답이 틀린 것 같아 몇 번씩이나 검토하는 것이나, 어머니가 자식들을 해치거나 살해할 생각을 하는 것이나, 자신의 동생이 없었으면 하고 바라는 생각 등이다. 강박증 행동이란 강박증 사고와 마찬가지로 개인의 의지와는 관계없이 의심속에 반복적이고 자동적으로 하는 행동이다. 억압하거나 중단하려 하면 불안해지고 일상생활을 영위하지 못한다. 대부분의 강박행동은 청결과 확인행동에 대한 것이다. 가장 대표적인 강박행동은 손을 씻는 것이다. 어떤 강박장애자는 10초마다 손을 씻거나, 하루에 500

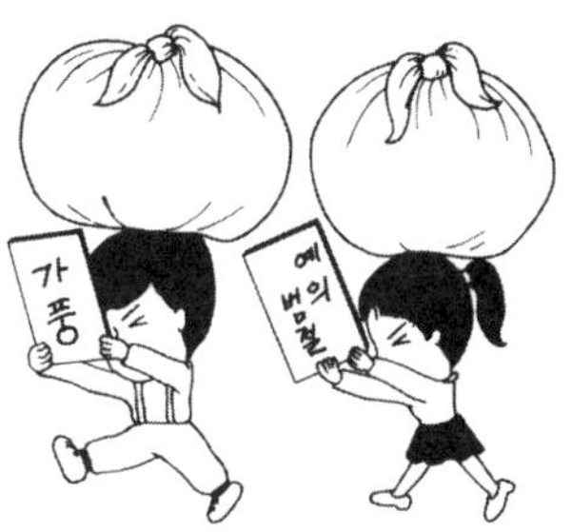

지나친 가풍과 예의범절을 강요하면 강박적인 어린이가 되기 쉽다.

번 이상 손을 씻는 행동을 한다(유재봉 외, 1990).

◈ 강박적인 의식적(儀式的) 행동

30세된 여자가 일련의 의식적행동의 실행에 대부분의 깨어있는 시간을 보내면서 정교한 일련의 의식적행동을 하게 되었다. 그녀는 문과 창문이 잠겨져 있는지를 확인하기 위해서, 매일 각 문과 창문을 세번씩 점검하지 않고는 잠을 이룰 수 없었다.

가스레인지, 가구의 표시등, 온수히터는 아무런 가스도 확실히 누출되지 않게 하기 위해서 비슷하게 점검되어야 했다. 목욕과 옷입는 것도 많은 시간을 잡아먹었다.

이는 그녀가 옷을 입을 만큼 충분히 깨끗하다고 확신할 때까지 흔히 계속해서 3,4번의 샤워 - 매번 특수 항 박테리아 세제로 철저하게 몸을 북북 문지르는 것 - 를 했기 때문이다.

그녀는 드라이크리닝이 모든 병균을 제거시킨다고 믿지 않기 때문에 물로 빨 수 있는 옷만 입었고, 모든 의복은 그것을 입기 전에 세번 빨고 헹구어야 했다. 그와 비슷한 위생적인 과정이 음식을 준비할 때에도 있게 된다. 그녀는 모든 접시와 부엌 세간을 사용하기 전과 후에 끓는 물에 데쳤으며, 자신이 만든 것이 아니면 음식을 먹지 않았다.

이 여자는 항상 이례적으로 산뜻하고 깨끗하였지만 그녀의 "안전작전"은 수년간 더 강화되어서 병적 상태에 이르게 되었다. 때로 그녀는 자기의 조심이 어리석음을 인식하곤 하였지만 그녀가 과정의 어느 것을 생략하려 할 때는 언제나 강한 불안을 느꼈다.

강박증에는 몇 개의 원인들이 있을 수 있다. 단순불안 상태와는 달리 강박장애는 방어기제에 의해서 밝혀질 수 있다. Freud는 강박증 장애는 주로 항문기(肛門期)에 대소변훈련을 엄격히 받아서 통제가 불가능한 성적 본능과 공격적 본능을 가진 사람에게서 나타난다고 보았는데, 항문기에 고착되어 있는 사람은 자신이 더럽혀지려는 것을 방어하기 위해 반동형성기제를 사용하며, 강박적으로 깨끗하고 말쑥한 행동을 하려 한다는 것이다. 한편 Adler는 부모가 아이를 지나치게 사랑하거나 지배적이면 아동은 자신감이 발달하지 못하고 그 결과 열등감에 빠지게 되므로 이 열등감을 없애기 위해 무의식적인 강박증 행동을 통해 자신감을 얻으려 한다고 하였다. 또한 행동주의 이론에서는 강박성 장애가 학습을 통해서 형성되었다고 본다. 예를 들면 강박적으로 손을 씻거나 반복해서 확인행동을 하면 그렇지 않을 때보다 불안이 감소되며, 강박행동을 하면 가족과 친구 그리고 타인으로부터 동정과 관심의 강화를 받게 되어 강박행동을 하게 된다고 보았다.

4) 신체형 장애

신체적 결손이나 기능장애를 시사하는 신체적 증상을 호소하면서, 그 호소방식이 다소 극적인 속성을 띠며 생리적 기초가 발견되지 않은 경우 신체형 장애(身體型 障碍, somatoform disorders)의 진단이 내려진다. 신체형 장애는 시력과 청력의 감퇴, 발작행동, 경련, 함구증, 무감동 및 운동마비 등의 증세를 가져오며 꾀병과는 달리 장애자 자신이 많은 고통을 경험한다. 신체형 장애의 주요 형태는 신체화 장애, 전환장애, 심인성 동통장애, 건강염려증 등이 포함된다.

(1) 신체화 장애

실제로 신체적 질병은 없는 데도 불구하고 두통, 피로, 복통, 두근거림 등 만성적이고 다양한 신체적 장애를 호소하는 경우를 신체화 장애(Somatization disorders 또는 Briquet의 증후군)라 한다. 신체화 장애는 생리적 원인을 찾을 수 없는 징후들의 불편이 그 특징이다. 의학적 검토를 받은 뒤에 정확한 진단을 내릴 수 있고 연구실들의 조사는 질병의 유무를 가려낼 수 있다. DSM-IV에 의하면 신체화 장애 환자는 몇 년에 걸쳐 신경적 징후, 위내장적 징후와 같은 신체징후들의 병력이 있어야 한다. 이런 징후들 때문에 환자는 약을 복용하거나 진찰을 받거나 자신의 생활을 바꾼다. 이와 비슷한 장애로서 건강 염려증이 있다. 건강 염려증 환자는 자신이 특정한 신체적 중병에 걸리지 않았을까 하는 심한 두려움에 가득 차서 과민하고 불안한 반응을 나타낸다. 이것은 질병 공포증이라고도 할 수 있다. 이들은 의사가 극히 정상적이라고 말해도 전혀 믿지 않고 도리어 실망하며 심한 질병을 앓고 있는 것으로 생각한다(유재봉 외, 1990).

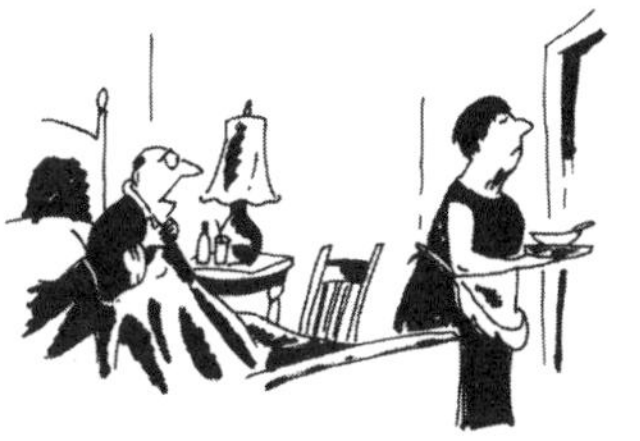

"건강염려증 환자도 병에 걸린다니까, 당신 알아!"

신체화 장애는 사춘기 후기에 시작되고 남자보다도 여자에게 더욱 흔한 것이 보통이다(Kroll, Chamberlain, 그리고 Halpern, 1979). 이 장애의 원인으로써 행동주의 관점에서는 다른 사람들의 신체적 장애들을 보고 그대로 행동하면 신체형 장애자가 될 수 있다고 보았다. 실제로 무능력한 장애자가 되면 바람직한 어떤 보상도 받을 수 있고 스트레스도 감소되며 어떤 목적을 달성할 수가 있다. 정신분석적 관점에서는 금지된 충동 및 욕망에 대한 방어로서 신체형 장애가 일어난다고 보았다. 즉 성충동의 억압이나 부모를 구타하려는 충동이 신체마비를 가져올 수 있다는 것이다.

(2) 전환 장애

히스테리성 신경증, 전환형이라고 불리는 전환 장애(轉換障碍, conversion disorders)는 신경증적 장애와 유사하나 신체상의 병리적 원인이 없는 신체적 불편이 그 특성이다. 전환 장애의 징후들은 맹, 농, 느낌의 상실, 마비 등으로 이런 징후들을 가짜 신경성 장애라고도 부른다. DSM-Ⅳ에 의해서 전환 장애로 분류되려면, 증상을 일으키는 분명한 심리적 원인이 있어야 한다. 증상은 심리적 갈등을 일으키는 환경자극에 대한 반응으로 생긴다. 또는 그런 증상 때문에 불쾌한 활동을 회피할 수 있거나 타인의 지지나 동정을 받을 수 있기 때문에 생긴다. 신체화 장애의 경우와는 달리 전환 장애는 남성과 여성 양자에서 생긴다(김유진, 1991).

전환 장애의 증상이 심인성 고통처럼 심리적 요인들과 연관되어 있다는 것은 증상 그 자체에 의해 시사된다. 이 증상들은 보통 스트레스 상황속에서 갑자기 나타나서 환자들로 하여금 어떤 행동이나 책임을 회피하도록 해주거나 이 환자들이 몹시 갈망하는 주의집중을 끌도록 해준다. 전환이라는 말은 원래 Freud에서 유래되었는데 그는 억압된 본능 속의 에너지가 감각운동기능으로 옮겨가서 그 기능을 억제한다고 생각했다. 따라서 불안과 심리적 갈등이 신체적 증상으로 전환된 것이라고 믿어졌다. 전환 장애를 앓고 있는 사람들 중 일부는 사실상 만족해 보이며, 심지어는 침착하게 보이고, 자신의 증상을 버리고 싶어하지 않는 것처럼 보인다. 또한 이들은 자신이 처해 있는 곤란과 자신의 증상들을 연결시키지 않는다.

정신분석이론에 의하면 미해결된 갈등들의 정신 에너지(특히 환자가 인정하기를 꺼리는 성적 욕망들과 관련되는 갈등들)가 신체징후로 옮겨지는 것이다. Freud는 히스테리 증상이 억압된 본능적인 욕구나 본능을 억압하고 있는 힘과 관련된 것으로서 그런 욕구나 힘들을 위장된 형태로 표현하고 있다고 생각했다. 즉 정신분석가는 전환 장애의 원인이 주로 성적(性的)이라고 간주한다. 히스테리성 경련은 억제된 성적 소망의 상징적 표현이며 히스테리성 마비는 감추어진 공격적 충동에 대한 자기처벌의 결과일지도 모른다(이봉건, 1988). 행동주의자에 의하면 전환 장애는 다양한 원인들로서 학습된다는 것이다. 이런 주장은 전환 장애자가 일반적으로 자신이 이미 익숙한 신체질병의 징후에서 고통을 받는다는 사실에서 출발한다. 어떤 전환 장애환자는 친구의 징후들을 모방한다. 그 밖에 전환 장애환자는 자신의 장애에 대해서 어떤 종류의 강화를 받는다. 즉 장애에서 어떤 이득을 얻는다.

전환 증상은 통상 청년기나 초기 성인기에 나타나는 것이 보통이다. 전환 증상의 지속기간은 갑자기 끝날 수 있지만, 조만간 전환 장애는 원래의 형태대로 또는 다른 부위에서 다른 형태의 증상으로 재발되기가 쉽다.

5) 성격장애

한 개인이 환경자극에 반응하는 특정한 방식을 그 사람의 성격이라 할 때, 성격특질은 사회적·개인적 맥락에서 광범위하게 나타난다. 성격장애(personality disorders)는 한 개인이 그의 환경이 변함에 따라 변한 환경에 대해 다르게 반응하도록 요구받았음에도 불구하고 자신의 성격특질이나 행동을 수정할 수 없거나 통상적인 상황의 변화에 대해서조차도 적절히 반응할 수 없는 경우를 말한다. 즉 성격장애는 부적응적이고 융통성이 없이 지속적으로 환경과 관계를 맺는 방식이다(김정희 외, 1993). 성격장애를 가지고 있는 사람들은 단순히 나쁜 성격을 가지고 있다고 할 수 있는데 너무 공격적이거나, 의존적이며, 우정을 형성할 수 없거나 미성숙하며 기괴한 행동을 거리낌없이 행하는 이탈된 특성을 가지고 있다. 또한 이 장애를 보이는 사람들은 자신의 문제를 남의 탓으로 돌리기 때문에 자기자신은 변화할 아무런 이유가 없다고 생각하고 있으며 자신의 문제의 결과에 대해서 행복해 하지 않으면서도 치료받기를 원치도 않는다.

DSM-IV에서는 성격장애를 세 가지 군집으로 분류한다(오세진 외, 1999). 군집 A는 기괴한 사고나 행동 그리고 대인관계의 손상이 광범위하게 나타나는 것이다. 예를 들어, 망상과 관계사고(idea of reference), 의심, 마술적 사고(magical thinking)가 나타나고 이상한 언어 표현을 하기도 한다. 그러나 비논리성이나 연상 이완과 같은 증상은 나타나지 않는다. 정서적으로 불안정하고 무관심하며, 대인관계에 문제가 있어 가까운 친구가 없다. 정신분열성 성격장애(schizoid personality disorder), 정신분열형 성격장애(schizotypal personality)가 이에 속한다.

군집 B에 속하는 성격장애는 반사회적 성격장애(antisocial personality disorder), 경계선 성격장애(borderline personality disorder), 연기성 성격장애(histrionic personality disorder), 자기애적 성격장애(narcissistic personality disorder)를 말한다. 이들은 주로 정서적인 측면에서 극적이고 변덕스럽고 불안정한 양상을 보인다. 군집 C에 속하는 성격장애에는 회피성 성격장애(avoidant personality disorder), 의존성 성격장애(dependent personality disorder), 강박성 성격장애(obsess-ivecompulsive personality disorder)가 있다. 이들은 주로 불안이나 공포를 특징적으로 나타낸다.

(1) 정신분열성 성격장애

정신분열성 성격장애의 주요특징은 기괴한 사고나 행동, 대인관계의 손상이 광범위하게 나타나는 것으로 그 심각성은 정신분열증의 준거에는 맞지 않을 정도로 나타난다. 즉 정신분열성 성격장애자는 정신분열증 환자와 같은 사고연합의 장애를 나타내지는 않으며, 망상과 환각도 나타내지 않는다. 이 장애를 보이는 사람들은 지속적으로 사회적 관계를 형성할 능력이 없으며 타인에 대해 부드러움을 보이지 않는다. 이들은 자신의 감정을 표현할 수 없기 때문에 타인들로부터 냉정하고 감정이 없는 사람이라고 평가된다. 또한 이들은 타인과 함께 하는 직종에서는 일할 수가 없다.

(2) 정신분열형 성격장애

정신분열형 성격장애는 정신분열성 성격장애와 마찬가지로 대인관계상의 곤란을 갖는 것이 보통이다. 그러나 별난 사람으로 보이기도 하고 기타 많은 증상들을 갖고 있지만, 정신분열증으로 진단 내릴 정도로 증세가 심하지 않다. 이 장애의 소유자는 마술적 사고-미신을 믿고, 자신들이 천리안 및 텔레파시능력을 갖고 있다는 믿음-와 탈현실화 및 재발성 착각 같은 지각장애-실제로 존재하지 않는 힘이나 사람을 있다고 감지하는 것-를 갖고 있을 수도 있다. 말 속에도 특이하고 불명확하게 사용되는 단어들이 포함되어 있을 수가 있다.

정신분열형 성격장애와 정신분열증은 소질이 유전된다는 점에서 서로 관련되어 있을 것이다. 정신분열증 환자의 친척들은 통제집단의 친척들보다 정신분열증이란 진단을 많이 받는다. 즉 이 장애는 정신분열증의 경미한 유형인 것 같다(이봉건 역, 1988).

(3) 반사회적 성격장애

반사회적 성격장애의 특징은 무책임하고 반사회적인 행동과 타인의 권리를 해치는 행동을 지속적으로 보이는 것이다. 반사회적 성격장애자는 사회병질자 또는 정신병질자로도 불려지는데 이들은 지적능력의 장애나 사고장애는 보이지 않는다. 그러나 지나치게 자기중심적이며, 거짓말을 하고, 남의 물건을 훔치며 남의 약점을 협박한다. 정신분석학적 관점에서는 이러한 상태를 초자아의 결여라고 부르는데, 성장초기에 부모의 사랑을 받지 못한 경우, 성장하여서도 사랑을 베풀 줄 모르며 부모의 가치를 자신의 것으로 내면화하지 못했기 때문으로 보고 있다.

또한 기질특성이론에 의하면 반사회적 성격장애자들은 각성수준이 낮기 때문에 처벌을 피하기 위해 바람직한 행동을 하는 식의 회피학습을 할 수 없으며, 따라서 비도덕적인 행동을 거리낌없이 할 수 있다고 보고 있다. 이에 비해 사회학습이론가들은 부모의 양육태도가 일관성이 없을 때 자식들은 반사회적 성격장애를 나타낸다고 설명한다.

◈ 반사회적 성격장애자의 아동기의 특징사례

아동상담소에 찾아오는 아동들 중에서 반사회적 성격의 소유자가 될 가능성이 가장 높은 아동을 찾으려 한다면, 절도나 공격성 때문에 의뢰된 소년일 것이다.

이런 소년은 많은 사건을 통해서 다양한 반사회적 행동을 이미 드러낸 바 있어서, 최소한 이런 사건들 중 하나 때문에 청소년 재판소에 출두한 적이 있으며, 그의 반사회적 행동 때문에 교사 및 부모들 뿐 아니라 생소한 사람 및 사회조직과도 마찰을 빚고 있다. 이런 특성 때문에 진료소에 오는 소년들 중 절반 이상이 나중에 사회병질적 성격으로 진단되었다. 이런 소년들은 무단결석, 절도, 늦은 귀가, 그리고 부모에 순종하기를 거부한 경력을 갖고 있다. 이들은 부담감 없이 거짓말을 하며, 자신의 행동에 대하여 거의 죄책감을 느끼지 않는 것 같았다. 이들은 일반적으로 있어야 할 장소에 있거나 돈을 관리하는 것에 대하여 책임감이 없었다.

(4) 경계선 성격장애

경계선 성격장애라는 용어 속에는 환자가 신경증과 정신분열증 사이의 경계선상에 있다는 뜻이 함축되어 있다. 이 장애의 기본특징은 기분, 행동, 태도 및 정서의 불안정성이다. 대인관계가 극에서 극으로 변하는 성격장애로 매우 충동적이기 때문에 자기손상을 일으키는 분야에서 충동적으로 행동한다. 또한 자기자신의 가치관과 진로선택이 확고하지 못하며 고독을 견디지 못한다. 이 장애의 소유자는 자기(self)에 대한 명확하고 일관성 있는 감각을 발전시키지 못했으며, 자신의 가치관, 성실성, 그리고 진로선택에 대해서 확고하지 못하다. 이 장애의 소유자들은 고독을 견디어 낼 수가 없다. 따라서 이들은 통상적으로 격렬하고, 일시적이며, 짧은 기간 동안의 강렬한 1대1 관계를 반복하는 경향이 있다. 왜냐하면 이들은 다른 사람들을 평가할 능력을 거의 갖고 있지 못하며, 타인에 대해서 진실된 관심을 갖지 않기 때문이다. 만성적인 우울감정과 공허감에 빠지면 이들은 치밀하게 자살을 시도하기도 한다. 정신분열형 성격장애자와 마찬가지로 이들은 정서적 스트레스를 받게 되면 정신병적인 상태를 나타낼 수 있다(이봉건 역, 1988).

(5) 자기애적 성격장애

자기애적 성격장애는 자신의 독특성과 능력을 과장되게 지각하는 특징을 가지고 있다. 이들은 크게 성공하는 환상을 선입견으로 갖고 있으며, 다른 사람들의 찬사와 주의를 갈망한다. 이들이 자기중심적이라고 말하는 것은 줄여서 말한 것이라 할 수 있다. 이들의 대인관계는 감정이입의 부족, 다른 사람을 이용하려는 것, 자격지심, 남들이 자기에게 특별한 호의를 무조건적으로 베풀어주기를 기대하는 것 때문에 좋지 않다. 자기애적 성격장애란 진단명은 현대의 정신분석적 저술에 근원을 두고 있다(이봉건 역, 1988). 즉 이 장애자의 과장성과 자기중심적 행동은 냉정하고 무관심한 것으로 지각되는 부모를 향한 분노에 대한 방어이며, 부모들이 지지와 공감을 전달해 주지 않은 데 기인하는 자기 속의 결점에 대처하기 위한 방편이라는 것이다.

(6) 연기성 성격장애

연기성 성격장애는 정서적인 반응이나 표현이 지나치고 행동이나 대인관계에서 특유의 장애를 보이는 것을 말한다. 연기성이라는 단어에서도 알 수 있듯이 자기극화가 심하고 과장된 행동을 나타낸다. 외부의 자극에 대해 반응이 빠르며, 사소한 일에도 쉽게 화를 내고 흥분하는 증상을 보인다. 정서적 표현이 많고 과시적이며 때로는 극적으로 보이기까지 한다. 연기성 성격장애 환자들은 미성숙하고 자기중심적이며 지나치게 정서적이고 타인에 대해 요구가 많다. 이성적이기보다는 감정적으로 일을 처리하며 다른 사람들의 관심을 끌기 위해 표현이나 행동이 과장된 경우가 많다. 이러한 점으로 인해 대인관계에서 처음에는 매력적이며 사교적인 면을 보이나, 깊이가 결여된 채 피상적이고 자신의 생각대로 타인의 행동을 해석하며 요구가 많은 경향때문에 쉽게 깨진다. 많은 사람들과 쉽게 사귀나 또한 쉽게 헤어진다. 타인에게 의존하려는 욕구가 강하고, 관심을 끌지 못하거나 자신의 요구가 받아들여지지 않을 때는 쉽게 우울해지거나, 화를 내며, 분노하기도 하며 자살기도나 자살위협도 빈번하다(김순혜 외, 1996).

6) 물질관련 장애

양귀비 열매에서 얻은 용액을 말린 아편, 대마에서 얻는 마리화나, 코카 잎에서 추출된 코카인 등은 오랜 역사를 가진 천연약물로서 현재도 남용되어 사회적 문제를 일으키고 있다. 또한 아편에서 추출된 모르핀과 모르핀에서 만들어진 헤로인, 건조시킨 마리화나도 자주 사용되는 약물이다. 현대에는 새로 합성된 약물로, 암페타민류, LSD, PCP 등이 사용되고 있다.

DSM-IV에서는 이러한 문제들을 물질관련장애로 통칭한다. 물질관련장애는 물질사용장애(substance use disorder)와 물질로 유발된 장애(substance induced disorder)로 분류되는데, 물질사용장애는 다시 물질남용(substance abuse)과 물질의존(substance dependence)으로 분류되며, 물질로 유발된 장애에는 물질중독, 물질금단, 물질로 유발된 섬망, 치매, 기억상실상태, 성기능장애, 수면장애 등이 포함된다.

물질남용은 온종일 약물 때문에 중독되어 있는 경우로 끊을 수 없는 상태이다. 중독상태인 사람은 가정 및 직장에 대한 책임을 완수하지 못하는 경우가 많으며 여러 가지 부적응적인 행동을 하게 된다. 중독자는 중독상태에서 타인에게 해를 입히거나, 약물을 구입하기 위해 범죄를 저지르기도 한다. 물질의존은 한층 더 심각한 장애로, 중독성 약물들이 오랜 기간 투입되면 약물에 대한 내성이 강해지기 때문에 약물의 효과를 얻기 위해서는 점점 더 강한 약물이 필요해진다. 약물의 투여량이 갑자기 감소되면 금단증상(withdrawal symptom)이 나타나며 강박적으로 물질을 추구하는 행동을 하게 된다.

물질관련장애의 대표적인 예로 알콜관련장애를 들 수 있다. 음주문제를 가진 대부분의 사람들은 전문적 도움을 구하지 않지만, 정신병원이나 일반병원에 입원하는 환자들 중 상당수가 알콜중독자이며 살인이나 자녀학대, 배우자 학대, 그리고 성범죄 등과 밀접한 관련이 있다.

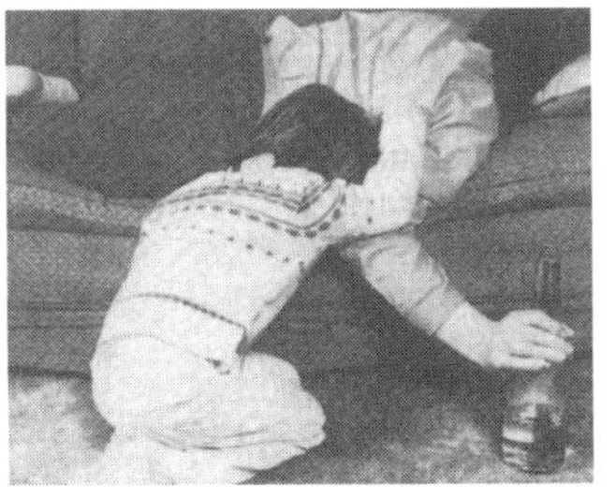
알콜중독자는 전문가의 도움을 받아 적극적으로 치유 프로그램에 임해야 한다.

알콜중독자들이 알콜중독에 이르기까지에는 공통적인 진행과정이 있다(Jellinek, 1952). 첫 단계에서는 사교적인 목적이나 혹은 긴장을 풀기 위해 술을 마시게 된다. 두 번째 단계에서는 음주량이 점점 늘어나며 일시적 기억상실을 자주 겪게 된다. 이제 알콜은 음료라기보다는 약물로 사용되기 시작한다. 세 번째 단계는 술에 대한 통제력이 상실되는 단계로 한번 마시면 의식을 잃을 때까지 마시게 된다. 음주를 멈추면 환각 및 정신착란을 경험하는 수도 있다. 마지막 단계에서는 며칠간 계속 마시는 경우도 많으며, 신체조직이 알콜에 잘 적응되어 있기 때문에 알콜이 공급되지 않으면 금단증상을 겪게 된다. 이 단계에서는 이미 자존심을 상실하기 때문에 자신의 행동에 대해 책임을 거의 느끼지 않으며, 결국 가족 및 가정, 친구, 직장, 그리고 사회적 지위를 거의 돌보지 않게 된다.

알콜로 인한 피해에도 불구하고 사람들이 술을 마시게 되는 이유에 대한 설명은 다양하다. 정신분석 이론에서는 구강기에의 고착을 지적하고 있다. 초기 모자간의 상호작용이 이 시기에서 의존욕구를 좌절시켰거나 과잉충족시켰을 것으로 본다. 예를 들어 Knight(1937)는 남성 알콜중독자의 경우 과잉보호적인 어머니와의 경험이 의존적 상태에 머물러 있으려는 강한 요구를 발달시켰을 것이라고 주장하였다. 이 요구가 좌절당하면, 그는 화를 내고 공격적이 되며 자신의 충동에 대해 죄책감을 느끼게 되며 이러한 충동을 감소시키고 자기에게 더 이상 애정을 주지 않는 사람들을 처벌하기 위해 폭음한다(이 봉건 역, 1988)는 것이다.

학습이론에서는 불쾌한 정서를 감소시키기 위해 술을 마신다고 본다. 술을 마심으로써 불안이나 긴장이 감소되며 이에 따라 술은 강한 강화물이 된다는 것이다. 그러나 이는 장기간에 걸쳐 계속 음주하는 현상을 설명해 주지는 못하는 것 같다. 술을 지속적으로 마시면 부정적인 결과들이 초래되고 오히려 불안이 증가될 수 있기 때문이다.

알콜중독자의 성격특성을 보면, 충동적이고 남의 비판에 예민하며 의존적이고 사회적인 적응이 어렵다는 연구보고들이 있다. 알콜중독자의 후손이나 친척에서 알콜중독자가 많이 보이고 이란성 쌍생아보다 일란성 쌍생아에서 알콜중독의 일치율이 높은 결과들을 들어 유전적인 소인에 초점을 맞추기도 한다. 알콜을 감내할 수 있는 능력이 선천적인 체질에 따라 다르며 이는 유전적인 소인이 된다는 말이다. 알콜중독에 대해 여러 가지 설명이 있지만 사회문화적인 요인도 무시할 수는 없다. 음주에 대해 보이는 사회의 전반적인 태도와 환경적인 요인이 알콜중독에 중요한 영향을 끼칠 수 있다(김순혜 외, 1999).

4. 행동장애의 치료

행동장애는 줄곧 사회적 문제로 다루어져 왔으나 치료방법의 발전은 최근에 와서야 비교적 빠른 속도로 발전하고 있다.

행동장애의 치료인 심리치료는 상담과 중복된 의미로 사용되는데 실제로는 상담과 심리치료가 다소 중복되어 사용되므로 이를 명확히 구분하기는 힘들지만 어느 정도는 구분될 수 있다. 참고로 구분해 보면, 생활지도는 청소년을 중심으로 직업적, 사회적, 개인적 적응면에서 발달하도록 지도하는 교도활동이다. 상담은 생활지도보다 다루는 내용의 범위가 좁으며 비교적 정상인 내담자를 대상으로 생활과제의 해결과 적응문제를 다루고 주로 성격요소에 치중한다. 심리치료는 주로 정상적이 아닌 내담자의 성격장애의 문제를 상담보다 치료기간을 길게 다룬다고 말할 수 있다(이장호, 1988). 상담자 혹은 치료자는 내담자의 행동변화나 문제를 돕기 위한 계획적인 대인관계 상호작용을 중시하며 상담-면접상황을 강조한다(유재봉 외, 1990). 행동장애의 치료방법은 다음과 같다.

1) 의학적 치료

의학적 치료는 전기충격 치료법, 정신외과 치료법 및 화학적 치료법으로 나눌 수 있다. 전기충격 치료법은 전기경련 치료법이라고도 하는데 치료시 극히 짧은 시간 전류로 뇌를 자극하여 경련을 일으키는 방법이다. 전기충격 치료법은 환자를 쉽게 다스릴 수 있다는 이유로 한 때 정신병원에서 널리 사용되었다. 요사이는 신경안정제나 근육이완제를 병행함으로써 환자가 불쾌감이나 위험을 전혀 느끼지 않을 수가 있다. 정신외과 치료법은 행동을 변화시킬 목적으로 뇌의 특정부위를 수술하는 방법이다. 이 치료법의 하나로 전두엽 백질절전법이 있는데 이 방법은 행동의 극적인 변화를 가져오기도 하지만 식물인간으로 만들 수 있는 위험이 따른다. 화학요법은 화학물질로써 행동에 변화를 가져오게 하는 방법으로, 신체적 혹은 심리적인 갈등을 제거시키기 위해 신경안정제를 사용하는 방법이다. 바륨(가벼운 증상)이나 페노티아진(정신분열증), 토라진(사고장애), 이미프라민(기분장애) 등의 약물이 사용된다.

대부분의 정신과 의사들은 충격치료나 정신외과수술보다는 약물을 선호하고 있다(장동환 외, 1986). 약물의 두 가지 주요한 장점은 신체화학에 일시적인 변화만을 일으키며 부작용을 쉽게 예측할 수 있다는 점이다. 더욱이 약물 투여량은 사람에 따라 다르게 변화될 수 있다. 1950년대 중반 이전에는 유일하게 이용할 수 있는 진정제는 진정시키는 것과 함께 수면을 유발하였기 때문에 약물치료에서 광범위하게 사용되지 않았다. 그 후 일차성 신경안정제인 레스프린과 페노티아진이 보급되었다. 이 두 약물은 불안과 공격적인 행동을 경감시키는 이외에 환각과 망상같은 정신병 증후도 감소시킨다. 따라서 이 약물들을 항정신병 약물(antipsychotic drug)이라고 부른다.

항정신병 약물은 동물을 대상으로 한 연구결과, 페노티아진이 부분적으로 시상하부의 기능을 억제함으로써 각성을 통제한다고 한다. 그 후 뇌파 연구들은 이것이 내적인 각성신호를 대뇌의 상부에 도달하는 것을 막는다고 시사한다. 이에 덧붙여서 실제로 모든 항정신병 약물은 대뇌의 도파민 수용기를 차단하는 것으로 보여진다. 그러나 항전신병 약물도 부작용이 없지는 않다. 이들은 입과 목을 건조하게 하고, 근육경직, 황달, 수족이 떨릴 뿐만 아니라, 파킨슨씨 병의 징후와 유사한 안면경직도 일으킨다. 항정신병 약물을 장기간 투여함으로써 생길 수 있는 특히 심각한 부작용은 운동신경 통제장애인데, 이는 특히 안면근육에 주로 생기는 것으로서, 효과적인 치료가 개발되지 않고 있다. 더욱이 항정신병 약물이 정신분열증의 가장 중요한 증상들을 경감시킨다 하더라도 환자들은 완전히 기민하게 기능하는 상태로 회복되지 않으며, 약물처치가 중단되면 흔히 그 증상들이 다시 나타나게 된다(장동환 외, 1986).

2) 정신분석적 치료

19세기 말부터 20세기 초에 걸쳐 Freud와 그의 동료들은 정신분석법으로 환자를 치료하였다. 심리치료의 고전적인 접근법인 정신분석은 개인으로 하여금 도움을 구하게 만드는 불안 및 문제들이 아동기 때부터의 억압된 문제들의 증후라는 신념에 기초하고 있다. 보통 이러한 문제들은 아동의 사고가 위험스러웠거나 금지되었던 공격이나 성적 충동에 관계된다. 정신분석은 이러한 과정을 역으로 하여 억압된 감정을 의식으로 끌어냄으로써 사람들이 그것들을 좀더 효과적으로 다룰 수 있도록 해준다.

정신분석의 목적은 통찰을 통해서 불안을 감소시키고 과장된 신경증적 욕구를 완화시키는데 있다. 개인이 갈등에 직면하여 그것을 보다 이성적으로 해결하는 데는 많은 시간과 노력이 소요된다. 환자는 치료과정에서 통찰을 통해서 불안과 그 증후에 대하여 잘 알고 있다. 자유연상, 꿈의 분석 및 전이와 같은 기술과정은 치료자가 환자의 문제를 이해하고 환자가 스스로 통찰할 수 있게 도와주는 데 많이 쓰인다. 자유연상은 기저하고 있는 사고 혹은 감정들을 의식의 표면으로 끌어내는 절차로, 환자로 하여금 무의식적 사고를 스스로 관찰해 볼 수 있는 기회를 극대화시켜 주는 방법이다. 자유연상의 기본규칙은 선택이나 수정이 없이 마음속에 떠오르는 모든 것을 이야기하게 하는 것이다. 이 규칙은 따르기가 매우 어렵다. 환자는 일생을 자제와 조심할 것과 말하기 전에 생각할 것을 배우면서 살아 왔다. 의식적으로 이 규칙을 따르려고 노력하는 사람이라도 많은 일들을 이야기하지 못할 것이다(홍대식 역, 1982).

예를 들어 한 부인이 자기의 병약한 어머니를 돌보아야 하기 때문에 자신의 자유가 훼방받는다고 가정하자. 이런 상황에서 그 여자는 자기의 어머니가 죽을 것이라는 위안을 무의식적으로 바랄 수 있다. 그러나 그 여자는 그런 바램이 사랑과 효도를 위반할 수 있기 때문에 그런 죽음의 바램을 인정하려 들지 않을 것이다. 실제로 그 죽음의 바램은 인식 직전에 있을 수 있으나 생활습관은 그 부인으로 하여금 자신에게까지 그것을 부정하게 만들 것이다. 아마 그 여자는 장례식에서 연주되는 곡조를 콧노래로 부를 것이다. 이러한 휙 지나가는 생각을 억압하는 대신에 인정함으로써 그 여자는 이전에는 인식하지 못했던 인식 직전의 생각과 감정을 알게 된다. 연습에 따라서 그 여자는 깊숙히 억압되었던 생각과 감정을 점차로 의식하게 된다. 또한 꿈의 분석은 잠들어 있는 동안 방어기제가 이완되는 사이 무의식적 충동이 직접 밖으로 표출되게 하는 방법으로 꿈을 분석함으로써 환자가 억압하고 있던 특별한 충동을 이해할 수 있다.

앞에서도 설명하였듯이 정신분석의 목적은 환자로 하여금 자기를 스스로 이해하고 불안의 원인을 깨닫게 하는 데 있을 뿐, 통찰 그 자체가 행동의 변화를 일으키는 것은 아니다. 예를 들면 공포증 환자가 왜 무서워하는지 그 이유를 알았다고 해도 무서운 짐승이나 대상이 있는 곳에 접근할 수 없으며 여전히 생활에 제한을 받는다. 그러므로 분석자는 전통적인 정신분석의 기술과 다른 행동치료법을 결합시켜 교육시키지 않는 한 행동에 변화를 기대할 수 없다(이현수, 1991).

3) 행동치료

학습원리를 바탕으로 한 여러 가지 방법이 행동수정에 적용되고 있다. 행동치료의 기본가정은 인간의 모든 정상행동과 이상행동은 학습된다고 보는 것이다. 행동치료자의 주장에 따르면 성격장애의 저변에는 어떤 질병이나 갈등도 있을 수 없다고 한다. 환자들이 괴로움을 겪고 있는 것은 학습원리에 의해서 습득된 행동유형에 지나지 않는다. 그 행동유형은 극히 짧은 시간에 형성된 것이지만 심리적으로는 상당기간 지속되는 것이 특징이다. 행동치료자는 눈에 쉽게 띄지 않는 것에 대해서는 별로 관심을 가지지 않기 때문에 정신분석학파의 주장, 즉 무의식적 원인을 발견하고 그 내적 갈등의 원인을 치료하는 것에 반대한다. 대표적인 행동치료법은 다음과 같다.

(1) 조작적 조건화 기법

조작적 조건화의 원리는 행동장애의 치료에 응용된다. 이 기법은 새로운 행동이 보상을 받고 오래된 행동이 무시되거나 처벌받는다면 사람들은 다른 방식으로 행동하는 것을 학습하게 된다는 생각에 근거한다. 조작적 조건화 기법은 일반적인 증후나 행동장애보다는 지나친 강박적 행동이나 지나치게 수줍어하는 버릇을 교정하는 데 그 효과가 크다. 이 때 사용되는 기본기법은 적절한 강화이다. 강화제에는 정적인 것과 부적인 것이 있는데 정적 강화제는 어떠한 반응이 나타났을 때 강화를 해줌으로써 그 반응이 반복될 가능성을 높여 주는 것이다. 반대로, 위험하거나 혐오스러운 자극을 피하기 위해 반응확률이 증가될 때 이러한 자극들은 부적 강화제이다.

조작적 조건화 기법에서 많이 쓰이는 것은 토큰 경제이다. Staats 등(1963)은 정신병원의 한 병동에 있는 환자들을 대상으로 하여 토큰 경제를 사용한 행동치료를 시도하였다. 이 병동에서는 잠자리를 펴고, 머리를 빗는 등의 행동에 대해서는 보상이 주어지고, 철회된(withdrawal) 행동이나 기괴한 행동에 대해서는 보상이 주어지지 않았다. 평균 16년의 입원경력을 가진 45명의 여자 환자들은 병동 안에서의 활동과 자기보호(self-care) 행동에 대해서 플라스틱 토큰을 받음으로써 체계적인 보상을 받았다. 이 토큰을 이용해서 환자들은 나중에 독방을 빌리고, 영화를 보러 가거나, 레코드를 듣거나, 지정된 횟수 이상으로 구내 매점을 갈 수 있는 등 특혜를 받을 수 있었다. 각 환자의 전반적인 생활방식은 이런 식으로 해서 최대한도로 통제되었다. 그러나 보상될 일의 유형과 보상될 토큰의 개수는 조심스럽게 설정되고 제시되어야 한다. 이와 같은 토큰 시스템은 아주 심하게 퇴행된 성인 입원환자들조차 강화원칙을 체계적으로 조작함으로써, 즉 발생빈도를 증가시킬 행동은 보상해 주고 그 빈도를 감소시킬 행동은 무시함으로써 의미있게 영향을 끼칠 수 있음을 입증해 주었다.

(2) 혐오조건형성

혐오조건형성의 목표는 바람직하지 않은 행동양식을 제거하는 것이다. 치료자들은 내담자가 해소 학습하기를 원하는 행동과 고통이나 불쾌를 연합하도록 가르친다(장동환 외, 1986). 이런 유형의 행동치료는 알코올 중독, 비만증 및 흡연치료에 성공적으로 사용되어 왔다.

때때로 치료자들은 실제적인 신체적 고통을 사용한다. Dent(1954)는 위 속의 알콜과 혼합되면 심한 메스꺼움을 일으키는 약을 투여함으로써 알콜중독 환자를 치료하였다. 치료받고 있었던 사람들은 술을 마시도록 고무되었다-사실 지시를 받았다. 그들이 술을 마실 때마다 그들은 격렬한 아픔을 느끼게 되었다. 곧 그들은 위스키 병만 보아도 아프다고 느꼈다. 그러나 이 치료가 야기하는 실제적인 윤리적 문제에 덧붙여서 그리고 위험이 덜한 기법이 존재한다는 사실에 덧붙여서 이 기법의 효과는 의문시되어 왔다. 확실한 처벌이 있을 때에 이 기법은 회피를 유발할 수 있지만, 실생활 상황에서 그런 위협이 없을 때에는 원치 않는 행동이 계속 유지될 수도 있다. 바꾸어 말하면 다른 상황에도 일반화 될 수 있는 새로운 행동이 창조되지 않는다는 것이다. 더 최근에는 사람들에게 불쾌한 공상을 수반하는 행동을 차단하도록 가르쳐왔다.

(3) 체계적 둔감화

체계적 둔감화는 공포와 불안을 없애는 데 가장 널리 사용되어온 기법이다. 이 기법은 역조건화의 원리를 단계적으로 이용하는 것이다. 즉 공포와 불안을 일으키는 자극에서 이완상태를 끌어낸 다음 불안의 사태를 상상케 하여 불안유발 자극의 영향을 약화 및 둔감화시키는 것이다. Wolpe의 연구(1973)에 의하면, 만성적으로 불안한 사람들은 그들이 긴장을 느끼는 이유를 알지 못할 수 있지만 상이한 불안수준을 구별할 수는 있다. 예를 들면, 첫회의 치료에서 한 내담자는 군중 앞에서 연설을 할 때 가장 불안하다고 치료자에게 말한다. 이 때 치료자는 이 내담자가 언제 가장 불안한 지, 가령 50명 앞에서 연설할 때와 500명 앞에서 연설할 때, 혹은 남자들 앞에서인지 여자들 앞에서인지와 같은 상세한 불안위계를 작성하게 한다. 위계를 수립한 후 치료자는 내담자로 하여금 근육을 이완시키게 하고 불안위계 중 가장 낮은 수준의 것부터 상상하게 한다. 내담자가 상상하는 동안 긴장을 느끼면 치료자는 신호를 주어 상상을 중단하게 하고 잠시후 다시 상상하게 한다. 이렇게 반복하였을 때 내담자들은 불안해하지 않고 가장 두려운 장면도 상상할 수 있게 된다.

4) 인지적 행동치료

인지적 행동치료는 최근에 체계화된 요법으로서 행동주의와 인지주의 요법을 통합한 기법이다. 행동치료는 관찰가능한 외형적인 문제행동의 치료에 중점을 두며 내담자의 인지, 태도, 자아개념 등 내적인 심리과정에는 거의 중점을 두지 않는다. 인지적 행동치료는 인간의 행동과 그에 따른 인지적 변화를 강조한다. 인지적 행동치료는 행동변화가 인지적 변화를 가져온다는 원리나 인지적 변화는 행동변화를 가져온다는 원리 가운데 어느 하나를 사용하는 것이다(유재봉 외, 1990).

인지적 행동치료의 대표적인 것으로 Ellis의 합리적 정서치료를 들 수 있는데, 이 치료의 목적은 내담자가 가지고 있는 비합리적인 사고방식 및 신념체계가 무엇인가를 발견하여 이를 설득, 직면, 도전, 명령, 논박함으로써 합리적인 신념체계로 변화하도록 가르치는 데 있다. 대부분의 신경증환자나 반사회적 행동을 하는 사람들은 불안유발 상황에서 그들 스스로 비논리적, 비현실적 신념을 가지고 행동하기 때문에 상담자는 내담자의 비합리적 사고와 신념체계를 찾아내어 내담자로 하여금 자신에게 비합리적인 사고방식이 있다는 것을 인식시킨다. 그 다음 이러한 비합리적 사고방식을 치료자의 논박을 통하여 합리적 정서로 변화시키는 것이다. 이 치료의 주요 기법은 소위 'ABCD 모형'이 가장 기초적이다.

A는 인간의 정서를 유발하는 어떤 사건이나 현상을 가리키는 개념으로 보통 선행의 사상(activating events)이라고 한다. B는 앞에서 언급한 문제장면, 혹은 환경적 자극에 대한 환자의 관점 또는 신념(belief)을 말한다. C는 선행 사건 A 때문에 환자가 보고하는 정서적·행동적 결과(consequences)를 가리킨다. 즉 선행사건과 관련된 사고의 결과를 말한다. 비합리적인 신념을 가진 사람들이 흔히 자기연민, 위궤양, 고혈압과 같은 심인성 질환 등에 빠지는 경향과 합리적 신념을 가진 사람들이 상황에 적절한 반응을 하는 것을 비교해 보면 이를 잘 알 수 있다. D는 비합리적 사고나 신념에 대한 치료자의 논박(dispute)을 가리킨다. 치료의 핵심은 환자 자신이나 선행사건

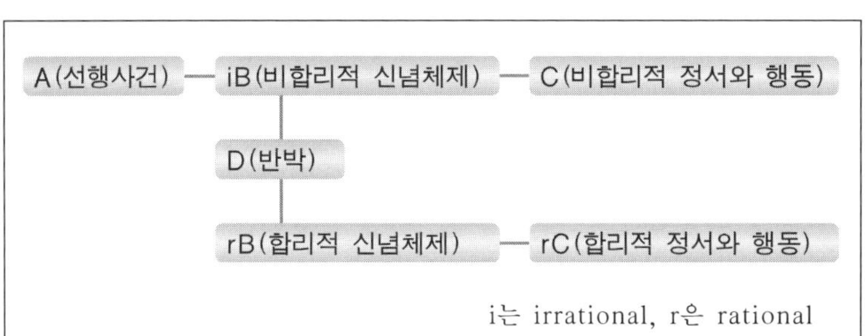

[그림 6-1] 합리적 정서치료 모형

을 공격하는 것이 아니라 환자를 정서적으로 곤란하게 만드는 비합리적 관념이 직접적인 논박의 대상이다. 이를 도표화하면 [그림 6-1]과 같다.

5) 집단치료

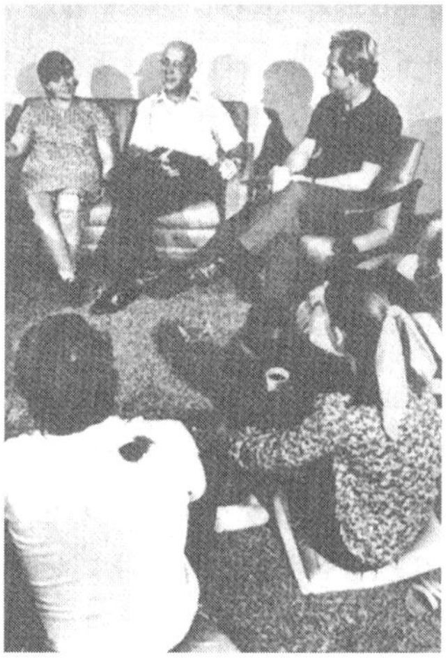

Rogers의 집단치료 장면

앞에서 설명한 모든 치료기법은 한 사람의 치료자와 한 사람의 내담자의 상호작용으로 한정되는 반면에, 집단치료는 한 사람의 치료자가 여러 내담자들을 한꺼번에 치료하는 방법이다. 집단치료는 치료자와 내담자 모두가 개인이 다른 사람들과 어떻게 상호작용하는가를 볼 수 있게 해 준다. 집단치료는 또한 사람들이 안전한 장면에서 내적 억압을 풀 수 있게 해 주고 자신을 표현할 수 있게 해 준다. 전통적인 집단치료는 개인 심리치료의 연장이다. 참여자들은 또한 개별적으로 치료자와 만날 수도 있다. 이러한 집단은 일주일에 한 두 번씩 만나는데 매번 한시간 반정도 만난다.

가족치료 : 집단치료의 대표적인 형태는 가족치료가 있는데, 이 치료는 가족 중의 한 사람이 문제를 가지면 이는 가족 전체가 조력을 받을 필요가 있음을 알리는 신호라는 이론에 근거한다. 가족치료자들은 대부분의 심리치료자들이 진공상태 속에서 사람들을 치료한다고 생각한다. 개인의 부모, 배우자 및 자녀를 만나 보는 시도가 없었다는 것이다. 가족치료의 목표는 다음과 같다(유재봉 외, 1990).

첫째, 가족 간의 의사소통 매체인 언어와 비언어 행동의 표현방법을 증진시킨다. 가족의 병적인 심리상태는 병적인 가족관계의 산물로 보고 효과적인 의사소통의 방법을 익히게 한다.

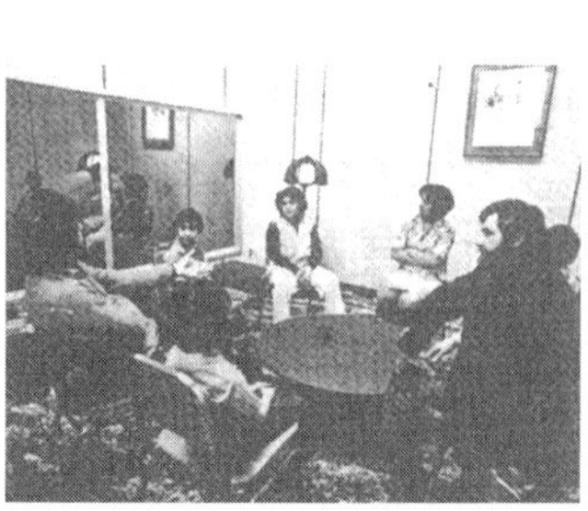

가족치료집단

둘째, 한 가족구성원의 문제는 다른 가족구성원과의 상호작용의 결과로 나타나는 문제이므로 가족구성원들의 감정이입 능력을 촉진시켜 준다. 그리하여 서로 도와주고 이해해 주어 가족구성원들이 일치하는 분위기를 만들게 한다.

셋째, 갈등과 불일치와 같은 욕구불만이 생겼을 때 가족구성원이 서로 책임을 나누어 갈등을 감소시킨다.

가족치료는 부부 사이, 부모와 자녀 사이, 혹은 다른 가족 성원들 사이에 문제가 있을 때에 필요한 것이다. 가족치료는 또한 개인치료에서 내담자의 향상이 그의 가족에 의해 늦춰지는 것으로 보일 때, 혹은 가족성원이 그 내담자의 향상에 잘 적응하지 못할 때 필요하다. 그러나 모든 가족이 가족치료로부터 이득을 얻는 것은 아니다. 몇 가지 문제가 있을 수도 있다. 중요한 가족성원이 없다거나 혹은 협력을 원하지 않을 수도 있다. 또는 한 명의 가족 성원이 독점적으로 치료횟수를 진행함으로써 치료가 계속되기 어려울 수도 있다. 이러한 경우에는 다른 치료 접근법이 더 나을 수 있다(장 동환 외, 1986).

심리극 : 가족치료 이외에 집단심리치료의 일종으로 심리극(心理劇, psycho drama)을 들 수 있다. 심리극은 개인의 부적응 행동이나 성격장애 등의 치료에 연극적 요소를 도입하여 주인공-심리극의 주인공은 환자이다-의 역할수행, 관객과의 상호작용을 통해 주인공과 관객들이 문제에 대한 통찰(insight)과 정화(catharsis)를 얻게 한다. 심리극을 구성하는 주요 요소는 주인공, 연출자, 보조 자아, 관객, 그리고 무대이다.

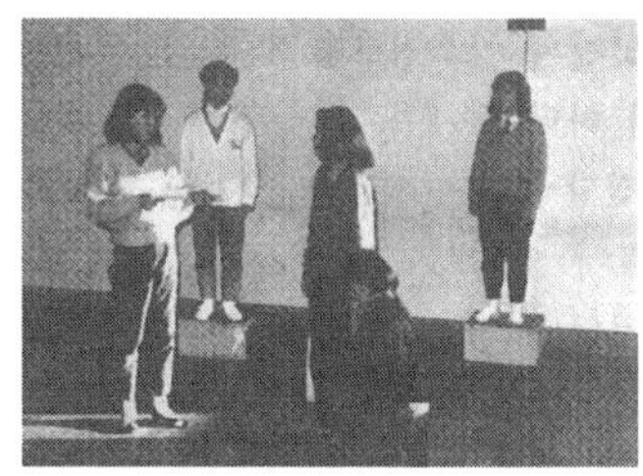

심리극의 한 장면 (Psycho-Drama.)

연출자는 그 집단 내의 치료자가 맡는데, 환자가 제공한 단서와 보조 자아를 활용하여 극을 이끌어 나간다. 그리고 주인공이 자발적으로 행동하고 자신의 문제를 스스로 탐색하도록 도와주어야 한다. 보조 자아는 주인공이 원하는 상대역을 하기도 하며, 주인공의 대역 혹은 그의 일부분으로 행동하는 연기자로서 극의 진행과정에 있어 대행자의 역할을 한다. 보조 자아는 보통 전문적으로 훈련된 사람 가운데에서 선택되거나 혹은 이와 유사한 경험을 갖고 있는 관객의 참여로 이루어진다. 심리극에서의 관객은 일반 연극과는 달리 주인공과 함께 호흡하고 극에 직접 참여하게 된다.

심리극은 준비(warming up), 실행(acting), 정리(sharing)의 세 단계를 통해 진행된다. 준비운동 단계에서는 관객이 극에 능동적으로 참여할 수 있도록 분위기를 조성하며 이 단계를 거치면서 정신적 문제를 갖는 사람이 자발적으로 극의 주인공으로 나오게 된다. 실행에서는 주인공이 중심이 되어 보조 자아와 함께 연출자의 지시에 따라 극을 진행하게 된다. 여기에는 독백, 빈 의자, 역할전환, 거울 등의 기법들이 사용되며 지금-여기(now and here)의 원칙이 적용된다. 마지막 정리에서는 극을 정리하게 된다. 극이 진행되는 동안 주인공과 관객이 느꼈던 감정이나 경험들을 서로 나누면서 공감을 형성하고 모든 심리극의 참여자들은 정화를 재경험하게 된다.

6) 음악치료

임상예술의 한 분야로서의 음악치료(音樂療法, music therapy)는 음악이 가지고 있는 몇 가지 특성, 즉 욕구충족과 감정의 순화 및 자아기능의 증진 등의 각종 기능과 더불어 비언어적 전달이라는 특수 기능을 수단으로 이용하여 환자의 퇴행성의 회복과 전달성의 개선 및 사회성의 증진 또는 정신신체기능의 향상들을 도모하는 것을 목적으로 한다.

음악치료, 즉 음악요법이란 일반적 정신요법과 달라서 언어(대화)를 사용하지 않고 음악활동을 통해서 치료를 하는 것이 특성이다. 언어를 통한 인간의 상호전달은 T-집단 등에서 실험적으로 경험하듯이 때에 따라 한계가 있어 음악 및 기타 예술활동을 통한 비언어성 전달에 정신치료의 성과를 기대하는 것이다. 그러나 음악치료에 있어서 치료자와 환자사이에 순전히 음악 이외에는 상호전달의 다른 수단이 전혀 없는 것은 아니다. 순수음악 이외에도 많은 언어적 접촉, 사회적 접촉 등으로 지료자와 환자와의 관계는 이루어진다. '치료'라는 말은 일반의학에서는 어떤 병 증상의 하나를 소실시키거나 국소적인 병인(病因)을 없애버리는 것을 의미하지만, 음악치료라고 할 때의 치료는 어떤 문제점이 있더라도 그대로 놔두고 오히려 그 특성을 더 살려서 좋은 방향으로 인간의 성숙과정을 이끌어 주는데 목표를 세운다. 따라서 여기에서의 '치료'란 이를테면 교육이란 뜻이 된다고도 할 수 있다. 그러나 궁극적으로 음악치료의 방법은 보조적인 치유수단이라는 한계가 있다.

음악치료의 사례는 수없이 많다. 특별히 음악치료가 적용되는 경우는 신경증 환자, 정신분열증의 회복기 환자, 정신지체아동, 소아자폐증환자, 정신질환자의 가족들, 그리고 운동장애자들이다. 이들에 대한 임상경험은 우선 환자들의 음악적 소질과 수준, 취향 등을 먼저 치료팀이 알아야 더욱 효과적이다. 음악치료의 효과는 첫째, 정신치료의 보조수단이 되며 둘째, 의사나 치료자가 환자의 사고, 행동, 감정을 관찰할 수 있게 하며 셋째, 환자의 증상 호전과 사회적응도에 대한 예후 판정에 도움을 주고 넷째, 의사와 환자 사이의 래포형성에 큰 촉매 역할을 해 주고 다섯째, 우울증이나 자폐증, 수동적인 환자, 말하지 않는 함구증(緘口症) 환자들, 그리고 비사교적인 환자들과 언어적 소통을 촉진한다. 여섯째, 만성환자들에게 오랜 치료에도 지치지 않도록 활력을 넣어주며 일곱째, 음성증상(陰性症狀, negative symptoms)을 가진 만성정신병 환자들에게 회복기간을 단축시킨다.

7) 무용치료

무용치료(dance therapy)란 특수한 증상을 가지고 있는 모든 연령층의 인간을 대상으로 창작적이고 즉흥적인 움직임을 특성으로 하는 현대무용을 사용한 치료법이다. 현대무용이 가지고 있는 자유로운 의사표현과 상호소통이란 측면을 이용하여 정신·신체적 결함이 있는 환자들을 치료하는 방법이라 하겠다. 특히 환자들에게 그들 자신의 자발적인 신체 움직임을 통해 올바른 자아와 신체상(身體像)을 갖도록 하는데 도움을 주고, 개개인의 인격 특성을 통찰해서 표현해낸다(최성애, 1992).

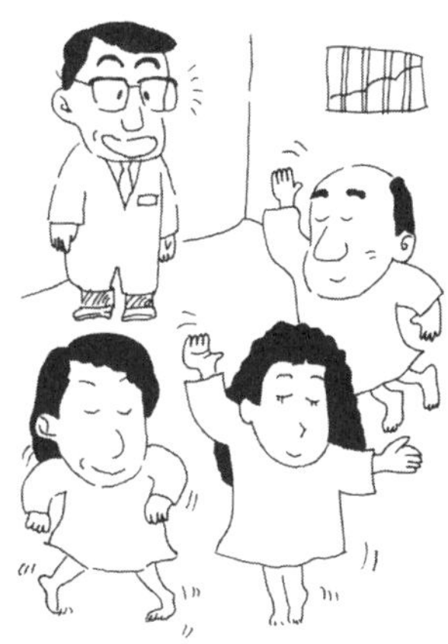

무용치료

무용치료에 있어 특히 정신요법(精神療法)은 정신질환자의 심리적 치료를 위한 한 방법이라는데 그 의미를 두고 있으며, 환자의 불안정한 정서와 드러나지 않은 문제를 파악해 냄으로써 불안정한 정서의 결함을 치료해 나가는데 그 목적이 있다. 특히 정신질환자들은 폐쇄적이고 편협적인 생각으로 인해 정신적으로 무기력 상태에 빠지기 쉽다. 또한 사회적으로 받는 압박감이 환자 개인에게 위축감과 냉담을 초래하여 그들 스스로 타인에 대한 불신감을 지니게 된다. 이에 대해 무용치료법은 움직임을 통해 정신을 조정하고 또 정서적 기억과 관련된 근육의 반응을 이용하여 심리적 균형과 움직임을 지각하거나 통제하는 근육운동 감각의 발달을 촉진시키며 이를 통한 표현적 움직임을 확대시킨다.

정신질환자에게 적용하는 움직임의 형상들은 누가 어떤 동작을 행하고 있거나 행하기를 권하는 것에 대한 의사소통의 한 방법으로서 환자의 생각이나 느낌을 적절히 나타낼 수 있도록 유도하는 것이다. 환자들의 행동은 언어만으로는 구사할 수 없는 감정 표현을 담고 있으므로 그들의 움직임은 그 자체만으로 정신적·신체적 치료효과를 얻을 수 있다. 그 중 가장 두드러지게 나타나는 효과들은 다음과 같다.

첫째, 사회적 의사소통의 효과이다. 정신질환자를 포함한 모든 행동장애자들은 자신의 욕구를 충족시키기 위한 수단으로서 사회적으로 용인되지 않는 행위를 하는 경향이 있다. 이러한 부정적 상황을 해결하는 수단으로 무용의 신체적 움직임이라는 원초적 방법을 제공하여 환자들이 갈망하는 욕구를 풀어주는 효과적 방법이라 하겠다. 이것은 마치 어린아이들이 자신들의 모자라는 어휘능력을 신체움직임으로 표현해 내듯, 행동장애자도 자신의 신체행동을 통해 욕구표현의 방식을 터득하여 무용을 통한 자연스럽고 율동감있는 움직임 속에서 의사소통의 방식을 발견해 내는 것이다.

둘째, 재사회화(再社會化)의 기능이다. 무용치료는 환자들이 가지고 있는 방어기제를 바로잡는 집단의 모임을 이용하여 그들로 하여금 사회적 적응의 해로운 유형을 간접적이고 무리없이 터득하게 할 수 있다. 그리고 환자가 동료 환자와 함께 마주서서 신체의 접촉을 통해 상대편에게 어떠한 힘을 가함으로써 자신의 신체를 느끼고, 리듬이 주는 감각적인 기쁨과 더불어 타인과 즐겁게 행동함으로써 수용(受容)과 사회적 용인(社會的 容認)의 경험을 얻는다. 그럼으로써 많은 사람을 수용할 수 있는 태세를 갖추게 되고, 일반 사회로 복귀하여 정상적인 활동을 할 수 있게 하는 것이다.

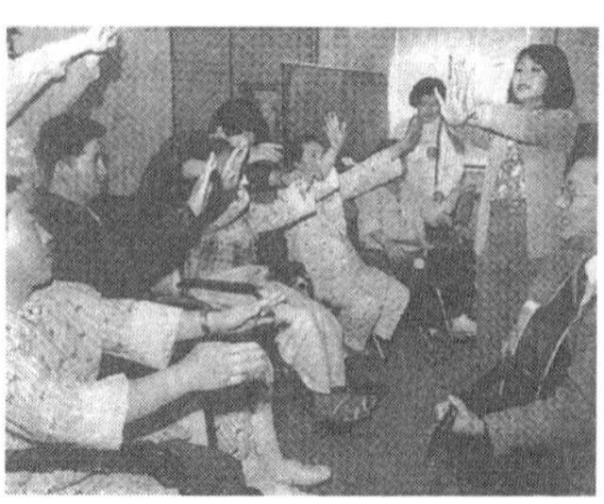

무용치료의 한 장면
조선일보(1994)

셋째, 긴장된 근육을 이완시키는 기능을 가진다. 행동장애자들의 근육긴장은 정서적 혼란에 의한 신체의 물리적 반응으로 간주된다. 이때 무용치료는 환자로 하여금 근육의 긴장으로부터 이완의 반복을 깨닫게 함으로써 그의 신체 움직임에서 조화로운 통일감을 느끼게 하고 표면적인 치료뿐 아니라 정서의 정화작용(淨化作用)까지 수행하여 다른 치료 방법보다 더욱 근본적이고 효과적인 결과를 가져올 수 있다.

참고문헌

경제기획원(1986). 한국의 사회지표.
고영희 역(1986). 인간의 뇌와 교육, 중앙적성출판사.
고영희 외(1990). 심리학, 양서원.
김경희(1982). 아동정신병리학, 학문사.
김광웅(1982). 유아생활지도, 학문사.
김광일(1992). 가정폭력, 그 실상과 대책, 탐구당.
김근조(1985). 여성문제-미혼모와 사회문제-제8회 복지사회 심포지엄, 아산사회복지재단.
김기두(1976). 한국소년범죄연구, 박영사.
김기석 역(1980). 성격발달과 정신병리학, 중앙적성출판부.
김명훈, 심영훈(1985). 심리학개론, 박영사.
김성이 외(1989). 약물남용청소년을 위한 교육프로그램 개발에 관한 연구(91-18), 한국형사정책연구원.
김순혜 외(1999). 인간이해를 위한 심리학, 상조사.
김시업(1996). 생활적응을 위한 심리학, 문음사.
김영모(1985). 미혼모의 발생원인과 대책, 1980년대의 보호여성문제 대책에 관한 국제세미나, 홀트아동복지회.
김영숙(1998). 유아정신건강, 교육과학사.
김영희 외(1993). 심리학의 이해, 학지사.
김용숙(1982). 미혼모 실태를 통한 대책과 방향, 사회복지, 한국사회복지협의회.
김유진(1991). 심리학과 일상생활, 형설출판사.
김익기 · 심영희 · 박선미 · 김혜선(1992). 가정폭력의 실태와 대책에 관한 연구, 한국형사정책연구원.
김인자(1982). 적응심리, 정민사.
김재엽, 조학래(1997). 한국가정의 자녀폭력 실태와 문제점, 한국아동학대예방협회.
김재은(1974). 한국가족의 심리, 이화여자대학교 출판부.
김정진(1982). 생리학, 교문사.
김정희 외(1993). 심리학, 학지사.
김정희(1987). 지각된 스트레스, 인지세트 및 대처 방식의 우울에 대한 작용, 서울대학교 대학원 박사학위논문.
김정희(1991). 스트레스와 평가 그리고 대처, 대광문화사.
김제한(1986). 한 자녀와 다 자녀 비교, 대한가족계획협회.
김종훈 외(1985). 운동생리, 교학연구사.
김헌수(1981). 학생 청소년의 가출 충동 및 행동에 관한 연구, 청소년 제14호.
대전시교육청(1997). 성에 대한 설문조사.
동아일보(1993). 한국 성폭력 발생률 세계 제3위.

문경서, 김광일(1987). 자살에 대한 지역사회 지도자들의 태도조사, 정신건강연구 제5집, 한양대 정신건강연구소.
민병근(1981). 청소년범죄에 관한 정신의학적 고찰, 오늘의 청소년 제5집, 중앙대 한국청소년문제연구소.
민병근, 이길홍(1980). 한국 중고등학교 교사들의 학생평가기준에 관한 연구, 신경정신의학 Vol.18 No.4.
민병근, 최상진, 이길홍(1978). 오늘의 청소년, 한국 청소년의 인식구조와 행동양식, 서울, 중앙대, 한국청소년문제연구소.
박성수(1991). 가정교육과 청소년 비행의 관계, 한국형사정책연구원.
박재간(1993). 노인문제, 노인정책의 현주소, 신동아 12월호.
박재간(1994). 노인권익 옹호운동의 현황과 과제, 노인복지정책토론회 발표, 한국노인문제연구소.
박찬미, 서병숙(1987). 도시주부의 결혼 만족도와 이혼실태에 관한 연구, 한국가정관리학회지, 제5권 2호, 통권 제10호.
박천식(1999). 심리학, 교육과학사.
백기청(1990). 스트레스와 생활사건, 정신건강연구 제10집, 한양대 정신건강연구소.
범죄백서(1989). 청소년 범죄율 및 유형, 법무 연수원.
보건사회부(1993). 노인복지 사업지침.
산강정 외(1984). 생리심리학, 동경 ; 북촌출판주식회사.
상담의 전화(1992). 상담통계분석.
서봉연 역(1983). 발달의 이론, 중앙적성출판사.
서봉연, 이순형(1983). 발달심리학, 아동발달, 중앙적성출판부.
서울대병원(1995). 정신건강 실태조사.
서울대학교 사범대학 교육연구소 편(1981). 교육학 용어사전, 배영사.
성영혜, 윤석희, 이경화(1994). 부모교육, 문음사.
손의목(1983). 미혼모 실태와 예방책에 관한 연구, 사회복지연구논문집 제3집, 보사부 국립사회복지연구원.
송정우 역(1981). 사회문제이론, 평화사.
심영희(1986). 한국인의 자살 ; 사회학적 관점에서 본 이론과 실태, 정신건강연구 제4집, 한양대 정신건강연구소.
심영희(1990). 성폭력 실태에 관한 연구, 형사정책연구 창간호, 형사정책연구원.
심영희(1994). 아내구타의 사회적 의미와 대책, 가정폭력방지법 추진을 위한 전국연대.
안귀여루(1988). 스트레스와 관련된 우울에 대한 사회적 지지 완충효과의 성차, 석사논문 고려대학교 대학원.
안동현 외(1987). 한국에서의 아동학대현황, 정신건강연구6 : 53-6.
안순덕(1985). 미혼모 실태에 관한 연구, 여성연구, 3(1), 한국여성개발원.
안창규(1985). 청소년비행의 이론적 연구모형, 부산대학교 학생생활연구소 연구집(제21집).
양만우(1984). 청소년범죄연구, 청주교육대학 논문집 제20집.
양병환(1991). 스트레스의 개념, 정신건강연구 제10집, 한양대 정신건강연구소.

연세대 학생생활연구소(1995). 학생실태조사연구.
오문환(1982). 학급아동의 교우관계 구조변화를 통한 인기아와 고립아의 특성지도 연구, 서울사대부속 국민학교.
YMCA(1986). 전화 성상담 통계.
원호택(1985). 대학생의 스트레스 요인에 관한 일 연구, 학생연구20(1), 서울대학교 생활연구소.
원호택(1985). 스트레스 그 원인과 대책, 중앙적성출판사.
원호택(1991). 스트레스와 대처방안, 정신건강연구 제10집, 한양대 정신건강연구소.
원호택(1991). 청소년 범죄행동 유발 원인에 대한 심리학적 연구, 한국형사정책연구소.
유숙자 외(1985). 정신간호총론, 수문사.
유순형, 김일순(1981). 한국도서지방(강화군)의 자살에 대한 역학적 및 정신의학적 연구, 신경정신의학 제20호.
유재봉 외(1990). 심리학개론, 박영사.
육완순, 박명숙 공역(1980). 무용, 연극요법, 교육과학사.
윤진(1985). 폭력의 이론, 정신건강연구 제6집.
윤홍섭 역(1986). 의학심리학, 성원사.
이관용, 김기중 역(1983). 생리심리학, 법문사.
이광규(1975). 한국가족 구조분석, 일지사.
이명숙, 김영미(1993). 저소득계층의 가족 사회환경이 청소년자녀의 부적응에 미치는 영향, 가정결손대 부모불화, 한국심리학회 93연차대회 학술발표 논문집 41-42.
이병윤, 서광윤(1982). 현대정신의학, 일조각.
이봉건 역(1987). 의식심리학, 성원사.
이봉건 역(1988). 이상심리학, 성원사.
이성진 외(1986). 한자녀 가정의 사례와 효율적인 교육방안에 관한 연구 대한가족계획협회.
이원영(1992). 부모교육론, 서울, 교문사.
이장현 외(1982). 사회학의 이해, 법문사.
이장현(1967). 현대사회에 있어서의 소년비행화, 논총 제1집, 이화여자대학교 한국문화연구원.
이장현(1985). 한국사회에 있어서의 청소년 일탈행위에 관한 사회학적 분석.
이장호(1999). 상담심리학의 기초, 학문사.
이재연 외(1986). 부모교육, 양서원.
이재연, 서영숙, 이명조 공역(1990). 아동상담과 치료, 양서원.
이재창(1981). 청소년 행동 성향에 관한 연구-학생의 문제행동을 중심으로, 대한교육연합회.
이정균(1985). 정신의학, 일조각.
이종목(1989). 직무스트레스의 원인, 결과 및 대책, 성원사.
이현수 역 · H.R. 비춰 저(1976). 인간의 행동은 고쳐갈 수 있는가, 현대과학신서 61번.
이현수 역 · 이이다신, 나까이. 하사오 저(1976). 천재의 정신병리, 현대과학신서 2번.
이현수 역 · 한쓰. 아이젱크 저(1979). 마음의 병, 신경증, 대왕사.
이현수(1973). 임상심리학, 박영사.

이현수(1978). 임상심리소통, 대왕사.
이현수(1979). 이상행동의 심리학, 대왕사.
이홍식(1998). 우울증 자가진단법, 동아일보(98/11/23).
이훈구(1986). 심리학의 이해, 법문사.
임승권(1990). 정신위생, 양서원.
임승권(1994). 교육심리학의 이해, 학지사.
장동환 외(1986). 심리학입문, 박영사.
장현갑(1990). 스트레스는 이렇게 푼다, 고려원.
정근식, 김해식 역(1985). 사회변동의 이론과 전망.
정범모, 박용헌(1969).
정애자(1993). 전북지역의 아내 구타에 대한 연구.
정양은(1992). 심리학통론, 법문사.
정원식(1983). 교육환경론, 교육출판사.
조긍호, 조대희(1979). 현대한국청소년의 정체의식, 청년연구 제2집, 유네스코한국위원회.
조대경, 한경숙(1968). 임상심리학, 현대심리학총서.
조대경외(1984). 임상심리학, 현대심리학총서.
조두영(1984). 자살심리, 정신의학보 제8권 10호, 서울의대 신경정신과학교실.
조두영(1986). 정신의학에서 본 자살, 정신건강연구 제4집, 한양대 정신건강연구소.
조은숙(1988). 인간성취 극대화를 위한 정신위생, 교학연구사.
주간조선(2000). 고뇌하는 효, 2000/2.
주영희(1984). 가출아동을 통한 학대에 대한 조사연구, 사회복지, 80; 71-133.
청소년대책위원회(1985). 청소년백서, 국무총리 기획조정실.
최성애(1992). 무용요법의 적용을 위한 이론적 고찰, 숙명여자대학교 석사학위논문.
최신덕(1981). 결혼과 가족, 이화여자대학교 출판부.
최일섭(1986). 한자녀 가정의 특성, 대한가족계획협회.
최재석(1966). 한국가족연구, 민중서관.
최해림(1987). 한국대학생의 스트레스의 현황과 인지-행동적 상담의 효과, 이화여자대학교대학원 박사학위논문.
통계청(1998). 인구동태통계연보.
통계청(1999). 1998년 사망원인통계.
통계청(1999). 1998년 사회통계조사 주요결과.
한국경제개발협회(1980). 부녀복지 장기계획 수립을 위한 기초자료 조사연구, 보사부.
한국대학생선교회(1999). 결혼에 대한 신세대 청소년의식.
한국보건사회연구원(1997). 노인문제와 복지정책 토론회.
한국사회학연구소(1980). 한국사회론, 민음사.
한국성문화연구소(1999). 고교생의 성의식.
한국성폭력상담소(1991). 자라나는 아이들을 위하여, 문화지평.

한국에이즈연맹(1996). 청소년 성실태조사.
한국여성의 전화(1992). 쉼터보고서 1.
한국의 사회지표(1986).
한국의 사회지표(1999).
한국형사정책연구원(1990). 청소년범죄연구 1-89-03.
한국형사정책연구원(1992). 강간범죄 실태에 관한 연구.
한국형사정책연구원(1992). 약물남용범죄와 약물공급범죄에 관한 연구.
한동세(1982). 정신과학, 일조각.
함종한(1982). 청소년 이해를 위한 접근, 상조사.
홍강의(1994). 한국 아동학대의 현황과 과제, 가정폭력방지법 추진을 위한 전국연대.
홍대식 역(1982). 심리학개론, 박영사.
홍숙기 외(1992). 젊은이의 정신건강, 학지사.

Achenbach, T. M. & Edelarock, C. S. (1985). *The Classification of Child Psychopathology : A Review of Empirical Efforts*, Psychological Bulletin.
Adams, B. N. (1980). *The Family*, Rand McNally College Publishing Co.
Alan, O. Ross, Benjamin, B. Wolman & James Egan(1978). *Handbook of Treatment of Mental Disorders in Childhood and Adolescence*, Prentice Hall Inc. Englewood Cliffs, N. J.
Allen, M. G. (1976). *Twin Studies of Affective Illness*, Archives of General Psychiatry, 35, 1476~1478.
Altschule, M. D. (1976). *The Development of Traditional Psychopathology*, John Wiley and Sons, N. Y.
American Psychiatric Association (1968). *Diagnostic and Statistical Manual of Mental Disorders*, (2nd ed.), in Comprehensive Textbook of Psychiatry－Ⅱ, Vol. 2, Williams & Wilkins Baltimore.
American Psychiatric Association (1980). *Diagnostic and Statistical Manual of Mental Disorders*, (3rd ed.),
American Psychiatric Association. (1994). *Diagnostic and statistical manual of mental disorders* (4thed.). Washington D.C. : Author.
Arieti, S. (1974). *American Handbook of Psychiatry*, (2nd ed.), N. Y., Basic Books.
Atkinson, J. W & Brich. D (1978). *Introduction to Motivation* (2nd ed.), N. Y. : Van Nostrand.
Arnold, M. B. (1960). *Emotion and Personality* (2 Vols), N. Y. : Colombia University Press.
Atkinson, J. W. & Raynor, J. (1974). *Motivation and Achievement*, N. Y. : Wiley.
Baldwin, A. L. (1967). *Theories of Child Development*, N. Y. : John Wiley & Sons Inc.
Barron, F. (1963). *Creativity and Psychological Health*, Van Nostrand: Princeton, N. J.
Bandura, A. (1969). *Principles of behavior modification*. New York : Holt, Rineheart and Winston.
Bee, H. L. & Mitchell, S. K. (1980). *The Developing Person*, Harper & Row.
Bernard, H. W. (1961). *Mental Hygiene for Classroom Teacher*, N. Y. : McGraw-Hill Book Co. Inc.
Blakemore, C. (1978). *Mechanics of The Mind*, N. Y. : Cambridge University Press.

Bloom, B. S. (1964). *Stability and Change in Human Characteristics*, N. Y. : Wiley.

Bower, E. M. (1961). *Primary Prevention in School Setting, Prevention of Mental Disorders in Children*, N. Y. Basic Books.

Breger, L. (1974). *From Instinct to Identity*, Prentice-Hall.

Brown & Harris (1978). *Social Origins of Depression : A Study of Psychiatric Disorder in Women*. N. Y. : The Free Press.

Carlson, N. R. (1980). *Physiology of Behavior*, Allyn and Bacon, Inc.

Carroll, H. A. (1969). *Mental Hygiene, The Dynamics of Adjustment*, N. Y. : Prentice-Hall, Inc.

Chase, N. F. (1975). *A Child is Being Beaten*, New York : Holt, Rinehart & Winston.

Coleman, J. C. & Hammen, C. L. (1974). *Contemporary Psychology and Effective Behavior, Glenvies*, : Scott & Foresman.

Conger, J. J. (1977). *Adolesence and Youth : Psychological Development in a Changing World* (2nd ed.), N. Y. : Harper & Row.

Crain, W. C. (1980). *Theories of Development*, N. J. : Prentice-Hall.

Crow, L. D. & Crow, A (1953). *Child Psychology*, Barnes & Noble books, N. Y. : A Division of Harper & Row

Darid Elkind & Weiber, I. B. (1978). *Development of the Child*, N. Y., Santa Barbara : John Wiley & Sons Inc.

Davison, G. C. & Neale, J. M. (1982). *Abnormal Psychology* (3rd ed.), N. Y. : John Wiley & Sons Inc.

Davitz, J. R (1970). *A Dictionary and Grammar of Emotion*. In M. B. Arnold(ed.), Feelings and Emotions, N. Y. : Academic Press.

De Charm, R. & Muir, M. S. (1978); *Motivation : Social Approaches Annual Review of Psychology*, 19-113.

Erikson, E. H. (1963). *Childhood and Society* (2nd ed.), N. Y. : Norton.

Eysenck, H. J. (1967). *The Biological Basis of Personality*, Sringfield Bel : Charles & Thomas.

Freedman, A. M. Kaplan, H. I. Sadock B. J. (1975). *Comprehensive Textbook of Psychiatry*, (2nd ed.), Baltimore, William & Wilkins.

Freedman, A. M. & Kaplan H. I. (1976). *Comprehensive Textbook of Psychiatry*-Ⅱ, Baltimore, William & Wilkins.

Fry, P. S. (1983). Process Measure of Problem and Non-Problem Children? Classroom Behavior : The Influence of Teacher Behavior Variables, *British Journal of Educational Psychology*, 53.

Gatchel, R. and Baum, A. (1983). *An Introduction to Health Psychology*. Reading, M. A. : Addison-Wesley Co.

Gerald, C. Davison, John M. Neale & Kenneth P. Price(1974). *Contemporary Readings in Psychopathology*, John Wiley & Sons Inc.

Gleitman, H. (1983). *Psychology*, N. Y. : Norton.

Green, A. (1985). Child Abuse and Neglect. IN : *The Clinical Guide to Child Psychiatry*, Edited by Schaffer, D., Greenhill, L. L. & Ehrhart, A. A., N. Y. The Free Press.

Grenell, R. G. & S. Gabay (1976). *Bioligical Foundations of Psychiatry,* N. Y. Raven.

Havighurst, R. J. (1953). *Developmental Tasks and Education,* N. Y. : Longmans Green.

Hedfield, J. A. (1952). *Psychology and Mental Health,* London, (3rd ed.), N. Y. : John Wiley & Sons, Inc.

Hilgard, E. R. & Atkinson, R. L, Atkinson, R. C. (1979). *Introduction to Psychology,* (7th ed.), N. Y. : H. B. Jovanovich Inc. 홍대식 역(1981) ; 심리학 개론, 박영사.

Holmes, D. S. (1972). Aggression, Displacement and Guilt, *Journal of Personality and Social Psychology,* Vol. 21.

Holmes, T. H., and Rahe, R. H. (1967). The Social Readjustment Rating Scale, *Journal of Psychosomatic Research,* 11 : 213-18. 446.

Iverson, L. I. (1979). The Chemistry of the Brain, *Scientific American,* 241(3), 134-149.

Jane, W. Kessler (1966). *Psychopathology of Childhood,* By Prentice-Hall, Inc., Englewood Cliffs, N. J.

Jellinek, E.M. (1952). Phases of alcohol addiction. *Quarterly Journal of Studies on Alcohol,* 13, 673-684.

Jersild, A. T. (1963). *The Psychology of Adjustment,* (2nd ed.) N. Y. : Macmillan.

Kagan, J. (1971). *Understanding Children, Behavior, Motives and Thought.* N. Y. : Harcourt, Brace & Jovanovich.

Kaplan, H. I. & Kaplan, H. S. (1957). *A Psychosomatic Concept,* Am. J. Psychother. 11 : 16-38.

Kaplan, H.I., Sadock,B.J., & Grebb, J.A. (1994). *Synopsis of psychiatry* (7th ed.). Baltimore : Williams & Wilkins.

Kasamatsu, Okima, *Takenaka, Koga & Ikada,* (1957).

Kilander(1962). *School Health Education,* N. Y. :

Kleinmentz, B.(1974). *Essentials of abnormal psychology.* New York : Harper and Row.

Knight, R.P.(1937). The dynamics of chronic alcoholism. *Journal of Nervous and Mental Disease,* 86, 538-548.

Kessler, J. W. (1966). *Psychopathology of Childhood,* Prentice-Hall Inc, Englewood Cliffs, N. J.

Kiesler, D. J. (1966). Some Myths of Psychotherapy Research and the Search for a Paradigm, *Psychological Bulletin,* 65, 110-36.

Kilander, H. F. (1962). *School Health Education,* N. Y. :

Levinthal, C. F. (1979). *The Physiological Approach in Psychology,* Prentice-Hall, Inc.

Lidz, T., Fleck, S., & Cornalison, A. R. (1965). *Schizophrenia and the Family.* N. Y. : International University Press.

Lobins, L. N. (1966). Devient Children Grown Up, *A Sociological and Psychiatric Study of Sociopathic Personality,* Baltimore : Williams & Williams.

Loeber, R. & Disbion, T. J. (1983) ; Early Predictors of Male Delinquency : A Review, *Psychological Bulletin,* 94, 68~69.

McClelland, D. C., et al. (1953). *The Achievement Motives,* N. Y. : Appleton-Century-Crofts.

Mtimer, D. D, (1967). Behavior Problems of Children as Viewed by Teachers and The Children Themselves, *Journal of Consulting Psychology.*

Murray E. J. (임능빈 역) (1973). 동기와 정서, 익문사.

Neugarten, B. L. (1968). Adult Personality : Toward a Psychology of the Life Cycle. In B. L. Nergarten(ed.), *Middle Age and Aging*. Chicago : University of Chicago Press.

Noyes, A. P. and L. C. Kolb. (1977). *Modern Clinical Psychiatry*, (9th ed.), Philadelphia, Saunders.

Philip Teitelbaum (1967). *Physiological Psychology*, Prentice-Hall, Inc.

Poplin, D. E. (1985). *Social Problems*, Scott Foresmon and Company.

Robinson, N. M. & Robinson, A. B. (1976). *The Mentally Retarded Child*, (2nd ed.), N. Y. : McGraw-Hill.

Rivlin, H. N. (1936). Educating for Adjustment, *The Classroom Applications of Mental Hygiene*, N. Y. : Appletoo-Century-Croft.

Rogen, R. E., Fox and L. Gregory (1972). *Abnormal Psychology* (2nd ed.), Philadelphia : Saunderes Co.

Rogers, C.R. (1951). Client-centered therapy. Boston : Houghton Mifflin.

Rogers, D. (1982). *The Adult Years : An Introduction to Aging*, (2nd ed.), Prentice-Hall Inc., Englewood Cliffs, N. J.

Rosenthal, D. (1970). *Genetic theory and abnormal behavior*. New York : McGraw-Hill

Rokeach, M. (1973). *The Nature of Human Values*. N. Y. : The Free Press.

Rubington, E. & Weinberg, M. S. (1975). 사회문제의 연구, 경문사.

Rulter, M. (1975). *Helping Troubled Children*, Plenum Press.

Sarason, I. G. (1976). *Abnormal Psychology, The Problem of Maladaptive Behavior*, (2nd ed.), N. J. : Prentice-Hall.

Schultz, D. (1977). *Growth Psychology Models of the Healthy Personality*, N. Y. : D. Van Nostrand Co.

Selye, H. (1976). *The Stress of Life*, N. Y. : McGraw-Hill.

Shepard, J. M., & Voss, H. L. (1978). *Social Problems*, Macmillan Publishing Co. Inc.

Sissons, M (1973). Race, Sex, and Helping Behavior. *British Journal of Social Psychology* 20, 285-292.

Solomon, P. P (1974). *Handbook of Psychiatry*, (3rd ed.) , Los Altos : Lange Medica Publication.

Solso, R. L. (1979). *Cognitive Psychology*. Harcourt Brace Jovanovich.

Spitzer, R.L., Skodal, A.E., Gibbon, M., & Williams, J.B.W.(1981). DSM-III case book. Washington, D.C. : American Psychiatry Association.

Stanton, A. H. (1978). Personality Disorders. *In the Harvard Guide to Modern Psychiatry*, A. M. Nicholi, Harvard University Press, Cambridge, Mass.

Strongman, K. T. (1978). *The Psychology of Emotion*, N. Y. : Wiley.

Vaughn, B. E., Block, J. H. & Block, J. (1988). Parental Agreement on Child Rearing During Early Childhood and The Psychological Characteristics of Adolescents, *Child Development*, 59, 1020-1033.

Wallin, J. E. W. (1949). *Personality Maladjustment and Mental Hygiene*, N. Y. : McGraw-Hill Co.

Walters, J. & Stinnett, N. (1971). Parent-Child Relationships, *A Decade Review of Research*, J. Marriage and the Family.

Walters, & Walters, L. H. (1980). Parent-Child Relationship, A Review 1970-1979, *Journal of Marriage and the Family*, Nov.

Weiner, R.(1984). Principles for a Theory of Student Motivation and Their Application within and Attributional Framework, In R. Ames, and C. Ames(ed.), *Research on Motivation and Their Analysis of Motivation in Education*, N. Y. : Academic Press, Inc.

White, R. W. (1964). *The Abnormal Personality*, (3rd ed.), N. Y. : The Ronald Press Company.

Wickman, E. K. (1928). *Children's Behavior and Teachers Attitude*, N. Y. : Lommon Wealth Fund.

William, D. Dannenmaier (1978). *Mental Health, An Overview*, Chicago : Nelson-Hall.

Winch. R. F. (1971); *The Modern Family*, N. Y. : Holt Inchart and Winston.

Wolpe, J. (1969). *The practice of behavior therapy*. Oxford : Pergamon.

Wolpe, J. (1973); *Practice of Behavior Therapy* (2nd ed.), N. Y. : Pergamon.

World Health Organization (1993). *International statistical classification of diseases and related health problem* (10thed.). Geneva : World Health Organization.

Wrightsman, L. S. & Sanford, F. H. (1975). *A Scientific Study of Human Behavior*(4th ed.), Belmont, California : Wadsworth Publishing Co., Inc.

Wye, F. L. & Berardo, F. M. (1973). *The Family Its Structure and Interaction*, N. Y. : Macmillan Publishing Co. Inc.

찾아보기

ㄱ

가벼운 추행 275
가시적 소비현상 228
가정기능 183
가정내 폭력 215
가정환경 256
가족구조의 변화 230
가족생활 231
가족주기의 변화 185
가족치료 360
가족형태 232
가출 254
가출의 형태 254
가치관 232
가치관의 혼란 249
가해자 273
간뇌(diencephalon) 34
갈 동기(thirst motive) 49
갈등 70, 207
감각뉴런(sensory neuron) 30
강간 미수 276
강간 276
강박(obsession compulsion) 131
강박성 성격장애 346
강박장애 322
강박적 행동 356
강박증(obsessive compulsive disorders) 339, 341, 342
강화적 기능 47
개발도상국 303
개인 스트레스 프로파일 304
개인용 정보관리기기 315
개인주의 231
개인주의적 가치관 233
갱년기 165
건강염려적(hypochondriacal) 336
건강염려증 167
건강염려증적 편집성 정신병 333
건전한 성격 9, 14, 16
격리개별화 91, 141
격리불안장애(separation anxiety disorders) 128, 130
결손가정 201
결혼 160
결혼에 대한 태도 162
경계반응기 282
경계선 성격장애 346, 348
경계선적 성격장애 151
경련성 질환 102
경쟁주의 가치관 234
고령화 257
고령화사회 256
고립 79
고전적 조건화 이론 322
고착 69, 188
고통회피(avoidance of pain) 50
공감적 관계 195
공격설 68
공격성 229
공격성경향 242
공격행동 222
공생관계 222
공서기 90
공포(phobia) 131, 308, 358
공포증 339, 340
과대형 편집반응 333
과업성취 303
과잉보호 199
과잉부담 292
과잉불안장애 130
과잉행동 204
교감신경계 37, 306
교감신경자극 296
교사상 126
교우관계 119, 142, 147
교우도 120
교육적 기능 186
교통체증 308
구강기 89
국립정신보건원 20
국제정신위생위원회 20
귀인이론 56
규범 248
균형이론(theory of balance) 142
근대화 238
금단증상(withdrawal symptom) 350
급성우울증 336
기 동기(hunger motive) 48, 58
기관지 천식증 111
기능변화 283
기능장애(functional disorders) 27
기능적 규준 8
기만형 기제 74
기분장애 327, 334, 337, 338
기질성 정신장애 333
기질적 뇌증후군 177
기질적 신체장애(organic somatic disorders) 27
기형아 265
Geulinex 23

ㄴ

낙태 264
내분비선 320
노년인구 259
노동시장 231
노령수당 260
노이로제 276
노인계층 257
노인기 172
노인문제 238
노인복지문제 258
노인빈곤문제 260
노인성 치매 178
노인소득보장 260
노인의 고립화 186
노인의 사회참여 260
노인의 의료보장 259
노인인구 256
노인주택정책 260

뇌 32
뇌교(pons) 35
뇌성마비 102
뇌손상 102
눌어증 110
뉴런과 신경 29
능뇌(rhombencephalon) 32

ㄷ

단순우울증 336
달콤한 레몬 75
대간질 127
대뇌(cerebrum) 32, 33, 34
대상적 방법 65
대안책 309
대인간의 상호작용 311
대처 308
대처반응 59
대처방법 313
대체형의 기제 77
데시벨 297
도당시기(gang age) 118
도당집단 119
도덕적 불안 322
도시의 인구과다 228
도시화 227, 236, 238, 249
도엽 33
도파민 가설 331
도피-도피형 갈등 71
도피형의 기제 78
독립 313
독립기 91
독서곤란증 127
돌연사 증후군 95
동기 42
동기의 기능 46
동기이론 45
동일시 78, 242
동정 14
동질정체(homeostasis) 44, 48, 49
두정엽 33
등가성 71
디스트레스 282
D.D.R. 315
Darwin 42, 60
Descartes 23
DSM-Ⅰ 324
DSM-Ⅱ 324
DSM-Ⅲ 324
DSM-Ⅳ 28, 29, 324, 325, 334, 343, 344, 346, 350

ㄹ

레스프린 353
리스크 팩터 164
Lazarus 287, 300, 308, 312
Leibnitz 23
Lewin 70
Libido 188
LSD 350
Reisman 9
Rogers 15, 16, 45, 157, 323
Rush 19
Russek 307

ㅁ

만성정신병 환자 363
말 더듬이 110
말초신경계(pheripheral nervous system) 36
망상 79, 333
매스 미디어 235, 236
매스 커뮤니케이션 236
면역기능 306
명상 313
모성결핍 100
모성행동(maternal behavior) 50
모자관계의 이상 101
모체의 질병 86
목표포기설 69
몰핀 331
무기력(helplessness)상태 307
무력감 292, 311
무언증 110
무용치료 363
무의식적 가학성 242
무의식적 힘 13
무정동적 정신병질 100
무통제적 자살 242
문제 중심적 대처방법 309
문제성 198
문제행동 148
문화의 대중화 235, 237
물질과 마음 21
물질관련장애 327, 350
물질남용 350
물질로 유발된 장애(substance induced disorder) 350
물질만능 233
물질사용장애(substance use disorder) 350
물질의존 350
물질주의 사고방식 253
물질주의 233
물질주의적 가치관 232
미국 정신과학회 324
미분류형(not otherwise specified) 325
미소대뇌기능장애 321
미소정신병 152
미수성 가출 254
미숙아 265
미혼모 262
미혼모의 학력 266
미혼부들의 무책임성 268
미혼여성 264
Maslow 14, 45, 157
Maslow의 동기위계설 52, 55
McClelland 47
McDougall 43
Mckinney 9
Meyer 17, 19
Moore 39
Moreno 120
Murray의 욕구 51

ㅂ

바이오리듬 297
반동형성 77
반사회적 가출 254
반사회적 성격장애 346, 347
발달지체 100
발생적 기능 46

방사선 88
방어 321
방어기제들 310
방향적 기능 47
배아기 84
백일몽 78, 144
범죄 249
법규정 277
병리학 281
보상 77, 200
본능(instinct) 43
부교감신경 37
부교감신경계 306
부모-자녀관계 193
부모와의 관계 141
부부간 편집장애 333
부부의 갈등 185
부신수질 307
부적 유의성 70
부적유인(負的誘引) 45
부적응 66, 314
분노발작 104
분만비 269
불안 반응성 성격 303
불안 276, 308, 314, 358
불안과 우울 150
불안장애 130, 327, 338, 339
불평등한 사회구조 253
비만증 104
비사회적 공격성 132
비정형(atypical) 325
비타민 고갈 297
비행 239, 249, 250
비행청소년 148
빈곤문제 260
빈부의 격차 253
Bandura 191, 322
Beers 19
Benson 313
Bicetre 병원 18
Bloom 122, 188
Bower 6
Bruno 64
Vincento Chiarugil 18
VDT작업 164

ㅅ

사랑 158
사법처리 277
사이비종교 239
사회 재적응 평정척도(Social Readjustment Rating Scale) 288
사회규범 248
사회성측정검사(sociometric test) 120
사회유리설 173
사회적 규준 7
사회적 동기(social motive) 51
사회적 안정동기 55
사회적 의사소통 364
사회적 장 12
사회적 학습 191
사회해체 249
사회화 결핍증 132
사회화 과정(socializing process) 191
사회화 행동장애 132
사회화과정 222
산업화 231
상담 352
상담대상 142
상담사례 247
상대적 박탈감 243, 249
상동행동 69
상호작용론 23
상황적 비행 250
색정형 편집반응 333
생리 중심적 대처방법 310
생리학 281
생리학적 모델 320
생명체에 대한 온정 14
생물생태학적 스트레스 295
생물학적 동기 47
생물학적 변화 287
생식능력의 쇠퇴 290
생태구조 232
생활 점수 283
생활변화단위 288
생활사건 283
선 313, 314
선택적 함구증 135
선호도 147
성 동기(sex motive) 50
성(Sexulity)관념 275
성개방 262
성격(personality) 124, 299
성격구조 300
성격발달(personality development) 83
성격장애 327, 345
성격적 동기 47
성격특질 320
성격형성 189
성관계 266
성교육 263, 264, 270
성교행위 271
성기노출 275
성도착행위 151
성문제 143, 238, 262
성별(Gender)의식 275
성불균형 206
성비의 불균형 205
성역할 232
성의식 143
성인기 155, 168
성인정신장애 152
성장가능성 323
성장중단 100
성적희롱 275
성취동기(achievement motive) 53
성태도 269
성폭력 262, 271, 276
성폭력범죄 276
성폭력에 대한 대책 277
세계정신보건연합 20
소뇌(cerebellum) 35
소두증 102
소득보장 257
소모증 96
소송형 편집상태 334
소아자폐증환자 363
소음 297
소진기 282
손톱 물어뜯기 115
수음 139, 322

순응 64
스트레스 대처방법 308
스트레스 상황 310
스트레스 요인 282
스트레스 원인 286
스트레스 프로파일 286
스트레스 호르몬 290, 296, 307
스트레스 281, 285
스트레스 상태 282
승화 77
시냅스(synapse) 30
시발적 기능 46
시상(thalamus) 34
시상하부(hypothalamus) 34
시설증(hospitalism) 97, 99
식습관 297
식욕부진 104
신 포도 75
신Freud 학파 11
신경계 296, 320
신경성 식욕부진 150
신경성 장애 344
신경안정제 314
신경절 37
신경증 327
신경증적 불안 322
신경증적 장애 178
신생아기 89
신체건강 311
신체적 증후(psychosomatic symptom) 27
신체적 체계 13
신체조건 24
신체질환의 정신과적 합병증 135
신체통제 313
신체형 장애(somatoform disorders) 327, 343
신체화 장애 343
신호전달 33
실버산업 261
실존적인 삶 16
심리 · 사회적 요인 290
심리공학적 대처방법 311
심리극 361
심리적 반응 307
심리적 이유(psychological weaning) 90, 195
심리적 이유기 138
심리치료 352
심리학자 319
심신이원론 23
심신일원론 23
심신통일체(psychosomatic unity) 26
심장박동수 296
심한 추행 275
쎄루로프라스민 330
Schachter 49
Schachter-Singer의 이요인이론 63
Schachter-Singer의 정서 62
Seligman 307, 341
Spinoza 23
Spitz 97
Sullivan 12

ㅇ

아내구타 215
아노미(anomie) 242
아동기 정신분열증 135
아동기 116
아동기의 정신건강 126
아동지도상담소 20
아동학대 218
아동학대의 실태 220
아드레날린 290
안정성 57
알콜관련장애 350
알콜중독 239
알콜중독자 352
암페타민류 350
애착 형성의 요인 94
애착 92
애착유형 93
애착의 형성과정 92
야뇨증 110
약물 265, 353
약물남용 244
약물남용과 중독 151
약물남용의 실태 245
약물남용청소년 246
약물사용 244
약물오용 244
약물의존 244
약물중독 239, 244
양극성 장애(bipolar disorder) 337
양육태도 189
어린이 성추행 272, 273
억압 76, 242
언어 유치증 110
엄지손가락 빨기 103
에너지 306
에피네프린 307
엔돌핀 331
엔카운터 그룹 314
여가활동 260
역기능 248
역동적 조직 13
역동정신의학 17
역할규범 232
역할정체감 148
연금제도 260
연기성 성격장애 346, 349
연수(medulia) 34
열등감 144
영아기 89
예방책 271
외상(trauma) 85
외상성신경증 169
외인불안증 98
외인성 기질적 요인 127
요가 314
요구수준 292
욕구(drive) 44
욕구감소이론(drive reduction theory) 44
욕구불만 66
욕구불만의 반응 68
욕구충동 313
우뇌 40
우리의식(weconsciousness) 117, 148, 233
우반구 40
우울상태 314
우울성 혼미 336
우울증 자가진단법 240

우울증 척도 240
우울증(depression) 97, 130, 239, 321, 333, 335, 363
운동뉴런 30
운동장애자 363
울적장애(depressive disorder) 335
원인추리과정 56
원초아(id) 10, 322
위상심리학(topology psychology) 70
유니세프 한국위원회 219
유대의식의 약화 228
유스트레스 282
유아 자폐증(autism) 105
유아 자폐증의 양상 106
유아기(幼兒期) 111
유아학대 101
유인(incentive) 45
유전적·선천적 요인 126
음성증상 363
음식물 265
음악치료 362
의료공급체계 260
의료보장문제 257
의존성 성격장애 346
이기적 자살 241
이미프라민 353
이상 7
이상고착 69
이상의 개념 7
이상적 규준 8
이상행동 290, 319, 321, 322, 326
이성 143
이식증 105
이재창 197
이질집단 230
이질화 229
이타적 자살 241
이혼 210
이혼에 대한 태도 213
이혼의 시기 213
이혼의 실태 211
이혼의 원인 213
익명성의 증대 228
인간관계 141, 192
인간본성(human nature) 42
인간형성 장 187
인격 장애 333
인구과밀 229
인구의 고령화 257
인본주의 심리학 15, 45
인본주의 심리학적 모델 320
인본주의적 모델 323
인지이론 45
인지적 행동치료 358, 359
인지주의 요법 358
일차적 가출 254
일탈행위 229, 248
임상경험 363
임상장면 326
임상학자 326
임승권 18
임신 264, 267
임신중독 265
입양기관 265
Adler 11, 203, 342
Allport 9, 13
Aristoteles 23
Atwater 6
A형 행동 301
Erikson 140, 157
Erikson의 발달단계 112
Eysenck 320
OA증후군 165
Wallin 5, 26
Watson 44, 60
Weiner 57
Weiner의 분류 56
Wesseman 60
Wingate 39
Wolpe 322
Yerkes-Dodson 곡선 285
York 구호소 19

ㅈ

자기 지각 300
자기 348
자기객관화 13
자기보호 357
자기신뢰 16
자기애적 성격장애 346, 349
자기통제 309
자기평가척도 288, 300
자기확신 311
자녀의 사회화과정 186
자녀의 정서문제 184
자살 239, 240, 335
자살유형 243
자살형태 243
자아(ego) 10, 194
자아개념 45, 300
자아기능상실 221
자아발달 194
자아상 139, 230
자아실현 14, 16, 320, 323, 323
자아인식 142
자아정체감 269
자아존중감 311
자아지각 312
자아확장 13
자위행위(masturbation) 115, 144
자유의식 16
자율계 31
자율신경계(automatic nervous system) 36, 282
자율신경계통 306
자폐기 90, 363
잔여형(residual) 325
장의 힘 70
재범률 249
재사회화 364
저항기 282
적극적인 심리치료 152
적응 64, 287
적응기제(adjustment mechanism) 74
적응능력 306
적응력 314
적응장애 129
전기충격 치료법 353
전두엽 33
전자수첩 315
전체주의 237
전통적인 가족 258

전환 또는 신체형장애 131
전환 장애 344
절대적 박탈감 243
절망감 292
접근-도피형 갈등 72, 71
정(正)적 유의성 70
정동장애 129, 170, 178
정상 7
정상행동 319
정서 중심적 대처방법 309
정서 58, 308
정서이론 61
정서장애 319
정서체제(emotional system) 58
정신건강 3, 4
정신건강적인 문제 144, 238
정신과 신체 22
정신병 약물(antipsychotic drug) 353
정신병 327
정신병자 수용소장 18
정신병적 비행 250
정신분석 354
정신분석이론 344
정신분석학적 모델 321
정신분열성 성격장애 346
정신분열증 152, 168, 177, 321, 326, 327, 330, 331, 333
정신분열형 성격장애 346, 347
정신생리성 장애 327
정신생리적 증상(psycho-physiological symptom) 129
정신신체의학(psychosomatic medicine) 27
정신신체장애(psychosomatic disorders) 27
정신신체적 증세(psychosomatic syndrome) 166
정신신체증 169
정신신체증후 27
정신외과 치료법 353
정신위생 4
정신의학 17, 281
정신의학의 대인이론 12
정신의학재단 20
정신장애 319
정신장애성 가출 254
정신증적 장애 327
정신지체아동 363
정신질환 239, 276
정신현상 24
정치구조 232
조건화 이론 322
조산아 265
조울증 152, 168
조작적 조건화 이론 323
조작적 조건화 356
조적장애(manic disorder) 334
조절능력 91
조폭범화 252
종말론 239
종족보존 287
좌반구 39, 40
좌우 대뇌반구 33
좌절 290, 313
좌절감 292
주변인 230
주요진단유형 324
주의결핍장애 122
주의력 결핍 및 과잉행동장애 114
주의력 상실 296
주의력결핍장애 133
주의집중 314
주장사다리 312
주제통각검사 53
주체성 장애와 지연장애 151
주체성 156
주택문제 231
중산층 230
중추신경계 31
중추신경계장애 221
증상으로서의 행동장애 133
지금-여기 362
지능장애 100
지지적 정신치료 152
진단명 327
진행과정 326
집단치료 360
집단화된 비행 250
짝패(clique) 118
James Lynch 295
James-Lange이론 62
James 19, 43
Johoda 5
Jung 11
Zimbardo 55

ㅊ

창의성 40, 16
척수 35, 37
척수골(vertebral bone) 35
철회 356
청년기 137, 149
청소년 범죄자 252
청소년문제 238
청소년비행 250
체계적 둔감화 358
체계적인 분류 324
체성계 31
체신경계(somatic nervous system) 36
체질형 127
초기경험 187
초로기 169
초자아(super ego) 10, 242
출생순위 202
측두엽 33
측량척도 297
치료방법 326

ㅋ

카페인 296
컴퓨터 164
Cannon-Bard이론 62
Carroll 10
CRT 척도 216
Kilander 5

ㅌ

타인에 대한 친밀감 14
탈 스트레스 산업 315
탈핍성 스트레스 293
탐구적 가출 254
태아기 83, 84
텅빈 둥지 시기(the emptynest

period) 167
테크노 스트레스 165
테크놀로지 235, 236, 243
통계적 규준 7
통계학적 모델 320
통정 14
통제가능성 57
통제소재 57, 300
퇴행 79
퇴행설 69
투사 76
특질론자 13
틱장애 134
Thorndike 43
Toffler 287
Tuke 19

ㅍ

페노티아진 353
편집장애 327, 333
평가척도 303
평균연령 257
평등주의적 가치관 234
포부수준 309
폭력범죄 218
폭력성 229
폭식단식증 105
피해 후유증 275
피해형 편집반응 334
Freud 정신분석이론 11
Freud 10, 11, 17, 188, 342, 344
Fromm 158, 159, 234
PCP 350
Piaget 117
Piaget의 지적발달단계 112
Plato 23
Plutchik 60
Prime 58

ㅎ

학교 교사 147
학교거절증 127, 128, 150
학교교육 270
학교문제 145
학교생활 254
학교학습 146
학대 202
학습부진 122
학습이론 351
학습이론가 340
학습지진아 123
학업능력클리닉 122
한 자녀 204
한국형사정책연구원 273
함구증 363
합리적 정서치료 359
합리화 75
항문기 89, 342
항우울제 314
해결책 271
핵가족 184
핵가족제도 230
핵가족화 238
행동-정서 복합 301
행동양식 300, 320
행동장애 132, 319, 327, 352
행동주의 심리학 322
행동주의 심리학자 338
행동주의 343, 358
행동주의적 모델 322
행동치료 356
행동치료법 355
현금카드 164
현대사회 227
현대심리학 15
현실불안 322
현실주의적 지각 14
혐오조건형성 357
호르몬 체계 296
호흡정지 발작 103
홍숙기 296
화학적 치료법 353
환경변화 287
환경적 요소 297
환청 328
환촉 328
활기찬 신체운동 311
활동설 173
회피불안장애 130
회피성 성격장애 346
효도대행센터 261
후두엽 33
히스테리성 경련 345
힘의 심리학(vector psychology) 70
Heider 142
Heilman 41

〈저　　자〉

현재 숙명여자대학교 문과대학
교육심리학과 명예교수

〈저　　서〉

정신위생 (재동문화사)
교육심리학 (진명문화사)
교육원리 (공) (숙대출판부)
교육심리학 (공) (숙대출판부)
인간성취 극대화를 위한 정신위생 (교학연구사)
현대인과 정신건강 (법문사)

현대인의 정신건강 (제 2 판)

1994년 4월 5일 초판 발행
1997년 9월 15일 초판4쇄 발행
2007년 8월 20일 제2판 5쇄 발행

저　자　　조　은　숙
발행인　　배　효　선

발행처　도서출판　法　文　社

413-756 경기도 파주시 교하읍 문발리 526-3
등　록　1957. 12. 12 / 제2-76호 (윤)
TEL 031) 955-6500~6　FAX 031) 955-6525
e-mail (영업): bms@bobmunsa.co.kr
(편집): edit66@bobmunsa.co.kr
홈페이지 http: //www.bobmunsa.co.kr

조　판　법 문 사 전 산 실

정가 22,000원　　ISBN 978-89-18-21054-4